JN265401

[新版]
現代の臨床補綴
歯周治療をふまえた補綴・インプラント治療

中村 公雄　多田 純夫　藤井 康伯　森田 和子
宮前 守寛　佐々木 猛　重村 宏　著

クインテッセンス出版株式会社　2006

Tokyo, Berlin, Chicago, London, Paris, Barcelona, Istanbul, Milano, São Paulo, Moscow, Prague, Warsaw, New Delhi, Beijing, and Bukarest

序

　骨の造成という十数年前には考えられなかった治療法が日常の臨床にも取り入れられ，より確実な条件の下に天然歯の保存が可能となりつつある．補綴物は支台歯を支える骨によって支えられていることは言うまでもないことであり，その支台歯あるいはインプラントを支える歯槽骨を，より理想的な補綴設計の元に再生できるようになってきた現在，補綴物に必要とされる機能性，審美性，清掃性がより高い次元で達成できる時代になってきている．これは補綴治療がより良い条件のもとで出来るようになったことを意味すると同時に，治療初期段階における補綴設計が，治療結果により重要な役割を担うようになったことを意味するものである．

　また今日，歯科治療の各分野における発展は著しいものがあるが，各分野個々の治療の目標が一致していないと歯科治療は成り立たない．そのため，各分野間の連携治療の重要性が叫ばれているが，その中にあって，関連分野との連携の取り方の違いによって，補綴治療の結果は随分違ったものとなる可能性がある．真の意味での連携治療の意義が問われるところであり，診断を行う上で補綴的知識の重要性が再認識されるところである．

　補綴治療は，最終的に装着された補綴物が長期にわたり患者の口腔内に維持され，満足に使われて初めて治療の意味を持つ．そのためには，その場しのぎの治療ではなく，口腔全体の維持，安定をはかるための治療として，はっきりとしたコンセプトが必要であろう．

　新たな時代に対応できる補綴治療を目指す上で，知識，技術の向上は欠かせないが，補綴治療の原則は変わるものではない．確実な補綴治療を行うためには，今まで行われてきた治療の各ステップの基本事項を忠実に守ることが重要であろう．本書ではその基本事項を臨床に即して記述する事を心がけた．臨床術式は一つに限るものではないが，症例の長期予後を提示することで術式の妥当性が明らかになると思う．

謝辞

　歯周治療，歯内治療，矯正治療，インプラント治療など各分野の専門的知識，技術を身につけることは，歯科医師として必要ではありますが，できれば得意分野を分担する方が治療結果の質を高めることができると思います．ただし各専門分野の仕事が有機的に関連し合っていなければなりません．本書は補綴臨床という立場から補綴に焦点を当てて述べましたが，一つひとつの症例において多くの方々にご協力を頂きました．まず，治療においては勿論，色々な面でご協力頂いた小野善弘先生，松井徳雄先生を始め貴和会歯科診療所の先生方，ならびに治療の各分野でご協力頂いた宮本泰和先生，浦野智先生，前田早智子先生，吉川宏一先生，青井良太先生に深く感謝いたします．また，共に努力をして頂いている貴和会歯科診療所の衛生士，技工士の皆さん，関連技工所の方々に感謝いたします．

　そして，当新版『現代の臨床補綴』出版に対しご理解とご尽力を頂いたクインテッセンス出版社長佐々木一高氏に改めてお礼を申し上げるとともに，旧版出版時にご尽力を頂いた当時ザ・クインテッセンス編集長の故吉田隆氏に新版を出版できるに至ったことをご報告し，ご冥福を心からお祈り致したいと思います．最後になりましたが，新版出版にご尽力を頂いた北峯康充氏，直接編集を担当して頂いた小川悦子さんをはじめ関係の方々に厚くお礼を申し上げます．

CONTENTS

第1章 補綴治療を始める前に　11

いま補綴ができるか　12
補綴物は一歩間違えば破壊装置　16
患者のモチベーションを高めるためには　21

第2章 補綴治療のプランニング　25

初診時の診査　26
補綴治療が必要と判断された場合の補綴的診査　27
どのような補綴治療が可能か　どのような補綴治療を行うか　28
治療方針の決定　30
治療方針決定の具体例　31
補綴処置の分類　37
歯周治療後の補綴治療のプランニング　40
連結　41
歯周補綴設計の原則　46

第3章 プロビジョナル・レストレーションの意義　55
プロビジョナル・レストレーションは補綴治療の道標

プロビジョナル・レストレーションの一般的意義　56
歯周治療の各ステップにおけるプロビジョナル・レストレーションの役割　57
プロビジョナル・レストレーションの材質に要求される条件　80
プロビジョナル・レストレーションのマージン部修正のポイント　82

第4章 クラウン・マージンの位置　　87

- クラウン・マージンは歯肉縁上か歯肉縁下か　　88
- 歯肉退縮を起こしにくい歯周組織の条件づくり　　91
- クラウン・マージンの位置設定に際しての大原則　　97
- クラウン・マージンの位置設定の基準　　99

第5章 クラウンの形成　　107

- クラウンの支台歯形成における留意点　　108

第6章 確実な支台築造　　125

- 支台築造法の分類　　126
- 鋳造ポストコア　　126
- ポスト部の形成法　　131
- 鋳造ポストコアの印象法　　135
- 鋳造ポストコアの試適・装着　　135
- 鋳造ポストコアの合着　　137
- 鋳造ポストコアの欠点　　137
- 既製ポスト　　137
- グラスファイバーポストの形成法　　139
- 直接法と間接法　　140
- 象牙質の接着　　141
- 鋳造ポストコアの撤去法　　143

第7章 歯肉圧排と印象採得　145

歯肉圧排　146
精密印象　154

第8章 削った歯面を確実にカバーするために　169
マイクロ歯科技工

印象チェック　170
模型修正　171
作業用模型　173
マージン印記と表面処理　181
マイクロ歯科技工　183
ワックスアップ　184
ワンピースキャスト　185
鋳造冠内面の調整　187
口腔内試適に先だって　190
ろう付　192

第9章 試適，連結，セメント合着　197

試適　198
レジン築盛冠での咬合のチェック後の模型の再装着　205
連結　207
仮着　209
セメント合着　210

第10章 咬合 I　　215
咬頭嵌合位の確立と咬合採得

咬合を扱うに際しての目標	216
下顎位	218
われわれの考える下顎位，咬頭嵌合位	223
プロビジョナル・レストレーションにおける咬頭嵌合位の確立	230
咬合採得	240
咬合高径	250
前歯誘導	255
咬合平面	259
偏心運動時の咬合様式	266

第11章 咬合 II　　271
下顎運動と咬合面形態

下顎運動と咬合面形態	272
咬合器の使用	278
咬合器の選択	278
フェイスボウ・トランスファー	287

第12章 咬合 III　　291
外傷性咬合と咬合調整

咬合と顎機能異常	292
顎機能異常の原因になるといわれている咬合異常	294
咬合と歯周病	295
外傷性咬合の診査法	297
補綴物を装着する際の咬合のチェックポイント	299
咬合調整法	300
バイト・プレート	306

第13章 審美補綴 317
審美的な形態，色調とは

- 審美とは　318
- 審美性に関係する因子　318
- 審美補綴法とその選択　337
- 審美補綴法とその特徴　338
- 個々の補綴法における留意事項　338
- 症例　349

第14章 インプラント補綴 359

- インプラント治療を成功させるために　359
- インプラント・システムの選択　364
- アバットメント　367
- サージカル・ステントの重要性　370
- 一次手術から二次手術までの流れ　371
- 上部構造作製前の診査　374
- 上部構造の構成　375
- インプラント上部構造作製の一般的な流れ　377
- 上部構造に望まれる条件　385
- ネジ止めタイプとセメント合着タイプ　390
- セメント合着タイプの適合性を高めるために　391
- ネジの緩みに対する臨床的対応　392
- インプラントにおける審美性追求時の注意点　393
- インプラントにおける咬合　398

索引　402

著者略歴

中村公雄 （なかむら・きみお）

昭和43年大阪大学歯学部卒業，昭和47年同大学院歯科補綴学専攻科修了（歯学博士）．同大学歯科補綴学第一講座助手を経て同講座講師となる．主に咬合および顎関節症の研究を行う．昭和59年新大阪，平成10年東京銀座にて，それぞれ小野善弘氏と現医療法人 貴和会歯科診療所を共同開業．American Academy of Fixed Prosthodontics会員．日本補綴歯科学会専門医，指導医．

藤井康伯 （ふじい・やすのり）

昭和53年大阪大学歯学部卒業後，同大学歯学部歯科補綴学第一講座に入局．主として下顎運動に関する研究を行う傍ら，臨床・学生教育に従事．昭和59年奈良県にて開業．

宮前守寛 （みやまえ・もりひろ）

昭和63年朝日大学歯学部卒業．同年大阪大学歯学部歯科補綴学第一講座に入局，主として接着に関する基礎的，臨床的研究を行う傍ら，臨床・学生教育に従事．平成5年大阪府寝屋川市にて開業．日本補綴歯科学会会員，日本歯科審美学会会員，日本臨床歯周病学会認定医．

重村　宏 （しげむら・ひろし）

昭和53年大阪歯科大学歯科技工士専門学校卒業，野口歯科医院勤務．昭和59年現医療法人 貴和会歯科診療所勤務．平成10年大阪市にてJapan Prosthetic Dental Laboratory開業．

多田純夫 （ただ・すみお）

昭和51年大阪歯科大学歯学部卒業，同年大阪大学歯学部歯科補綴学第一講座に入局．主として審美補綴物の基礎的，臨床的研究を行う傍ら，臨床・学生教育に従事．昭和62年同講座退局，昭和63年滋賀県大津市にて開業．

森田和子 （もりた・かずこ）

昭和55年大阪大学歯学部卒業後，同大学歯学部歯科補綴学第一講座に入局．主としてAttachmentの研究を行う傍ら，臨床・学生教育に従事．昭和60年現医療法人 貴和会歯科診療所に勤務．平成10年大阪市にて開業．

佐々木　猛 （ささき・たけし）

平成7年大阪大学歯学部卒業後，同年医療法人貴和会歯科診療所に勤務．日本補綴歯科学会会員，日本臨床歯周病学会会員，American Academy of Periodontology会員．

第1章

補綴治療を始める前に

はじめに

　補綴物が患者の口腔内で長く使用されるためには，補綴物作製上満たさなくてはならない条件がいくつかある．その条件が満たされていないために，外してやり換えを余儀なくさせられる人工物が非常に多いのは誠に残念なことである．それらの条件を満たしうるか否かは歯科医師の考えかた，技術，スタッフの知識，技量による．

　一方，いくら補綴的技術を向上させても，それだけでは補綴物は長持ちするわけではないことは周知のことである．部分欠損に対する補綴物は歯牙とその支持骨が支えである．支台歯の歯髄に問題が起こったり，破折したり，カリエスで崩壊したり，あるいは支持骨が歯周病のために吸収されれば補綴物は崩壊する．

　治療結果に永続性を求めるためには診断がまず大切であることはいうに及ばないが，その際，本当に補綴治療が必要なのかを慎重に判断しなければならない．そして，どうしても補綴治療が必要と判断した場合には，補綴物に要求される条件を可能なかぎり満たす治療を行わなければならない．

いま補綴ができるか

　補綴物が長持ちするために補綴物が有すべき基本条件の一つは，補綴物の辺縁部が清掃しやすい状態にあることではないかと思う．とくに，サルカス内にマージンを設定した補綴物の場合にはプラークが付着する可能性が高いため[1,2]，清掃しやすいということが重要である．そのうえで，破折や脱落がないこと，機能的であること，審美的であることなどの条件を満たさなければならない（図1）．補綴物の辺縁部が清掃しやすい状態であるためには，補綴物自身が清掃しやすい条件を満たしていることは当然であるが，その前に補綴物を支える支台歯の歯周組織が清掃しやすい状態に整えられていることが必要である．

補綴物を長持ちさせるために

- 清掃しやすい補綴物の作製
- 破折・脱落しない補綴物の作製
- 機能的な補綴物の作製
- 審美的な補綴物の作製

　患者の歯牙，歯列の崩壊をみるとすぐ削ったり，不良と思われる補綴物を外したりしがちであるが，自分の診療体制で，歯周組織をも含めて，現状以上に清掃しやすい状態にすることができるかを冷静に考えてみると同時に，永続性のある補綴物に

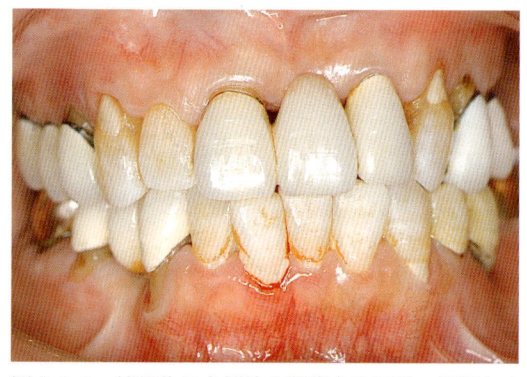

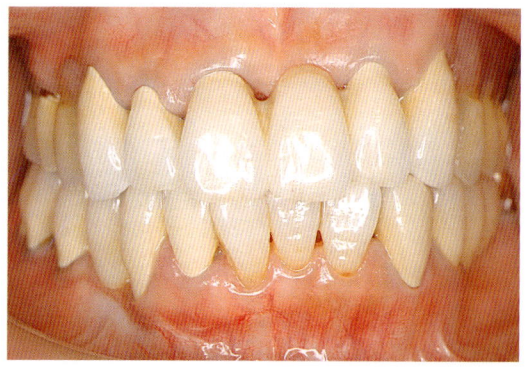

図 1-1，2　補綴物に永続性を期待するには，清掃しやすい条件づくりをしたうえで清掃しやすい補綴物を装着し，正しく清掃してもらうこと，そして同時に機能的，審美的な補綴物でなければならない．ただしこのことは，必ずしも歯周外科処置を行うことを意味するものではない．

第1章●補綴治療を始める前に

するための知識と技術を高めておく必要がある．

　たとえば，補綴物の再製を必要としているが，根分岐部病変が存在する場合（図2），あるいは，ブリッジの支台歯となる可能性のある歯牙に根分岐部病変が存在する場合（図3），根分岐部をどう処理できるか，自分の治療のオプションを十分考え，いまその部位に手をつけられるかどうか検討しなければならない．根分岐部病変を見落としたり，無視して当面頑丈そうな補綴物を作製しても，その結果は明らかであろう．

図 2-1 | 図 2-2

図 2-1　初診時：頑丈そうな補綴物であるが，歯肉が退縮し，補綴物の不適合が目立つ．
図 2-2　補綴物支台歯の骨吸収が著明で，根分岐部病変，骨縁下欠損も存在する．

図 2-3 | 図 2-4

図 2-3, 4　6|の分割抜歯，7|apically positioned flap，4321|GTRを行い，2年後に54321|部のRe-entry手術として，apically positioned flapならびにfree gingival graftを行った．

図 2-5 | 図 2-6

図 2-5, 6　6|に対してopen flap curretage，54|に対してはGTRを行い，約1年後にRe-entry手術として，654|に対してfree gingival graftを行った．

図 2-7 | 図 2-8

図 2-7, 8　補綴物装着後：歯周治療のオプションを熟知していないと，不良補綴物と思われるものを外してやり換えても治療結果の永続性は望めないであろう．

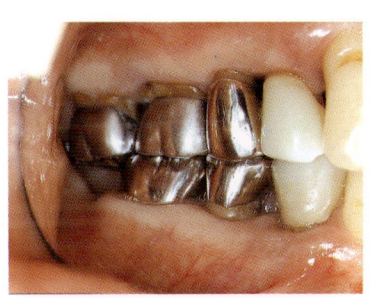

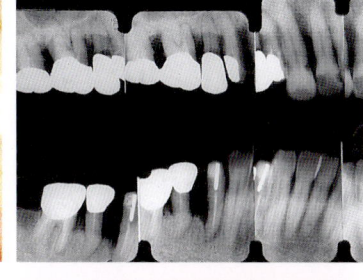

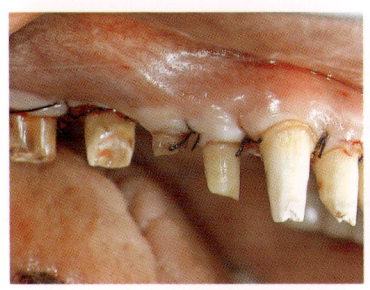

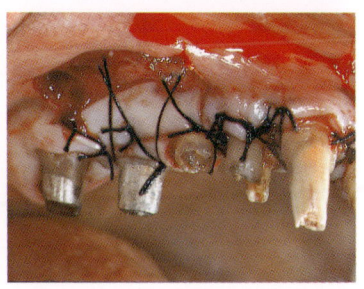

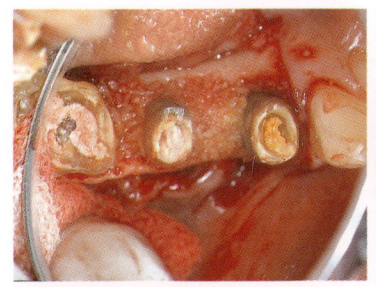

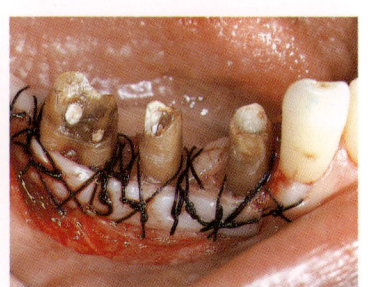

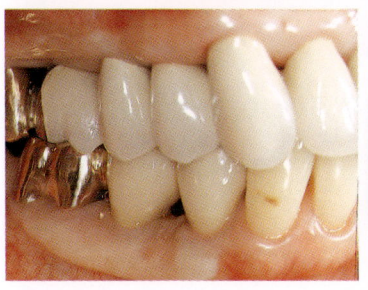

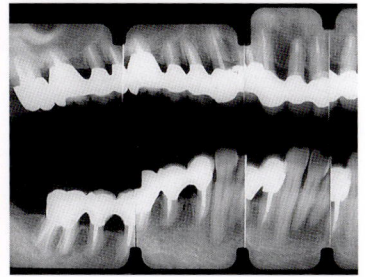

13

図 3-1	図 3-2
図 3-3	

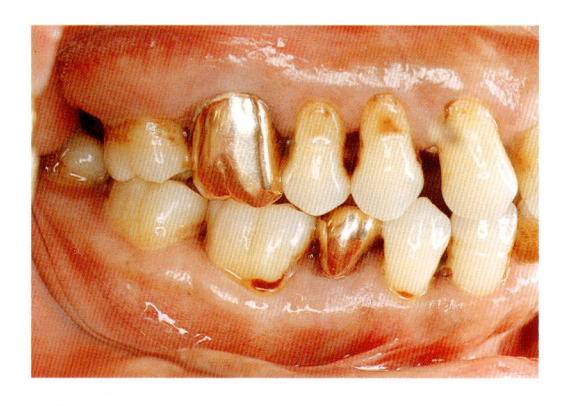

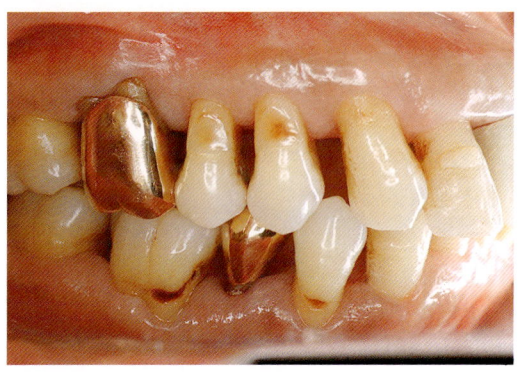

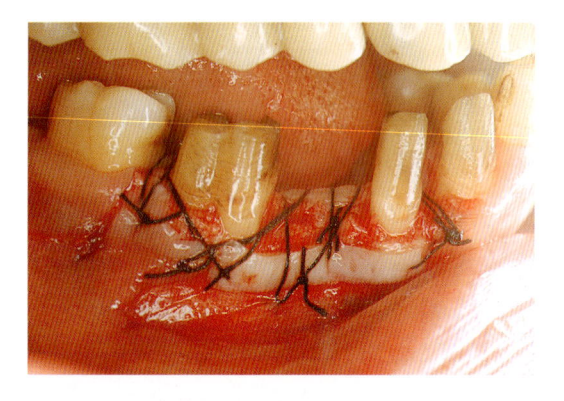

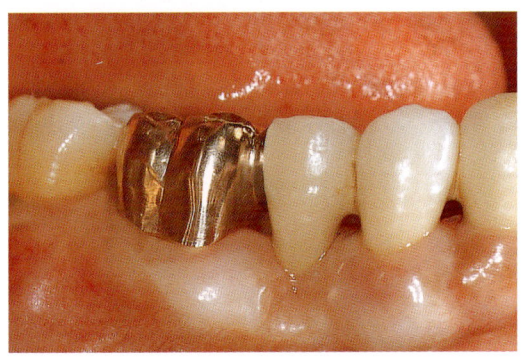

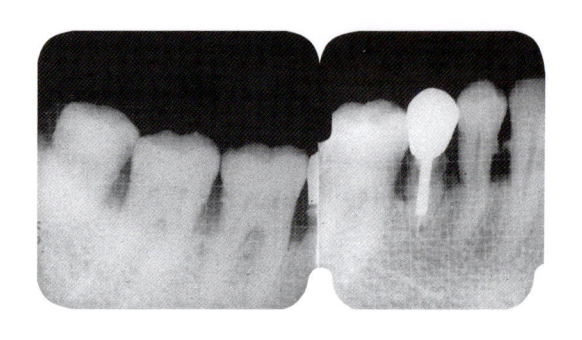

図 3-1, 2 初診時：歯肉に炎症がみられ，7-4|のX線所見では歯石の沈着が認められる．|76|に根分岐部の骨吸収が認められ，|5|はカリエスが根管内に及んでおり，骨吸収も著しい．

図 3-3 麻酔下におけるスケーリングの結果，7-4|部の歯肉は一見健康そうにみえるようになったが，角化歯肉は少なく，|76|のポケットは4～5mm残存した．

図 3-4	
図 3-5	図 3-6

図 3-4 |5|は抜歯せざるを得なかったため，|64|をブリッジの支台歯とした．|4|の骨吸収は歯根の1/2程度まですすみ，ポケットが5mm程度存在した．|64|とも角化歯肉はほとんど存在していなかった．
補綴物周囲の清掃性を高め，予後をより確実なものとするために，|6|はfurcation plastyを行い，|4|のポケット除去，付着歯肉の獲得，欠損部角化歯肉の獲得も含めてfree gingival graftを行った．

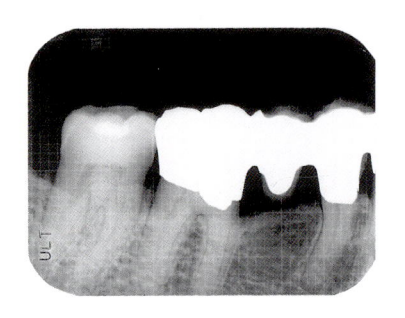

図 3-5, 6 補綴物装着後15年．

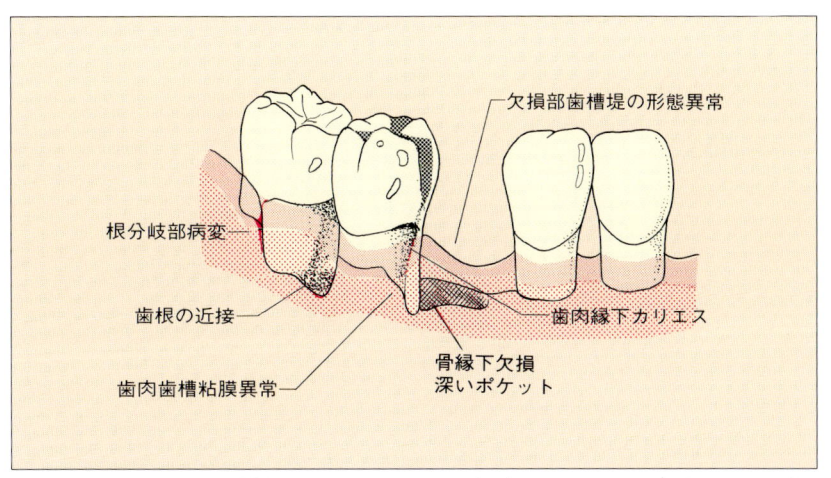

図4 補綴物の周囲を清掃しやすくするために解決しておかなければならない歯周組織の問題(文献4より).

　歯周疾患が存在せず，充填物あるいはクラウン・マージンの不適合の問題だけが存在する場合でも同じことがいえる．いま存在する不適合を改善すべく自分が手を下した場合，その処置により二次カリエスは一時的に解決できたとしても，すぐに辺縁部が欠けるような充填であったり，200～300μm程度の適合しか得られないクラウンであれば，再度同じ結果になる可能性が高いことを十分認識していなければならない．

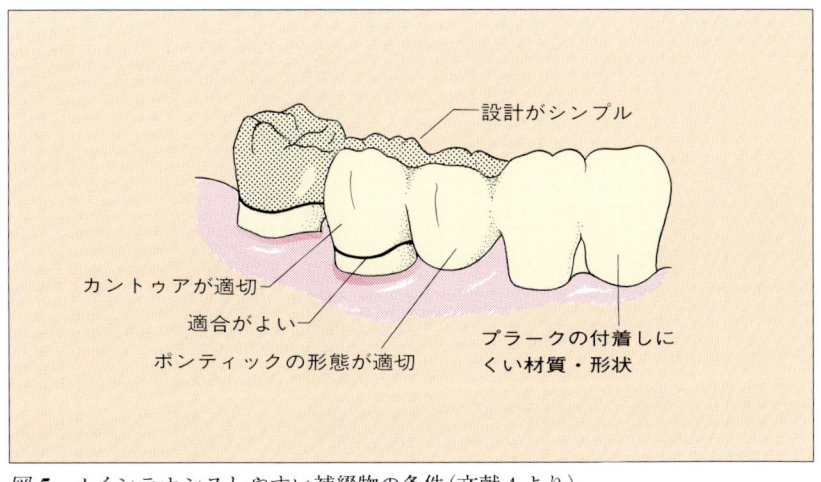

図5 メインテナンスしやすい補綴物の条件(文献4より).

補綴物は
一歩間違えば破壊装置

　補綴物はいくら精密に作製しても，天然歯に勝るものではない．天然歯においても清掃が悪いと歯肉に炎症を起こす．まして人工物である補綴物の場合，とくに適合，形態が悪い場合には歯肉の反応は顕著である（図6）．補綴物，充填物の歯周組織に対する悪影響は，古くより明らかにされてきている[5-9]．また，補綴物の合着は，現時点ではセメントに頼らざるを得ないため，マージン部の完全な封鎖はありえないかもしれない．セメントの表面はそれほど滑沢ではないため，適合が悪く，セメント層が厚くなればそれだけ清掃しにくくなるし，プラークの蓄積は助長され，歯周組織の破壊が進行する可能性がある[10]．また，セメントは永久的ではないため，セメントが崩壊すれば二次カリエスになる可能性がある．

　補綴物はどんなに厳密に作製しても異物であることには違いないが，清掃できる状態にして清掃すれば，ある程度歯肉の健康は回復する[11]（図7）．また，セメント層はゼロにならないとはいっても，適切に補綴物が作製されれば，補綴物がその本来

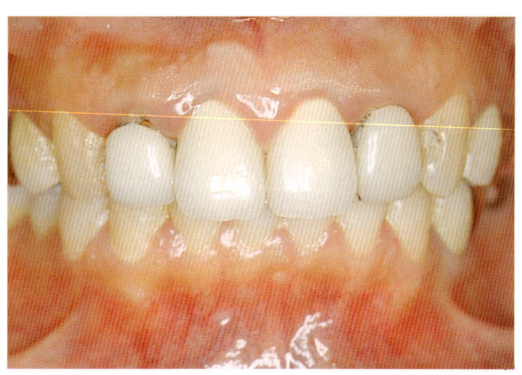

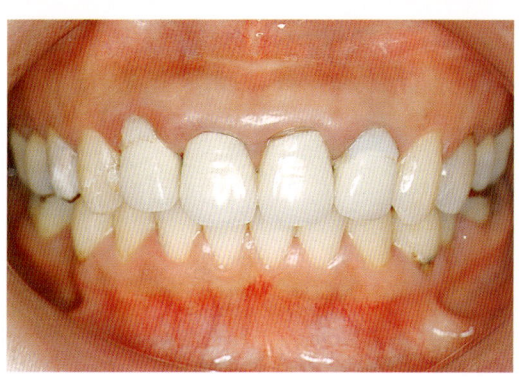

図6
図7-1 ｜ 図7-2

図6　適合，形態の好ましくない人工物の周囲歯肉は同じ口腔内でも天然歯周囲歯肉に比較して炎症が著しい．
図7-1　適合のよくない人工物周囲に歯肉の炎症が顕著である．
図7-2　人工物でも，そしてたとえ材質的には劣っている即重レジンであっても，適合をそれなりに高め，清掃しやすくすれば歯肉の健康は回復に向かう．

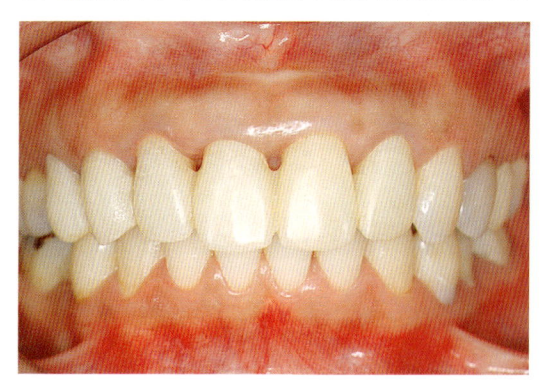

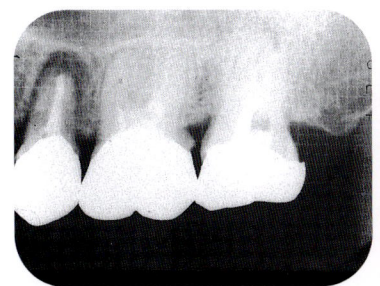

第1章●補綴治療を始める前に

図8 マージンの不適合
図9 カントゥアの不良 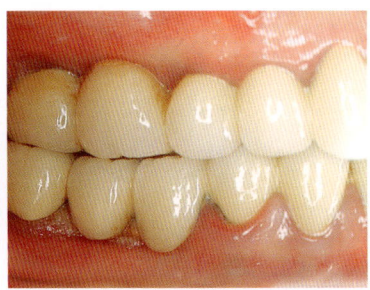
図10 コンタクトポイントの不良 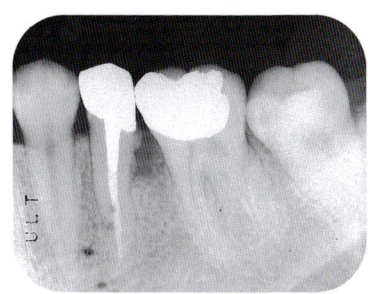

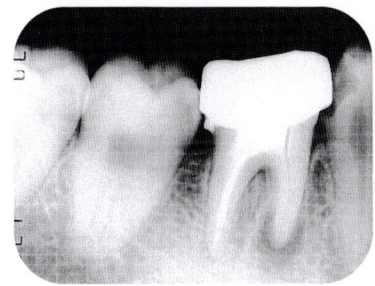

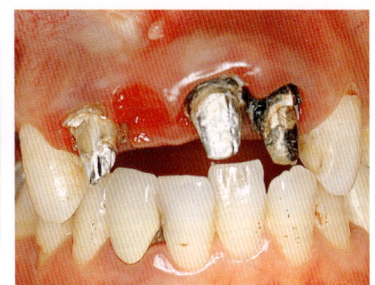

図11 セメントの残留
図12 コアの金属による腐食

の機能を長期間保つことは可能である．補綴物による問題は数多く起こる可能性があるが，それらの問題も，術者が十分注意を払えばかなり減らすことができるはずである．

補綴物に起こり得る問題

- マージンの不適合（図8）
- カントゥアの不良（図9）
- コンタクトポイントの不良（図10）
- セメントの残留（図11）
- メタルコアによる問題（図12）　など

補綴物の予後不良の原因

支台歯の問題：カリエス，歯髄炎，根尖病巣，
　　　　　　　歯根破折，知覚過敏
歯周組織の問題：歯周疾患の再発，歯肉退縮
補綴物の問題：脱離，破折，咬合障害
患者の満足度の問題：審美性，不快感，咀嚼・
　　　　　　　　　　発音困難

補綴治療を行う場合，ある程度の永続性を確信して補綴物を装着しているはずである．しかし残念ながら，一時的な回復を優先していたのではないかと思われる症例に出会うことがある．一時的に固定して噛める補綴物を装着しても，そして一見審美的な補綴物を装着しても，歯周組織の問題が解消されておらず，また補綴物自身に潜在的問題が存在すれば，当然，補綴物の永続性は期待できるものではない（図13）．

　インプラント治療において残存天然歯の歯周組織の治療がなされず，かつ清掃しにくい形態の上部構造を装着した結果は予想がつくことであり（図14），インプラントの種類や，天然歯とインプラントの連結の善し悪し以前の問題であろうと思う．ところが往々にして，このような状況において失敗の原因をインプラントの種類に帰したり，また天然歯とインプラントの連結の是非に問題責任を転嫁していることが多いように思う．

　同じようなことであるが，チェアサイドで内面を削って装着しなければならないようなクラウンの適合状態で，調節性咬合器の利用の必要性や，数ミクロンの咬合調整を議論したりしていることが多いように思う．また，不適合なクラウン・マージンでエマージェンス・プロファイルや，形態を云々しても机上の空論にすぎない．

　このようなことを真剣に考えると，そう簡単に補綴治療には手をつけられないと思う．安易に歯を削るべきではないということをもっと真剣に考えなければならない．

補綴治療を始める前に

> 表面上の治療になっていないか
> その歯をいま削ってよいか
> そのクラウンをいま外してよいか，を十分考える．

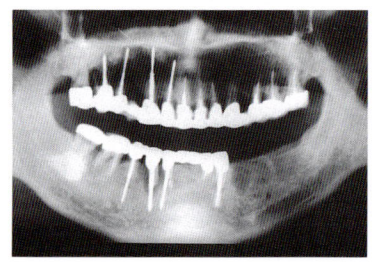

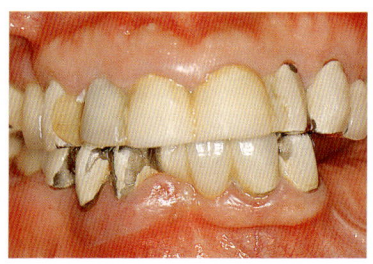

図13-1，2　一時的には固定され，噛めたかもしれないが，清掃しにくい補綴物の予後は保証されにくい．

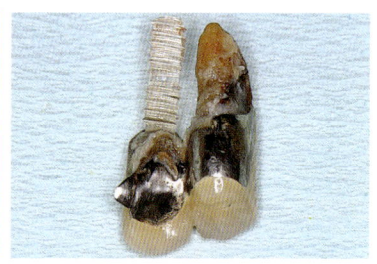

図14　支台歯，インプラント体ともに上部構造移行部の清掃が難しい．インプラントの種類や天然歯との連結を考える以前の問題がありそうである．

そして，どうしても補綴治療を行わなくてはならない場合には，徹底して行う覚悟が必要である（図15）．補綴物は何度も再製するべきものではない．再製を必要とするときには，支台歯および歯周組織の条件は前より悪くなっている可能性があることを肝に命じておかなければならない．

補綴治療を始める前の心構え（1）

歯は極力削らない
再治療は極力避ける
　再治療が必要な場合
- 二度と同じ結果にならないようにするにはどうするかを十分考える
- 自分の診療所においてどこまで現状以上のことができるかを冷静に判断する

補綴治療を始める前の心構え（2）

残せる歯牙はできるだけ残すべきであるが
- 残すための治療を徹底的に行ったうえで残す
- 残して様子をみることでさらに骨をなくすようなことがあってはならない

ただしこの際，歯周外科を行い，大がかりな補綴物を作製することが徹底した治療を意味するものではない．補綴治療の最も基本的な目標の一つは，削ったところを確実にカバーすることにある．歯牙硬組織はいったん削ってしまうと再生しない．削ったからには責任をもってカバーすることがわれわれの仕事である．そしてこのことが清掃しやすい補綴物作製の第一歩である（図16）．いかに大がかりな補綴物でも1本のクラウンの適合がスタートである（図17）．

補綴治療の基本

- 削ったところを確実にカバーする
- 清掃しやすい補綴物を作製する

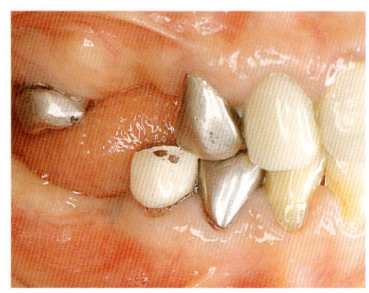

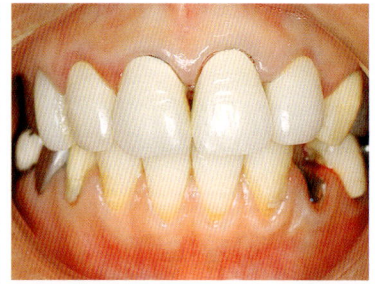

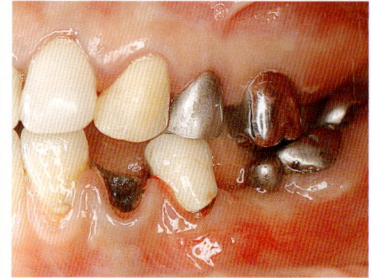

図 15-1～3　21|12 を除き，全顎にわたる補綴物の再製ならびに欠損部補綴を必要としている．

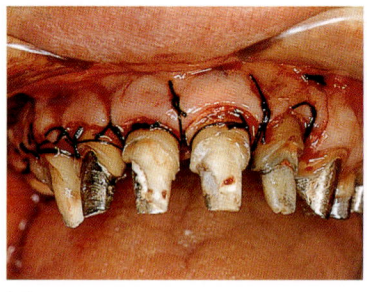

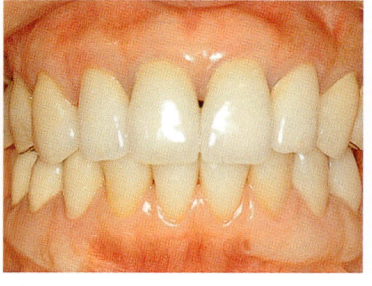

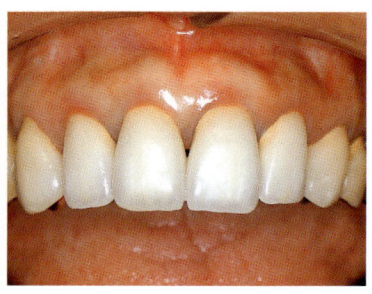

図 15-4　再度のやり換えを可能なかぎりなくすために，手をつけるのであれば徹底して行う覚悟が必要である．

図 15-5　補綴物装着 6 年後：完全なものはできないが，可能なかぎり支台歯周囲の歯周組織の問題をなくし，補綴物自体の清掃性を高め，かつ機能的，審美的な補綴物を作製して，予後をより確実なものにすることが目標である．

図 15-6　補綴物装着13年後．

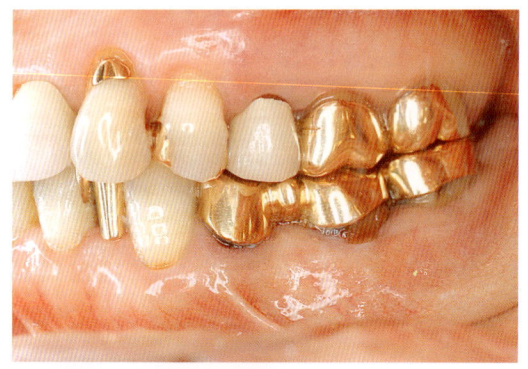

図 16-1 | 図 16-2
図 17

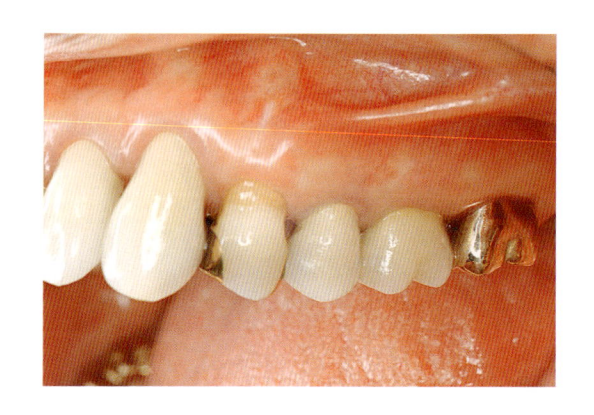

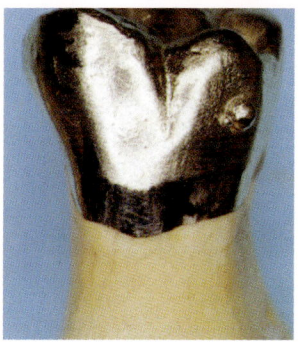

図 16-1, 2　広範囲にわたる補綴物でも 1 本の補綴物の適合がスタートである．
図 17　歯科技工士は模型上で適合のよい補綴物を作製してくれる．1 本のクラウンの適合を高めるために，可能なかぎり口腔内の支台歯と同じ模型を技工士に提供することが歯科医師の務めである．

第1章●補綴治療を始める前に

> **補綴治療を始める前の心構え（3）**
>
> 治療にコンセプトをもち，歯周治療，矯正治療，補綴治療を有機的に関連づける．
> ➡ 診断の差，方針の差，技術の差

患者のモチベーションを高めるためには

　いかにすばらしい治療計画を立てても，患者が自分の口腔内の状態を理解しておらず，治療内容を理解していなければ，結果的に患者がその口腔内を自覚をもって適切にメインテナンスしてくれることは期待できず，再度悪化する危険性がある．また術者が行う治療が患者の希望と一致していなければ，治療法が正しくても患者にとって満足できる治療結果を得ることは難しい．そのため治療方針決定の前に，患者のモチベーションを十分高めておく必要がある（図 18）．

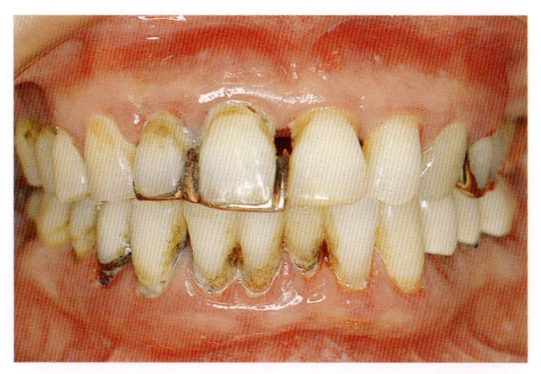

図 18-1｜図 18-2
　　　　｜図 18-3

図 18-1～3　上顎右側大臼歯部歯牙動揺による咀嚼障害ならびに前歯部歯牙動揺を主訴として来院．上顎前歯部，臼歯部ともに補綴治療を必要としているが，この状態では旧補綴物を外してやり換えたり，臼歯部の補綴治療にはかかれない．補綴治療後の清掃の必要性を早期の段階から自覚してもらうために，清掃の効果を本人に確認してもらいながらモチベーションを高める必要がある．

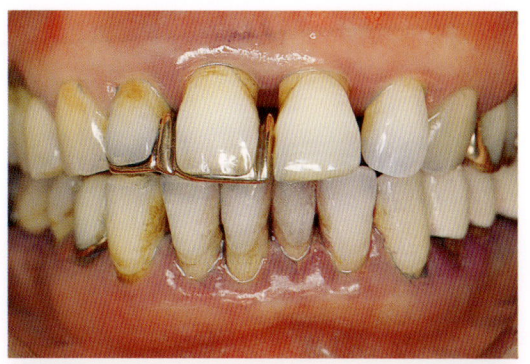

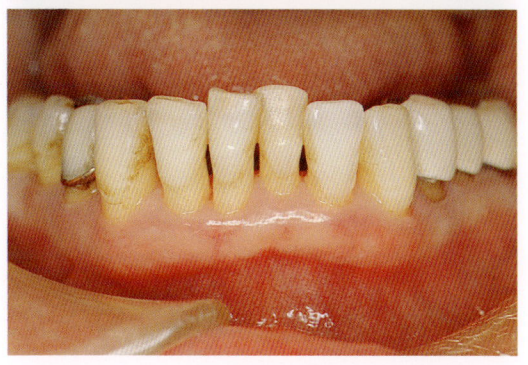

21

基本姿勢

- 患者をよく知る努力をする
- 患者の身になって考える
- 医療の押しつけをしない
- 治療計画を明確にする
- 患者を納得させるだけの知識とそれを行える技術を習得する

モチベーションに影響を与える因子

- 患者の歯科治療に対する知識と経験
- 患者の年齢，性別，社会的環境や地位
- 患者の口腔疾患の程度
- 患者の性格
- 患者の歯科医師に対する信頼度
- 歯科医師の動機づけに関する知識と方法
- 歯科医師の治療に対する知識と技術
- 歯科医院の診療体系

治療計画をたてる過程で患者に行うこと

- 口腔内の状態の大まかな説明を行う(説明は1回だけで終わるものではない)
- 治療計画の如何にかかわらず清掃指導，プラーク・コントロールを行う
- どうしても応急的処置あるいは局所的処置で終わらざるをえない場合は，破壊された部位を放置したときの危険性を再度説明し，早い時期での治療を促す
- 口腔全体の治療を希望する患者には，初期治療の期間中に患者の希望をまとめ，かつ患者の反応を観察して治療計画立案の参考とする
- 再評価検査の結果をもとに治療計画を具体的にし，現状ならびに治療の可能性を詳しく説明する

実際に役立つ治療計画をたてるには，患者の知識を高め，問題点を十分認識してもらう必要がある(図 *19*).

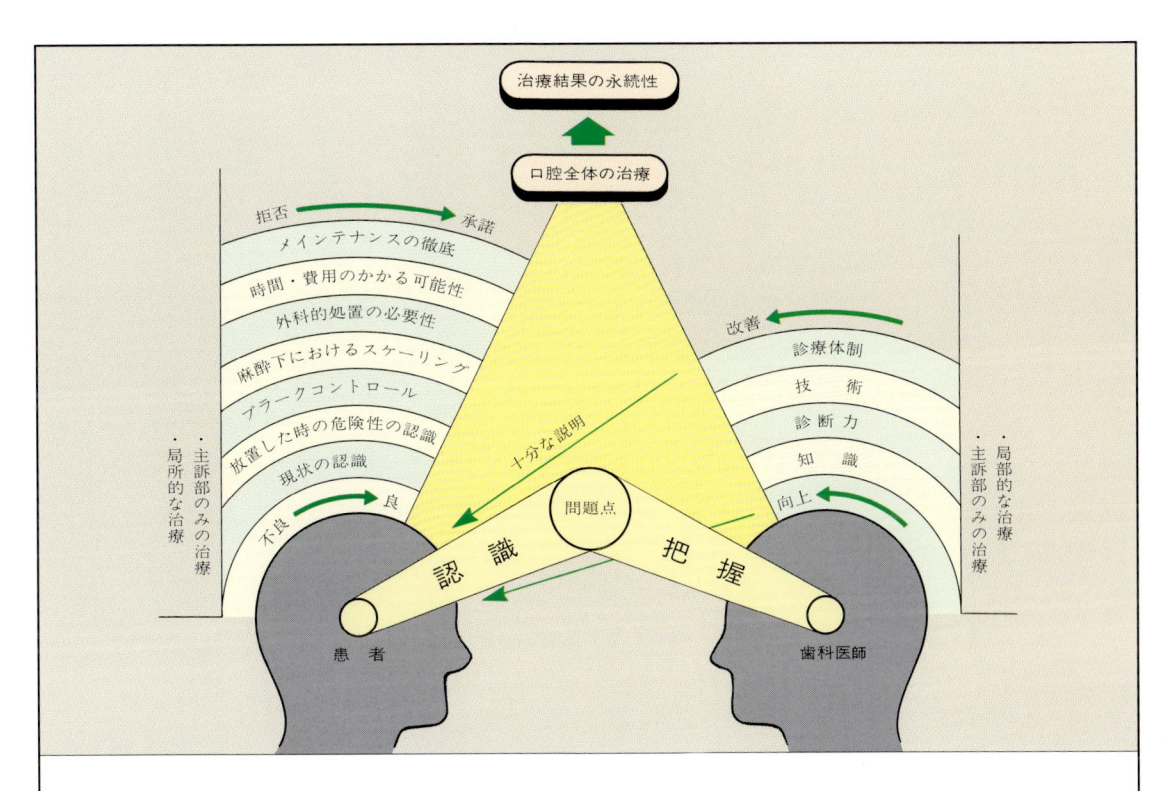

歯周補綴を必要とするような歯周疾患の症例では，一般に患者の希望と歯科医師のなすべき治療計画がはじめから一致していることは稀である．たとえ，「悪いところすべてを治してほしい」と患者が申し出たとしても，患者が正確に現在の病状を理解し，治療に必要なセルフ・ケアや治療に要する時間，苦痛やリスクなどを十分に理解しているわけではない．そのような状態の中ですべて「おまかせ」で治療をすすめることは，のちのち患者の積極的な協力やセルフ・ケアの芽を摘むことにもなりかねない．

そこで，インフォームド・コンセントが重要になる．図のようにいくつかのハードルを越えなければ治療結果の永続性は望めない．

その際に歯科医師をはじめ診療側が治療の選択肢を的確に示すことができなければ，患者を具体的な治癒のイメージに向かってモチベートすることはできない．そして，このようなことができるためには診療側に科学的な知識に裏付けられた診断力と技術が要求され，それを無理なく実現しうる診療体制の整備が求められる．

このように，歯科医師による問題点の把握と患者の病状と治療に対する認識が一致してはじめて治療の永続性を保証しうる口腔全体の治療が可能になる．

図 19 治療結果に永続性を求めるためには，患者の知識を高め，問題点を十分認識してもらう必要がある（文献4より）．

おわりに

　日常の臨床において，やり直しの治療が大半を占めている現状で，なんとか再度やり直さなくてもいいようにするために努力すべきであるが，所詮，補綴物は人工物であり，天然歯に勝るものではない．できれば天然歯をさわらずにメインテナンスしていきたいものであるが，いま現に補綴を必要としている患者に対して，予防処置の重要性のみを説いてみても回復するわけでもなく，清掃のみで欠損部が戻るわけでもないため，やむなく補綴処置を行わざるをえない．その際，患者の磨きかたが悪いからとか，忙しいから細かいことはいっておれないとか，何か理由をもうけて補綴物の予後の不良に対する責任転嫁をしていないだろうか．補綴治療を有効な治療のオプションにしきれるか否かは，自分自身の知識と技量にかかっている．補綴治療を破壊的な治療として逃避する前に，正しい診断能力，厳密な補綴治療が行える技術を磨いておきたいものである．

参考文献

1. Waerhaug J : Tissue reactions around artificial crowns. J Periodontol, 54 : 172, 1983.
2. Silness J : Periodontal conditions in patients treated with dental bridge. Ⅱ. the influence of full and partial crowns on plaque accumulation, development of gingivitis and pocket formation. J Periodont Res, 5 : 219, 1970.
3. Leon AR : The periodontium and restorative procedures. A critical review. J Oral Rehabil, 4 : 105, 1977.
4. 中村公雄，小野善弘，畠山善行，宮本泰和：予知性の高い補綴治療のための歯周外科の考え方と実際．クインテッセンス出版，東京，1995.
5. Leon AR : Amalgam restorations and periodontal disease. Brit Dent J, 140 : 377, 1976.
6. Jeffcoat MK and Howell TH : Alveolar bone destruction due to overhanging amalgam in periodontal disease. J Periodontol, 51 : 599, 1980.
7. Gilmore N and Sheiham A : Over-hanging dental restorations and periodontal disease. J Periodontol, 42 : 8, 1971.
8. Mormann W, et al : Gingival reaction to well-fitted subgingival proximal gold inlay. J Clin Periodont, 1 : 120, 1974.
9. Than A, et al : Relationship between restorations and the level of the periodontal attachment. J Clin Periodont, 9 : 193, 1982.
10. Ferencz JL : Maintaining and enhancing gingival archtecture infided prosthodontics. J Prosthet Dent, 65 : 650, 1991.
11. Dragoo MR and Williams GB : Periodontal tissue reactions to restorative procedures. Int J Periodont Rest Dent, 1(1) : 9, 1981.

第2章

補綴治療のプランニング

はじめに

　補綴治療のプランニングは支台歯の歯周組織，とくに支持骨の量によって左右される面が大きいため，歯周組織を正しく判断できる目をもち，問題があればそれを解決する技術を養わなければ，補綴治療を正しく進めることはできない．そして根管治療，歯周治療の観点から予後が良好と診断された歯に対して補綴物を装着することによって，歯・歯列が最も安定するように，機能と清掃性，審美性を配慮して最良の方向を求める．さらに必要に応じて，矯正治療との関係も十分検討して総合的立場から補綴治療のプランニングを行う必要がある．

　加えて近年，再生療法やインプラント治療の予後が確実になりつつあり，支台歯，支台装置の状況を大きく改善できるようになってきたため，より積極的に理想的な補綴治療を求めることができるようになってきている．

　補綴治療をどこまで取り入れるかは，補綴に対する知識と技術によって左右され，補綴的な知識，技術の程度によって治療の方向や内容が大きく変わる可能性がある．そのため補綴治療に対する考え方，治療技術を十分高め，最終的な目標をはっきりと持った治療を行わなければならない．

初診時の診査

　初診時には，主訴に対する応急的対応を行ったのち，歯列全体を見据えた診査を行う．その際，全身的既往歴をはじめ口腔内の全体的な診査を行うが，患者の来院理由はさまざまであり，口腔内の崩壊の程度もさまざまである．また患者の治療に対する希望も種々異なり，画一的な方法で行う必要はないと思う．

　しかし，歯牙・歯列の治療の目標は補綴物の支台歯も含めて，歯牙周囲の付着器官を長期的に喪失しないよう維持することであるため，歯周組織の現状を正確に把握するための診査を適正に行い，口腔内の現状を患者に正確に伝えなければならない．

　補綴的な診査に関しては，初診時から補綴治療を計画することは少ないと思うが，補綴治療の有無にかかわらず，治療の初期段階から補綴的診査も必要であり，とくに機能的，審美的観点からの診査は重要である．

■初診時の診査事項

1．患者の概要の把握
　1）主訴，その他の訴え
　2）性別，年齢，職業
　3）全身の既往歴，現病歴，家族歴
　4）歯科既往歴
　5）習癖（歯科に関するもの）の有無
　6）患者の希望（経済的条件，時間的条件など）

2．口腔外診査（視診，触診による診査）
　1）頭部，顔面，顎関節，筋の形態的診査
　2）顎関節，筋の機能に関する診査
　3）審美的問題の有無

3．口腔内診査
　1）口唇，頬，舌，口蓋などにおける異常の診査
　2）歯周組織の総合的診査
　　　　清掃の程度（歯垢，歯石の診査）
　　　　歯周ポケットの診査
　　　　プロービング時の出血
　　　　歯肉の診査（色，形，質，歯肉退縮など）

　　　　　付着歯肉の幅と質，アタッチメントレベル
　　　　　小帯の付着位置異常の有無
　　　　　口腔前庭狭小などの有無
　３）歯牙の総合的診査
　　　　　歯牙・歯列の位置，形態，動揺度，コンタクト強さ，
　　　　　カリエス，咬耗，摩耗，歯髄の状態，変色　など

　なお，いうまでもなく，X線診査による歯牙ならびに骨の診査は欠かせないものである．

補綴治療が必要と判断された場合の補綴的診査

　補綴治療の必要性の有無によって診査内容が大きくかわるというものではないが，補綴物の支台歯になる可能性のある歯牙そのものの診査，支台歯の歯周組織の厳密な診査，矯正治療の必要性との関わり，ならびに対合関係の診査を綿密に行い，補綴治療範囲を把握する必要がある．

　具体的には残存歯牙の数と部位，残存歯の歯周組織とくに骨支持量，歯列の形態，欠損顎堤の形態，対合歯との関係，そして既存補綴物に関して，適合性，形態，審美性，咬合関係などを把握し，補綴治療が必要な範囲，補綴治療に含まれる可能性のある部位を推測する．その際，確定的ではないにしろ，補綴物を装着した後，補綴物そのものの永続性はもちろん，口腔全体の安定性を考慮した理想的設計を想定する必要がある．

１．歯牙・歯列の崩壊の程度
　１）歯牙実質欠損の程度
　２）残存歯牙の部位
　３）欠損の範囲
　４）支台歯になる可能性のある歯の位置，方向，動揺度，歯髄の生死および再治療の必要性の有無，歯周組織の状態
　５）歯列の状態(歯列弓の形，歯列不正など)
　６）補綴物再製の必要性の有無(マージンの適合性，コンタクトの位置・強さ，咬合面形態，辺縁隆線，鼓形空隙，歯冠豊隆など)
　７）欠損部顎堤の形態，欠損部の長さ
　８）審美性崩壊の程度

2．咬合状態
  1）顎関節・筋の異常の有無
     下顎運動の異常の有無，顎関節雑音の有無
  2）咬頭嵌合位の安定性，接触状態
     light guide tapping position（LGTP）と clenching position（CLP）のずれ（第10章参照）
  3）顎間距離の異常
  4）対咬関係，対合歯の補綴状況
     前歯誘導・犬歯誘導の異常
     前方・側方運動時の接触状態
  5）咬合平面・湾曲の乱れの有無
  6）パラファンクションの有無
  7）現在の咬合状態を維持できる可能性

3．治療範囲の概要
  1）単独歯で解決できるか，連結が必要か
  2）一つの補綴ユニットに含めるべきか，別のユニットにできるか
  3）咬合の安定を得るために必要な範囲はどこまでか

4．患者の希望
  1）治療範囲
  2）審美的要求度
  3）時間的制約
  4）経済的制約

どのような補綴治療が可能か どのような補綴治療を行うか

　さまざまに崩壊した患者の歯牙，歯列を修復するに際し，その処置法には大抵の場合，いくつかのオプションがある．歯牙，歯列の診断を行い，どのような補綴治療が必要かを考える．同時に，自分も含め，技工士その他のスタッフの技量，自分の診療所のシステムを考慮し，さらに治療の流れのなかで補綴を行える時期などの兼ね合いからどのような補綴治療が可能かを考える．その結果，補綴治療の方針が決定され，患者に口腔内の状況と必要な治療の具体像を説明する．
　実際の治療計画は診断結果を患者に十分説明したうえで，患者の希望との一致点で決まるものである．そのため，本来は既

存の補綴物を外したり，歯牙を削ったり，プロビジョナル・レストレーションに変えたりする前に決定すべきであるが，ある程度治療を進めてみなくては具体的な治療計画が決定しにくいこともあって，この点に関しても，患者との十分なコミュニケーションが必要なところである．

　既存のクラウンを外せば再度被覆しなければならないし，抜歯をすれば欠損部の補綴が必要となる．歯牙1本単位で解決できる場合は治療方針決定上さほど問題はないとは思うが，一般的にはその部分のみで解決できるのか，補綴の範囲はどの程度になるのか，どのような補綴が可能なのかなど，口腔全体の治療をも踏まえた治療方針を考えておかなければならない．根管治療，矯正治療との兼ね合いもある．さらに，患者は何を望んでいるのかを正確に判断し，それを治療計画に反映しなければならない．

治療範囲，補綴物の決定

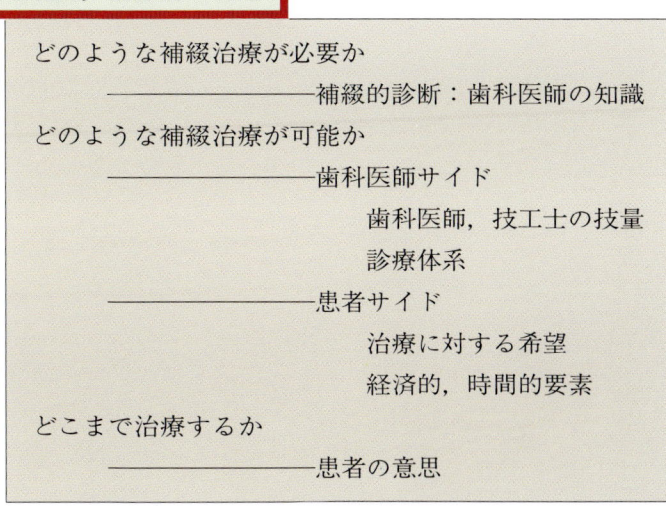

```
どのような補綴治療が必要か
        ────────補綴的診断：歯科医師の知識
どのような補綴治療が可能か
        ────────歯科医師サイド
                歯科医師，技工士の技量
                診療体系
        ────────患者サイド
                治療に対する希望
                経済的，時間的要素
どこまで治療するか
        ────────患者の意思
```

患者と術者の意見が完全に一致してはじめて具体的な治療方針が決定する

治療方針の決定

　補綴治療を必要とする場合，治療順序は若干前後することはあるものの，一般的につぎのような手順で進められることが多い．

■一般的な治療の順序
- 緊急治療
- 歯周初期治療
- 保存不可能な歯牙の抜歯
- カリエス，欠損部の暫間補綴，旧補綴物除去後の暫間補綴など，プロビジョナル・レストレーションによる咀嚼，審美性の一時的回復
- 必要な歯牙の歯内治療
- 矯正治療
- 咬合調整
- より積極的な歯周治療
- プロビジョナル・レストレーションの修正
- 最終補綴治療

　この過程で初診時に得た情報をもとに，まず必要な最小範囲のプロビジョナル・レストレーションを装着し，適宜プロビジョナル・レストレーションの範囲を決め，修正を加えつつ治療の方向を見定めていく．

　補綴の治療方針を決定していく過程で，咬合診断の目的，あるいは診断用ワックスアップを行い，治療後の結果を予測したり，オクルーザル・リコンストラクションを行ううえでの問題点を把握するなどの目的のために，咬合器装着模型の利用がすすめられている[1]．しかし，治療完了時の結果を視覚的にイメージでき，歯牙の移動や形態上の問題を視覚的に示すのには有効かもしれないが，咬合器装着模型での咬合診断はそれほど有効ではない．また診断用ワックスアップもほとんどの症例では技工上の時間的なロスであり，臨床上それほど役立つとは思えない．ただ，プロビジョナル・レストレーションを作製するうえでは，適正顆頭位で咬頭嵌合位をとった模型上でのワックスアップは必要である．

　プロビジョナル・レストレーションに変更していく際，咬頭嵌合位がしっかり決まっているか，あるいは咬頭嵌合位がすべ

ての歯牙では得られていなくても比較的安定していれば，またいずれかの部位でバーティカル・ディメンジョンが維持できていれば，現状の咬合を保持する手段を講じながらプロビジョナル・レストレーションを装着していく．咬合関係がすべて補綴物に依存してくる場合でも，補綴物作製の原則として，現在の咬合を変えない工夫をする必要がある．

一方，顎関節や筋などに異常があり，その症状が咬合と関係していると判断された場合には，それらの症状に応じた咬合の処置が必要である．その際，下顎位の修正がいま可能かどうか，他に何らかの方法が必要かを判断し，症状の緩解を図った後，再度補綴治療の必要性と治療範囲を決定し，プロビジョナル・レストレーションに変更していく．

治療方針決定の具体例

◀症例1▶ 54歳，女性

本症例は『予知性の高い補綴治療のための歯周外科の考え方と実際』[2]の"治療計画をたてるプロセス"の項で呈示した症例であるが，その後の経過もかねて報告する．

主訴：右側下顎臼歯部歯牙動揺による咀嚼障害，上下顎前歯部歯牙の動揺と審美障害の改善を希望

■症例の分析

・咬合関係

咬頭嵌合位は一見安定しているように見えるが，バーティカル・ストップは 4| と |4̄ ，|45 と |4̄5̄ にのみ存在する．側方運動は両側ともに犬歯，第一小臼歯でガイドされている．前方運動は 21|12 の動揺が大きいが， 21| と 2̄1̄|2̄ でガイドされている．

・患者の希望

以前から歯科治療の必要性を感じてはいたが，それ以上とく

表1 ポケット測定値

7	6	5	4	3	2	1	1	2	3	4	5	6	7
	9912	545	456	645	889	778	889	876	444	445	445	767	
	88 9	655	545	545	878	767	877	665	334	434	544	657	
998	98 7	634	433	434	434	567	655	445	545	434	444		655
756	87 6	533	334	333	423	446	545	544	434	334	434		754

に強い希望はない．審美性に関しても歯並びをきれいにしたいという要求はあるが，積極的に求めるほうではない．時間的，経済的制約はとくにない．

■最終的治療計画を立てるまでの過程
- 口腔内の状況を把握し，十分説明する

　主訴の一つである$\overline{65|}$部は骨吸収が根尖に及んでいるため保存できない旨を説明する．もうひとつの主訴である上顎前歯に関しては，上顎全体の残存歯ならびにその周囲骨の状況を説明し，部分的な解決は不可能なこと，さらに義歯にしなければならない可能性のあることを説明する．そして，なぜこうなったのかを十分に説明し，全顎にわたる処置が必要なことを理解してもらう．

- プロビジョナル・レストレーションの装着

　$\overline{65|}$，$\underline{21|12}$は抜歯となるが，固定式のプロビジョナル・レストレーションを採用するか暫間義歯にするか迷うところである．一般に，残存歯の咬耗が激しく咬合力が非常に強そうな場合，患者が全顎的な治療に踏み込むことに明確な意思を示さない場合などは，義歯を利用する．その場合連結を必要とするなら，ワイヤーやレジンによる簡単な連結にとどめるほうがよい．

　この患者の場合，全顎にわたる治療の必要性を十分理解してもらったこと，そしてここまで放置していたことを反省しており，たとえ後になって義歯になっても仕方がないことを十分自覚していることから，主訴である$\underline{21|12}$の動揺および審美性改善希望に対する処置として，初期治療時より固定式のプロビジョナル・レストレーションとし，連結の範囲は当初$\underline{4\!+\!4}$とした．

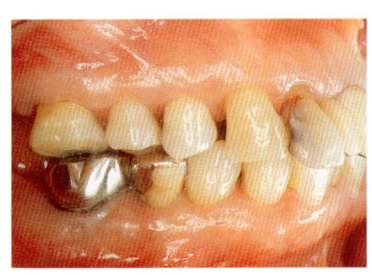

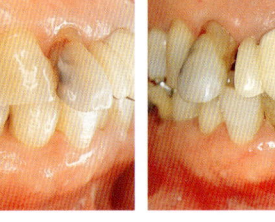

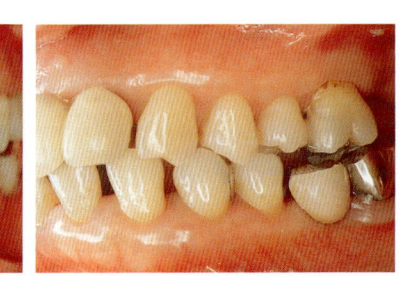

図 **1-1, 2, 3** 術前．

第2章●補綴治療のプランニング

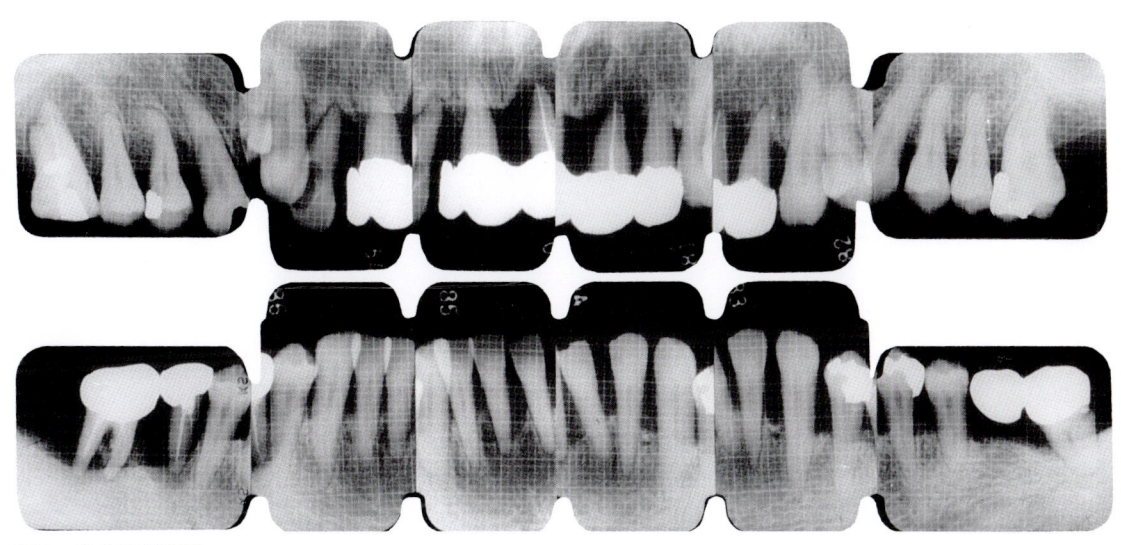

図2 術前X線写真.

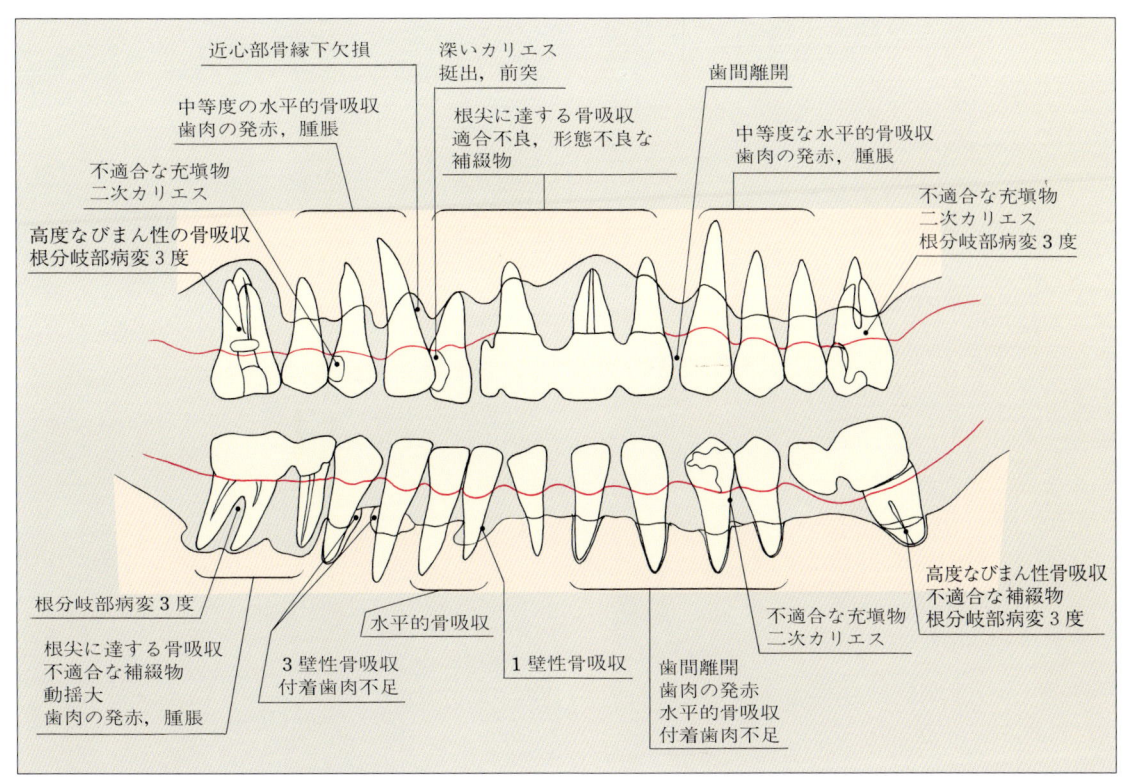

図3 歯牙・歯周組織の現状（模式図）.

33

- 初期治療の効果を評価しながら治療方針を決定

　スケーリング，ルート・プレーニング後のポケット測定値を評価しながら，1|7 および 6|6 を保存するかどうかを決定するが，7|，6| は保存不可能な確率が高い．

　その場合，プラーク・コントロールが悪ければ下顎は両側遊離端の義歯とする．プラーク・コントロールのレベルが高ければ，骨レベルが平坦になるように 1| を戦略的に抜歯し，全顎にわたる連結を行う．

　この際，メインテナンスをしやすくするために，ポケット除去療法として apically positioned flap 法を行う．また可能なかぎり有髄歯の状態で保存することを考え，かつ審美性を考慮して歯牙の位置，植立方向の改善のために，下顎前歯部には限局矯正を行う．

　プロビジョナル・レストレーションにおける患者の咬合の安定感ならびに舌感を観察しながら，5|6，6| に延長ポンティックを設定するか否かを検討する．

■治療の実際ならびに予後

　以上のような治療方針で治療を開始したが，実際この患者に行った処置，ならびに予後を図 4～12 に示す．

　動揺が大きく，咀嚼障害のある 65| ならびに 21|12 を抜歯後，4＋4 にプロビジョナル・レストレーションを装着した．そして歯肉縁上のスケーリングとともに清掃指導を徹底した．しかし，骨の喪失が著しいため，正常な咬合力に対し 1 歯ごとによる負担が難しく，残存歯を連結固定して咬合力を分散負担する歯周補綴が必要と判断した．そこで，プロビジョナル・レストレーションを 5|56 に延長した．そして，スケーリング，ルート・プレーニングを徹底すると同時に，|6 根分岐部病変の処理の必要性，骨支持量とポケット除去後の根面露出，ブリッジの平行性などを考慮して，54|6 の抜髄処置を行った．

　その後，1|7，6| を抜歯，4＋5 のプロビジョナル・レストレーションを装着した．

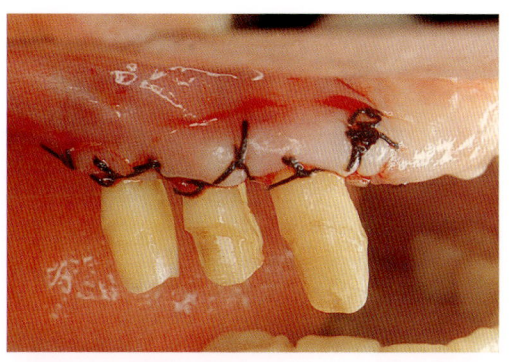

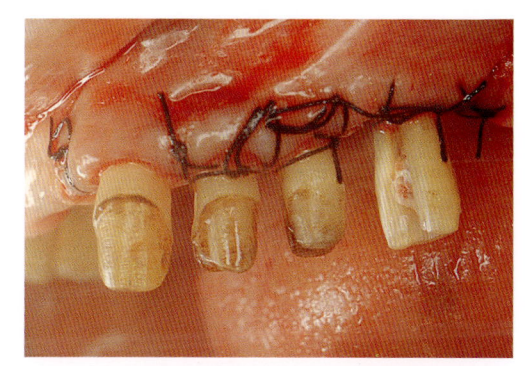

図 4-1, 2　上顎左右歯周外科：5 4 3|3 4 5 6 apically positioned flap 法によりポケット除去．|6 近心頬側根抜去．

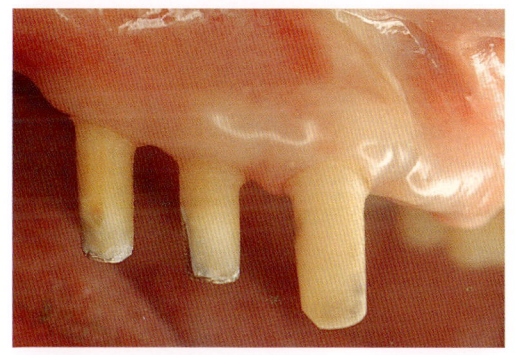

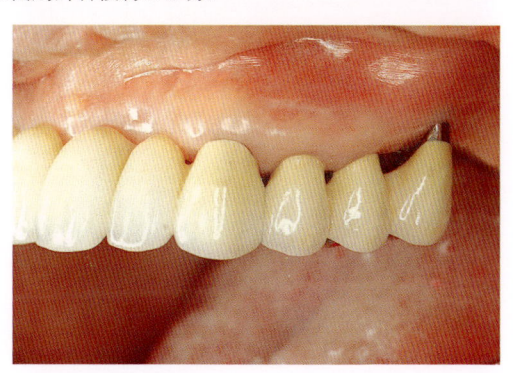

図 5-1, 2　歯周外科後約 4 か月．

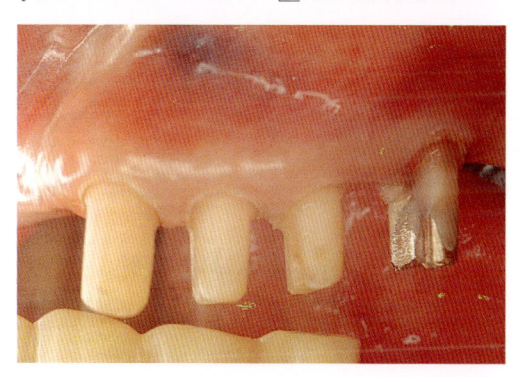

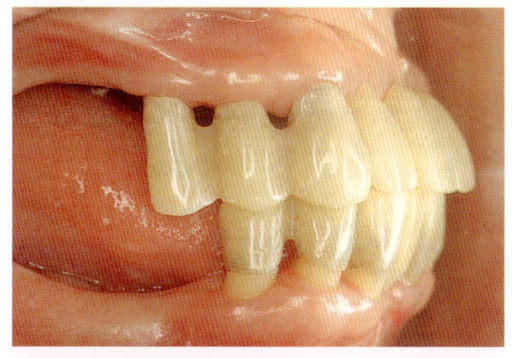

図 6-1, 2　同時期プロビジョナル・レストレーション，下顎は歯周外科後約 2 か月．

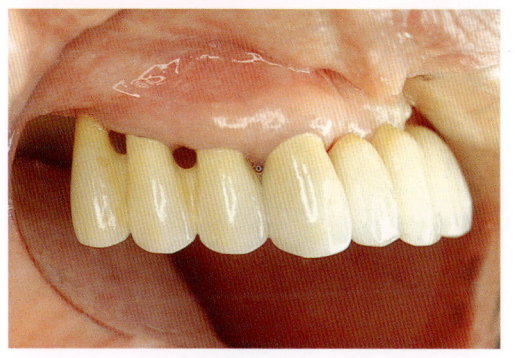

図 7-1, 2　上顎最終補綴物装着：歯周外科後 6 か月．

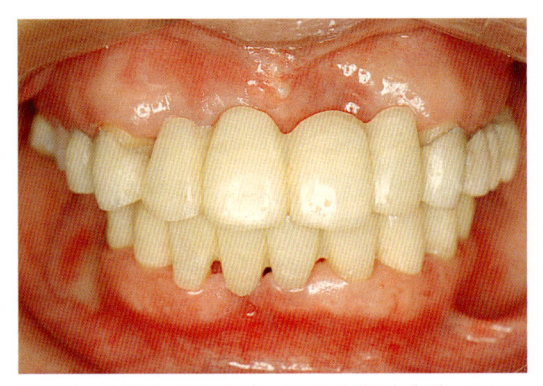

図 8-1 上顎歯周外科後，下顎初期治療後プロビジョナル・レストレーション．

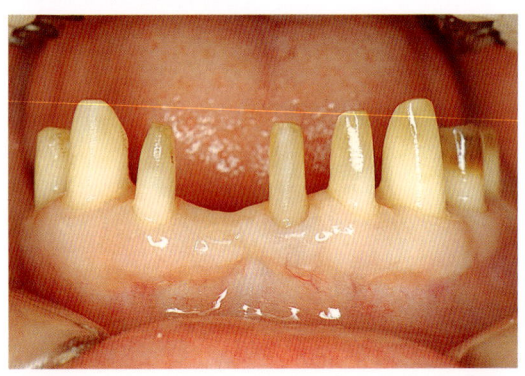

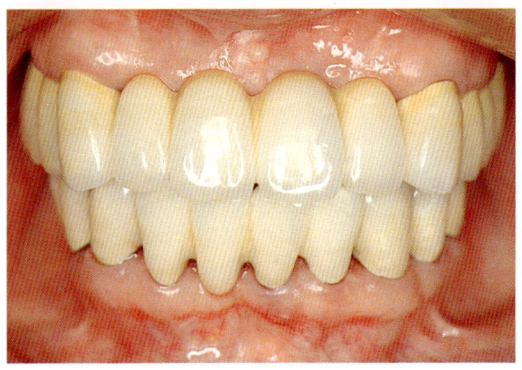

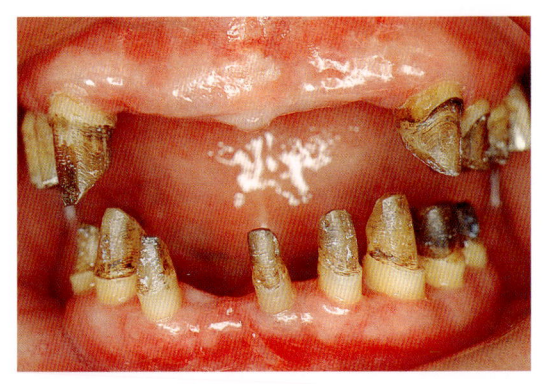

図 8-2 下顎歯周外科後約1か月：apically positioned flap 法によりポケット除去を行った．

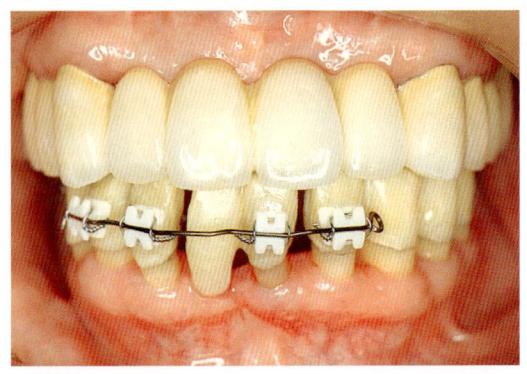

図 8-3 2|1 矯正治療中．

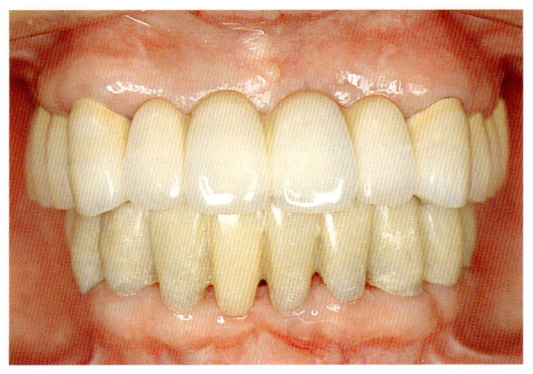

図 8-4 矯正治療後．

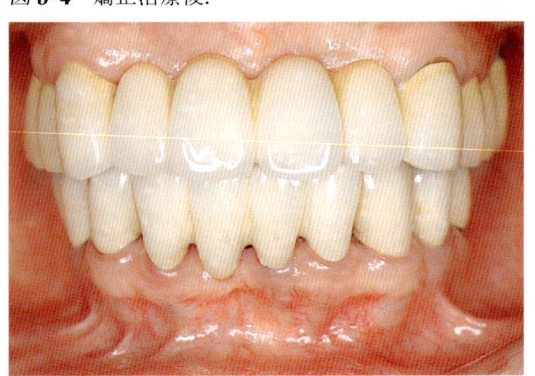

図9	図10
図11	

図 9 最終形成．
図 10 下顎最終補綴物装着時，上顎最終補綴物装着後7か月．
図 11 初診より8年後．

　歯周組織，咬合は安定しており，経過はほぼ良好である．1989年の初診であるが，治療方針は今も同じである．ただプロビジョナル・レストレーションならびに補綴物の形態に関しては反省点が多い．

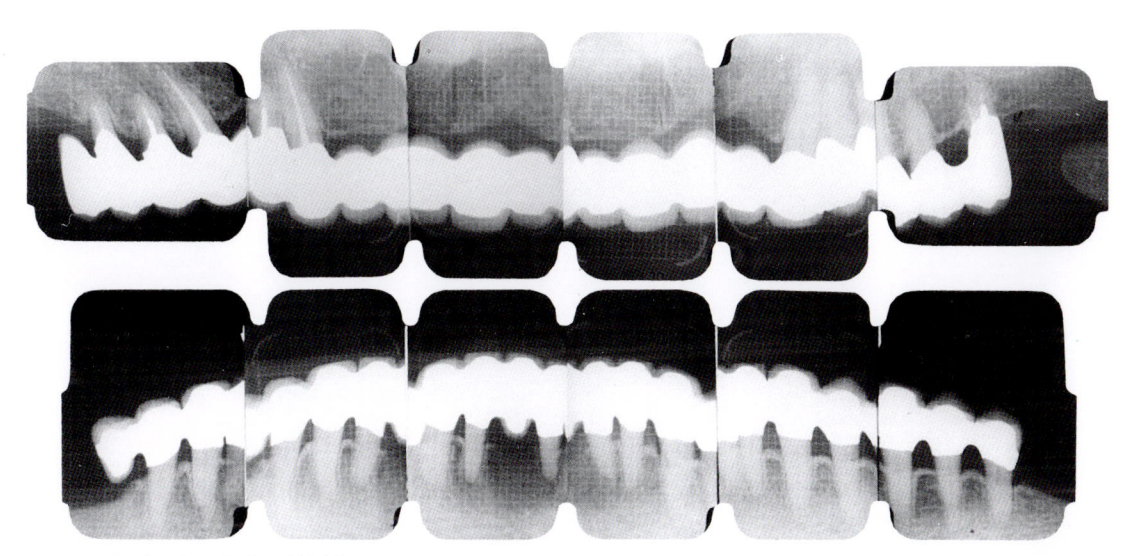

図 12-1　初診より 8 年後 X 線写真．

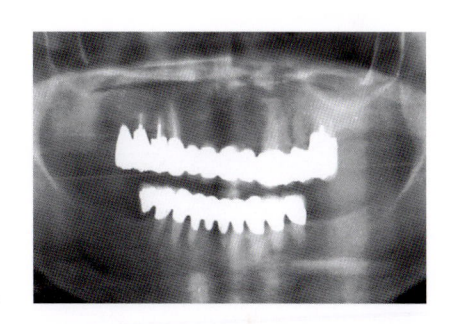

図 12-2　初診より16年後パノラマ X 線写真．

補綴処置の分類

　補綴治療の可能性を考える際，患者の歯牙・歯列の状態から，どの程度の補綴処置になるかを推察するが，補綴処置は大きく次の 4 タイプに分けることができる（表 2）．歯牙・歯列の破壊の程度や支台歯の支持骨の量から判断して，どのタイプに入るかを見極め，かつ補綴物が単冠修復ですむのか，連結冠ないしブリッジになるのかを決めていかなければならない．

表 2　補綴処置の分類（Lytle & Skurow[3]）

Class 1	Operative dentistry（保存修復）
Class 2	Crown and bridge（クラウン・ブリッジ）
Class 3	Occlusal reconstruction（咬合再構成）
Class 4	Periodontal prosthesis（歯周補綴）

37

Class 1：Operative dentistry（保存修復）
　歯周組織は中等度の歯周炎までで，咬合に問題がなく，単純な修復ですむ場合

Class 2：Crown and bridge（クラウン・ブリッジ）
　支台歯の骨吸収がさほど大きくないか，骨支持の少なくなった支台歯を少数歯含む場合で，補綴の範囲が小範囲から片顎までであり，咬合関係が比較的安定している場合

Class 3：Occlusal reconstruction（咬合再構成，オクルーザル・リコンストラクション）（図13〜図19）
　支台歯の骨吸収がさほど大きくないか，骨支持の少なくなった支台歯を少数歯含む場合で，過度の咬耗，不良補綴物，カリエス，欠損などのために，補綴の範囲が片顎から口腔全体にわたり，歯列・咬合の完全な再構成を必要としている場合

Class 4：Periodontal prosthesis（歯周補綴）
　高度な歯周組織の破壊の結果，歯牙の動揺が起こり，二次性の咬合性外傷を併発し，そのままでは咬合の安定が得られない状態で，クラウン，ブリッジにより連結固定を必要としている場合．支台歯すべての骨吸収が顕著で，補綴物によって連結固定しなければ正常な咀嚼機能が営めない場合，全顎にわたる連結を必要とする場合もある．

　なお，患者の口腔内は骨支持が均一である場合より，不均一なことが多い．そのため，すべて画一的に上記の4タイプに分けることは難しく，部分的にタイプが異なる複合型になることもある．

◀ 症例2 ▶ オクルーザル・リコンストラクション：単冠とブリッジで解決

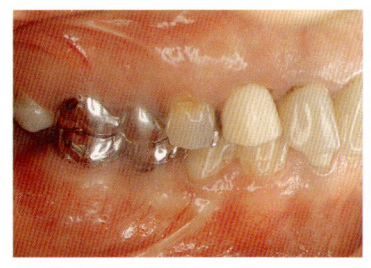

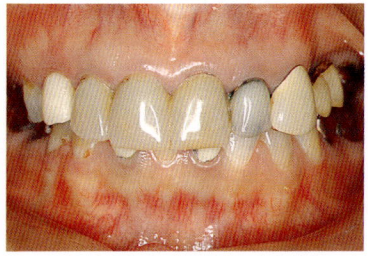

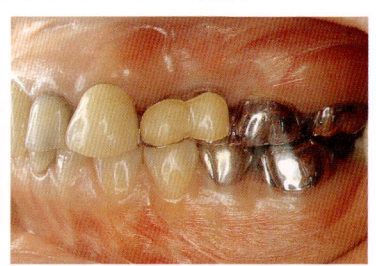

図13-1〜3　術前．

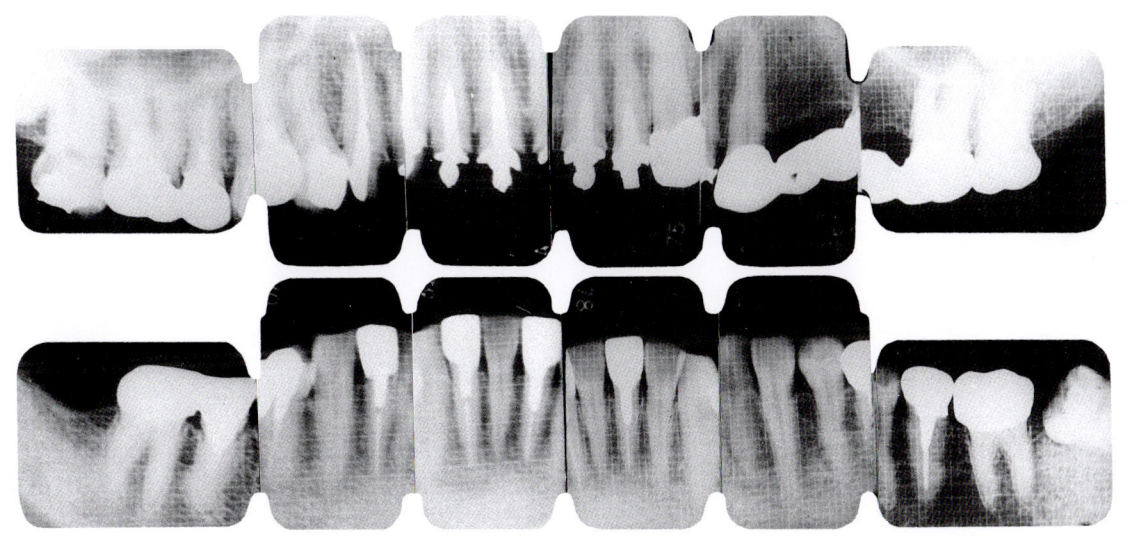

図14 術前X線写真：補綴物の不適合，二次カリエスがみられるが，骨吸収はさほど進んでいない．

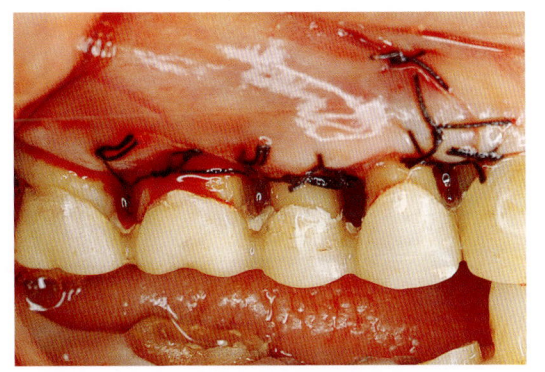

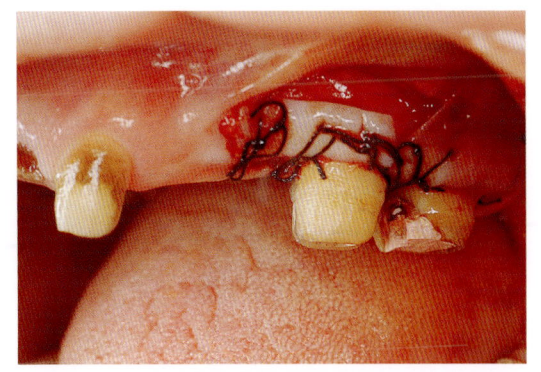

図15-1, 2 上顎歯周外科（縁下カリエス処置）：クラウン・マージンは健全歯質に設定する．そしてサルカス内の浅い位置に設定するという原則，かつ組織治癒後のbiologic widthの原則を考慮して骨外科処置を行う．

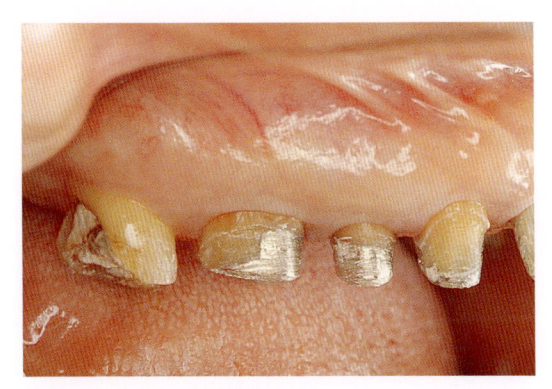

図16-1 右側：歯周外科後3か月．

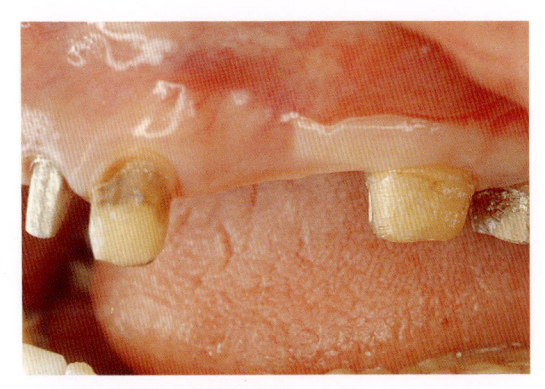

図16-2 左側：歯周外科後5か月．

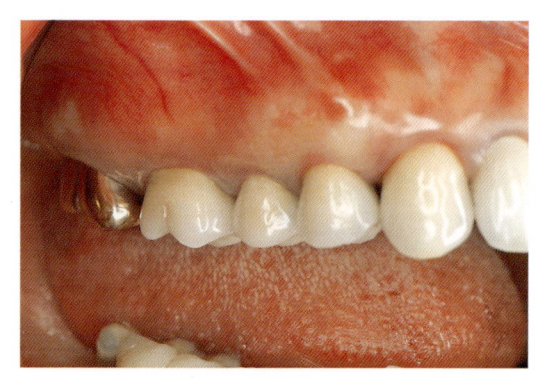

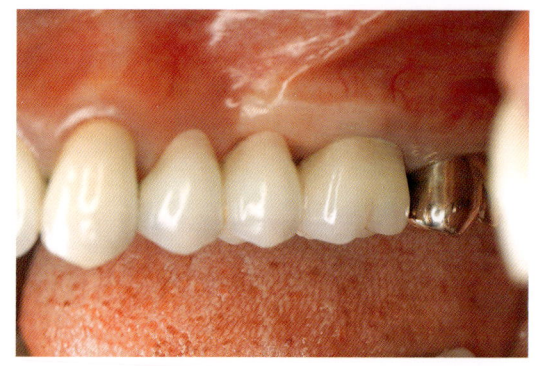

図 17-1, 2　最終補綴物装着後 6 か月：歯冠歯根比の条件が良い場合は，単冠ないし小範囲のブリッジで処理が可能であるため，設計上比較的問題が少ない．

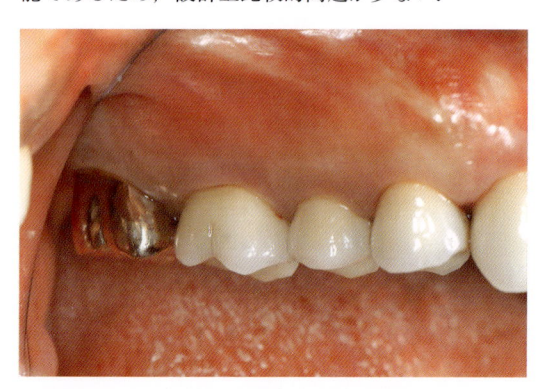

図 18-1, 2　14 年後の上顎左右側方面観．

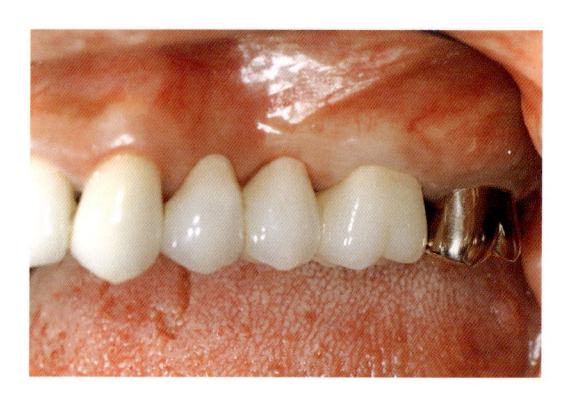

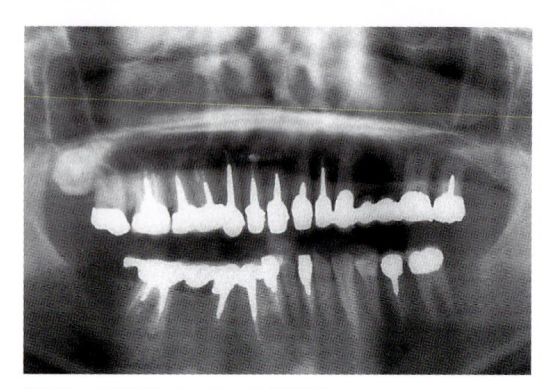

図 19　同時期パノラマ X 線写真．

歯周治療後の補綴治療のプランニング

　歯周治療後の補綴治療のプランニングにおいては，最終補綴にかかる時期と，補綴物の設計を明確にしなければならない．最終補綴にかかる時期は，歯周治療の方法，とくに外科的処置

を行った場合には外科術式による違いがあり，また個々の歯牙や個人による反応の違いがあるため，一概には言えないが，歯周治療を行ってから，軟組織のみの処置の場合には2か月から4か月，骨外科処置を伴った場合は4か月から6か月，歯周組織の再生を伴った場合は約1年から1年半程度の治癒期間を考えておく必要がある．さらに口腔全体の治療からみれば，患者の咬合の確保という観点からも考えて補綴の時期を決定しなければならない．

　補綴物の設計は，補綴部位と補綴すべき範囲によって決まるところが多いが，歯周治療が確実に行われ，組織が治癒すると，支台歯の数と部位，支台歯の支持骨の量が確実に把握できるようになる．その結果，補綴の範囲が明確になり，補綴治療の具体像が見えてくる．そして，プロビジョナル・レストレーションを適切に使用していけば，自ずと補綴物の設計は決定され，連結の範囲もおおむね決まってくる．ただし，単冠で処理するか，連結をするかは，補綴の術式，技工士の技術も大きく影響する．この際，連結冠に対して単冠と同じ適合を得ることは難しいし，咬合調整も単冠より連結冠のほうが難しいには違いないが，方法，技術によっては単冠と連結冠とほぼ同じ適合を得ることは可能であるとは思う．

連結

　支台歯間の連結は，歯牙の生理的状態を阻害するために避けたほうがよいといわれているが，補綴治療上，連結を余儀なくさせられることがしばしばある．したがって連結を行うにはその利点と欠点を十分理解し，必要最小限の連結にするよう心がける．

　歯周治療の過程では，動揺をおさえ，歯周組織への刺激を避けるために連結固定を行う場合がある．歯周組織が治癒するに従い，歯牙の動揺は一般的に減少するが，歯牙の動揺に対する連結固定の効果に対して，動揺が減少ないし消失するという意見[4]と，連結した場合としなかった場合とで有意差はないとする意見[5]があり，条件によりかなり左右されるところである．臨床的に，プロビジョナル・レストレーションで固定をして，途中連結を外してみて，動揺がなくなっていれば単独歯で解決し，もし動揺が増えてくればさらに連結を延ばすという意見もある．しかし一次性咬合性外傷により動揺を起こしている場合

は，連結をしなくても咬合調整を適切に行うことにより動揺が減少するし，二次性咬合性外傷であれば当初から連結するほうが無難である．歯周外科処置を行って炎症のコントロールを行い，咬合調整によって咬合力のコントロールを行っても，臨床歯根が短くなって動揺を起こしている歯は，連結することによって一つのユニットとして動揺がなくなっても，歯牙そのものの動揺が解決できるというものではないし，またあえて単独歯で残すほうが有利ということもない．骨吸収がある程度進んでいる場合は，むしろ連結冠のほうが有利な点があることも考えるべきである．

二次性咬合性外傷

> 健全な歯牙にとっては正常な咬合力であるが，付着器官が不足している状態の歯牙にその力が加わった結果，生じる外傷

上顎における臼歯群と前歯群のように咬合力のかかる方向が異なり，歯牙の主機能を異にする場合は連結により問題を生じやすい．同種歯牙群内での連結による欠点は，単冠に比べて適合精度が落ちる可能性があること，審美的に歯牙の独立感を得にくいことなど，補綴操作上解決できる問題である．連結によって清掃が困難になるという意見[6,7]もあるが，下部鼓形空隙の与えかたによっては，単冠処理するより清掃しやすくなる場合もある．

また，ポケット除去を徹底させた場合には歯冠長が長くなり，下部鼓形空隙を小さくするうえで，連結をしないと形態がとりにくくなることもある．連結の適応症，禁忌症，利点[8]と欠点をよく理解し，過剰に連結を取り入れたり，逆に避けたりせず，症例に応じた処置をしなければならない．

■連結の適応症
- 他の方法では治療できない中等度からかなり進んだ歯牙の動揺を安定させる
- 二次性咬合性外傷の状態にある歯牙を安定させる
- 動揺が増大しているために正常な咀嚼機能が行えない場合，歯牙を安定させ咀嚼機能を可能にする
- 歯牙の傾斜，移動を防ぐ
- 矯正後の歯牙を安定させる
- 歯牙移植後の固定
- 咬合治療が有効か否かを確認する
- 対合歯のない歯牙の挺出を防ぐ
- 急性外傷後の歯牙を安定させる

■連結の禁忌症
- 歯周組織に炎症が存在する場合，あるいは一次性咬合性外傷が存在する場合で，歯牙が中等度から高度に動揺している場合
- 咬合干渉が存在し，咬合調整が行われていない場合
- 動揺している歯牙を安定させる骨植堅固な歯牙の数が足りない場合
- 口腔清掃が不十分な場合

■連結の利点（補綴的観点）
- 歯周組織の支持を増大させる
    - 支台歯の安定性が向上する
    - 動揺に対して力学的に有利な構造となる
- ユニットとしての歯根膜の表面積が増加し，単位あたりに作用する力が小さくなる
- 側方力に対する回転の中心が移動し，外力に対する抵抗がより好ましい関係で作用するようになる

■連結の欠点（補綴的観点）
- 単冠に比べて適合精度が落ちる可能性がある
- 審美的に歯牙の独立感を得にくい
- 歯牙個々の生理的機能を阻害する可能性がある

連結に関してペリオの観点からみると，歯肉炎は歯牙の動揺が増加しても，歯周炎には移行しなかったという動物実験の結果から，連結されている期間中の動揺の減少が，アタッチメント・レベルの面から，炎症性の歯周病の進行に影響があることが証明されていない[9,10]ということや，歯牙を連結しても，連結を外すと動揺が減少していないという動物実験，および臨床的研究がいくつかある[11,12]ということ，そして連結することで口腔清掃が困難になる場合には，歯肉の炎症が増大する可能性がある[13]ことなど，問題点がいろいろあげられている．そして，まだまだ解決されていない分野である．連結の長所といわれているものは，臨床的観察に基づくものであり，科学的研究に基づくものではない[8]というところが最大の弱点である．しかし，連結することで患者の快適さと補綴治療の両方が満足されるなら，連結は有効な治療法といえると思う．

> 単冠で残すメリット，デメリット，連結することによるメリット，デメリットを十分考える

■連結範囲の決定

　連結の範囲の決定に対して絶対的な基準というものはない．一般的には支台歯の数，支台歯の位置関係，支台歯の支持骨量，歯列の形態，咬合力などにより決める．連結の範囲は最終補綴物で決めるのではなく，プロビジョナル・レストレーションで決める．

　プロビジョナル・レストレーションの段階で咬合調整を基本に則り正確に行い，なお動揺が認められる場合に連結を行う．術者が手指で確認するときに動揺がない場合でも，咬合時に二次性咬合性外傷となる可能性があるため，やや強めの噛みしめと噛みしめ状態からわずかに側方運動をさせ，支台歯の動揺を確認する．そこで動揺が認められるようであれば，さらに隣在歯への連結が必要となる．

　ただし，歯牙が動揺しているだけでは連結の適応にはならない[14]ことも注意しておくべきであり，炎症のコントロール，外傷性咬合の除去は当然前もって行う必要がある．

■連結の種類(表3,4)

　歯列全体あるいは広範囲の連結を必要とする症例においては，全体を一つの剛体として処理する連続固定型とキーウェイを利用する分割型があり，分割型でよく利用する方法としては，スタビライザーを併用したダブル・キー・アンド・キーウェイと，ネジ止めを併用する場合がある．

表3　連続固定型

連結のしかたにより	
ワンピース・キャスト法	○
ろう付法	○
合着のしかたにより	
直接セメント合着タイプ	○
テレスコープ・クラウンタイプ	

表4　分割型

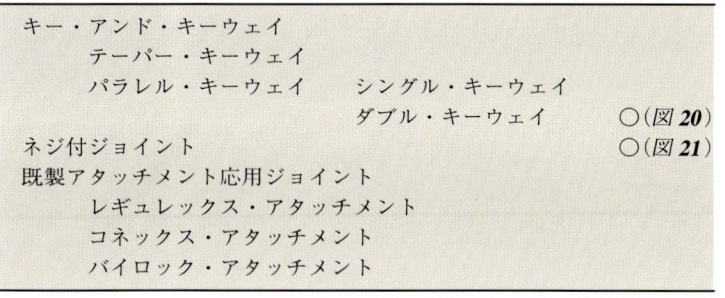

キー・アンド・キーウェイ		
テーパー・キーウェイ		
パラレル・キーウェイ	シングル・キーウェイ	
	ダブル・キーウェイ	○(図20)
ネジ付ジョイント		○(図21)
既製アタッチメント応用ジョイント		
レギュレックス・アタッチメント		
コネックス・アタッチメント		
バイロック・アタッチメント		

(○：われわれがよく使用するもの)

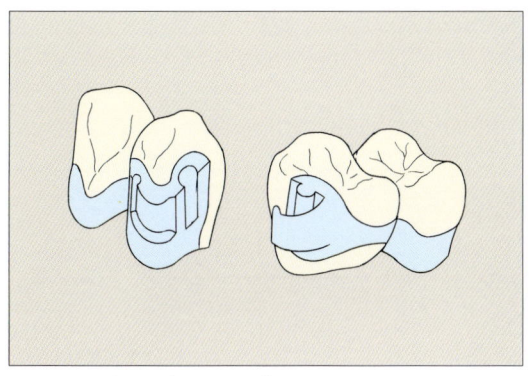

図20　ダブル・キーウェイ．
　シングル・キーウェイの欠点であるジョイント部のずれを少なくし，連結を強固にすることができる．

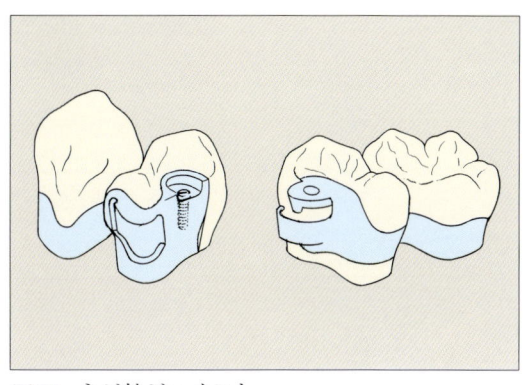

図21　ネジ付ジョイント．
　ダブル・キーウェイよりさらに連結が強固となり，ジョイント部のずれを防止することができる．

表5 連結を必要とする場合の条件と処理法

		連結範囲が小さい	有髄歯で平行性がない		連結範囲が大きく他種歯牙群にわたる		
			支台歯の骨量		支台歯の骨量		
			中	少	中		少
					支台歯の隣在歯		
					あり	なし	
連続固定		○		△(要抜髄)			△
分割固定	シングル・キーウェイ		○				
	ダブル・キーウェイ		△	○	○	△	
	ネジ付キーウェイ				△	○	○

　分割型の連結は，一般に犬歯と小臼歯間に利用する場合が多いが，連結様式の選択は，連結の範囲と連結する範囲が同種歯牙群か否か，有髄歯の場合の連結すべき歯牙の平行性，歯列の形態，連結部支台歯の骨量，連結部の隣在歯が存在するか否かなどの条件により決定する(表5)．

歯周補綴設計の原則

　固定性補綴物設計に際して，清掃性，審美性，咬合などを考慮するのは当然であるが，さらに力学的観点からの原則も考慮しておく必要がある．ただ，これらに関しては，比較的古くからいわれている原則であり参考にはなるが，症例に応じて経験的に判断していかなければならない面が多い．

　単冠あるいはブリッジで解決できる場合，骨支持がしっかりあり，小範囲で解決できる場合は，補綴物の設計上さほど悩むことはないと思う．そして，支台歯周囲の骨吸収がほとんど起こっておらず，天然歯本来の骨支持を有する場合は，通常，ブリッジ設計の原則的な計算式，"ブリッジの抵抗力＝支台歯の抵抗力－ポンティックの疲労－補足疲労"に与えられた指数（DuChangeの修正指数，羽賀の指数など）をあてはめれば，ブリッジが可能か否かの大まかな判定がつく．これはもともと支台歯の歯根表面積の総和が欠損補綴歯の歯根表面積と同等ない

し，それ以上なければならないという Ante の法則[15]から修正を加えられたものである．しかしここで与えられた指数は，あくまで支台歯が正常な臨床歯根膜表面積[16]を有することが条件である．実際の臨床においては，支台歯中に臨床歯根(図22)がかなり短くなっている歯牙が含まれてくる場合が多く，上記の式から単純に計算してよい場合はかなり少ないように思われる．その場合には，支台歯の歯列内での位置，支台歯どうしの位置関係，臨床歯根の量を十分観察して，ブリッジを支える支持骨間の体積を考慮すると同時に咬合関係を考慮し，支台歯の数を決定しなければならない．ここには客観的な判定基準がないため，総合的な診断力が必要となってくる．

歯周補綴の範疇に入る症例では，重度の歯周組織破壊の結果，歯牙の動揺が大きくなり，二次性咬合性外傷を併発するとともに，そのままでは咬合と歯周組織の安定を達成できないために，連結による歯列の安定を必要とする．また骨吸収が顕著なため支台歯の歯冠歯根比が悪くなり，支台歯は連結をしないかぎり咬合力に耐えられなくなっている．

連結によって咬合力に不利となった歯冠歯根比を改善する(図23)．さらに連結によって咬合力を受け止める骨支持量を実質的に増大させる(図24)．そのため，支台歯支持骨の量と支台歯の位置関係により，連結の範囲が異なる．

動揺歯を健全歯と連結することによって安定を図ろうとする場合，健全歯側に応力がかかりやすい．そのため健全歯の歯周組織が破壊されやすく，骨植が堅固な場合には補綴物が外れやすい傾向にある(図25)．これを防ぐためには，健全歯側の形成はとくにテーパーをつけないようにし，維持を確実にする必

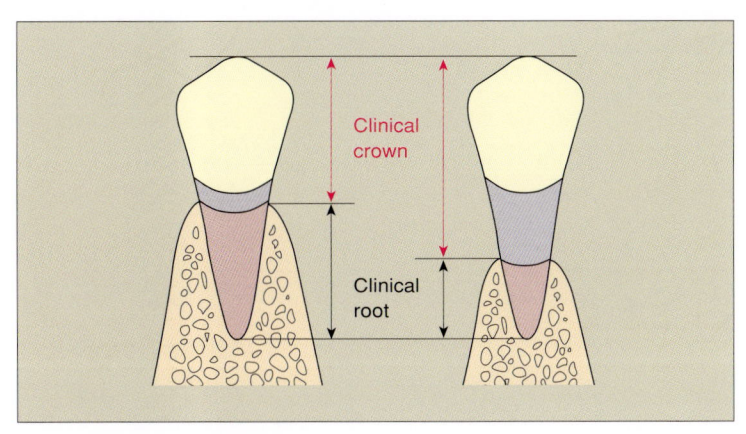

図22 臨床歯冠，臨床歯根．

要がある．そしてできれば動揺歯側固定源を増やすことが望ましいが（図26），最遠心側などでそれが不可能な場合には，健全歯側の固定源を増やしておかなければならなくなる（図27）．

　補綴物を連結する場合，多数歯を連結した補綴物は中心を離れた部位ほどねじれによる応力を受ける程度が大きくなる．よって連結する補綴物も両端に近い支台歯ほど強固な維持を必要とする．動揺歯との連結は補綴物の動きをよく理解し，維持形態を考えなければならない．そして中間支台歯となる場合，とくに維持形態を十分とる必要がある．

　金属焼付ポーセレンの連結冠ないしブリッジにおいてはフレームワークが重要であり，変形を起こさない形態でなければならない[17,18]．さらに，ブリッジのスパンと梁の太さの関係も，

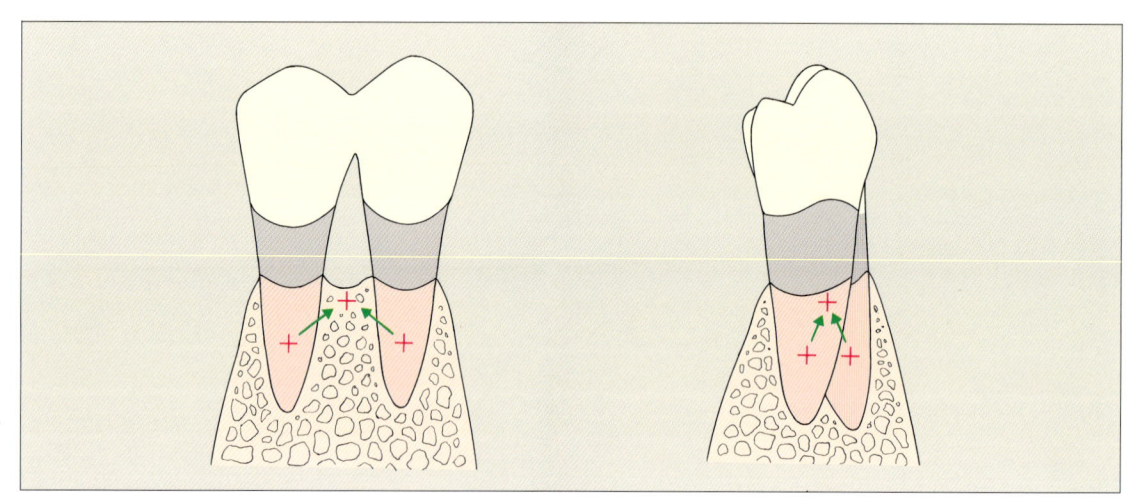

図23　連結は咬合力に対して不利となった歯冠歯根比を改善する．

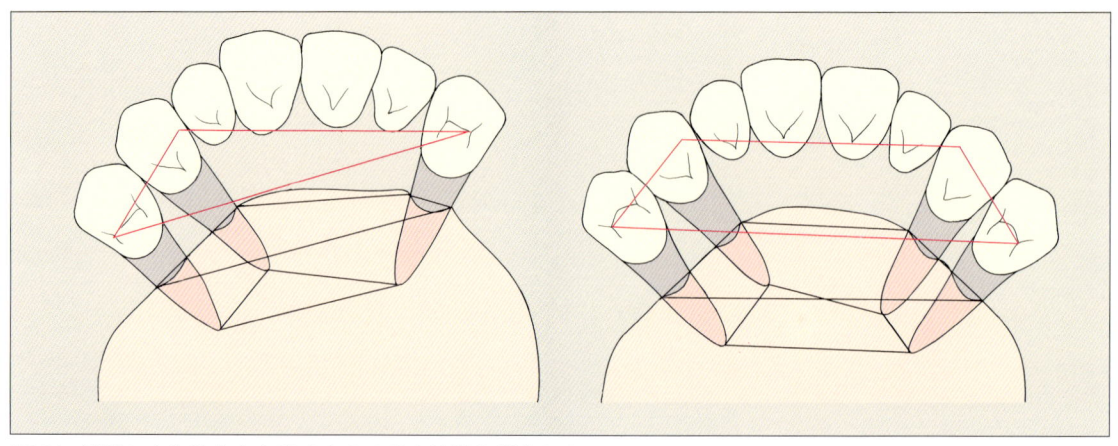

図24　連結により咬合力を受け止める骨支持量を増大させる．

支台歯の位置関係や臨床歯根の量など種々の要素が関係してくるため，臨床的に数値そのものは違ってはくるが，たわみの公式で説明されているように，梁の厚さが半分になるとたわみ量は8倍になり，支台歯間の距離が半分になるとたわみ量は1/8になる[19]というような点も考慮する必要がある[20].

歯周補綴は天然歯を保存する意味では意義のある治療手段であり，ペリオ，補綴に加え歯内療法，矯正が有機的に統合されれば，かなり長期的に歯列を保存できる結果を得ることができる．しかし，かなり難症例となることが多く，一歩間違うと全顎的な崩壊を早めたり，骨吸収を促進させてしまう結果ともなりかねない．

インプラントの予知性が高まった現在，インプラントを有効に利用し，残存歯とうまく共存させることで，補綴設計を単純化することができる．インプラント治療に関しては第14章で述べる．

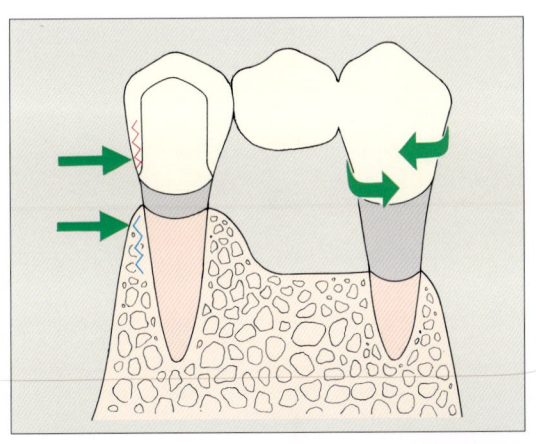

図25｜図26
図27

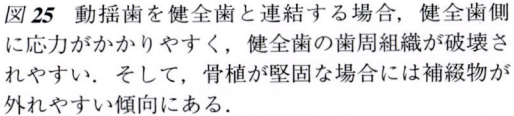

図25 動揺歯を健全歯と連結する場合，健全歯側に応力がかかりやすく，健全歯の歯周組織が破壊されやすい．そして，骨植が堅固な場合には補綴物が外れやすい傾向にある．
図26 動揺歯側の固定源を増やすことによって，動揺を押さえ，健全歯側への応力を減らすことが望ましい．
図27 最遠心側などで動揺歯側の固定源を増やすことができない場合には，健全歯側の固定源を増やす．

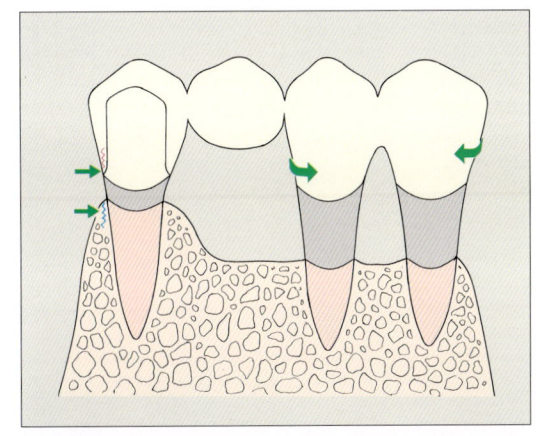

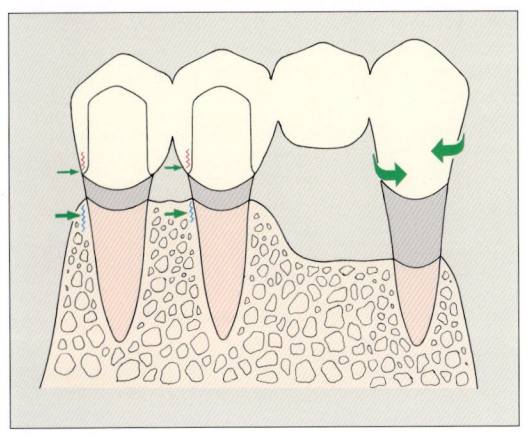

◀ 症例 3 ▶ 歯周補綴例

図 28-1〜3 術前．

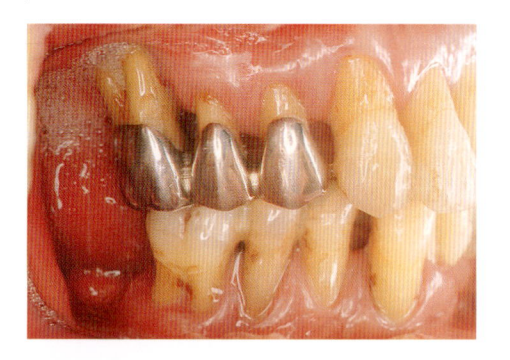

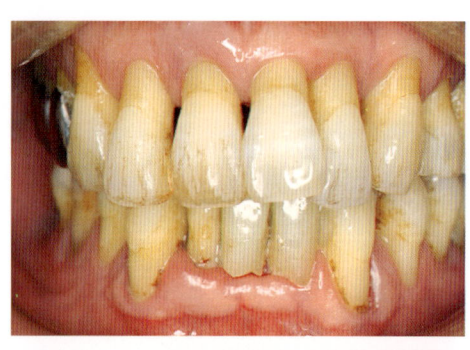

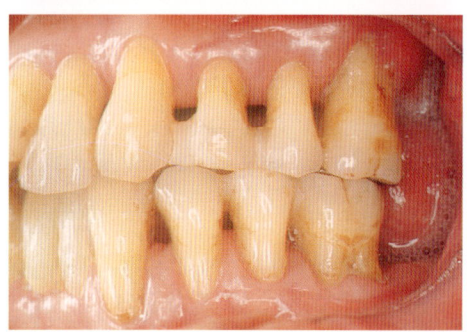

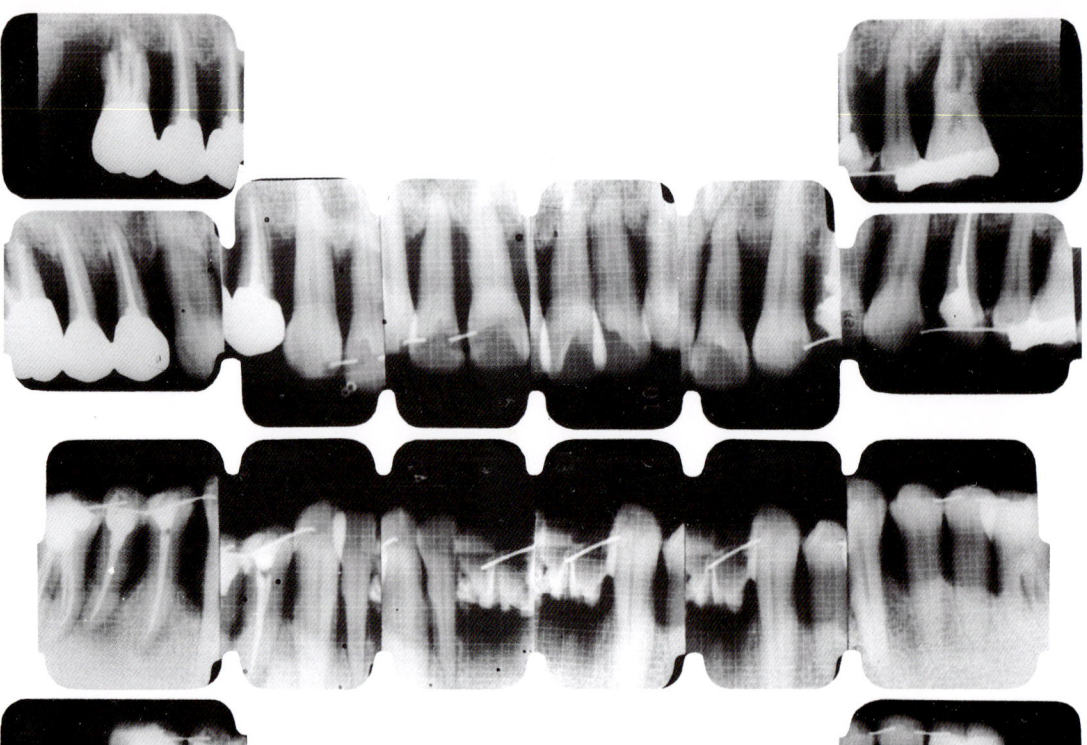

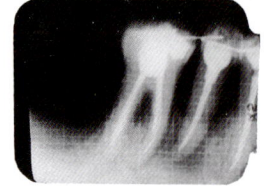

図 29 術前X線写真：全顎にわたり骨吸収が顕著であることがうかがえる．

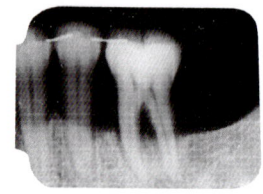

第2章●補綴治療のプランニング

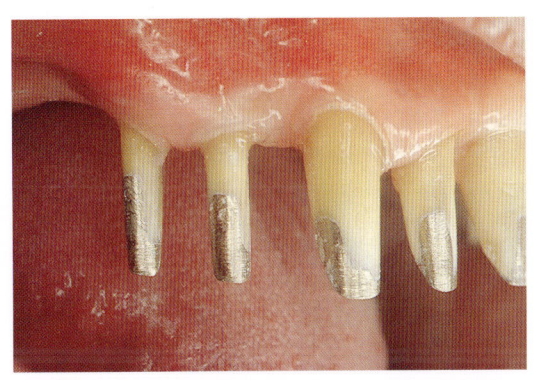

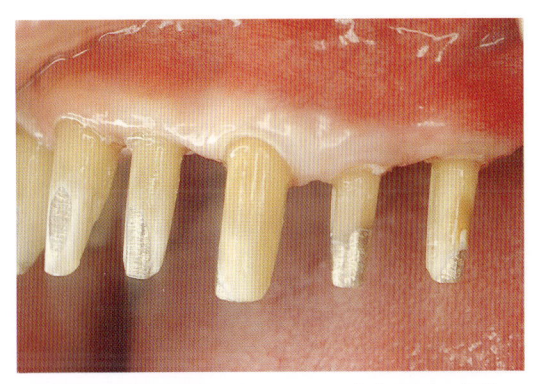

図 *30*-1, 2　上顎歯周外科後6か月，印象前：ポケットが除去され，歯肉は健康になったが，臨床歯冠が非常に長い．

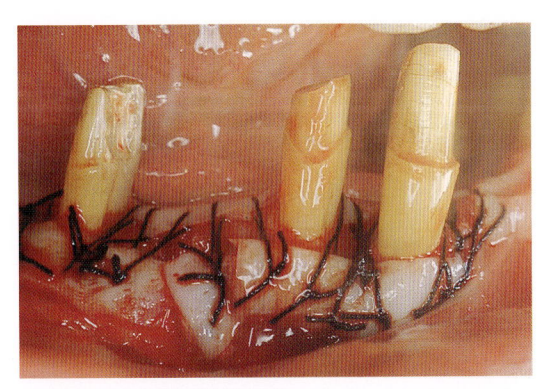

図 *31*-1, 2　下顎歯周外科時．

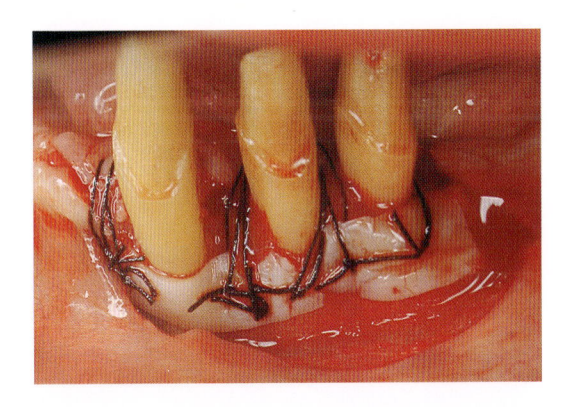

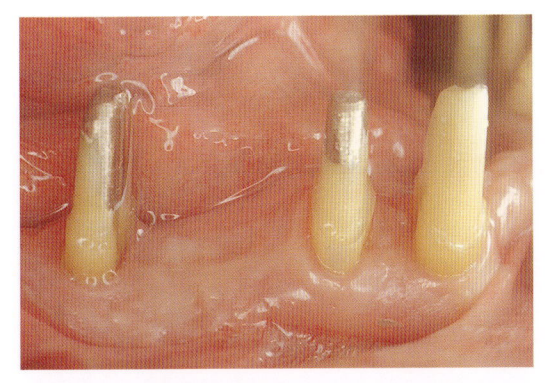

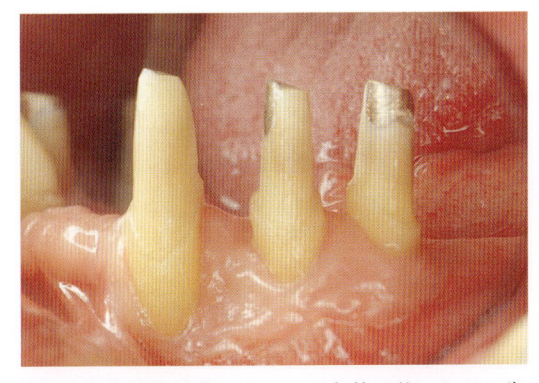

図 *32*-1, 2　下顎歯周外科後4か月：上顎同様ポケットが除去され最終補綴治療にかかれる条件は整ったが，歯冠長が非常に長く，歯肉縁まで形成すると削除量がさらに多くなり平行性も得にくいため，縁上マージンとした．

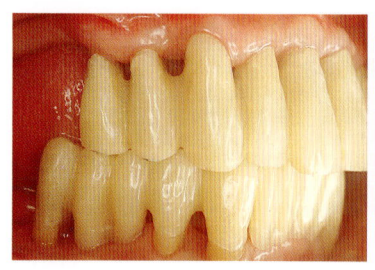

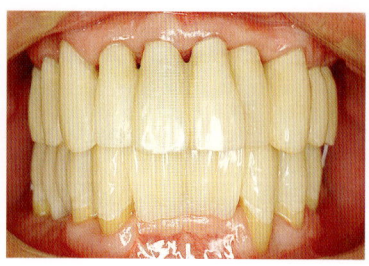

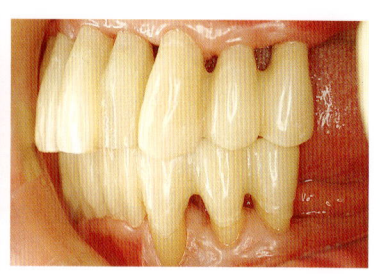

図 33-1〜3　同時期プロビジョナル・レストレーション．

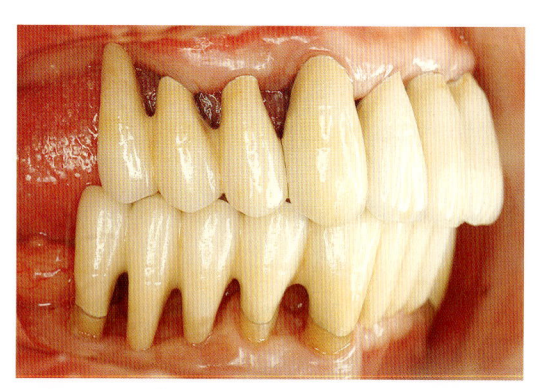

図 34-1, 2　最終補綴物装着時．

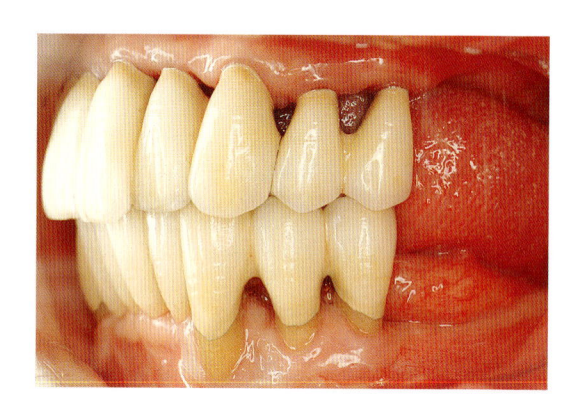

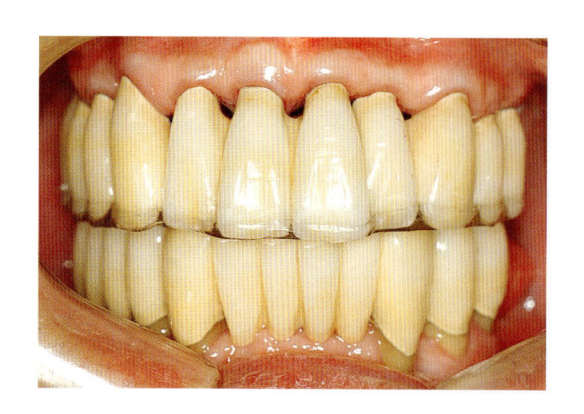

図 35　咬合力のコントロールの一つとして，夜間の不随意的な咬みしめ，グラインディングによる歯牙への側方力を避けるため，適合がよく，かつ，LGTPとCLPでの咬合接触が同じになるように調整したバイトプレートを装着した（第12章参照）．

第2章●補綴治療のプランニング

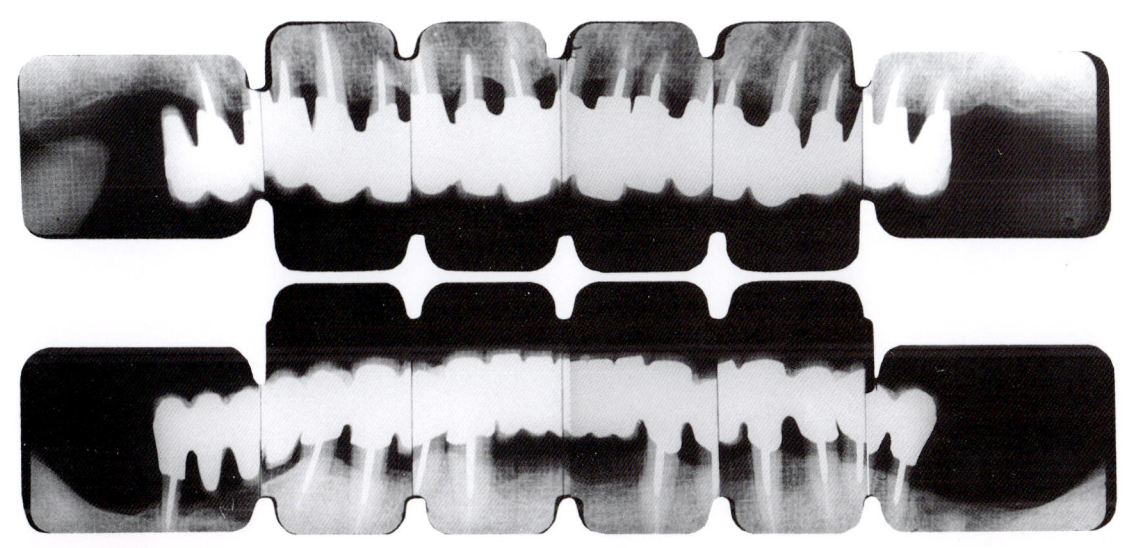

図36 術後X線写真.

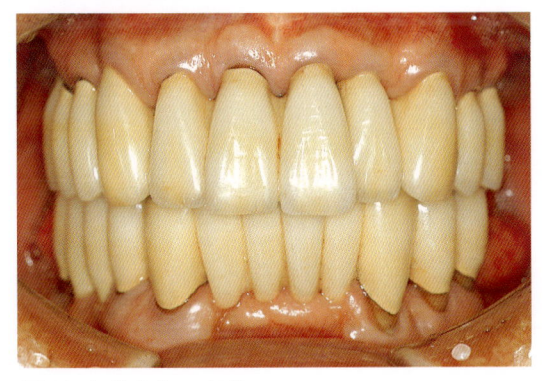

図37 初診より17年後.

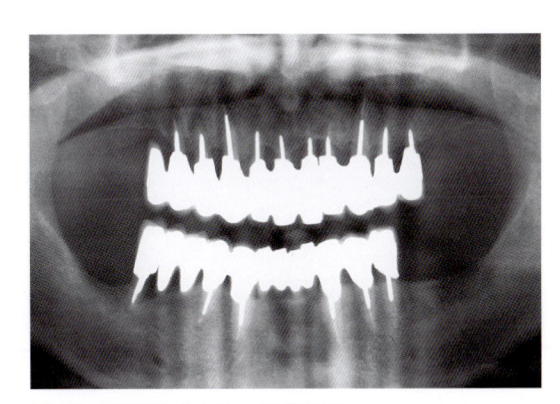

図38 同時期パノラマX線写真.

おわりに

　補綴物の設計は，補綴物の支台歯と残存天然歯が健全な状態で機能し，かつ審美性を満足したうえで永く使用されることを目指すものである．そのためには補綴物が破折や脱落しないよう設計されることは当然のことながら，支台歯全体に咬合力が均等に配分され，かつ残存天然歯にも均等な咬合力がかかるように，そしてシンプルで清掃しやすく，さらに審美的な補綴物になるように設計しなければならない．それには歯周組織に対する正しい診断，治療のもとに，補綴治療の各ステップの原則を確実に実践することこそ，より望ましい補綴物設計の基礎になると思う．

参考文献

1. Morgan DW, Comella MC, Staffaneu RS：A diagnostic wax-up technique. J Prosthet Dent, 33：169, 1975.
2. 中村公雄，小野善弘，畠山善行，宮本泰和：予知性の高い補綴治療のための歯周外科の考え方と実際．クインテッセンス出版，東京，1994.
3. Lytle JD, Skurow H：An interdisciplinary classification of restorative dentistry. Int J Periodontic Restorative Dent, 7(3)：9, 1987.
4. Nyman S and Lindhe J：Consideration on the design of occlusion in prosthetic rehabilitation of patients with advanced periodontal disease. J Clin Periodontol, 4：1, 1977.
5. Kegal W, Selipsky H, Phillips C：The effect of splinting on tooth mobility. I. During initial therapy. J Clin Periodontol, 6：45-58, 1979.
6. Waerhaug J：Justification for splinting in periodontal therapy. J Prosthet Dent, 22：201-208, 1969.
7. Baumhammers A：Temporary and semipermanent splinting: An Atlas of clinical procedures. Splingfield, Ⅲ, Charles C Thomas Publisher, 1971.
8. Hoag PM：AAP Proceeding of the world workshop in clinical periodontics. Ⅲ-4－Ⅲ-6, Ⅲ-16, 1989.
9. Glickman I and Weise L：Role of trauma from occlusion in initiation of periodontal pocket formation in experimental animals. J Periodontol, 26：14, 1955.
10. Polson A, Meitner S and Zander H：Trauma and progression of marginal periodontitis in squirrel monkeys. Ⅲ. Adaptation of interproximal alveolar bone to repetitive injury. J Periodont Res, 11：279, 1979.
11. Kegel W, Selipsky H and Phillips C：The effect of splinting on tooth mobility. I. During initial therapy. J Clin Periodontol, 6：45, 1979.
12. Renggli HH and Schweizer H：Splinting of teeth with removable bridges－Biological effects. J Clin Periodontol, 1：43, 1974.
13. Silness J：Periodontal condition in patients treated with dental bridges Ⅳ. J Periodontal Res, 9：50, 1974.
14. Faucher RR and Bryant RA：Bilateral Fixed Splints. Int J Periodontic and Restorative Dent, 3(5)：8, 1983.
15. Ante IH：The fundamental principles of abutments. Mich State Dent Soc Bul, 8：14, 1926.
16. Jepsen A：Root surface measurment and a method for x-ray determination of root surface area. Acta, Odontol Scand, 21：35, 1963.
17. Riley EJ：Ceramo-metal restoration, State of the science. Dent Clin North Am, 21：669, 1997.
18. Miller LM：Framework design in ceramo-metal restorations. Dent Clin North Am, 21：699, 1997.
19. Smyd ES：Dental engineering. J Dent Rest, 27：649, 1948.
20. Tylman SD：Theory and practice of crown and fixed partial prosthodontics. 7th ed, CV Mosby Co, St Louis, 1978.

第3章

プロビジョナル・レストレーションの意義
プロビジョナル・レストレーションは補綴治療の道標

[**はじめに**]

　疼痛もなく進行する骨吸収は，その危険性を説明しても実感としてはなかなか理解し難く，被せれば問題が解決すると思っている患者もいる．そのような患者に対してブラッシングの重要性を説いてもなかなかその意味を理解してもらえない．しかし，スケーリング，ルート・プレーニングを行い，ブラッシングを正しく行うことによって，現実に歯肉の炎症が改善されるのを実感すると，患者の認識は徐々に変化していく．補綴治療がかかわる場合，被せた歯のその後の清掃が大切なのだということを理解してもらう必要がある．そして清掃を積極的に実行してもらうためには，磨きにくい場所をなくし，清掃の効果を肌で感じてもらうことが最も有効となる．
　支台歯の清掃性を高める手段としての補綴的解決法は，適合性，形態の改善が主なものとなる．補綴物には，プラークの付着しにくい材質，表面性状も必要とされるが，適合，形態を改善し，清掃を徹底することによって歯肉はかなり良好な反応を示す．
　プロビジョナル・レストレーションの有効利用はこの清掃性の改善から始まる．

プロビジョナル・レストレーションの一般的意義

　さまざまな形で崩壊した患者の歯牙・歯列の形態，機能を一時的に回復するためにプロビジョナル・レストレーションを利用し，歯内療法，歯周治療，矯正治療などとの関連を判断しながら口腔全体の総合的治療を組み立てていく．単独歯修復においても，口腔全体の診断の下に行われることに変わりはない．この過程でプロビジョナル・レストレーションは，診断と治療法の決定，予後の予測も含めた非常に重要な治療手段となるものであり[1]，かつ，術前に立てた治療計画が患者に適したものかどうかを評価することが可能となる[2]．そして治療計画を実行する過程で遭遇する種々の問題を解決することができる[3]．

■プロビジョナル・レストレーションの目的[4]
- 形成歯牙の歯髄の保護および鎮静
- 支台歯の平行性の診断
- 欠損歯牙の即時補綴
- 支台歯の移動の防止
- 審美性の応急的改善
- 歯周組織の健康を回復するための環境の改善
- 口腔清掃の評価とより清掃しやすい環境づくり
- 外せることによって歯周治療時に見えやすく，かつ，歯周外科時に作業しやすくすること
- 歯周外科時のパックの保持源
- 歯周治療期間中の歯牙の動揺の固定
- LOT 期間中の矯正装置の固定源
- 最終補綴物を作製するに先立つ咬合の確立と評価
- 咬合高径，発音，咀嚼機能の評価
- 口腔全体の修復治療を行ううえで疑わしい支台歯の予後の判定

　このようにプロビジョナル・レストレーションは，補綴部位の保護，環境改善から治療過程ならびに治療結果など，将来的な展望を把握するうえでも大きな意義を有し，とくに広範囲にわたる補綴治療や歯周補綴においては，プロビジョナル・レストレーションを装着した過程において得られる情報を盛り込んで，目的とする治療のゴールを具体化することが可能となる．逆にいえば，最終補綴治療は種々の治療の各ステップがすべて

達成され，最終的ゴールが具体的になるまで開始するべきではない[5].

歯周治療の各ステップにおけるプロビジョナル・レストレーションの役割

　補綴物の永続性を求めるうえで，歯周組織の健康の回復が不可欠である．そのために，将来的に被覆冠が必要と判断される場合，プロビジョナル・レストレーションを装着し，補綴治療にかかれる歯周組織の環境が整っているか否かを確認する必要がある．初期治療後の再評価検査の結果，それらの条件を満たさない場合には，必要な歯周外科処置を行い，最終補綴治療を行い得る歯周組織にしておく必要がある．

　一般に，歯周外科処置を必要とする症例における治療の流れは，①初期治療ならびに再評価，②歯周外科処置ならびに組織の治癒の評価，そして，③組織の治癒の確認後，最終補綴治療を行う．

　歯周外科処置を必要とする症例においては，治療が進行するにしたがって変化していく歯牙・歯列の状態に合わせてプロビジョナル・レストレーションを修正しながら，治療が術者の意図する方向に向かっていることを確認する．さらに，患者の希望も加味して，術者がイメージした治療目標を具体的に表現していく最も有効な手段としてプロビジョナル・レストレーションを利用する．そのため，治療の各ステップでのそれぞれのプロビジョナル・レストレーションがもつ役割を十分理解し，治療の進行にしたがって適切な修正を加えていく必要がある．

■初期治療時のプロビジョナル・レストレーション

　補綴治療を必要とするか否かにかかわらず，歯科医院を訪れる患者のほとんどはプラーク・コントロールが不十分であり，清掃が正しく行われるために清掃指導が必須である．この際，同じ口腔内でも，天然歯周囲と人工物周囲の歯周組織の反応の違いに注意を払う必要があり，とくに適合や形態の不良な充填物・修復物の支台歯の歯周組織は，炎症反応が顕著な場合が多い（図1）．

　そこで，清掃の効果を上げるとともに患者がその効果を実感し，さらに清掃意欲を高めるためにも，十分な説明と理解のもとで不適合な充填物や補綴物は早期に除去し，清掃しやすい形態のプロビジョナル・レストレーションを装着するのが効果的である（図2）．また，清掃しやすいプロビジョナル・レスト

レーションに換えて清掃の結果をみることにより，患者の清掃の癖も把握でき，清掃指導を徹底できるようになる．

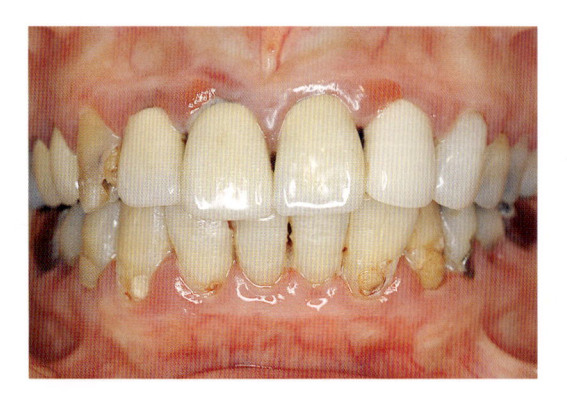

◀図1 適合，形態の不良な修復物周囲の歯肉の炎症は顕著である．

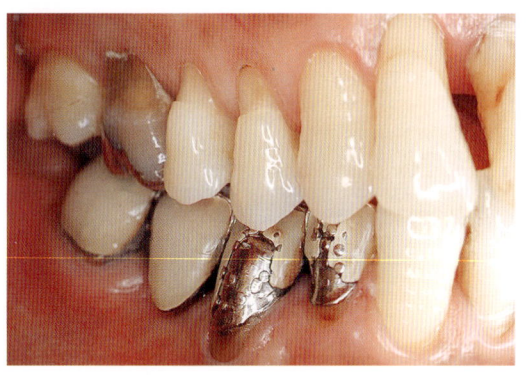

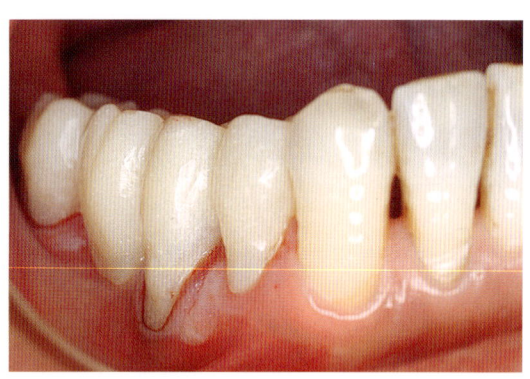

図2-1,2 不適合な充填物，補綴物は早期に除去し，審美的で清掃しやすい形態のプロビジョナル・レストレーションを装着することによって患者の清掃意欲が高まり，清掃効果があがる．
　下顎臼歯部の補綴物を除去し，スケーリング，ルート・プレーニング後，プロビジョナル・レストレーションを装着した．

初期治療時 P.R. の役割（Ⅰ）

清掃しやすい形態にすることによって
- 清掃効果を高める
- 清掃意欲を高める
- 清掃の癖をつかみ，清掃指導が徹底できる

　補綴治療を必要とする患者で補綴物の崩壊や審美障害を訴える患者の多くは歯科医療に対し不信感を抱いていることが多い．また，現在入っている補綴物を外せば歯がない状態になり，嚙

めなくなるのではないか，見た目がよりおかしくなるのではないかという不安感をもっている．初期治療時のプロビジョナル・レストレーションは，このような患者に安心感を与え，患者との信頼関係を築きあげる有効な手段として活用することもできる（図3）．

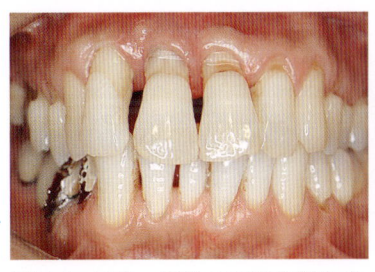

図3-1 48歳，男性：下顎左側臼歯部，上顎前歯部の歯牙動揺ならびに審美障害を主訴として来院．全顎にわたり骨吸収が顕著で，とくに2|1は骨吸収が根尖におよび保存不可能であった．

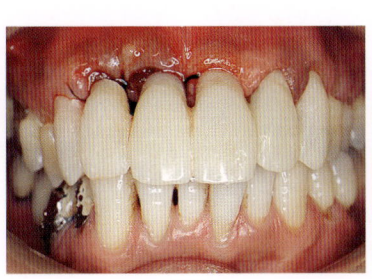

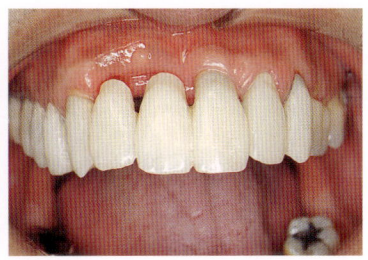

図3-2,3 抜歯をすればどうなるのか不安を抱いている患者に対して，抜歯後すぐにしっかりした，かつ審美的にも不満のないプロビジョナル・レストレーションを装着すると患者の信頼はずっと高まる．

初期治療時 P.R. の役割（Ⅱ）

患者に安心感を与え，信頼関係を築きあげる

　さらに，この時期のプロビジョナル・レストレーションには，正確に作製，装着して経過観察することによって，今後の治療方針を明確にできるというもう一つの重要な役割がある．現症だけでは判断が困難な歯周疾患罹患歯や根尖病巣，歯牙の位置異常の問題，審美性の問題点などを初期治療時のプロビジョナル・レストレーション装着期間中に解決しておくことによって，より満足した治療結果を導くことができる．

初期治療時 P.R. の役割（Ⅲ）

治療方針の明確化

1．初期治療時のプロビジョナル・レストレーション作製上の注意

　プロビジョナル・レストレーションを作製，装着するに際し，患者の歯牙，歯列の形態に大きな異常がなければ，現状の形態を保存するように努める（図4）．

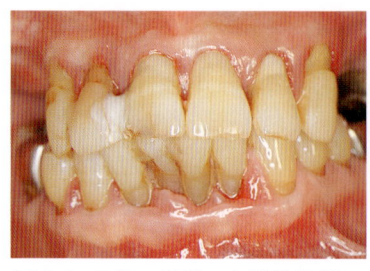

図 4-1　60歳，男性．上顎前歯部の動揺が激しく，固定のためのレジンは外れている．

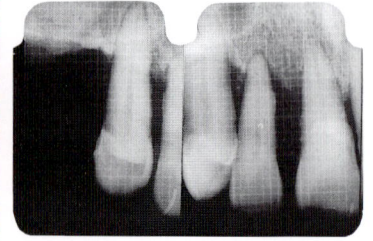

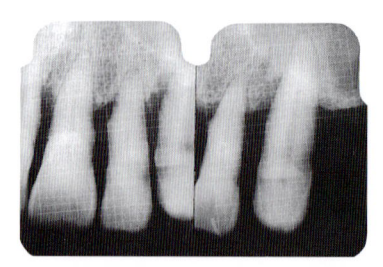

図 4-2　X線写真：骨吸収は歯根1/3～1/4にまで及んでいる．

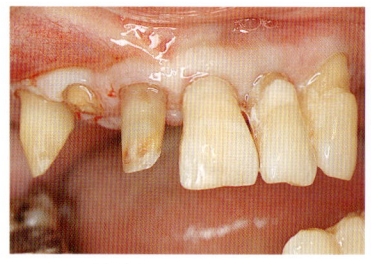

図 4-3　前歯部をプロビジョナル・レストレーションに換えるに際し，全歯牙を形成してしまうと，たとえ参考模型でプロビジョナルを作製しておいても正確な再現は難しくなるため，まず片側の形成を行う．

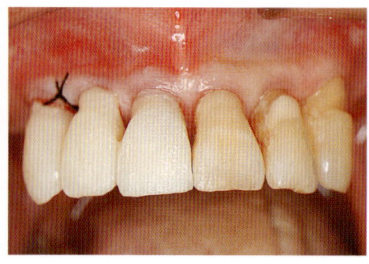

図 4-4　2|は抜歯せざるを得なかったが，反対側の形態を参考に概形を仕上げる．

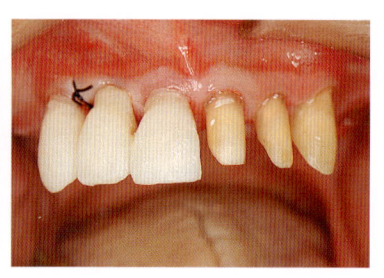

図 4-5　その後，残存歯牙の形成を行う．削除量を少なくするために，平行性よりも歯牙の長軸方向の形成を心がける．

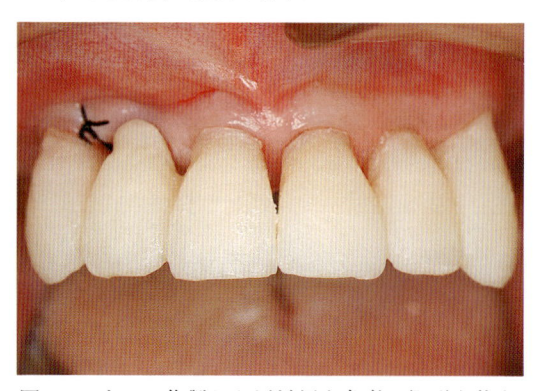

図 4-6　すでに作製した反対側を参考に概形を仕上げる．

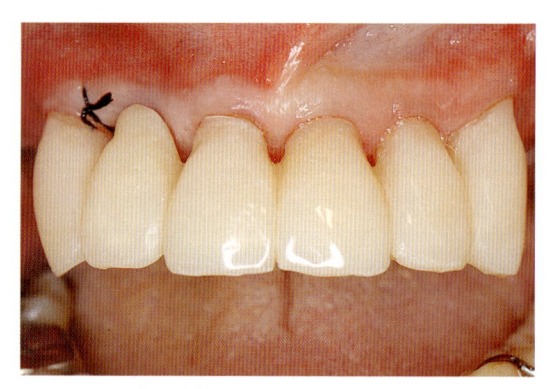

図 4-7　術前の状態をプロビジョナル・レストレーションに移すことができる．

　そして，患者の審美性に対する希望を聞き，必要ならごく一部の形態修正を行う(図5)．また，顎口腔機能に異常がなければ，可能なかぎり現状の咬合を変えないよう工夫しなければならない．とくに咬合高径は，後に客観的に決定する方法がないため，現在の咬合高径を変化させることなく保持するよう留意しなければならない(図6)．

第3章●プロビジョナル・レストレーションの意義

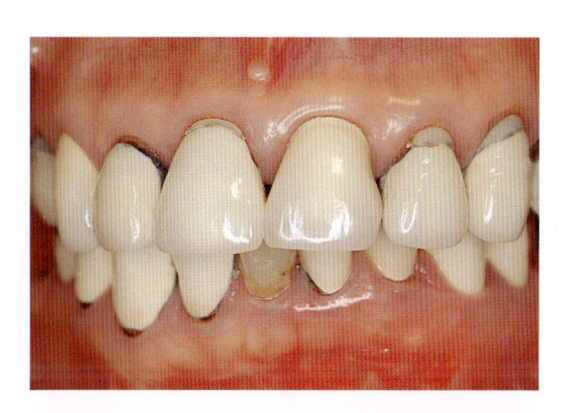

図 5-1　62歳，女性：補綴物の審美的改善を希望．

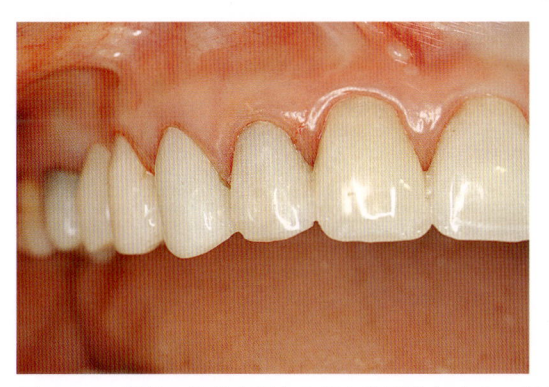

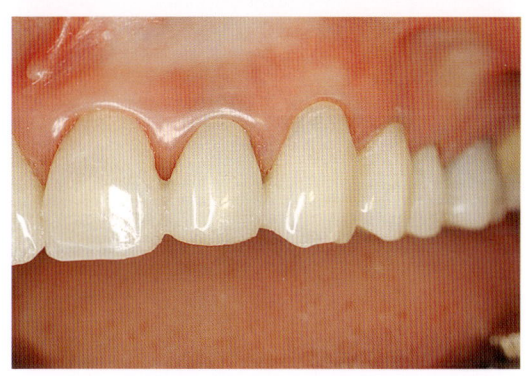

図 5-2, 3　患者の希望を聞きながら修正を加える．審美性は1本の歯牙の形態のみならず頰側面形態の歯列のなかでの流れも重要である．

図 6-1〜3　顎口腔機能に異常がなければ，可能なかぎり現状の咬合を保存するよう工夫する．

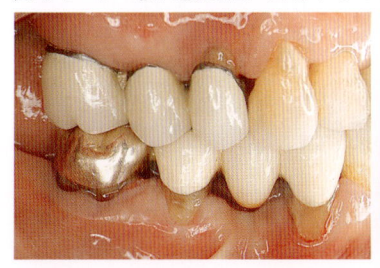

図 6-1　6|は抜歯予定であるが，反対側歯牙とともに咬合高径を保持している．

図 6-2　咬合を確保する部位を除いて形成をする．

図 6-3　そしてプロビジョナル・レストレーションで咬合を確保した後，必要な抜歯を行う．

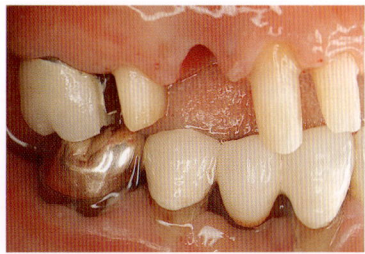

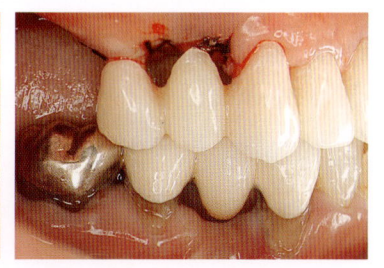

初期治療時のP.R.作製上の注意点(1)

現状の形態，機能に大きな異常がない場合
- 現在の形態を保存する
- 現在の咬合を変えない

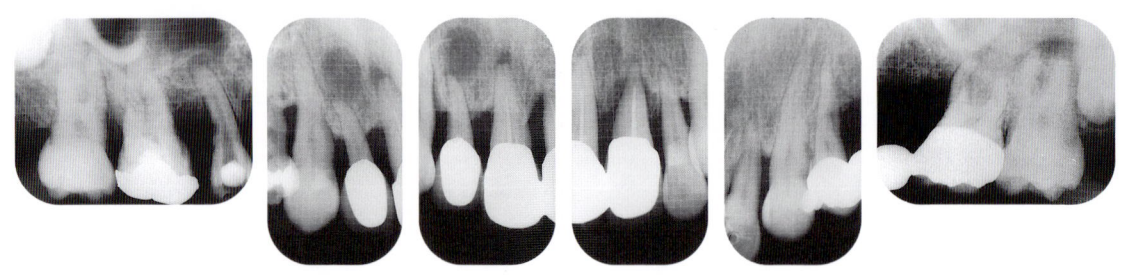

図 7-1　28歳，女性：歯周病の進行が著しく，全顎にわたって歯牙の動揺が激しい．

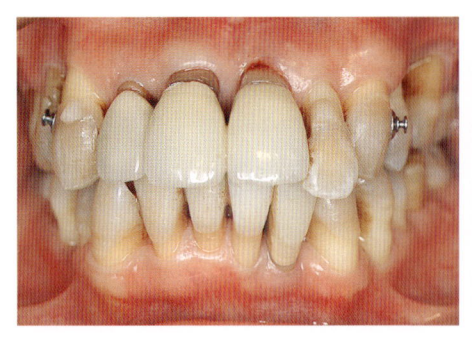

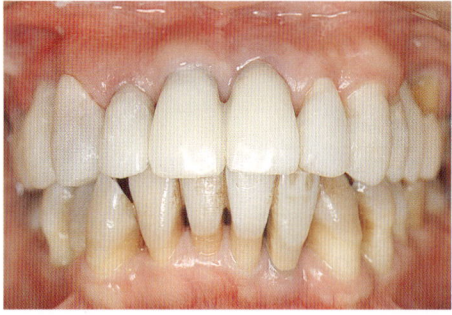

図 7-2｜図 7-3

図 7-2　術前．
図 7-3　崩壊した歯牙，審美的でない修復物，欠損部などはできるだけ早期に，かつ見た目もよく回復することが望ましい．

図 7-4｜図 7-5

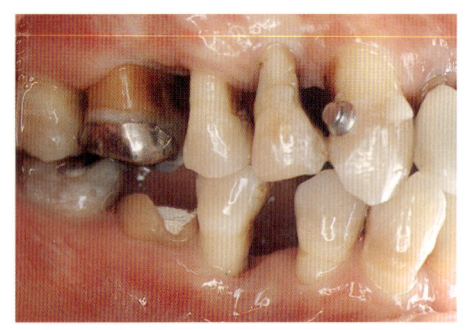

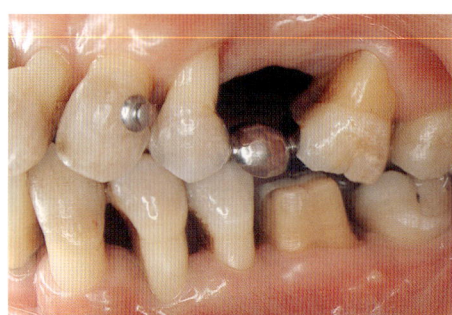

図 7-4，5　術前左右側方面観．

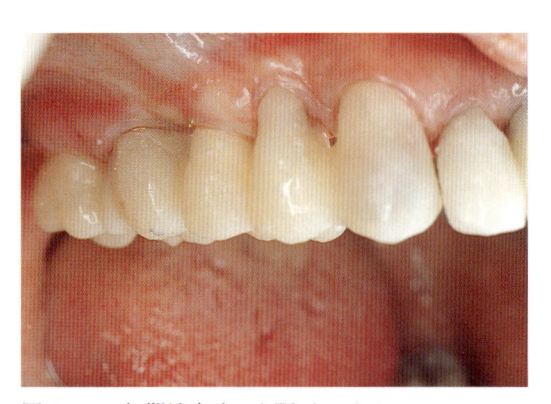

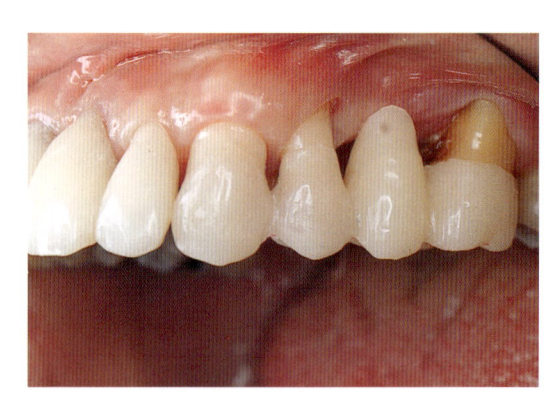

図 7-6，7　初期治療時の上顎プロビジョナル・レストレーション．

62

第3章●プロビジョナル・レストレーションの意義

形態的・審美的な不満を訴えている場合には，患者の希望を聞きながら可能な範囲で修正する．崩壊した歯牙，審美的でない修復物，欠損部などはできるだけ早期に，かつできるだけきれいに回復することが望ましい(図7)．抜歯をしなければならない場合など，欠損によって生じる審美的，機能的問題も患者の不安の一つであるが，きれいで，清掃しやすく，かつしっかり固定されたプロビジョナル・レストレーションが入り，清掃することによって歯周組織の改善がみられれば，患者は以後の治療に対して協力的となる(図8)．

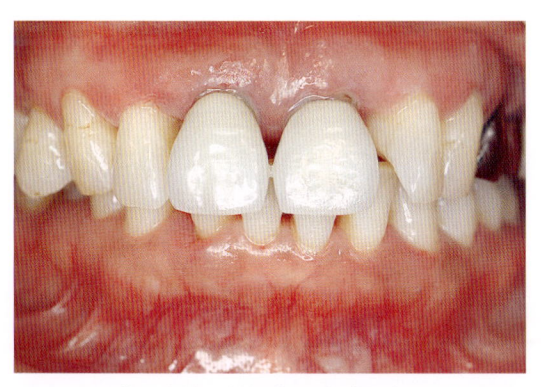

図8-1　47歳，女性：補綴物の審美障害ならびに動揺を訴え，かつ天然歯の形態的改善を希望．

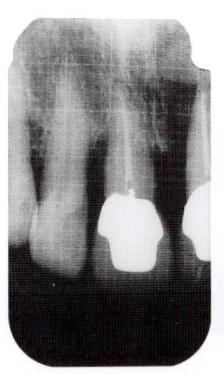

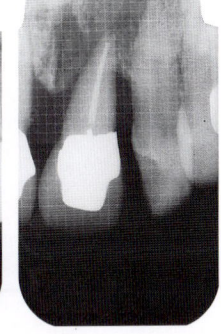

図8-2　X線写真：1|1は骨吸収が根尖に及び，抜歯せざるを得ない．

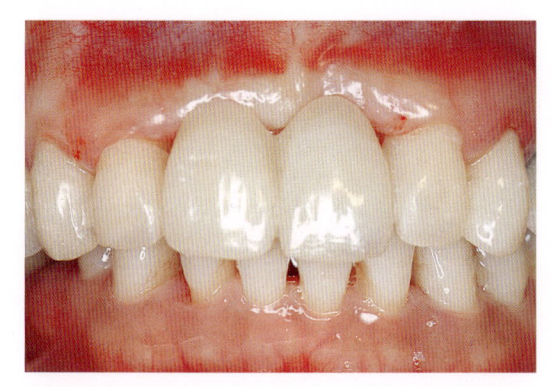

図8-3　抜歯後すぐにきれいで，咬みやすいプロビジョナル・レストレーションが入り，かつ歯周組織の改善がみられると，自ずと患者は納得し，以後の治療に対し協力的となる．

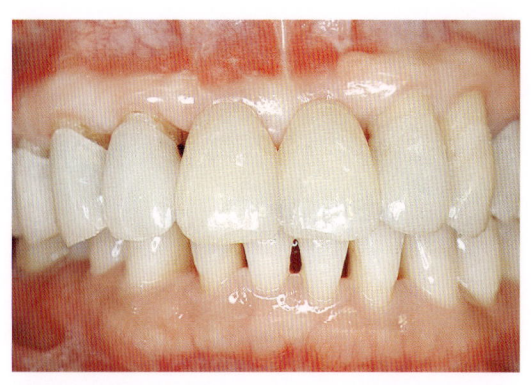

図8-4　歯周外科治療を受け入れ，上顎の歯周外科処置を行った．

63

> **初期治療時のP.R.作製上の注意点(2)**
>
> 現在の形態に不満を訴える場合
> - 患者の希望を十分聞き，いつでも修正可能なことを説明する
> - 清掃性や咬合などの機能的な許容範囲内で修正を加えつつ，患者が納得いくところまで修正する

　顎関節，筋に異常を訴えている場合には，原則として，バイトプレート，咬合調整による機能異常の改善を優先し，その後にプロビジョナル・レストレーションによる咬合の修正，確保を行うことになるが，広範囲なプロビジョナル・レストレーションを必要としている症例では，当初からプロビジョナル・レストレーションにより咬合の安定をはかる場合もある．

2．初期治療時のプロビジョナル・レストレーションのための形成

　清掃しやすいプロビジョナル・レストレーションであるためには，プロビジョナル・レストレーションのマージン部の適合がよくなければならない．レジン冠のマージンを歯質とスムーズに移行するように仕上げるのはかなり難しく，レジン冠のマージン部が薄くなればスムーズなマージンに仕上げにくくなる．そのため，補綴物のための形成すべてに共通のことであるが，プロビジョナル・レストレーション作製に先立つ形成も，マージンラインが明確で，かつスムーズでなければならない．

> **初期治療時のP.R.のための形成の原則**
>
> - マージンラインを明確に出す
> - マージンラインをスムーズにする

　そして，レジン冠のマージン部がオーバー・カントゥアにならず，かつある程度の厚みをもたせるために，辺縁形態は少なくともシャンファータイプにする必要がある（図9）．ただし，この時期においては，大まかな治療方針のもとに治療を進めており，補綴物の最終的な設計は決まっていない場合が多い．そのため矯正治療の可能性や，形成し直す可能性があることを考慮して，歯牙の長軸方向に形成し，かつ形成量は極力少なくす

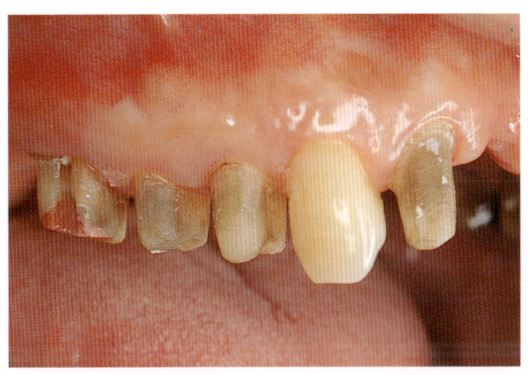

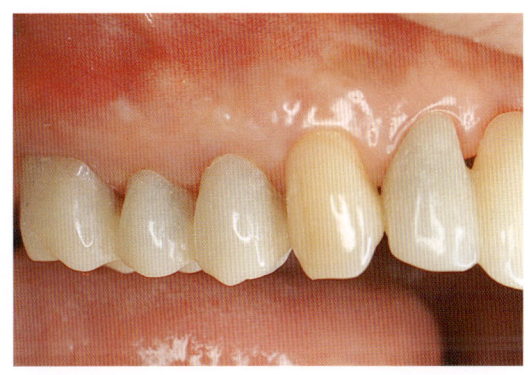

図9-1,2　初期治療時のプロビジョナル・レストレーション作製に先立つ形成は，マージンラインが明確で，スムーズでなければならない．そして，レジン冠のマージン部がオーバー・カントゥアにならず，かつある程度の厚みをもたせるためにシャンファー形成をする必要がある．

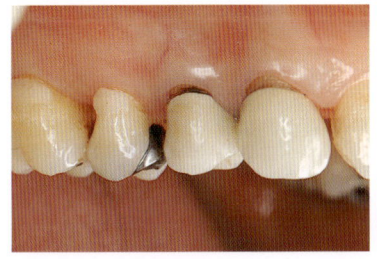

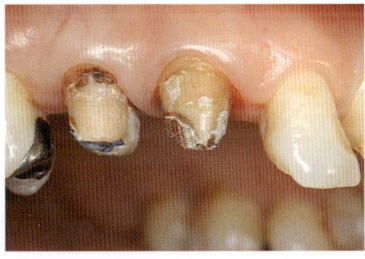

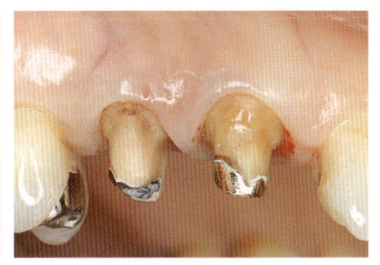

図10-1,2　不良補綴物を外した場合，一般に削除量はかなり多いが，歯頸部付近の形成量が不足していることが多い．

図10-3　プロビジョナル・レストレーションがオーバー・カントゥアにならず，かつ保持形態を考慮した修正が必要である．

　る．多数歯を連結する必要があるが，平行性に問題がある場合は，平行性のとれる範囲で別々に装着した後にレジンの筆盛りで連結し，外すときにはその部分をカットすればよい．

　不良補綴物を外したときに，歯肉縁上あるいは歯肉縁近くにマージンが設定できる場合は，可能な範囲でスムーズなマージンラインになるように修正する．また外れたり破折したりするのを防止するために，保持形態を考慮して修正する（図10）．

初期治療時のP.R.のための形成の注意点

有髄歯の場合
- 形成量は極力少なくする
- 歯牙長軸方向に形成する

旧補綴物を外した無髄歯の場合
- スムーズなマージンにする
- 保持形態を考慮する

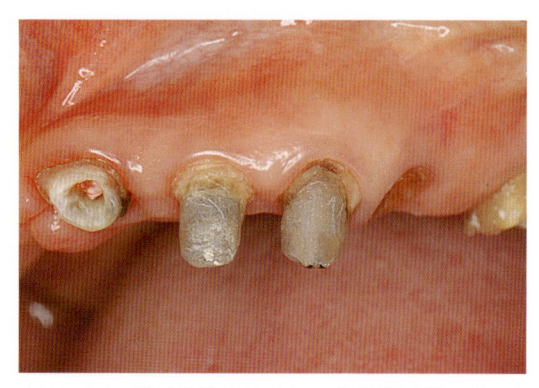

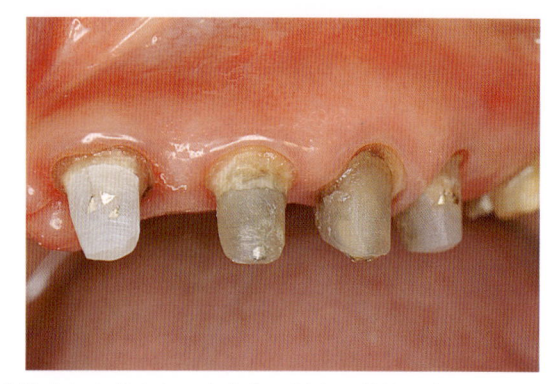

図 11-1,2 旧補綴物を除去し，軟化象牙質やポストコアを除去した後など，支台歯に対する維持が求めにくい場合は，支台歯にレジンでコアの仮築造をするなどの工夫が必要である．

　二次カリエスが深く，歯肉縁よりかなり深い部位にマージンがくる場合は，この時点では正確なマージンの形成ができず，また適合も精密に合わせられないため，可及的な範囲での作業となる．そして初期治療の過程で歯肉の変化に応じて修正を加えていく．

　旧補綴物を除去し，軟化象牙質を除去すると歯冠部がほとんどなくなり，支台歯に対する維持が求めにくい場合がある．残根上にそのまま作製したプロビジョナル・レストレーションは外れやすく，維持が確実でないため破折も起こりやすい．さらに連結されていて他の部位で固定されていれば，外れていてもわかりにくいことがある．これに気づかずに使用していると残根部にカリエスが進行し，その歯牙の保存すら不可能になってしまう可能性がある．そこで，このような場合には支台歯にレジンで仮のコアを築造するなどの工夫が必要である（図11）．

　歯周初期治療を行い，清掃を適切に行うことによって，一般に歯肉の外見は相当改善される．再評価検査の結果，補綴治療の行える歯周組織の条件が満たされていれば，初期治療終了後に最終補綴治療にかかっていく．歯肉圧排を確実に行って形成し，プロビジョナル・レストレーションのマージンの位置，歯頸部付近の形態を変更して，最終補綴物の形態に近づけていく．印象は日をおいて，圧排，形成後の歯肉の形態の変化を確認してから行うほうがよい．

　再評価検査の結果，さらに歯周組織に問題が残っていれば必要な歯周外科治療を行う．

■歯周組織の治癒過程におけるプロビジョナル・レストレーション

　歯周初期治療によって解決できない歯周組織の問題が補綴物支台歯に残っていれば，歯周外科治療が必要となる．この際，補綴治療に先立つ歯周外科治療の主たる目的は，補綴物支台歯周囲の清掃性を高める環境づくりであるため，深いポケットは可能なかぎり除去することになる．それには，partial thickness flap を利用した apically positioned flap 法が有効であるが，徹底したポケット除去を行うとかなり根面が露出することが多い．そして，初期治療時のプロビジョナル・レストレーションのマージン部は歯牙面に合わなくなっていることが多いため，歯周外科処置の約2〜3週間後に，マージン部を修正する必要がある．この際，初期治療時に設定したマージン位置を

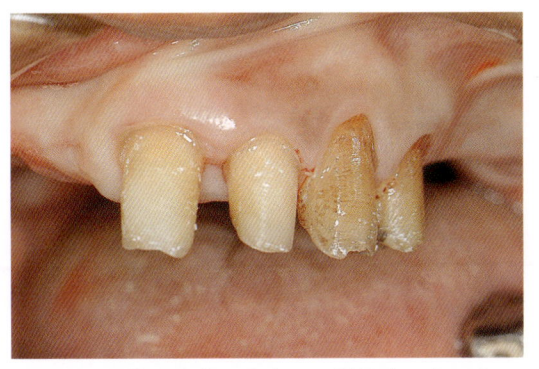

図12-1　初期治療後，歯肉は一見健康そうになったが，深いポケットが残っていた．

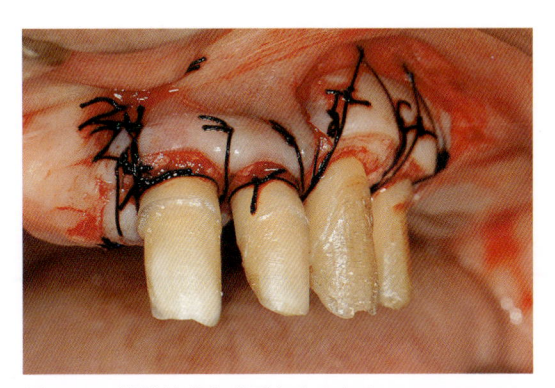

図12-2　補綴治療を必要とするため，partial thickness flap を利用した apically positioned flap 法によりポケットを除去した．

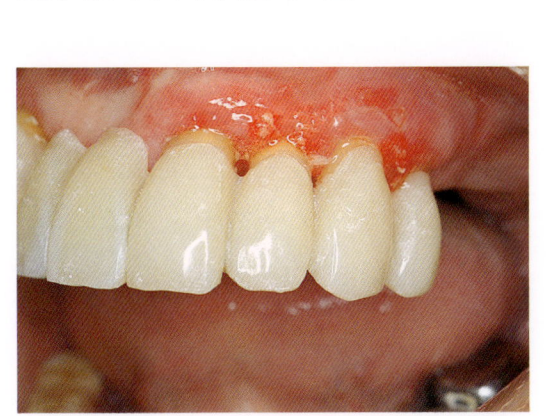

図12-3　歯周外科を行った2〜3週後，プロビジョナル・レストレーションのマージン部が歯牙面とスムーズに移行するように修正を行う．

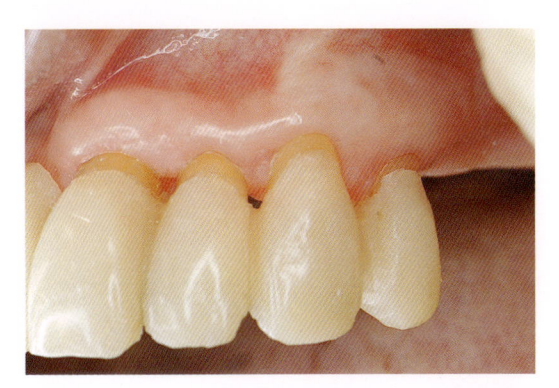

図12-4　1〜2か月間は歯肉縁より2mm程度は離しておく．

修正しなければならないが、この時期は、歯周組織に刺激を与えないように形成は最小限にとどめ、かつ治療後の歯肉のbiologic widthを考慮し、歯肉縁から十分離した位置にマージンを設定し直さなければならない（図12）。

歯周組織治癒過程でのP.R.のための形成の原則

> biologic widthの原則を考慮し、歯肉の付着ならびにサルカスのためのスペースを考えた形成をする

歯周外科処置後2～3週は初期治療時のマージン・ラインを修正するにとどめる。そして、1～2か月間はプロビジョナル・レストレーションの辺縁は歯肉縁からできれば2mm程度離しておき、2～3か月目で歯肉縁上1mm程度に修正する（図13）。ただし、前歯部においては審美性、発音などの面か

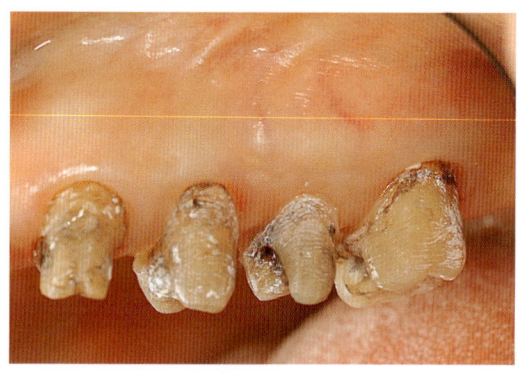

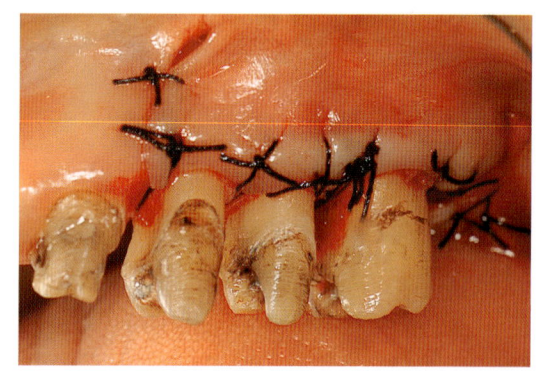

図 13-1, 2　40歳，女性：深いポケットをpartial thickness flapを利用したapically positioned flap法により除去すると根面がかなり露出する。

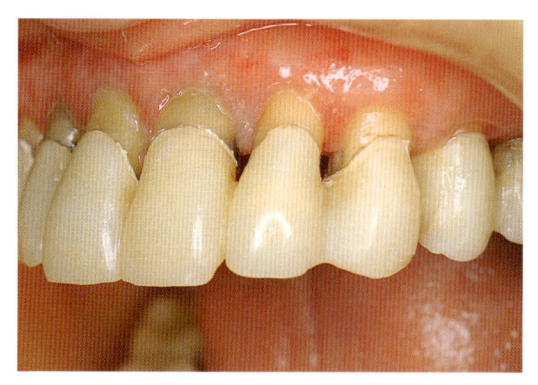

図 13-3　歯周外科処置後2か月程度では、マージンは約2mm歯肉縁上にしておく。

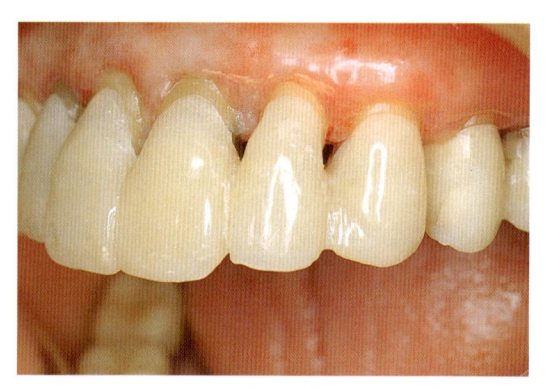

図 13-4　手術後約3か月で歯肉縁上1mm程度に修正する。

ら，3か月前後で約0.5mm程度まで歯肉縁に近づけて形成し，歯頸部の形態修正，歯間鼓形空隙の調整が必要な場合がある（*図14*）．

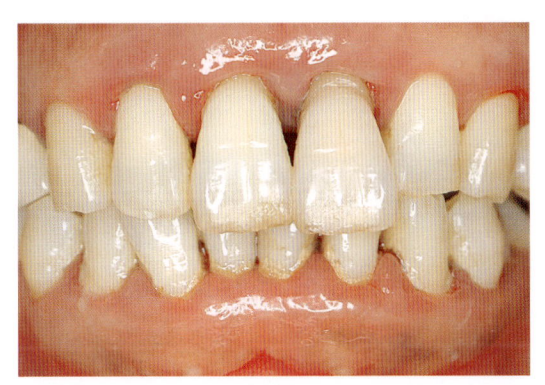

図14-1 50歳，女性：全顎にわたる歯肉からの排膿，出血と歯牙の動揺を訴えて来院．

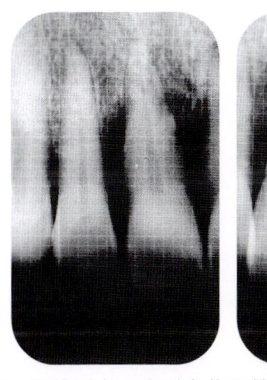

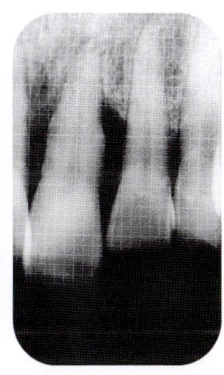

図14-2 X線写真：歯列全体に骨吸収がみられるが，とくに 1|1 は骨支持がほとんど喪失しており，抜歯せざるを得なかった．

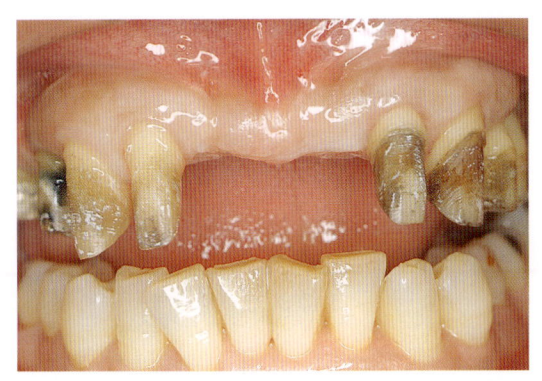

図14-3 上顎は残存歯牙に対して，ポケット除去療法を行った．手術後3か月．

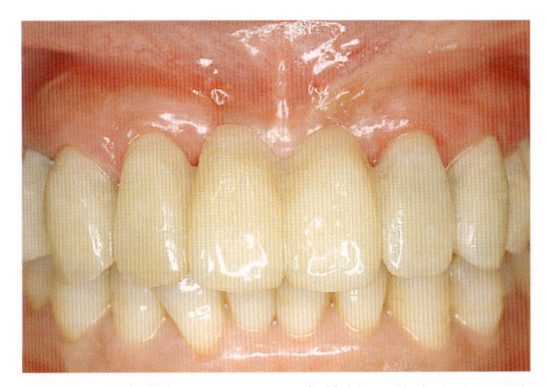

図14-4 前歯部においては審美性，発音などの面から，手術後3か月前後で約0.5mm程度まで歯肉縁に近づけて形成し，歯頸部の形態修正，歯間鼓形空隙の調整を行った．

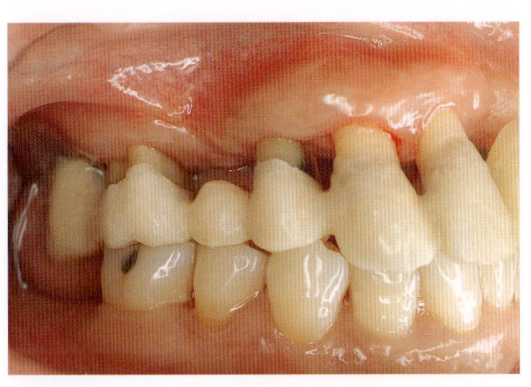

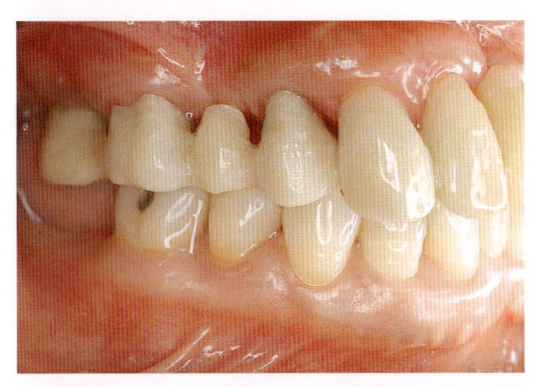

図15-1,2 ポンティック基底面は歯周外科処置後，歯槽堤から離しておくが，手術後3か月程度で正常な形態に修復する．

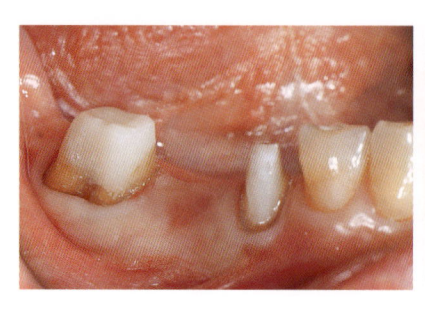

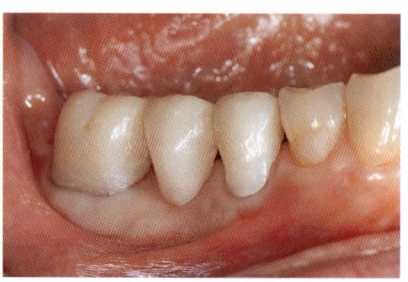

図 16-1, 2　歯周外科処置後3～4か月でポンティックの基底面の清掃性を考慮した形態に修正する.

　歯周外科後1か月程度で必要なプロビジョナル・レストレーションの修正として，咬合の回復がある．通常，歯周外科処置時には術後の歯周組織への負担を軽減するために対合歯との接触を避けるように咬合面を削合するため，マージンの修正と合わせて咬頭嵌合位の回復を行う必要がある（第10章参照）．

　ポンティック基底面は歯周外科処置後，歯槽堤から離しておくが，手術後3か月程度で正常な形態に修復する（図15）．ポケット除去療法のみならず歯周外科処置によって補綴物支台歯歯周組織ならびに欠損部顎堤が改善し，補綴物の清掃性・審美性を向上させる場合にも，ほぼ同様の治癒期間を見込んでプロビジョナル・レストレーションの辺縁，ポンティックの基底面の形態を修正し，最終補綴前に審美性と清掃性を考慮した形態に整える（図16）．

　通常，手術後4か月程度で歯周組織はbiologic widthの原則にしたがい治癒する．しかし歯肉の治癒期間は個人により，部位により，またプラーク・コントロールの程度により多少異なる（図17）．サルカス内にマージンを設定する場合には，形成時期およびマージンの位置設定には十分な注意を要する．通常では，手術後3～4か月で歯肉縁上約0.3～0.5mmにし，少なくとも手術後4か月以降に最終の支台歯形成を行い，サルカス内にマージンを設定する（図18）．

歯周組織治癒過程でのP.R.のためのマージンの位置

　サルカス内にマージンを設定する場合には歯肉の治癒期間を十分とる（最低4～5か月）

第3章 ● プロビジョナル・レストレーションの意義

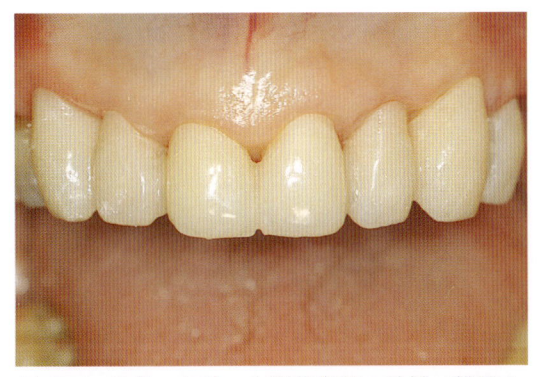

図 *17-1* 50歳，女性：上顎前歯部の動揺，離開ならびに 21|12 部歯頸部歯肉の形態改善を希望．初期治療終了時のプロビジョナル・レストレーション．

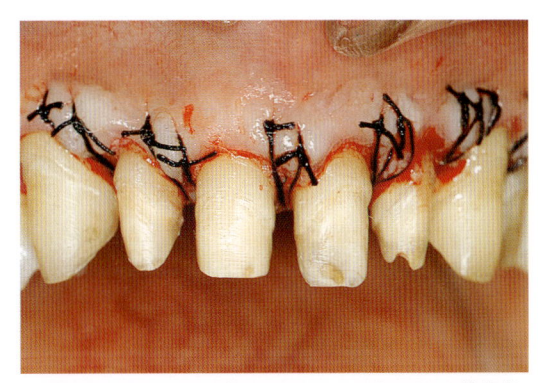

図 *17-2* ポケットは約3～4mmであるが，前歯部の審美性の改善，とくに歯肉の形態改善を強く希望されているため，ポケット除去とともに歯頸部歯肉ラインを整えるべくフラップを戻し，縫合した．

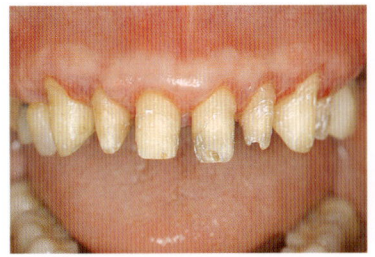

図 *17-3, 4* 歯周外科後2週間．

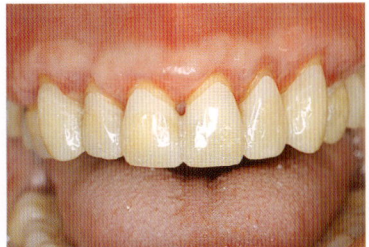

図 *17-5* 歯周外科後1か月．

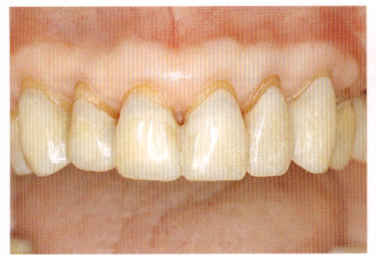

図 *17-6* 歯周外科後2か月．

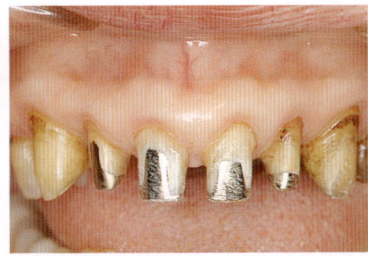

図 *17-7* 歯周外科後7か月：歯頸線の形を気にされていたため治癒期間を十分にとった．

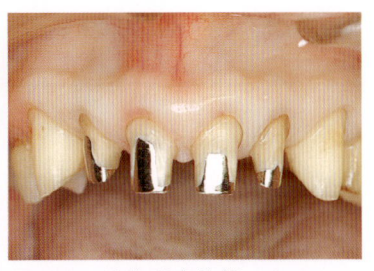

図 *17-8* 最終形成状態．サルカス内にマージンを設定した．

図 *18-1, 2* 通常，手術後4か月程度で歯周組織はbiologic widthの原則にしたがい治癒するが，治癒期間は個人により，部位により，またプラーク・コントロールの程度により異なる．

| 図 *18-1* | 図 *18-2* |

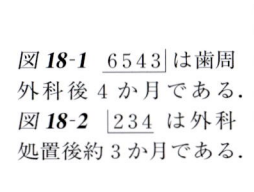

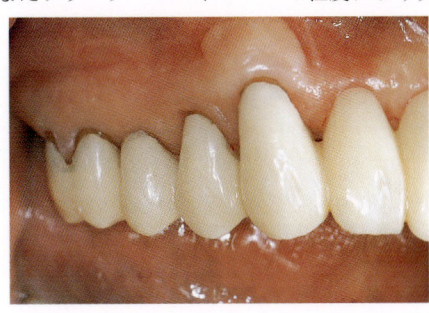

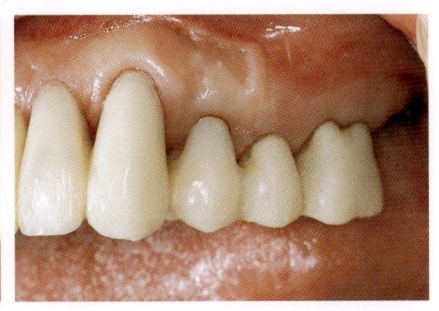

図 *18-1* 6543| は歯周外科後4か月である．
図 *18-2* |234 は外科処置後約3か月である．

71

表1 歯周組織治癒過程における P.R. のマージンの位置

手術直後～2,3週	初期治療時の P.R. のマージンの修正
手術後1～2か月	歯肉縁より約2mm
手術後2～3か月	歯肉縁より約1mm
手術後3～4か月	歯肉縁より約0.3～0.5mm

biologic width を考え，治癒の時期に応じて歯肉から離した位置にマージンを設定する

　歯周外科処置後のプロビジョナル・レストレーションのマージンの位置は，歯周組織の治癒の時期に応じておおよそ表1のように設定するが，前歯部において apically positioned flap 法を利用すると，鼓形空隙が大きくなることによる発音の問題や，歯冠長が長くなることによる審美的な問題が新たに起こってくる．しかし，歯周補綴を必要とする症例においては，審美性と同時に清掃性の向上を重視しなければならず，あえて徹底したポケット除去を行う場合がある．このような症例においては，補綴的な工夫が必要となる．コンタクト・エリアを広げることによって下部鼓形空隙を狭めるが，患者自身で歯間部の清掃ができる形にしておかなければならない[6,7]．前歯切端の位置は，

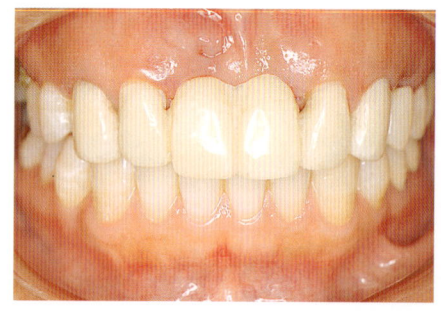

図 19-1　1|1 を抜歯し，プロビジョナル・レストレーションを装着して初期治療を行った．
図 19-2　再評価検査の結果，なお深いポケットが残存した．広範囲な補綴治療が必要なため，徹底したポケット除去療法を行った結果，歯根が相当露出した．
図 19-3 | 図 19-4

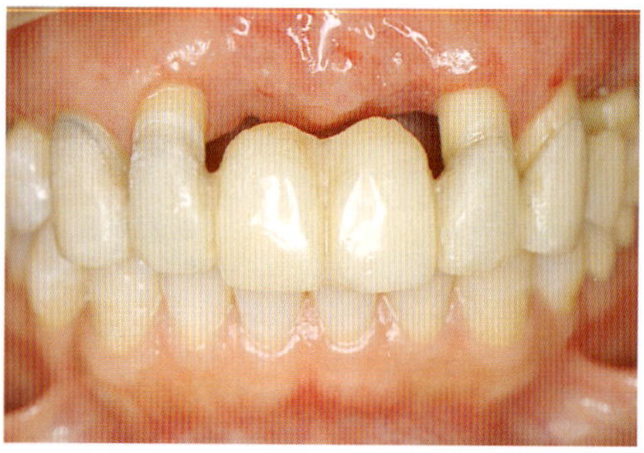

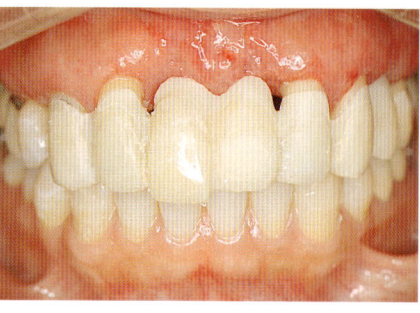

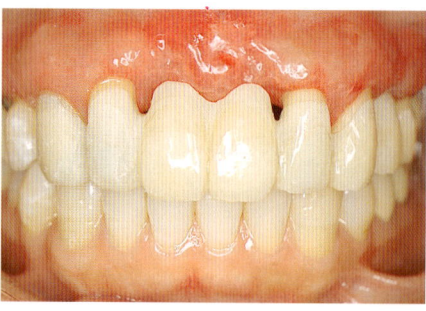

図 19-3, 4　露出した歯根を被覆するとかなり長い歯冠となり，患者の新たな不満となる．
　前歯切端の位置は，スマイルライン，上唇の張り具合，発音などにより決定するが，初期治療時のプロビジョナル・レストレーションを利用し，片側ずつ切端の長さ，上顎前歯部舌面形態を調整し，アンテリア・ガイダンスに極端な変化を与えないように調整する．こうすることによって違和感のない形態に整えることができる．

スマイルライン，上唇の張り具合，発音などにより決定する．初期治療時のプロビジョナル・レストレーションを利用し，片側ずつ切端の長さ，上顎前歯部舌面形態を調整し，アンテリア・ガイダンスに極端な変化を与えずに違和感のない形態に整える（図 **19**）．

無髄歯の場合，通常，メタルないしレジンによる支台築造が必要である．歯周外科処置時の歯面処理に際して，金属が存在すると金属片が歯肉内に吸着してしまうため，金属はないほうがよい．ファイバー・コアを利用する場合は，カリエス組織を完全に除去できる状態であれば根管治療後，早期にコアの築造を行う．縁下カリエスを疑う場合には，必要なら仮コアを築造し，健全歯質を確認後，できるだけ早期に本コアの築造を行う．そしてメタルコアを利用する場合は，歯周外科処置後，歯肉がある程度治癒する術後1か月程度以降に装着する．

■プロビジョナル・レストレーションの連結

歯周外科治療を必要とするような症例においては，歯周外科処置直後の歯牙の安静・固定を得るためにプロビジョナル・レストレーションを連結しておく場合が多い．しかし支台築造を行い，各支台歯に対するプロビジョナル・レストレーションの維持が強固になり，かつ歯周組織が治癒して支台歯が安定するにしたがい，連結の範囲を決定しなければならない．連結は極力最小限にすべきであるが，歯周疾患が進行した症例においては，臨床歯根が短くなっており，歯牙・歯列の安定のために連結固定が必要となる症例のほうが多い．また歯周補綴の範疇に属する症例では連結が必須となる．

最終的な連結の範囲は，歯周外科処置後の組織の治癒を待った後に決定するが，その時点での歯牙の動揺度で判断するよりも，咬合力の程度や対合歯の状態を加味しながら，主として支台歯の位置関係と支持骨の量によって判定する（第2章参照）．

歯周組織治癒過程でのP.R.の連結（1）

歯周外科処置直後
支台歯の動揺，疼痛を抑え，歯肉の治癒を促すために，支台歯が安定する範囲の連結を行う

> **歯周組織治癒過程でのP.R.の連結(2)**
>
> **歯周組織の治癒後**
> 　主として支台歯の位置関係と支持骨の量により判定する

　初期治療時のプロビジョナル・レストレーションにおいて，安定した咬頭嵌合位を確保すべく調整するが，レジン製のプロビジョナル・レストレーションは破折，咬耗などにより安定が失われる可能性がある．そのため，来院の度ごとに咬合の安定度をチェックしなければならない．この際，プロビジョナル・レストレーションをすべて連結した状態でチェックするのは好ましくない．まず単独歯，あるいは最小単位の連結をした状態で軽くタッピング運動をさせ，歯牙接触時に歯牙の変位がないことを確認する．実際には，術者の親指と人差指を左右の歯牙唇側あるいは頬側に軽くあてがい，タッピング運動時に歯牙の動きがないことを確認すると同時に咬みしめ時に下顎の偏位がないことを確認する．そしてその後に必要な範囲の連結を行う．これはどのステップのプロビジョナル・レストレーションの咬合を確認する場合においても同様である．

> **歯周組織治癒過程でのP.R.装着期間における注意点**
>
> ・安定した咬頭嵌合位を維持する
> ・咬合のチェックは単独歯または最小範囲の連結状態で行う

　歯周外科処置直後は，組織への負荷を避けて組織の治癒を妨げないようにすると同時に，咬合力による疼痛を避けるために咬合面を少し削除することが多い．そのような場合には，歯周外科処置後4週程度の間に咬合を回復する作業が必要であるが，この際にも同様の方法で安定した咬頭嵌合位を与える．

■最終補綴前のプロビジョナル・レストレーション

　歯周組織の治癒が確認できたら最終的な補綴処置にかかるが，最終補綴物のための形成を行うに際しては，補綴物の設計が具

第3章●プロビジョナル・レストレーションの意義

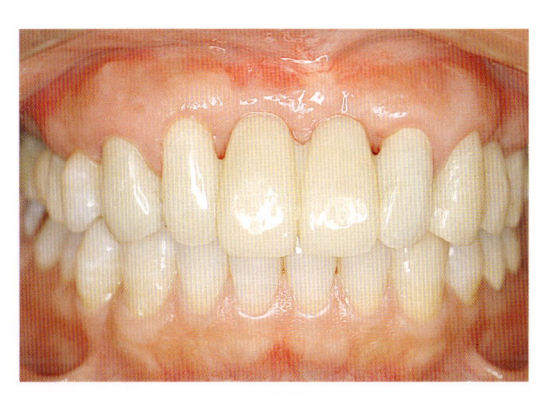

図20 図19の症例の最終補綴前のプロビジョナル・レストレーション．

表2 歯周組織治癒後（最終形成前）のP.R.のための形成

- 治癒した歯肉縁に沿った形成
   縁上マージンにする場合：縁上約1〜1.5mm
   サルカス内マージンにする場合：ほぼ歯肉縁
- 設計を考慮した軸方向の形成

体的になっていなければならない．そのため，歯周組織の治癒過程でのプロビジョナル・レストレーションを修正しながら支台歯の最終診断を行い，プロビジョナル・レストレーションの形態を最終補綴物に近づける（図20）．その過程で最終設計を行い，それに基づき最終形成を行う．

最終補綴前のP.R.の役割（Ⅰ）

術者がイメージする補綴物の具現化

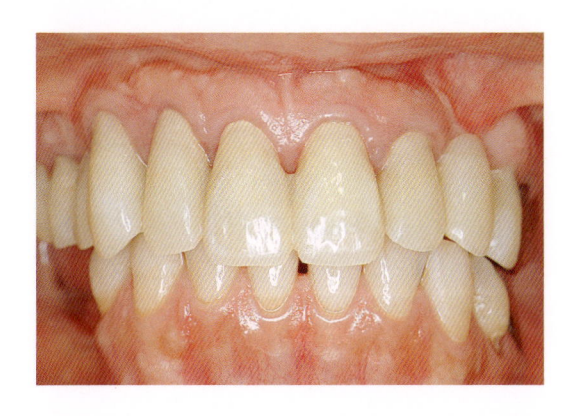

図21 最終補綴前のプロビジョナル・レストレーションは術者がイメージする最終補綴物を具現化したものであることが望まれる．

最終補綴物を作製する時点では，当然，術者の頭の中には最終補綴物がイメージされていなければならない．そして，この時期のプロビジョナル・レストレーションは，術者の頭の中にある最終補綴物を具現化したものであることが望まれる（**図21**）．
　とくに前歯部の形態に関しては，審美性と清掃性との兼ね合

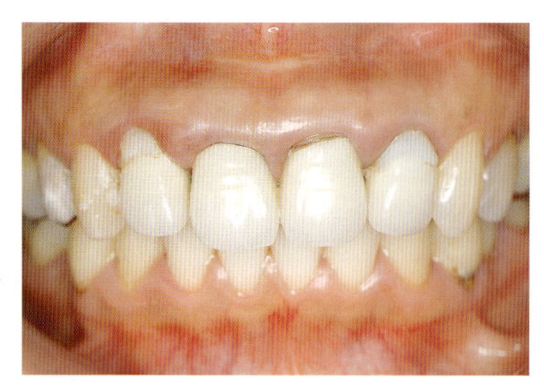

図22-1　補綴物，充填物の周囲歯肉の発赤，腫脹を訴え，審美的改善を希望して来院．

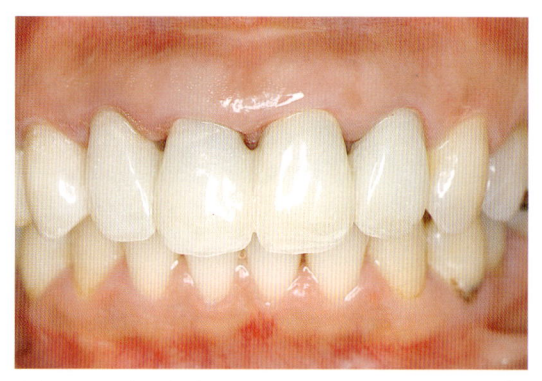

図22-2　プロビジョナル・レストレーションに換え，初期治療を行った結果，歯肉の著しい改善がみられた．

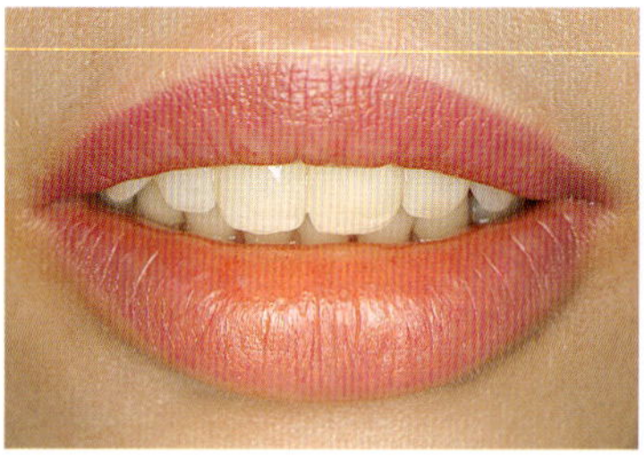

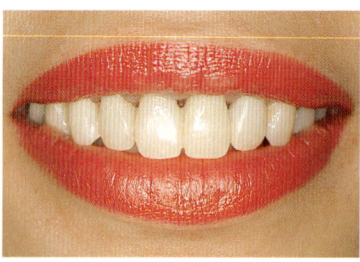

図22-3,4　安静時には違和感はないが，少し微笑んだだけで歯頸部が露出する．この際，下部鼓形空隙の隙間を気にしていた．

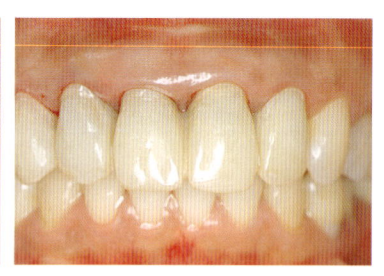

図22-5　清掃性が許す範囲で下部鼓形空隙を可能なかぎり封鎖した．

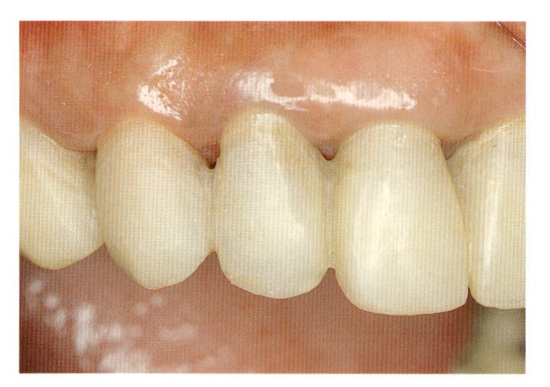

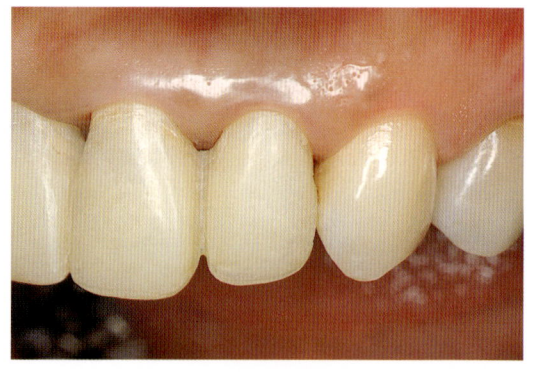

図22-6,7　同症例の拡大：清掃性と審美性の兼ね合いが難しいところである．鼓形空隙を封鎖するように希望する患者が多いが，少なくとも患者自身の手で歯間部のプラークを清掃できる形に鼓形空隙を作っておく必要がある．

いで十分な検討が必要であり，同時に，咬合や発音その他患者の満足度もチェックし，患者の同意を得ておく必要がある(図22)．患者の要求が非常に厳しい場合，この時点で十分納得してもらわないと，最終補綴物装着後に不満が残り，トラブルの原因となる．

最終補綴前のP.R.における注意点

- 清掃性を十分確認する
- 審美性，発音，咬合など患者の満足度をチェックする

　清掃性は適合，歯頸部の形態，歯冠部のカントゥア，ポンティックへの移行形態に左右され，審美性は歯頸部の形態，歯冠部の形態に加えて前歯切端の形態，上部鼓形空隙の形態ならびにそれらの左右のバランスが重要であり，発音は前歯部の下部鼓形空隙の大きさ，前歯切端の位置ならびに舌面形態が大きく影響する．これらの要素に関して，絶対こうあらねばならないという規格はないが，清掃しやすく，審美的で機能的な補綴物を作製するためには，正常な天然歯に近い形態が望まれる．

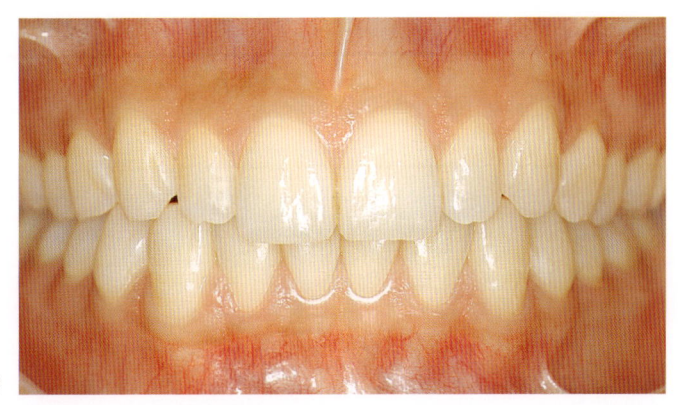

図23

最終補綴前のP.R.の利用

もっと天然歯を観察しよう

　われわれはいつも天然歯という非常にすぐれた見本を目の前にしている(図23)．それを補綴治療に生かさなければならな

い．そのためには，補綴治療において次の事項を忘れず，とくに最終補綴前のプロビジョナル・レストレーションを有効に利用しなければならない．

補綴物作製時の基本事項
- 天然歯の形態を絶えず意識する
- 天然歯の形態を模倣する
- 歯列の中での形態的な流れや調和を見る
- 歯列の中で違和感なく存在する補綴物に仕上げる

ただし，補綴物は人工物であり，天然歯に勝るものではないし，さまざまに崩壊した患者の歯牙・歯列を完全にもとに戻すことは不可能な場合が多々ある．そのため，プロビジョナル・レストレーションを修正していく過程で，人工物による回復の限界を患者に納得してもらうことも必要である．さもなければ，最終補綴物装着後に予期せぬ患者の不満が発生し，今までの努力が生かされないことになりかねない．

最終補綴前のP.R.装着時の注意点
補綴治療の限界を患者に納得してもらう

この時期のプロビジョナル・レストレーションは，できれば最終補綴物を作製する技工士とともに，患者の口腔内に入った状態を検討するのがよい．これによって，技工士も患者にマッチした補綴物をイメージでき，生きた補綴物を作製することが可能となる．そして，プロビジョナル・レストレーションの口腔内装着状態の口腔内写真，咬合器に装着したスタディーモデルなどにより，多くの情報を技工室に伝えることによって，技工作業が技工士の推測のもとで行われるのではなく，具体的なモデルをもとに進めることができる．

最終補綴前のP.R.の役割（Ⅱ）
技工物作製にかかわる情報を技工士に伝達する

第3章●プロビジョナル・レストレーションの意義

　ここまでプロビジョナル・レストレーションを仕上げておくと，最終補綴物になってから大きく変更することはほとんどないが，それでも，最終補綴物との間に若干の相違が予想される．また，金属焼付ポーセレン・クラウンを作製するに際して，適合性はポーセレンを焼成する前にチェックする必要がある．そこで，最終補綴物における調整をできるだけ少なくするために，中間段階として，ポーセレン部をワックスではなくレジンで回復した状態で，鋳造体の適合ならびに，細部にわたる形態をチェックする（図24）．それと同時に咬合を確認するが，咬合面がレジンで築盛されているため，レジンの添加，削合を行うことによって咬合調整が確実に行える（図25）．

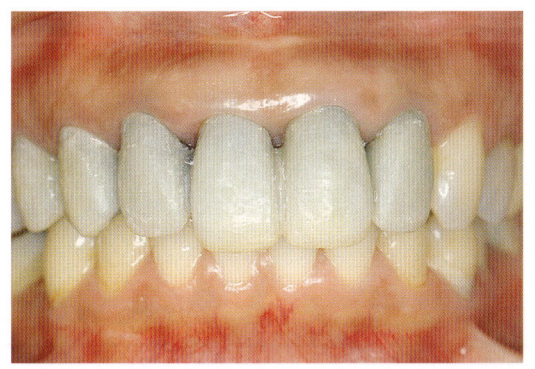

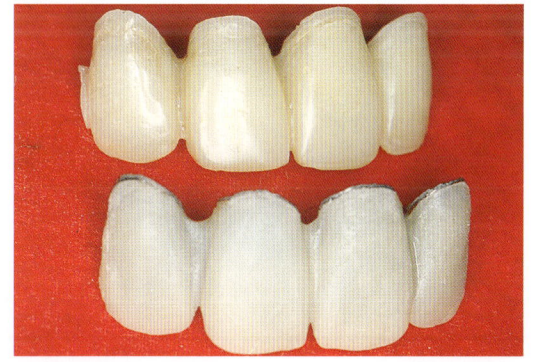

図24-1,2　鋳造体の適合をチェックすると同時に咬合および細部にわたる形態，清掃性を評価するために，ポーセレン部をレジンで回復した状態でチェックする．これにより，必要に応じ細部を修正しやすくなり，今まで利用してきたプロビジョナル・レストレーションをさらに活かすことができる．

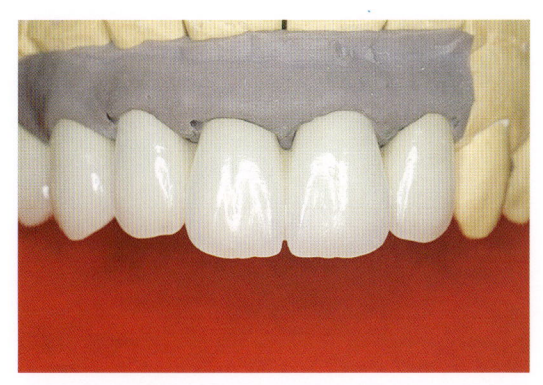

図24-3　歯頸部のカントゥアを仕上げるには歯肉マスク付きの模型が有効である．

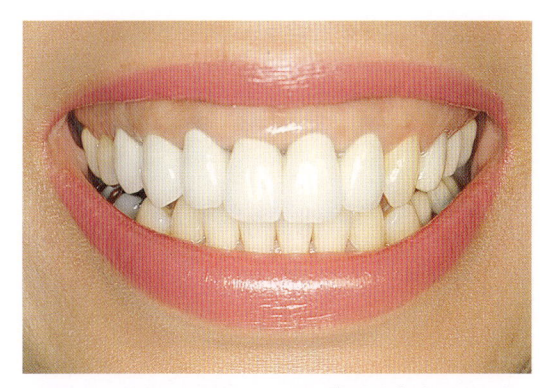

図24-4　患者と細部にわたる検討を加えつつプロビジョナル・レストレーションを修正し，それを最終補綴物に移行することによって，真に満足してもらえる補綴物の作製が可能となる．

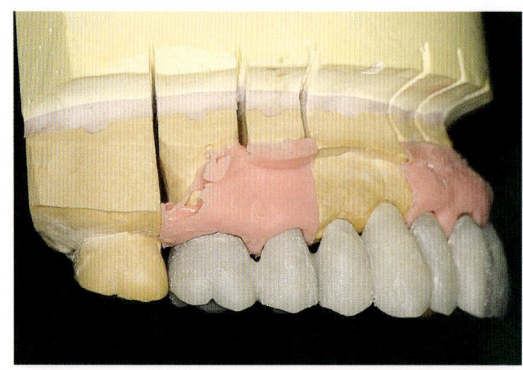

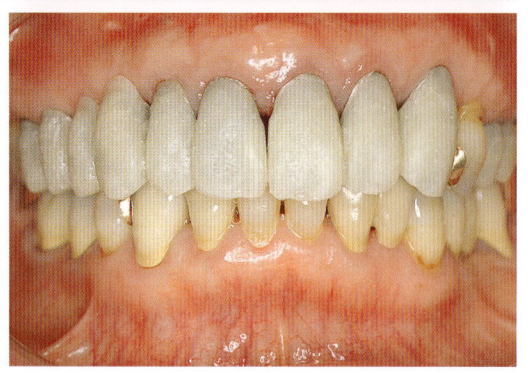

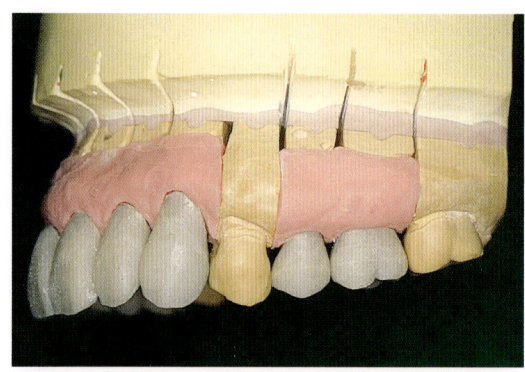

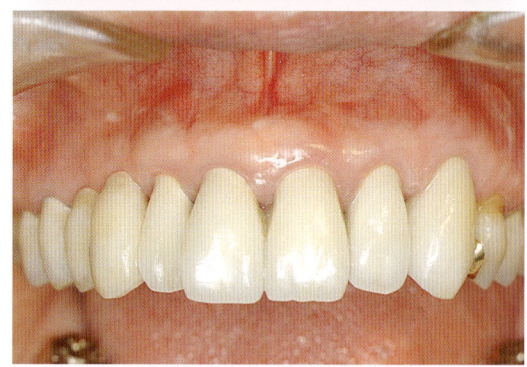

図25-1〜4　ポーセレンで仕上げる部分をレジンで築盛して試適，調整することによって，適合，形態はもちろん，咬合も確実にチェック，調整できる．

プロビジョナル・レストレーションの材質に要求される条件

　プロビジョナル・レストレーションは，材質的な永続性と繊細な色調以外は，最終補綴物と同等の要件を備えていなければならない[8,9]．

　プロビジョナル・レストレーションを装着して治療の経過を追っていく過程で，プロビジョナル・レストレーションは幾度かの修正が必要となる．すなわち治療の過程で，辺縁の修正，形態の変更，咬合の調整，連結，切断などを何度か行う必要があるため，チェアーサイドで容易に修正，添加できる材料で作られていなければならない[3]．

プロビジョナル・レストレーションに要求される条件(1)

修正が容易にできる材料であること

第3章●プロビジョナル・レストレーションの意義

そして同時に，つぎの条件を備えている必要がある．

> **プロビジョナル・レストレーションに要求される条件(2)**
> - 咬めること
> - 丈夫で割れないこと
> - 機能時にはずれないこと
> - 脱着が容易であること
> - 審美的であること

現時点でこれらに対応できる材料としては，即時重合レジン[1,10-16]が最も一般的である．義歯用のレジン人工歯[17]，加熱重合レジン[18-21]，あるいはレジン表面滑沢剤を使用すれば，一時的には唇面の審美性を求めることもできるが，何度かの形態修正，辺縁修正は即時重合レジンの筆積み法に頼らざるをえない．硬質レジン前装の金属製プロビジョナル・レストレーション（図26）は，辺縁の位置，形態，咬合，設計などがほぼ決定

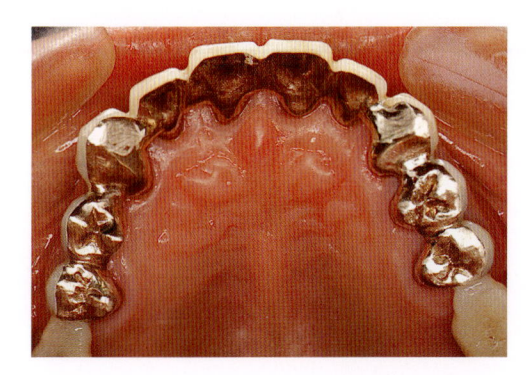

| 図 26-1 | 図 26-2 |
| 図 27 | |

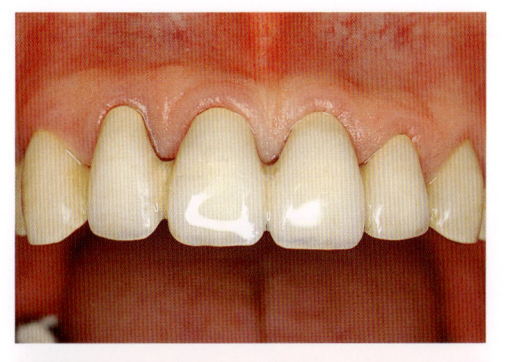

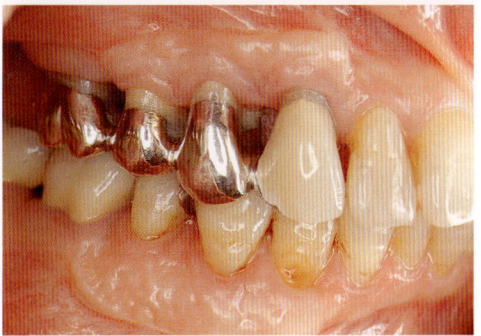

図 26-1,2　硬質レジン前装の金属製プロビジョナル・レストレーション．
図 27　マージン部にレジンを添加して修正できないことはないが，金属製プロビジョナル・レストレーションはマージンの変化に対応しにくい．

された最終補綴処置に近い時期になってから，さらに長期的な観察が必要とされる場合，あるいは何らかの理由で最終補綴処置にすぐ取りかかれない場合に利用するが，金属はマージン部の修正に対応しにくく（図27），通常の使用には不適当である．

ただし，レジンは破折の危険性があり，とくに歯牙の動揺の著しい時期や咬合が不安定な時期は破折しやすいので，その対策として金属による補強が必要な場合もある（図28）．

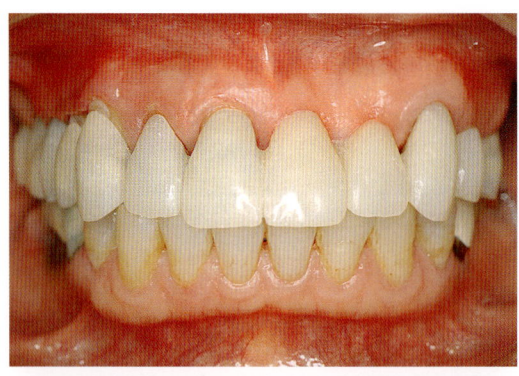

図 28-1〜3　金属ベースに即時重合レジンを盛りつけたプロビジョナル・レストレーション．

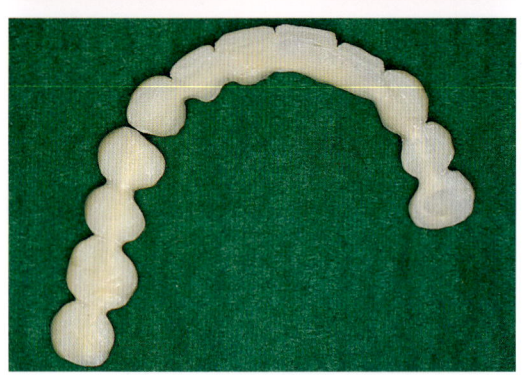

図 28-1	
図 28-2	図 28-3

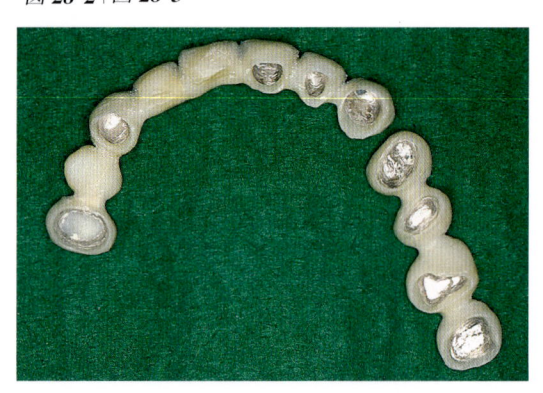

プロビジョナル・レストレーションのマージン部修正のポイント

プロビジョナル・レストレーションは長期間使用の過程で何度となく形態やマージン部の修正が必要であり，同時に汚れをうまく修正していかないと審美的にも強度的にも落ちてくる．その際，マージン部の修正はとくに重要であるが，要領よく行わないと時間がかかり，満足な形態，適合が得にくいばかりでなく，浮き上がりなどによって咬合を変化させてしまいかねない．

第3章●プロビジョナル・レストレーションの意義

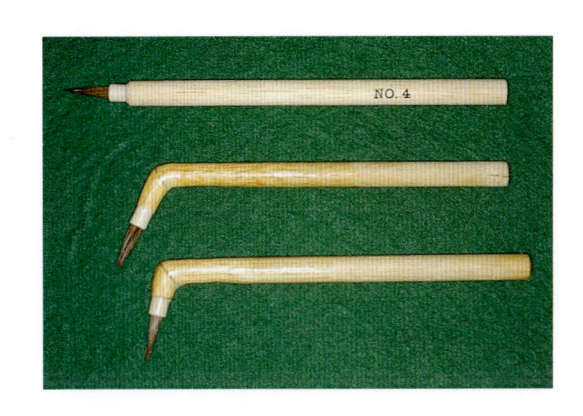

図29 筆：適度の太さと先の細い筆を用いる．頸部で屈曲させた筆も便利である．

- 筆の条件

モノマーの必要量を保てる適度な太さと，細かい調整ができる細い筆先の筆を用いる．口蓋側や臼歯部の遠心に口腔内で直接レジンを盛る場合には，頸部で屈曲させたものが便利である（図29）．

- 筆積み法の環境ならびに口腔内での細かい調整

使用中に筆の中にポリマーを吸着させないように常に拭き取りながら，筆の先を整えるように注意する．アシスタントとの連携により，筆の拭き取り，毛先の調整，筆先へのポリマーの適量の取り上げ，修正部への盛りつけをスムーズに繰り返すことが，マージン部の細かい修正の能率アップにつながる．

- いままで使用していたシェルのマージン部の修正

マージン部の汚れを十分削除し，新鮮面を出す．同時に，表面の汚れも削除する．支台歯の形成し直しがない場合，あるいは軸面の削除が少ない場合，シェルの内面にはレジンを填入し

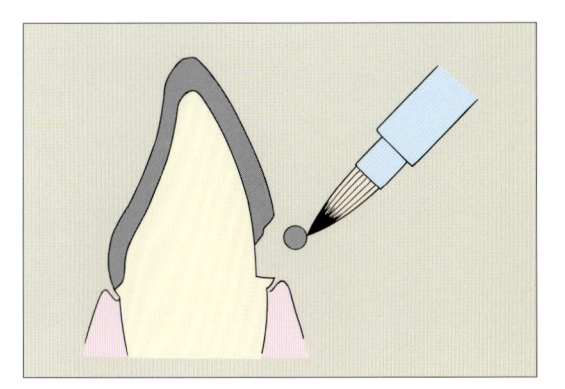

図30 適量のレジンを筆先にとり，添加する．

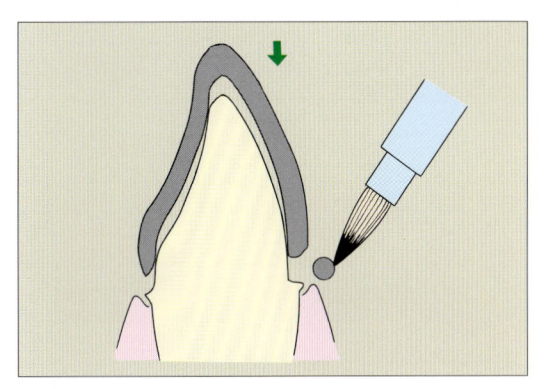

図31 ごく一部でマージンが足りない場合は，シェルを少し浮かした状態で支台歯にレジンを添加し，すみやかにシェルを圧接する．

ないほうがよい．内面にレジンを添加すると浮き上がりやすく，形態や咬合をすべて調整しなければならなくなる．適量のレジンを筆先にとり，添加する（図30）．決して多量のレジンを盛らないようにする．ごく一部でマージンが足りない場合は，シェルを少し浮かした状態で支台歯にレジンを添加し，すみやかにシェルを圧接する（図31）．硬化後，先の細いカーバイドバー（図32）の先端を利用し，マージン部を直視しながらトリミングする．根面からの立ち上がりを意識しながら，バーの方向を変え，適切なエマージェンス・プロファイルを付与する（図33）．

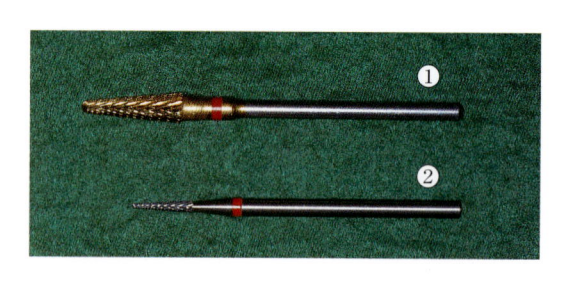

図32 トリミングに使用するカーバイドバー．Tungsten Carbide（Horico）．
① # 194 140 040，
② # 198 140 016．

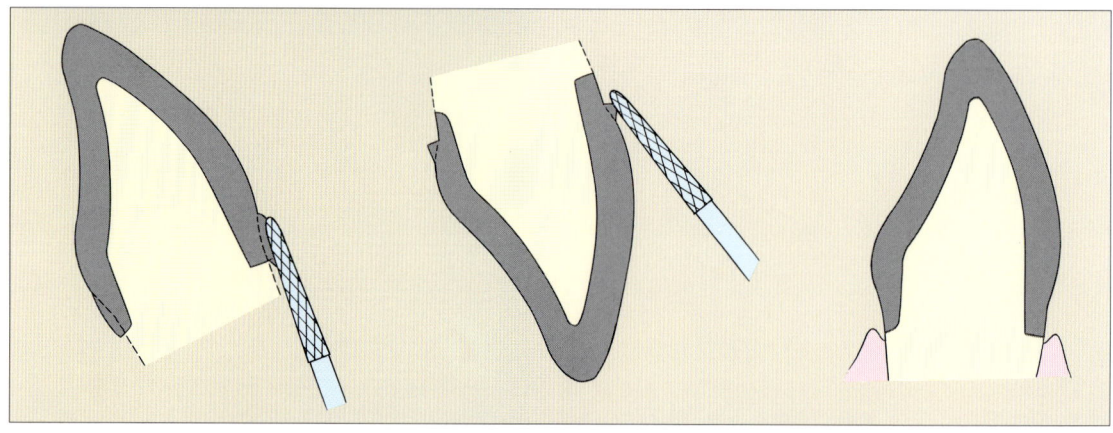

図33 マージン部を直視しながらトリミングする．根面からの立ち上がりを意識しながら，バーの方向を変え，適切なエマージェンス・プロファイルを付与する．

おわりに

　プロビジョナル・レストレーションは技工室ないし技工所で概形のシェルを作製することが多いが，最終的な辺縁，形態の修正は歯科医師が患者の口腔内で行う必要があり，歯科医師の技術，センスが問われるところである．そして，最終補綴前のプロビジョナル・レストレーションは，歯科医師のイメージする補綴物の具体像であるため，最終形成が終わり，適切なプロビジョナル・レストレーションが装着されれば，診療室で行う補綴治療のほぼ80％が終了したといっても過言ではない．

　プロビジョナル・レストレーションを有効に利用すれば，術者のみならず患者も治療の最終の具体像が把握でき，また技工士，衛生士もそれぞれの立場で患者の情報を把握できるため，最終的にできあがる補綴物がより患者に適したものとなる．初期治療時から最終補綴に至る過程で，症例に応じたプロビジョナル・レストレーションを活用することによって，より適切な治療が可能となり，予知性の高い治療を患者に提供できるようになるであろう．

参考文献

1. Youdelis RA : Provisional restorations; An integrated approach to periodontics and restrative dentistry. Dent Clin North Am, 24：285，1980.
2. Amsterdam M, Fax L：Provisional splinting — principles and technics, Dent Clin North Am, March：73，1959.
3. Skurow HM, Nevins M：The Rationale of the Periodontal Provisional Biologic Trial Restoration. Int J Perio Rest Dent, 8(1)：9，1988.
4. Federick DR：The provisional fixed partial denture. J Prosthet Dent, 34：520，1975.
5. Talkav L：Temporary acrylic fixed bridgework and splints. J Prosthet Dent, 2：693，1952.
6. Lytle JD, Skurow HM：The interproximal embrasure. Dent Clin North Am, 15：641，1971.
7. Nevins M：Interproximal periodontal disease — the embrasure as an etiologic factor. Int J Periodont Rest Dent, 2(6)：9，1982.
8. Prichard JF：Advanced Periodontal Disease, Surgical and Prosthetic Management. WB Saunders Co, Philadelphia, 1972.
9. Schluger S, Yuodelis RA, Page RC：Periodontal Desease. Lea & Febiger, Philadelphia, 1977.
10. Fritts KW, Thayer KE：Fabrication of temporary crown and fixed partial dentures. J Prosthet Dent, 30：151，1973.
11. King CJ, Young FA, Cleveland JL：Polycarbonate resin and its use in the matrix technique for temporary coverage. J Prosthet Dent, 30：789，1973.
12. Krug RS：Temporary resin crowns and bridges. Dent Clin North Am, 19：313，1975.
13. Lowe RA：The art and science of provisionalization, Int J Perio Dent, 7(3)：65，1987.
14. Shavell HM：Mastering the art of provisionalization. CDA Journal, 4：44，1979.
15. Miller SD：The anterior fixed provisional restoration: a direct method. J Prosthet Dent, 50：516，1983.
16. Weiner S：Fabrication of provisional acrylic resin restorations. J Prosthet Dent, 50：863，1983.
17. Kinsel RP：Fabrication of treatment restorations using acrylic resin denture teeth J Prosthet Dent, 56：142，1986.
18. Morgan DW, Comella MC, Staffanou RS：A diagnostic wax-up technique. J Prosthet Dent, 33：169，1975.
19. Davidoff SR：Heat-processed acrylic resin provisional restorations: an in-office procedure. J Prosthet Dent, 48，673，1982.
20. Moskowitz ME, Loft GH, Reynolds JM：Using irreversible hydrocolloid to evaluate preparations and fabricate temporary immediate provisional restorations. J Prosthet Dent, 51：330，1984.
21. Binkley CJ, Irvin PT：Reinforced heat-processed acrylic resin provisional restorations. J Prosthet Dent, 57：689，1987.

第4章

クラウン・マージンの位置

はじめに

　補綴物に対する患者の不満の一つに，補綴物歯頸部のメタルあるいは根面の露出による審美障害，さらには露出根面部のカリエスがある．このような症例の多くは補綴物装着時には歯肉縁下にマージンを設定していたはずであり，患者も当初は満足していたはずである．なぜマージンが露出してきたのか．歯肉は補綴物を装着した時点の位置から永久的に変化しないとは考えにくいが，かといってそれほど容易に退縮するものでもないと思う．歯肉が退縮するにはそれなりの理由があるはずである．

　クラウン・マージンの位置を考えるに際しては，審美的観点から，歯肉縁に対する位置関係と同時に歯列のなかでの歯頸ラインの位置を考慮しなければならない．いくらポーセレンで歯肉縁下から天然歯の形態を模倣して補綴物を作製しても，歯肉縁の位置そのものが隣在歯と調和していなければ審美的な補綴物とはいい難い．

　より審美的で永続性があり，患者が真に満足する補綴物を作製するにはどうすればよいのか．クラウン・マージンの位置設定の面から考えてみる．

クラウン・マージンは歯肉縁上か歯肉縁下か

　クラウン・マージンと歯肉縁の位置関係に関して，歯肉縁上を推奨ないし歯肉溝内にマージンを設定することは避けたほうがよいとする意見[1-7]と，歯肉縁下に設定してもよいとする考え[8-11]があり，古くより種々の観点からの議論がなされている．

　しかし，歯肉縁上，縁下それぞれ利点，欠点があり，どちらを選択するかは症例に応じて決定すべきである．ただし，歯肉縁下にマージンを設定してもよいとする場合でも，そこには守るべき条件があることを忘れてはいけない．いずれを選択するにせよ，利点を生かし，欠点を抑える工夫が必要である．

■歯肉縁上マージンの利点と欠点

　歯肉縁上マージンの利点は，マージン部が直視できることと，補綴物が歯肉と接触しないことに由来する利点が主なものである．

歯肉縁上マージンの利点

- 補綴処置において歯肉に触れることがないため，補綴物作製に際して歯肉を傷つける危険性が少ない
- 歯牙の削除量が比較的少なくてすむ
- 形成，印象に際し圧排の必要がなく，作業が容易である
- 補綴物の辺縁部を直視できるため，適合，形態のチェックが確実である
- 補綴物，セメントなどによる歯周組織への刺激がない
- 歯肉が接する部位は天然歯表面であるため，自然であり，清掃しやすい

　一方，歯肉縁上マージンの最大の欠点は審美的に許容し難いことであろう．また，歯周組織に問題がない場合で，旧補綴物の辺縁位置がすでに歯肉縁下にある場合も，歯肉縁上マージンにはできない．

> **歯肉縁上マージンの問題点**
>
> - 審美性に劣り，患者の満足感が得られにくい
> - 歯冠長が短い歯牙の場合，維持力が弱くなる
> - カリエス・アクティビティーが高いと予想される場合には不適応となる
> - 生活歯の場合，知覚過敏を生じることがある

■**歯肉縁下マージンの利点と欠点**

　上記の問題点を解決できることが歯肉縁下にマージンを設定する利点となるが，歯肉縁下にマージンを設定した場合の問題点は，主として歯肉と人工物の接触に起因するもので，歯周組織との関連においては歯肉縁上がよいとされる理由である．

> **歯肉縁下マージンの欠点**
>
> - 接合部が歯肉縁下になり，現在の技術ではセメント層をゼロにはできないため，歯周組織に為害作用を及ぼす可能性がある
> - 形成，印象には圧排が必要であり，作業が多少困難である
> - 歯肉縁上マージンに比較して歯質の削除量が多くなる
> - 適合性の確認が多少困難なことがある
> - 余剰セメントの完全な除去が困難である
> - メインテナンス時にクラウン・マージンを傷つける危険性がある

■**クラウン・マージンの位置設定**

　このようなことから，審美性，カリエスの可能性，知覚過敏，維持力などの問題が解決できれば歯肉縁上マージンのほうがよいことになり，とくに審美的要素が少ない臼歯部の場合，維持力に問題がなければ，歯肉縁上で処理したほうが利点が多い．そして，患者によっては歯頸部のラインないしメタルアップを気にしない者もおり，また術者の説明により歯肉縁上マージンを認めている者もいるかもしれないが，誰でもより美しい状態になるのが可能であればそれを望むのは当然で，マージン部の金属の露出をさけて審美性を向上させることに

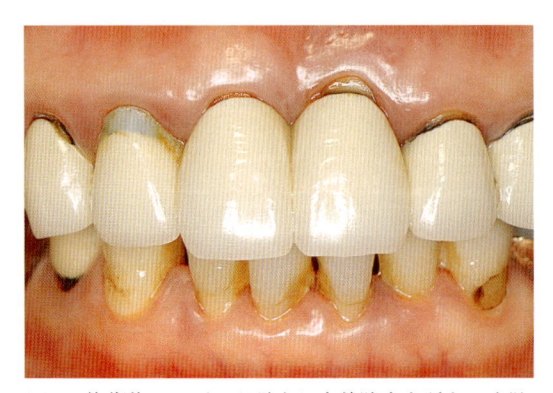

図1 修復物マージンが露出し審美障害を訴えて来院.
　補綴物装着時には，マージンは露出していなかったと思うし，当然歯頸部カリエスもなかったと思う.

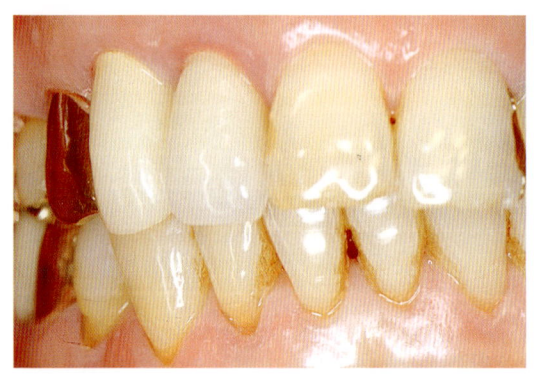

図2 修復物マージン部歯肉の慢性炎症.
　プラーク・コントロールを十分行ったとしても，クラウン・マージンが軟組織の付着部を侵していると歯肉の慢性炎症がとれない.

不満をもつ患者はいないと思う.

　審美性を考慮して歯肉縁下にマージンを設定した場合の臨床上の問題点は，歯肉縁下に設定したつもりが，後でマージンが露出し，審美的障害ならびに二次カリエスを起こす場合があること(*図1*)，およびスケーリング，ルート・プレーニングを徹底して行っても慢性の炎症が消失しない場合があること(*図2*)であろう．とくに歯肉の退縮に対しては，術者自身が予期せぬ出来事のように困惑するようであれば，患者に状況を正しく説明することさえ無理であろうし，患者の不満に対して適切に対処することもできないだろう．

　一方，術者が退縮を予想でき，対処法として外科的な処置の必要性を説明しても，患者が外科的処置を受け入れない場合もある．そして歯頸部の露出の可能性を当初は納得していても，実際に歯頸部にマージンが露出してきて黒く見えると不満を訴えトラブルの原因となる．補綴物が真に永続性をもつためには，これらの問題の原因を十分認識し，解決しておく必要がある．ただしこの際，クラウンの適合がよく，カントゥアが適切であるという基本的な条件が満たされていなければならないことは当然である．

歯肉退縮を起こさないための基本条件

- クラウンの適合がよい
- クラウンのカントゥアが適切である

■ クラウン・マージン部の歯肉はなぜ退縮する

歯肉は理由なく退縮するわけではなく，退縮を起こすにはそれなりの原因がある．

歯肉退縮の要因と素因	
［要因］	［素因］
・誤ったブラッシング	・付着歯肉の不足
・プラークによる炎症	・歯牙の位置異常
・医原性因子	・頬舌側の薄い骨
・咬合性外傷	（裂開，開窓）

　ただし，これらの原因が存在しても必ずしも歯肉退縮を起こすわけではなく，いくつかの原因が重なって退縮を起こす場合が多いが，いずれにせよ退縮を起こすには，退縮を起こしやすい歯周組織の条件が根本的要因として存在する．たとえば，ブラッシングの方法が不適切であっても，骨が十分あり，付着歯肉も十分な量が存在すれば，必ずしもすぐに歯肉退縮を起こすものではない．逆に，いかにブラッシングを適切に行っていても，支持骨頂部の骨が非常に薄かったり，ほとんどなければ歯肉の退縮が起こる可能性が大きい．唇側中央部の歯槽骨が非常に薄いと思われる下顎前歯などで，ブラッシングによる傷やプラークによる炎症，あるいは歯肉の誤った圧排操作により，容易に歯肉退縮を起こすことはしばしば経験することであろう．

[歯肉退縮を起こしにくい
　歯周組織の条件づくり]

　最終補綴物作成に際しては，歯周組織の健康回復が基本条件である．そのため，スケーリング，ルート・プレーニングを徹底して行い，その後なお，深い歯周ポケットが存在したり，その他歯周組織に問題があれば，あるいはまた歯肉縁下カリエスが存在すれば，歯周外科処置を行うことによって補綴治療が可能な支台歯の環境づくりを行う．この際，ポケットをなくし，かつ付着歯肉の獲得を目的として，apically positioned flap 法，free gingival graft などを行うが，その結果，歯周組織は biologic width の原則[8]に基づき治癒する（図 3，4）．

図 3-1〜6　46歳，男性：全顎にわたる歯牙の動揺と歯肉からの出血，下顎臼歯部の排膿を訴えて来院．

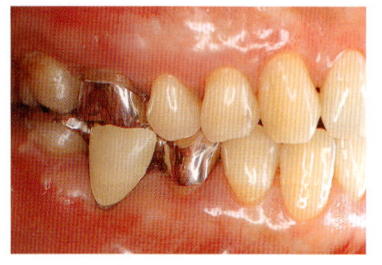

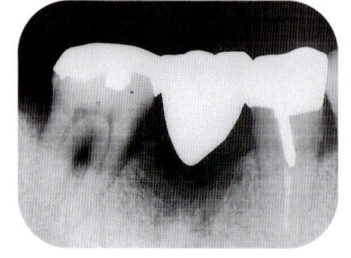

図 3-1　下顎右側ブリッジは動揺し，7| より排膿がみられる．

図 3-2　同部X線写真．

図 3-3　ブリッジを除去し，初期治療を行った．

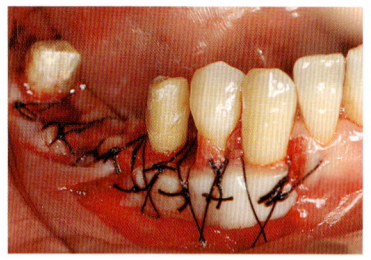

図 3-4　再評価検査の結果，7| は根分岐部病変2度，54| はポケット4〜5mmで，543| 部には角化歯肉がほとんどなかったため，7| は近心根を分割抜歯し，543| 部はfree gingival graftにより，ポケット除去と付着歯肉の獲得を行った．

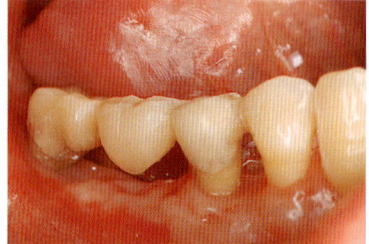

図 3-5　歯周外科1か月後．

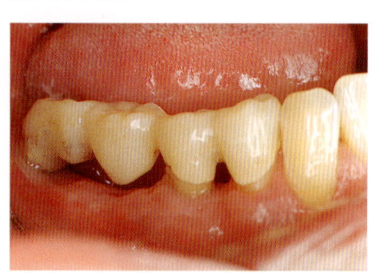

図 3-6　同3か月後．

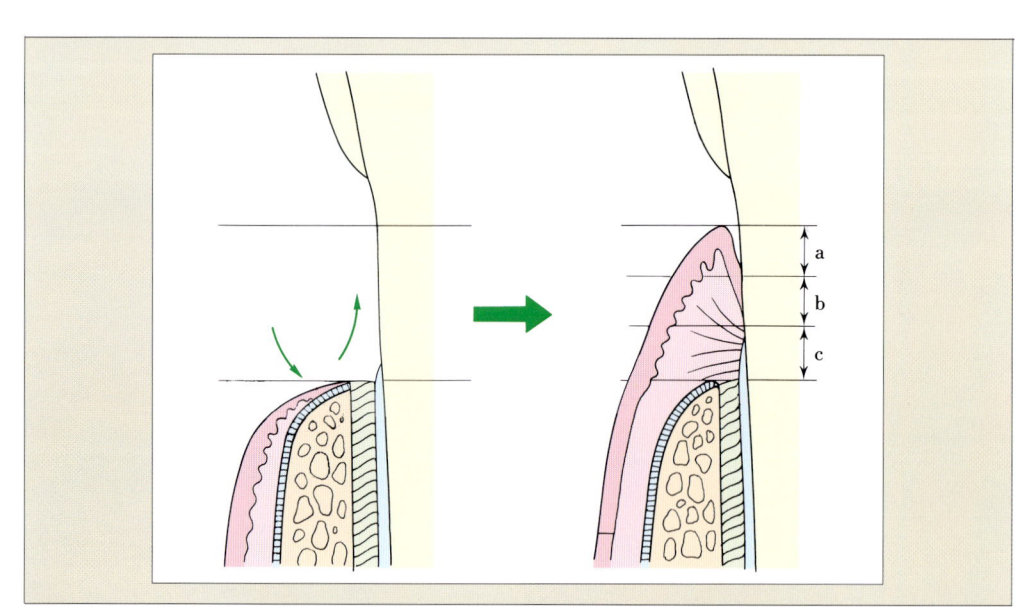

図 4　partial thickness を利用した apically positioned flap 法による歯周外科治療直後および治癒後の組織像．
　　a：サルカス，*b*：上皮付着，*c*：結合組織付着

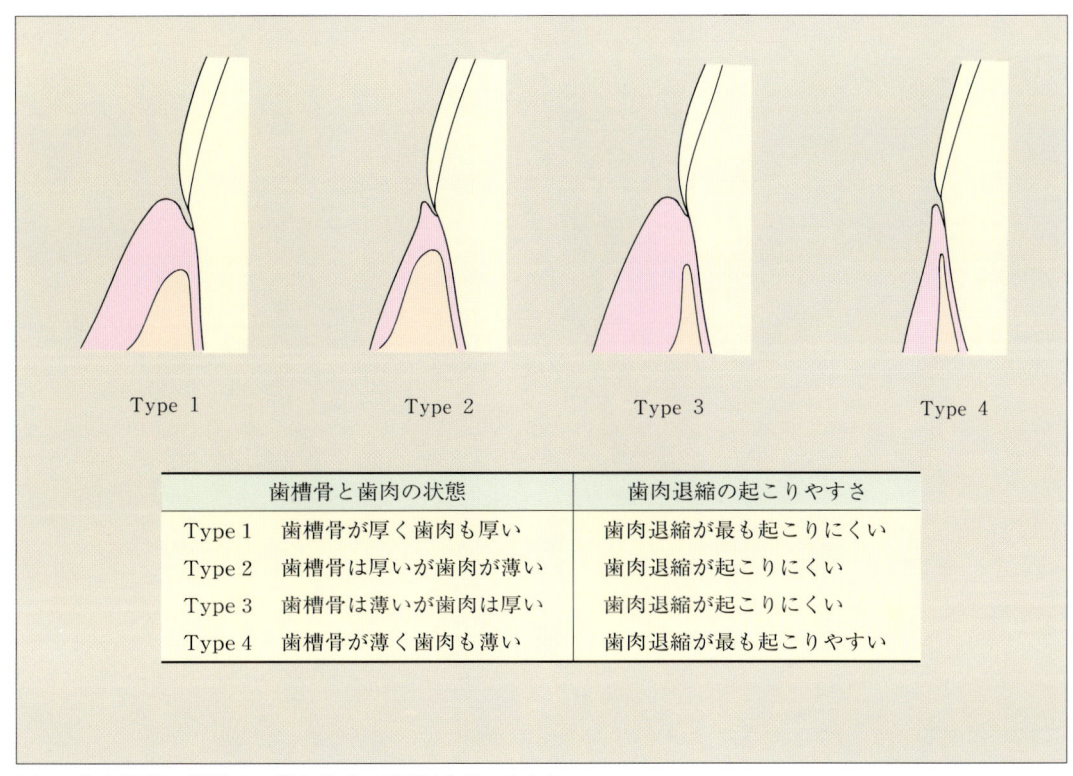

	歯槽骨と歯肉の状態	歯肉退縮の起こりやすさ
Type 1	歯槽骨が厚く歯肉も厚い	歯肉退縮が最も起こりにくい
Type 2	歯槽骨は厚いが歯肉が薄い	歯肉退縮が起こりにくい
Type 3	歯槽骨は薄いが歯肉は厚い	歯肉退縮が起こりにくい
Type 4	歯槽骨が薄く歯肉も薄い	歯肉退縮が最も起こりやすい

図5 歯肉退縮に関係する骨と歯肉の関係(文献12より).

　biologic width が獲得されれば，軟組織の付着は各個人にとって最小の幅となるため，歯肉縁の位置が変化しにくいと考えられているが，biologic width が確立されても，骨が薄いと骨吸収が起こる可能性はあり，もし骨が吸収すれば，歯肉縁の位置は変化する可能性がある．
　歯肉退縮に関係する歯槽骨と歯肉の関係について Maynard[12] は4タイプに分類し，歯槽骨，歯肉のどちらかが厚ければ歯肉の退縮は起こりにくいとしている(図5)．
　ただし，歯肉の厚みや歯槽骨の厚みの必要量に関しては絶対量というものはなく，歯肉退縮との関係も個人差があるため，この分類は大まかな目安にすぎないとは思うが，補綴物の永続性を期待するうえでは考慮しておきたい点である．そして歯周ポケットが残っていたり，長い上皮付着が存在するような状態で補綴物のマージンを歯肉縁下に設定しても，歯肉の退縮によるクラウン・マージンの露出が起こっていない症例もあるとは思うが，歯肉ならびに歯槽骨が厚ければ，歯肉の退縮が顕著でない場合もある．しかし骨に裏付けられた歯肉でない場合は，

歯肉縁の位置が変化する可能性があるということを，補綴物作製に際しては認識しておくことが大切であろう．

　以上のようなことから，補綴処置に先だってポケットを可能なかぎりなくし，正常なbiologic widthを得るとともに，骨に裏づけられた付着歯肉を獲得する処置を行い，歯周組織の安定を十分に待った後に，適合がよく，カントゥアが適正な補綴物を作製すれば——そして炎症の原因となるプラークをなくし，かつ過剰な外的刺激をなくすことによって——歯肉退縮を避けることが可能となる(図6)．

■補綴治療を行う際の技術的な要素とクラウン・マージンの露出との関係

　適切な歯周外科処置を行い，biologic widthが確保されていれば，形成や圧排によるわずかな外的刺激によって歯肉の位置が変化することはまずないと考えてよいが，歯周ポケットが残っていたり，長い上皮付着が存在する場合は，圧排操作や不用意な形成による歯肉の外傷により，歯肉縁の位置は変化する可能性がある．そこで，スケーリング，ルート・プレーニングは徹底して行ったとしても骨の位置の確認ができておらず，biologic widthの存在が明らかでない場合には，クラウン作製後の歯肉縁の位置変化を少しでも避けるため，印象は形成時と日を変え，再度歯肉縁の位置とクラウン・マージンの位置関係を確認したうえで行うほうがよい．

歯肉退縮を起こさないための注意点

——biologic widthの存在が不明確な場合——
- 圧排，形成により歯肉を傷つけない
- 印象は形成時とは日を変えて行う

　さらに，クラウン・マージンが露出する際に一般的にみられる現象は，唇側中央部が隣接部より露出しやすいということである．これは唇側中央部と近遠心部とでは，歯肉および歯槽骨の厚みが異なることにもよるが，形成時に唇側中央部は浅く，近遠心部は深く形成する傾向があることにもよる(図7)．とくに唇側中央部と隣接部の歯肉の高さの差が大きい場合には，この傾向が強い．

第4章●クラウン・マージンの位置

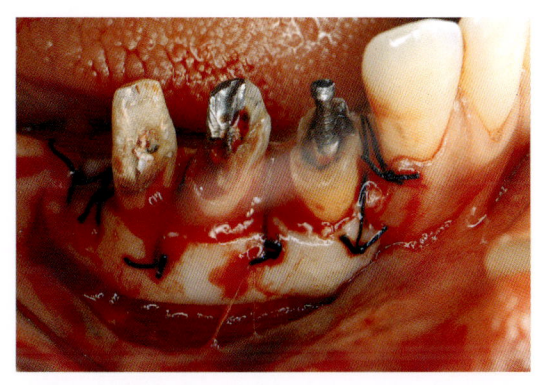

図6-1 補綴治療に先立ち，クラウン・マージン位置を考慮して骨外科処置を行い，biologic width の確立と付着歯肉獲得のためにfree gingival graft を行う．

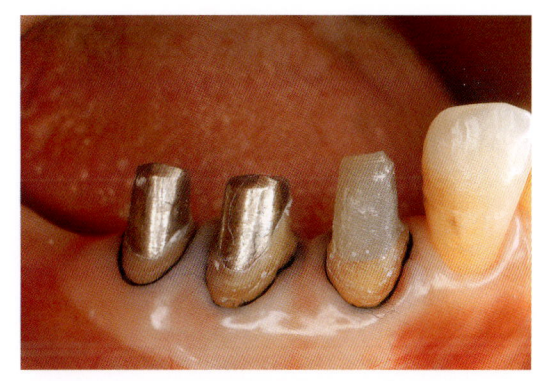

図6-2 約4か月後最終形成時に歯肉圧排を行うが，この時点でサルカスは0.7〜0.8mmで，ごく細い圧排コードがようやく入る程度である．

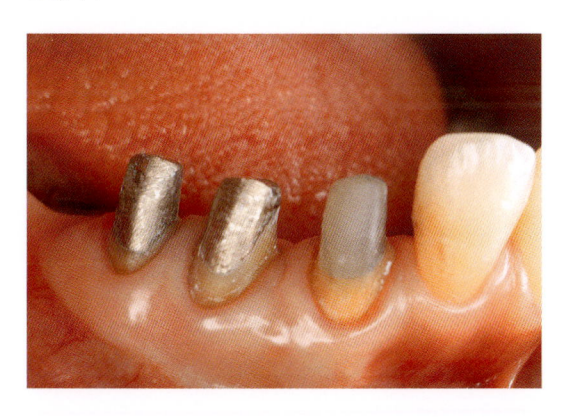

図6-3	図6-4
	図6-5

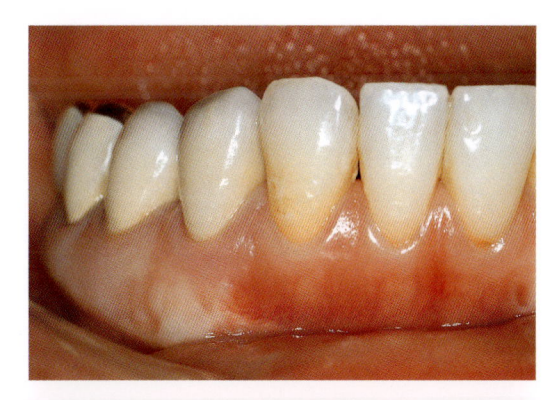

図6-3 圧排コード上で歯肉縁ぎりぎりの形成を行った後，コードを外した状態．クラウン・マージンはサルカス内になる．
図6-4 補綴物装着2年後：適合がよく，カントゥアの適切な補綴物を装着し，適切な清掃を行うよう指導する．
図6-5 補綴物装着12年後：骨に裏づけられた歯肉縁の位置は安定しており変化しにくい．

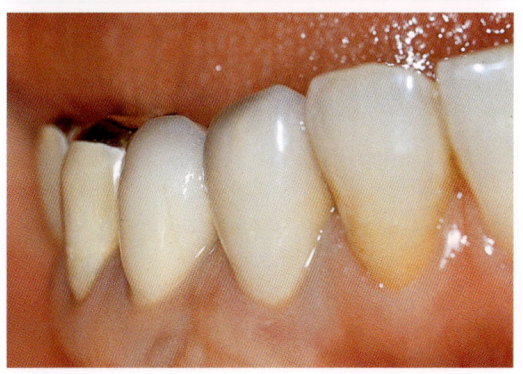

マージンの露出を避けるための注意

・支台歯全周にわたり形成の深さを均一にする

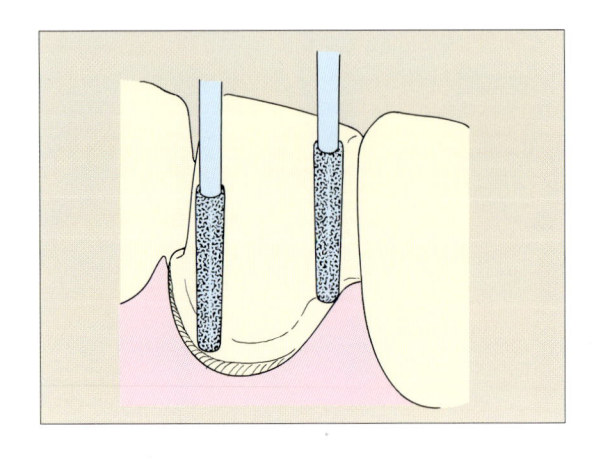

図7 形成時の注意：唇側中央部は形成が浅くなりやすい．

■クラウン・マージン部歯肉の発赤がなぜ消失しない

　クラウン・マージン周囲歯肉の炎症の原因にはプラーク，補綴物の適合不良，形態不良，外傷性咬合など種々の要因があるが，これらによる炎症は普通，補綴物の適合，形態を正しく回復し，咬合調整を行い，適切な清掃を行うことによって消失させることができる[13]．

> **歯肉の慢性炎症の要因(1)**
>
> - プラーク
> - 補綴物の不適合・形態不良
> - 外傷性咬合(咬頭嵌合位での早期接触，強いアンテリア・ガイダンスなど)

　しかし，これらの要因がさほど影響していないような状態でも発赤が消失しない場合がある．それはマージンの露出を警戒するあまりに歯肉縁下深く形成しすぎたときのように，補綴物のマージンが歯周軟組織の歯根面への付着部を侵害していれば，いくら適合がよく，咬合が適切でプラーク・コントロールがよくても炎症は消退しない．さらに，ポケット除去療法としてapically positioned flap法を利用し，biologic widthを得るべく処置を行っても(図8-a)，組織の治癒を十分に待たない間に最終補綴物のための形成を行い，しかもその時点の歯肉縁レベルより根尖側にマージンを設定してしまうと(図8-b)，軟組織の

図8 クラウン・マージン設定が不適切な場合．
a：apically positioned flap手術直後
b：組織の治癒を十分に待たずに形成した場合
c：組織の治癒を待っても，軟組織付着部まで形成した場合

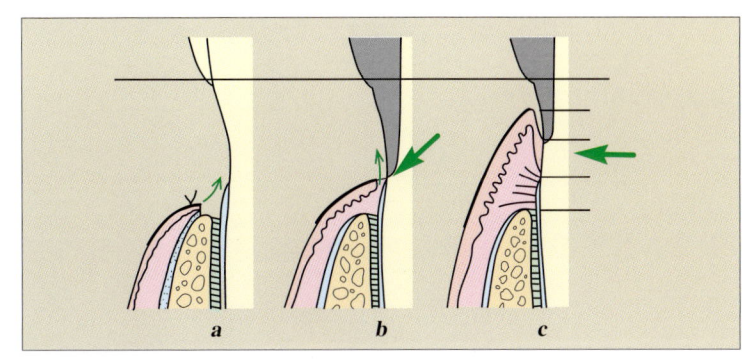

付着部位を侵害してしまう結果となる．そしてまたbiologic widthをいったん獲得しても，不注意な形成で上皮付着部，あるいは結合織付着部まで形成してしまえば（*図8-c*），軟組織の付着を侵害してしまうことになる．

歯肉の慢性炎症の要因（2）

- 補綴物のマージンが歯周軟組織の歯根面への付着部を侵害している

クラウン・マージンの位置設定に際しての大原則

　クラウン・マージンの位置設定を考えるとき，歯肉縁に対して上か下かということが問題となるが，その前にクラウン・マージンの設定に関しては大原則がある．すなわち，クラウン・マージンは健全歯質に設定するということ，そして清掃できる部位に設定するということである．

　クラウン・マージンを健全歯質に設定するということは当たり前の条件ではあるが，意外に満たされていない場合があるように思われる．失活した状態で長期経過している歯牙や，暫間クラウンがしばしば外れるような歯牙は，口腔内で象牙質が汚染されており，かつ，それが深部にまで進行している危険性がある．しかし，汚染された象牙質と健全歯質との見極めは難しく，残根状態に近い歯牙を支台歯として利用する場合など，どこまで歯質を削除すれば健全歯質になるか迷うことが多々ある．クラウン・マージンは健全歯質に設けるということを再度認識し，徹底して処置しておく必要がある．

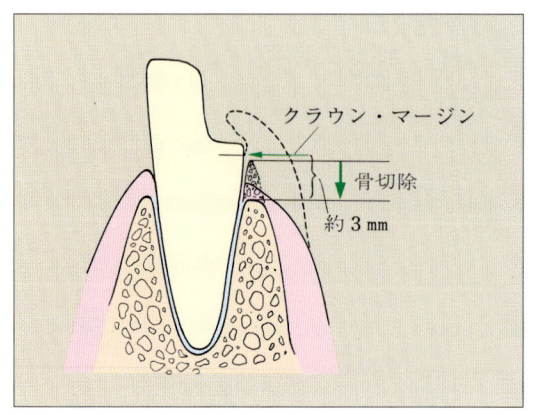

図9 縁下カリエス処置：健全歯質にクラウン・マージンを設定することを考慮し，その位置より約3mm離れた位置に骨頂がくるように骨調整する．

図 10-1～3 縁下カリエスの処置例．

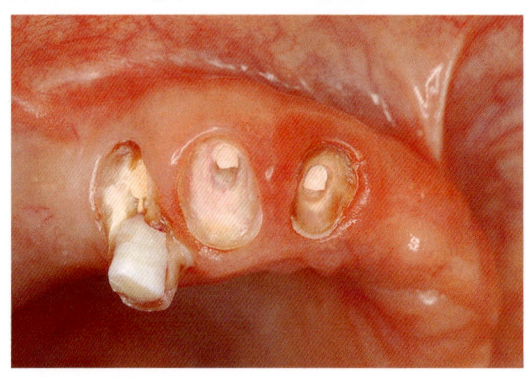

図 10-1 歯肉縁下に進行したカリエス：どの程度削除すれば健全歯質になるかは非常にわかりにくい．

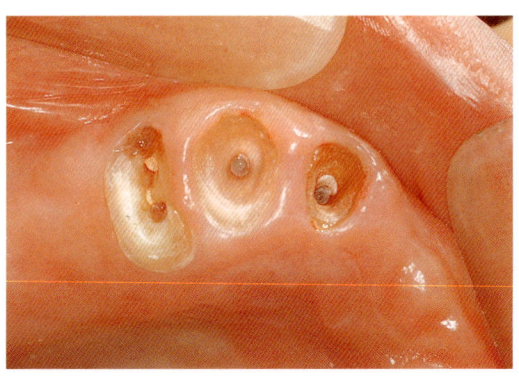

図 10-2 歯周外科処置前にカリエス検知液などを利用し，疑わしい歯質を除去しておく．

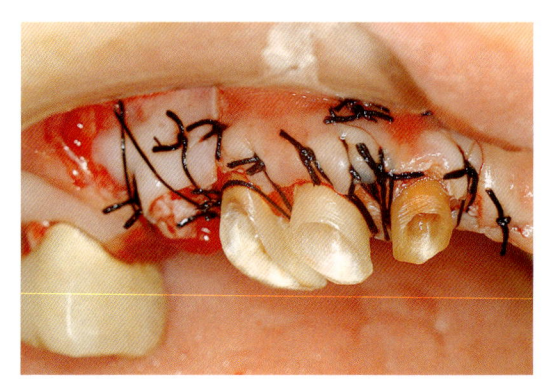

図 10-3 クラウン・マージンの位置が健全歯質になるよう，biologic widthを考慮して骨調整を行う．角化歯肉が少なければfree gingival graftなどを行う．

クラウン・マージン設定の大前提

- クラウン・マージンは健全歯質に設定する
- クラウン・マージンは清掃できる部位に設定する

　さらに，カリエスが深く歯肉縁下に及んでいる場合，その処置に際しては，biologic widthの回復を考慮し，かつクラウン・マージンは健全歯質に設定するという原則を守るべく，骨の処置を行わなければならない（図9，10）．歯肉縁下カリエス

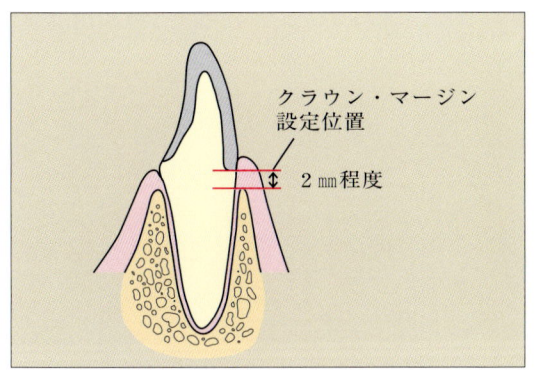

図11 骨処理が不十分であると，クラウン・マージンの位置が軟組織付着部になってしまう．

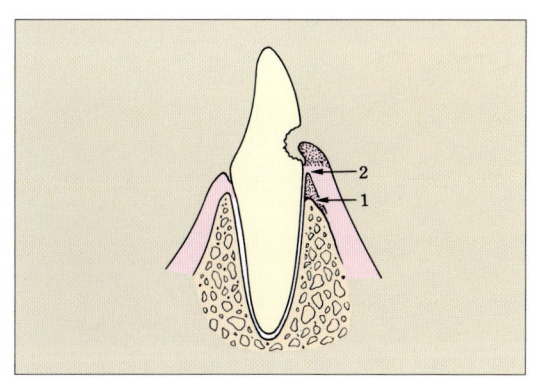

図12 カリエスと骨頂が近い場合（矢印2）．

処置に際しては前もってカリエス部を完全に除去し，健全歯質を出しておく必要がある．そのうえで，クラウン・マージンの位置を仮想し，その位置から約3mm根尖側に骨頂がくるように骨処理をしなければならない．骨処理が不十分であると，クラウン・マージンの位置が軟組織付着部になってしまう（図11）．また，骨頂の位置がカリエスの根尖側縁より離れており，軟組織の付着するスペースがあれば，歯肉切除でも対応できる場合もあるが（図12-矢印1），カリエスと骨頂が近い場合は，歯肉切除を行っても炎症はすぐ再発する可能性がある（図12-矢印2）．

クラウン・マージンの位置設定の基準

■ Biologic Width が確立されている場合

最終形成を行う時期に biologic width ができあがり，正常なサルカスが存在しておれば，その時点での歯肉縁を基準にマージンの位置設定を行えばよい．すなわち，歯肉縁下にマージンを設定する場合に，歯肉の退縮，あるいは歯肉の炎症を起こさないようにするためには，biologic width を獲得したうえで，マージンはサルカス内に設定し，上皮付着部を侵害しないようにすること[9-11]である（図13）．術者が上皮付着や歯肉線維を損傷しないかぎり，歯槽骨頂と歯肉縁の高さは根尖側へ移動することはないと考えられている[8]．

破壊された歯周組織を補綴物装着が可能な状態に回復させる

ためには，支台歯根面の適切なデブライドメントを行った後，なお残存する歯周組織の問題があれば，歯周外科治療により，個人にとって最小幅の biologic width を得るべく処理をすることが原則となる．そして，歯周外科後4〜5か月程度治癒を待って，歯肉縁より0.3〜0.4mm根尖側にマージンを設定すると，後々歯肉の退縮によるマージンの露出の可能性が少なくなる[14]と同時に，正しい清掃を行えばプラークを減少させることができ，歯肉の炎症を防ぐことができる[15,16]．

ただし，歯槽骨は加齢変化として，成長期以降から毎年0.061mmずつ水平的に吸収し，歯肉縁および上皮付着の位置も毎年それぞれ0.056mm，0.062mmずつ根尖側へ近づくという報告[17]もあり，歯肉は恒久的に一定の位置には留まらないかもしれないが，biologic width を得ると同時に適量の骨と歯肉

歯肉の退縮，炎症を起こさないようにするためには

1. biologic width を獲得する
2. 可能なかぎり厚い骨，歯肉を獲得する
3. マージンはサルカス内とし，上皮付着部，結合組織性付着部を侵害しない
4. クラウンの適合性を高め，かつ，適切なカントゥアを与える
5. 適切な咬合を与える
6. 正しい清掃を行う

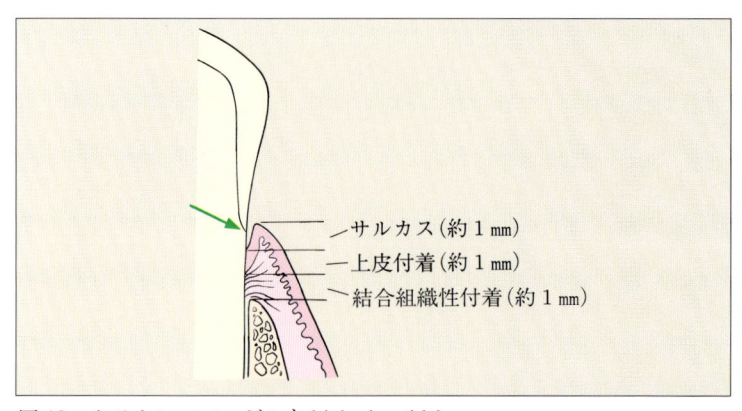

図13　クラウン・マージンと biologic width．
　クラウン・マージンは骨頂から約2.5〜3 mm は離れている必要がある．
　クラウン・マージンは軟組織の付着領域を侵してはならない．

を獲得するように努めることによって，歯肉の退縮を極力抑えることができるようになるであろう．

クラウン・マージンの位置を規定する言葉	
歯肉縁上マージン	○
歯肉縁下マージン	×
サルカス内マージン	○

■ Biologic Width の存在が確認されていない場合

　補綴治療に際しては健全な歯周組織の回復が必要ではあるが，日常の臨床においては必ずしも徹底した歯周治療のもとに補綴治療が行えるとは限らず，妥協的な処置を行わざるを得ない場合もある．また，補綴治療のために必ずしも歯周外科処置によって骨の位置や形態を確認できるわけでもないため，歯槽骨頂の位置や上皮付着の幅は推察のもとに補綴治療を進めなければならない場合もある．しかし少なくとも，歯周初期治療は可能なかぎり徹底して行う．そのうえでわれわれは，補綴治療にかかる部位のプロービング値とX線所見から3タイプに分けて補綴処置方針ならびにマージンの位置設定の判断を行っている．

1．プロービング値が2mm程度で，X線所見が正常な場合（図14-1）

　顎骨全体にわたり歯槽骨の吸収が少なく，歯肉も比較的健康な場合，補綴すべき歯牙をも含めた残存歯のスケーリング，ルート・プレーニング後に補綴治療にかかる．X線所見からはあくまで歯間部歯槽骨しか判断できないが，全顎的な傾向から考えて問題がないと判断し，その時点でのサルカスの1/2の深さ，あるいは，歯肉縁より約0.5mm根尖側にクラウン・マージンの位置を設定する．

2．プロービング値が3〜4mm程度で，X線所見で多少骨吸収が認められる場合（図14-2）

　歯間部歯槽骨にやや骨吸収がうかがわれる場合，歯牙唇面部ないし舌面部歯頸部歯槽骨は吸収され始めていると考えざるを得ない．そしてその程度は不明であり，骨の幅もつかめないため，何らかの刺激が加われば骨吸収が進んだり，歯肉の退縮を起こす可能性があると考えておいたほうが無難であろう．このよう

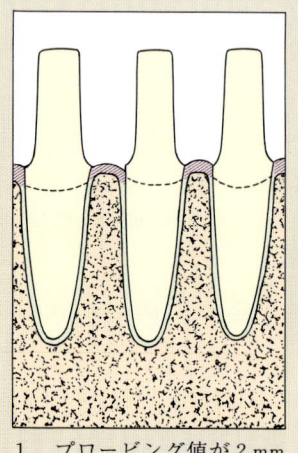

1. プロービング値が2mm程度でX線所見が正常な場合.

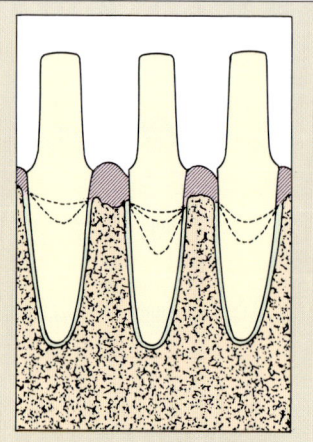

2. プロービング値が3〜4mm程度でX線所見で骨吸収がやや窺われる場合. 唇側歯槽骨の吸収の程度, 骨の幅は不明である.

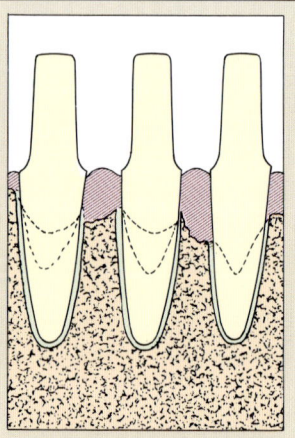

3. プロービング値が4mm以上でX線所見で骨吸収が明らかな場合.

	プロービング値	X線所見	クラウン・マージンの位置
1	2mm程度	正常	サルカスの1/2 or 縁下約0.5mm
2	3〜4mm程度	骨吸収がやや窺われる	縁下約0.5〜1.0mm 補綴の範囲が大きくなる場合はとくに要注意
3	4mm以上	骨吸収が明らか	この時点での補綴治療は避ける

図 **14**

1. ENAPで処理した場合

2. modified Widman法で処理した場合

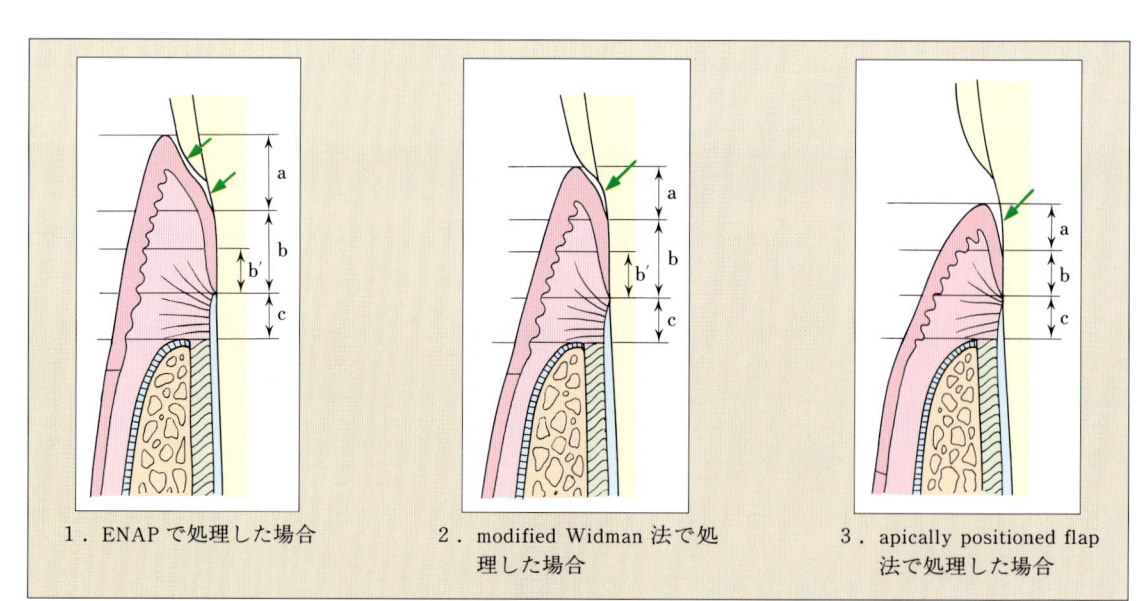

3. apically positioned flap法で処理した場合

図 **15** 歯肉縁と修復物マージン位置(矢印)との関係.
a：サルカス, b・b'：上皮付着, c：結合組織性付着

な状態では，補綴治療に際して，より確実性を望むのであれば歯周外科処置をしなければならないため，このままの状態であればブリッジの支台歯としては避けたほうがよいと考える．単冠の場合でもできればより確実な方法を選択したいが，歯肉縁の位置は変わる可能性があることを考慮したうえで，歯肉縁下約0.5〜1.0mmにクラウン・マージンを設定する．

3．プロービング値が4mm以上で，X線所見で骨吸収が明らかな場合(図 14-3)

この状態は補綴治療にかかれる支台歯の条件が整っていないため，このままでの補綴治療は避けなければならない．

歯周外科を行わずスケーリング，ルート・プレーニングのみで対処した場合，あるいは歯周外科処置を ENAP, modified Widman 法で行った場合，個人の最小幅の付着にはならず，長い上皮付着と，比較的深めのサルカスが存在する結果となる(図 15)．そのため補綴処置を行う時点での歯肉が一見健康で，歯肉縁の位置が安定しているようにみえても，その位置の安定性は保証し難く，将来マージンが露出する危険性をもっていることを理解しておく必要がある(図 16)．

■隣在歯の歯頸ラインに調和したクラウン・マージンの位置とは

審美的に配列している天然歯列においては，歯頸ラインは前歯部間ならびに前歯部から犬歯，小臼歯部へと一連の流れがある．この流れに調和しないクラウン・マージンの設定は違和感があるため，審美性が要求されるこれらの部位においては，クラウン作製に際しても，隣在歯の歯頸ラインに調和したマージンラインの位置設定を心がけなければならない．もし，歯頸ラインに乱れがある場合には，補綴治療に先立ち歯頸ラインを整えるべく，処置する必要がある(図 17, 18)．この点に関する詳細は別の項で触れたい．

> **審美性が要求される部位における**
> **クラウン・マージンの位置設定のために**
>
> 隣在歯の歯頸ラインに調和したクラウン・マージンの位置設定ができるように，歯周組織を処理する必要がある

図 *16* 歯肉退縮例

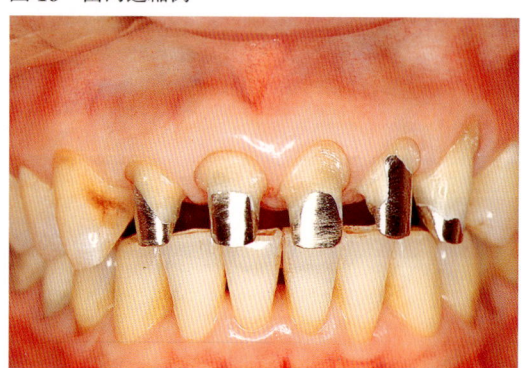

図 **16-1** 最終補綴物装着直前の歯肉の状態：スケーリング，ルート・プレーニングを徹底した結果，ポケット測定値は1mm程度となり，付着歯肉もある程度存在した．しかしbiologic widthの存在を確認していないため，形成，印象を日を変えて行うなど歯肉の退縮を避けるべく注意した．

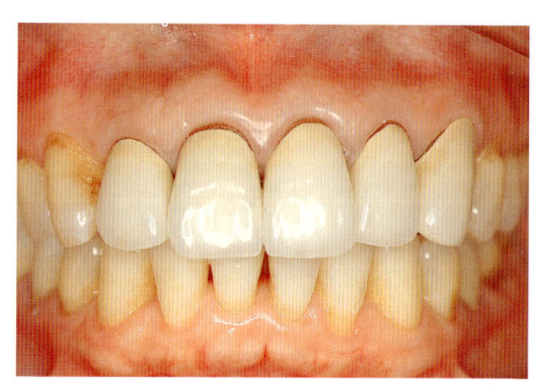

図 **16-2** 補綴物装着後2年：歯肉退縮により補綴物マージンが露出した．

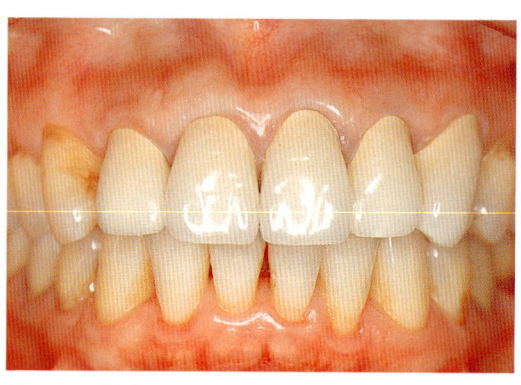

図 **16-3** 再度スケーリング，ルート・プレーニングを行い，形成，印象後補綴物を再製した．
歯周外科処置は行っておらず，biologic widthの確認はできていない．

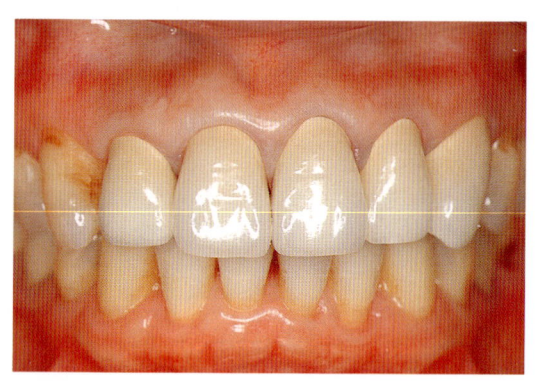

図 **16-4** 1年後：歯肉縁の位置は変化していないようにみえる．

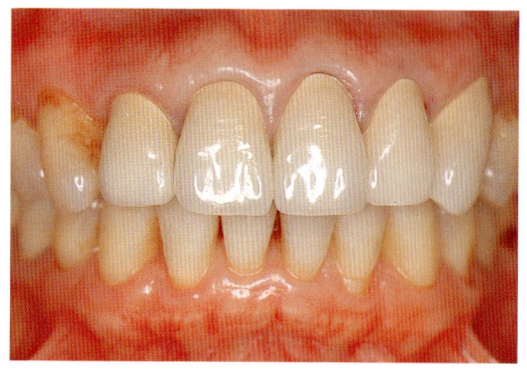

図 **16-5** 2年後：1̠ 唇側中央部に一部マージンの露出がみられる．

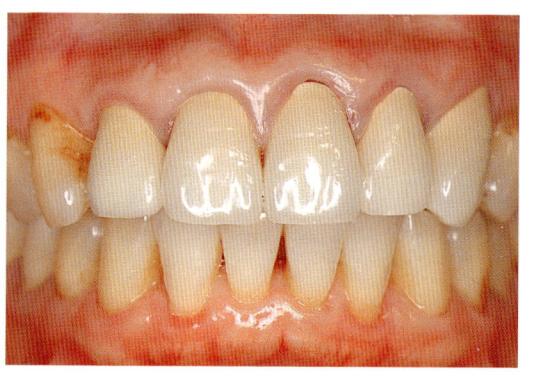

図 **16-6** 3年後：今回来院時はプラーク・コントロールが不十分であり，1̠ 唇側中央部のマージンの露出が顕著になりつつある．

第4章●クラウン・マージンの位置

図 17-1	
図 17-2	図 17-3

図 17-1 歯頸ラインの調和していない補綴物は審美的に問題となる.
図 17-2,3 反対側同名歯の歯頸ラインを参考に切開線をきめ，フラップ処理をする.

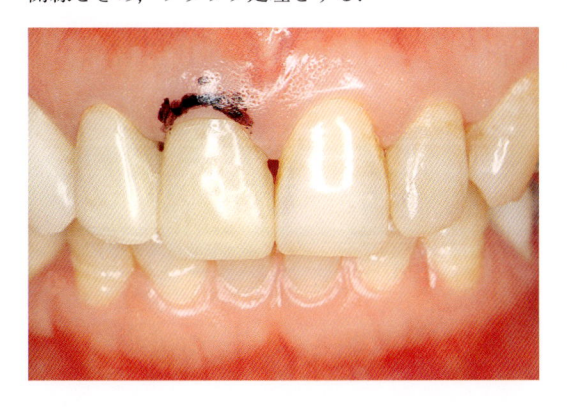

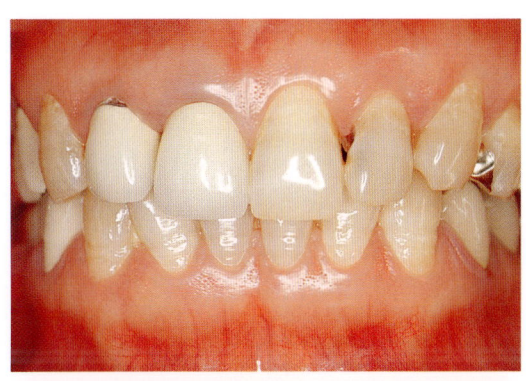

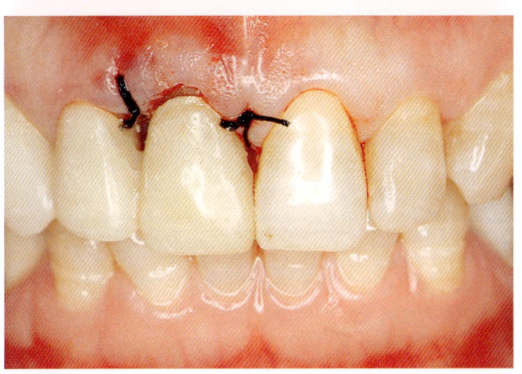

図 18 広範囲にわたる補綴物の場合，歯頸ラインの流れを考慮したマージンの設定が必要である.

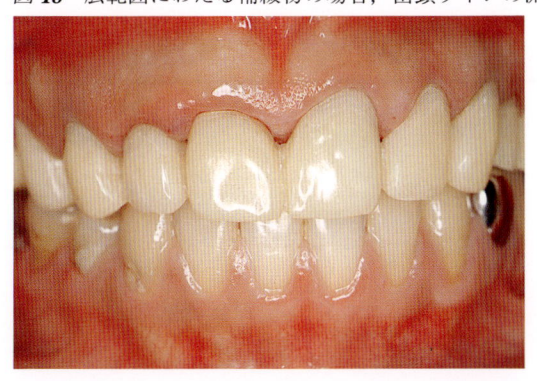

図 18-1	図 18-2
	図 18-3

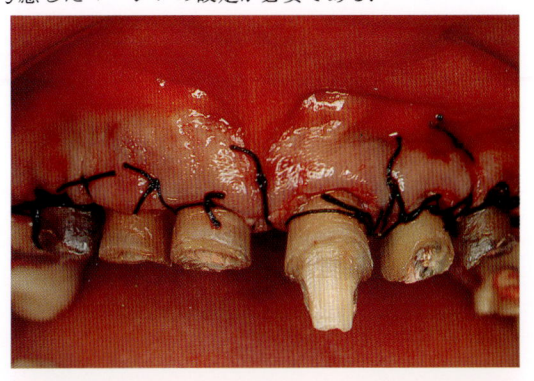

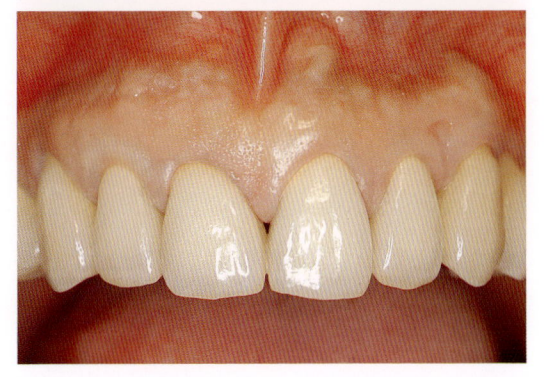

図 18-1 プロビジョナル・レストレーションを装着し初期治療を開始したが，現状の歯頸ラインは左右不均衡である.
図 18-2 縁下カリエス処置を行ったが，歯頸ラインの調和を図るべくフラップを処理，縫合した.
図 18-3 最終補綴物のマージンラインが自然な流れになり，審美的に満足いくものになっている.

105

おわりに

　補綴治療が可能な歯周環境が整えられていれば，サルカスは浅く，出血，炎症性滲出液はほとんどない．そのため，たとえサルカス内にマージンを設定しても，明確なマージンラインの形成，正確な印象が可能となる．それに伴い正確な作業模型が作製でき，精密技工を遂行することによって，適合のよいクラウンが作製できる．そのうえで適切な清掃が行われていれば，歯肉の退縮や炎症はそれほど頻繁に起こるものではない．しかし残念ながら現時点での一般的な臨床結果をみると，患者の満足を得られていない場合があまりにも多いように思われる．

　Biologic width の確立は補綴治療にとっては理想ではあるが，日常臨床においてはすべての症例に対し必ずしも可能ではなく，症例に応じた対応が要求される．しかしその際にも，支台歯周囲組織の状況を十分把握し，歯肉退縮，歯肉の炎症が可能なかぎり起こりにくい条件を考慮し，かつ患者に状況説明を適切に行うことによって，歯肉の退縮が予期せぬ出来事にならないようにしたいものである．

参考文献

1. Goldstein R：Esthetics in dentistry. P. 338, JB Lippincott Co, Philadelphia, 1976.
2. Newcomb GM：The relationship between the location of sublingual crown margins and gingival inflammation. J Periodontol, 45：151, 1974.
3. Silness J：Periodontal conditions in patients treated with dental bridges Ⅱ. The influence of full and partial crowns on plaque accumulation, development of gingivitis and pocket formation. J Periodont Res, 5：219, 1970.
4. Silness J：Fixed prosthdontics and periodontal health. Dent Clin North Am, 24(2), 1980.
5. Waerhaug J：Tissue reactions around artificial crowns. J Periodontol, 54：172, 1983.
6. Felton IA, Kanoy BE, Bayne SC and Wirthman GP：Effect of in vivo crown margin discrepancies on periodontal health. J Prosthet Dent, 65(3)：357, 1991.
7. Ferencz JL：Maintaining and enhancing gingival architecture in fixed prosthodontics. J Prosthet Dent, 65(5)：650, 1991.
8. Nevins M & Skurow HM：The Intracrevicular Restorative Margine, the Biologic Width, and the Maintenance of the Gingival Margin. Int J Periodontol Rest Dent, 4(3)：31, 1984.
9. Dragoo MR & Wiliams GB：Periodontal Tissue Reactions to Restorative Procedures. Int J Periodontol Rest Dent, 1(1)：9, 1981.
10. Wilson RD & Maynard G：Intracrevicular Restorative Dentistry. Int J Periodontol Rest Dent, 1(4)：35, 1981.
11. Ross SE & Garguilo A：The Surgical Management of the Restorative Alveolar Interface. Int J Periodontol Rest Dent, 2(3)：9, 1982.
12. Maynard JG：Mucogingival considerations for the adolescent patient. in Periodontal therapy：Clinical approaches and evidence of success/edited by Nevins M, Mellonig JT, 292, Quintessence pub Co, 1998.
13. Gargiulo AW, Wentz FM & Orban B：Dimensions and Relations of the dentogingival junction in humans. J Periodontol, 32：261, 1961.
14. 中村公雄，小野善弘，松井徳雄，佐々木猛：ポケット除去を目的とした歯周外科処置（APF等）後の補綴物辺縁歯肉の位置．ザ・クインテッセンス，25(2)：68, 2006.
15. Sorenden JA：Gingival enhancement in fixed prosthodontics. Part 1：Clinical findings. J Prosthet Dent, 65(1)：100, 1991.
16. Flemming TF, Sorensen JA, Newman MG：Gingival enhancement in fixed prosthodontics. Part 2：Microbiologic findings. J Proshet Dent, 65(3)：365, 1991.
17. 李　載仁：下顎の老化に関する病理組織学的研究．九州歯学誌，32(5)：564, 1979.

第5章

クラウンの形成

はじめに

　歯冠補綴治療といえば支台歯形成をすぐにイメージするほど，歯を削るということは日常的な歯科治療行為となっている．そして，時間をかけて多くの歯質を削り，大がかりな補綴物を装着することが，あたかも熱意のこもった治療を行っているような錯覚に陥っている場合さえある．
　しかし，補綴物は所詮人工物であり，生物学的，物理的性質などの諸性質が天然歯とは異なる代替物であること，切削部を人工物で被覆する際には接合部ができ，一般的にはその接合部にセメント層を介在させざるを得ないということ，そしてこのセメント層の介在が天然歯と最も異なるところだということを再認識すべきである．さらに補綴物作製に際して要求される清掃性，審美性などは，歯を削る作業と密に関連していることも再認識する必要がある．清掃性や補綴物の強度，維持力に対しては，支台歯の形態，補綴物辺縁の適合度ならびに形態が，また，審美性に対しては，辺縁の位置，色調，形態が重要な要素であるが，それらをコントロールするために，支台歯形成の占める役割は大きい．

クラウンの支台歯形成における留意点

適合を高めるための形成のポイント

　補綴治療において必要とされる条件は数多くあるが，そのなかで最も基本的なものの一つは削った部分は確実にカバーすること，すなわち適合のよい補綴物を作製し，装着することである．

> **補綴治療の基本原則**
>
> 削った部分を確実にカバーする
> ——適合を高める——

　適合性に影響すると考えられる要素は多く存在する[1]．そのなかで支台歯形成に関連すると考えられるものをあげると表1のようになる．

表1　適合性に影響する支台歯の要素

・形成面軸角度	・辺縁の位置
・形成面の粗さ	・辺縁の形態
・支台歯間角度	・歯冠長

■形成の原則(1)

　形成面軸角度は基本的には6°～8°にする．

　軸角度は大きいほうがセメントが流出しやすく，適合性に対しては有利であり，10°以上がよいとされている[1,2]．一方，維持力からいえば逆に小さいほうが有利であり，2°～5°が最適角度とされている[3]．そのため臨床的には，適合性と維持力というお互いに相反する要素を考え，5°～7°[4]あるいは6°～8°が推奨されている[3,5,6] (図1,2)．また維持力とテーパーとの関係に関しては，Rosenstielが理論的に数式化している[7]．多くのメーカーで製作・販売されているダイヤモンドバーの切削軸面傾斜角は6°のものが多く（図3），バーの中心軸が常に歯軸に平行になるように移動させながら歯面を切削すれば，支台歯表面が

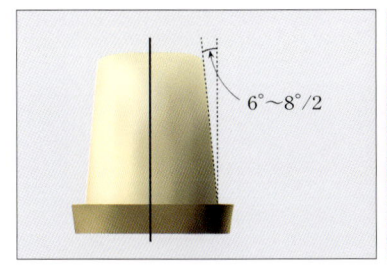

図1 支台歯の形成面軸角度は6°〜8°が好ましい．

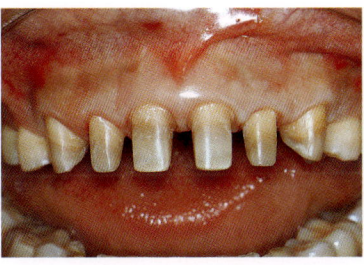

図2 各支台歯ともほぼ6°〜8°の傾斜になるように形成した．

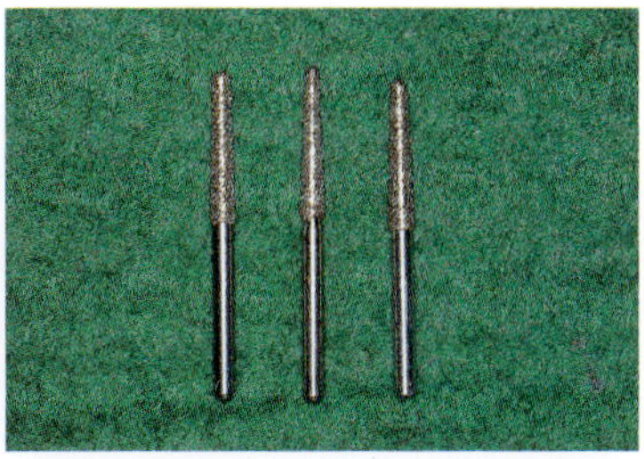

図3 形成用のダイヤモンドバー．左からJIADS形成用バー；No.1，松風；101L，GC；AR2．

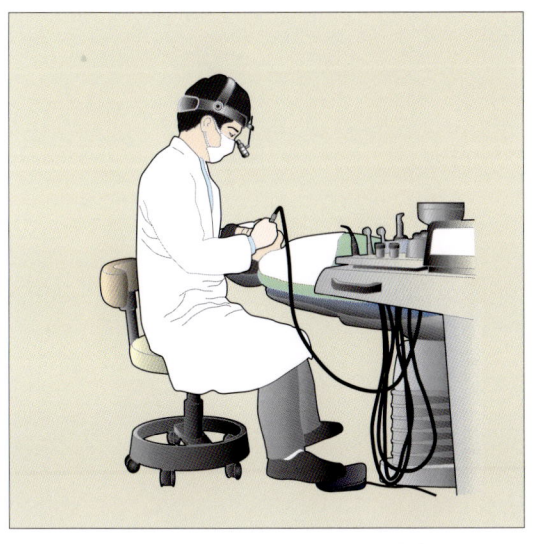

図4 正確な支台歯形成のためには，術者は正しい姿勢で．

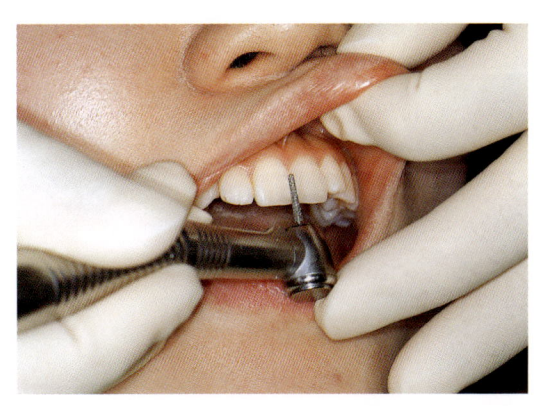

図5 親指から3指でハンドピースをしっかり把持し，薬指で固定源を求める．残りの指で口唇を広げ，水の拡散を防ぐ．バーの方向性の確認のために，ハンドピースのヘッドの上面（バーの方向に垂直）の見えかたなどを参考にするとよい．

軸角度6°になるように形成できるはずである．

しかしながら，バーの垂直的な動きをコントロールしつつバーの先端が支台歯の辺縁部を的確に切削し，しかも同時にバーを正確に平行移動させながら唇舌側および近遠心側を削除することは，それほど容易な作業ではない．このような困難な作業を確実に遂行するためには，術者の姿勢，患者との位置関係（図4），タービンやマイクロモーターなどの切削器具の扱いかた（手指による正確な操作，図5）などの基本がしっかりしていないと目的は達成しにくい．

■形成の原則(2)

支台歯表面は滑沢に仕上げる．

　形成面の粗さの違いは適合性に大きく影響する．滑沢な表面の支台歯を印象して得られた作業模型上で作製されたクラウンは，もとの支台歯に良好に適合しやすいが，粗糙な表面の支台歯を印象して得られた作業模型上で作製されたクラウンは，もとの支台歯に対して不適合となりやすく，歯頸部に大きな間隙が認められる場合が多い(図6)．

　このように形成面の粗さがクラウンの適合性を大きく左右する以上，印象前の最終形成の際には必ず支台歯表面を滑沢に仕上げしなければならない．ただし，鏡面研磨の必要はなく，とくに歯髄刺激に対して注意をしなければならない．具体的には25～30万回転のタービンでダイヤモンドバーにより形成した後，マイクロモーターを使用して12～15万回転でファインのダイヤモンドバーで中仕上げした後，エンジンでシリコンポイントを使って適度の最終仕上げ研磨をする(図7)．

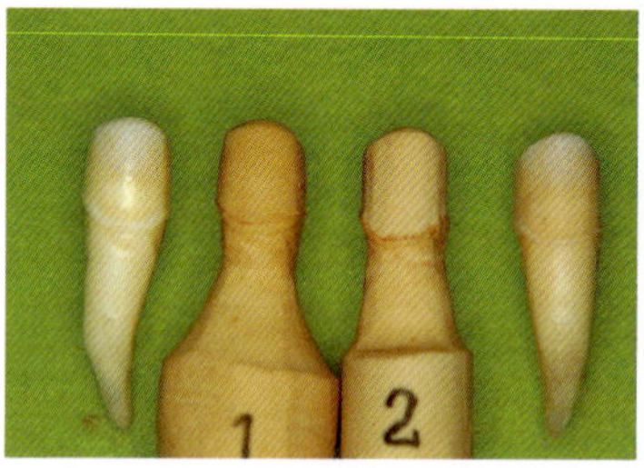

図6-1　ヒト抜去歯を支台歯形成した．1は仕上げ研磨まで行い，2はダイヤモンドバーのみで形成し，それぞれチオコールラバー印象し，歯型を作製した．

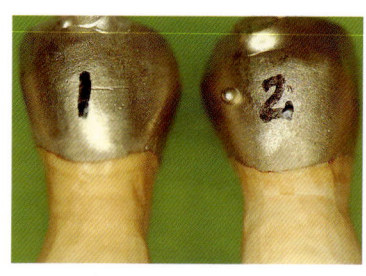

図6-2　各歯型でクラウンをワックスアップ，鋳造し，もとの歯型に戻した．いずれも良好な適合を示した．

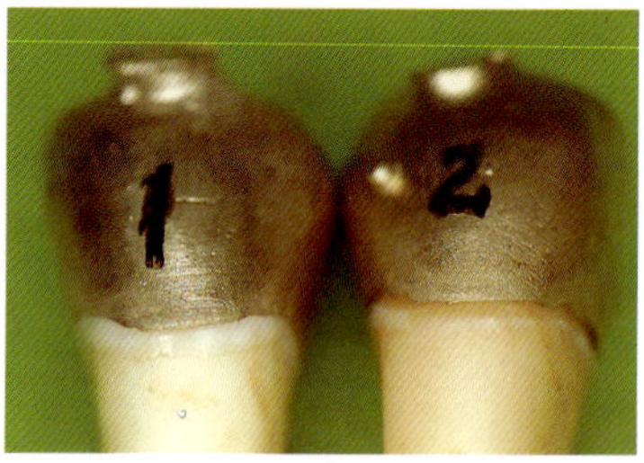

図6-3　各クラウンを形成歯牙に戻した．1は良好に適合したが，2は適合せず，かなりの浮き上がりが認められた．

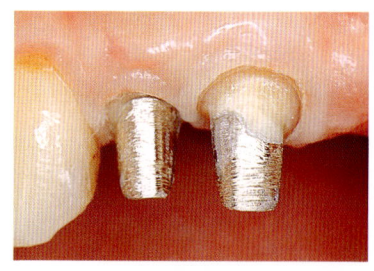

図7-1　タービンを使用して，ダイヤモンドバーで形成した支台歯表面．

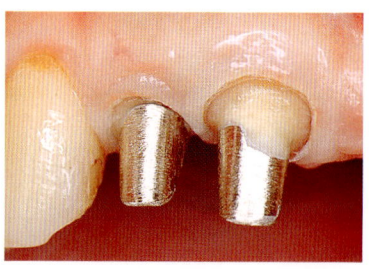

図7-2　マイクロモーターを使用し，ファインのダイヤモンドバーで中仕上げした支台歯表面．

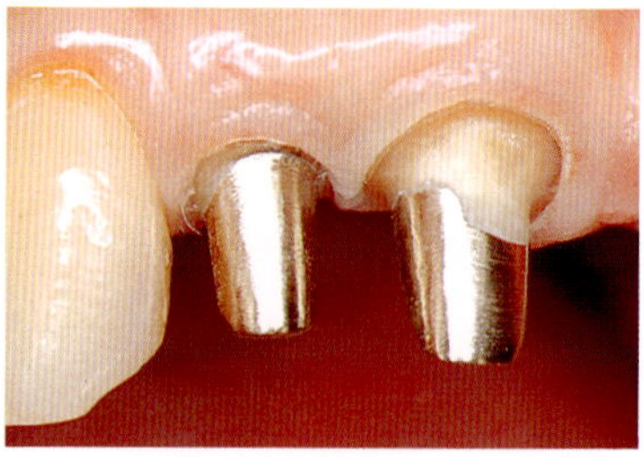

図7-3　エンジンを使用し，シリコンポイントで最終仕上げ形成した支台歯表面．

■形成の原則（3）

支台歯間角度は平行性が求められる歯群の両端の支台歯の遠心面の平行性にとくに注意する．

支台歯間角度は複数支台歯を対象とするブリッジや連結冠の場合に問題となる．1歯の支台歯の場合には，歯軸を中心とした軸面相互のなす軸角度が問題となるが，複数支台歯の場合はおのおのの支台歯のもつ4面それぞれが他のすべての支台歯の各4面となす軸角度が全体の適合性に対して関連をもつ．それら相互のなす軸角度がすべて6°以上であればとくに問題はないが，6°以下の関係が出現すれば適合性（セメント流出抵抗）に問題が生じる．たとえば，左右の犬歯間の連結冠の場合，左右の犬歯の遠心面間のなす軸角度が6°以下になったり，あるいはアンダーカットをつくるような可能性が実際には多く，肉眼的にも確認が難しいため，とくに注意が必要である．

■形成の原則（4）

辺縁形態はシャンファータイプないしラウンディッド・ショルダータイプにし，辺縁はスムーズに仕上げる．

辺縁形態はフェザーエッジ，ナイフエッジ，シャンファー，ショルダー，ベベルドショルダーなどの形態があるが，マージンラインの明確さ，印象の精度，作製過程および装着後に必要な補綴物の強度あるいは審美性などを総合的に考慮し，フルキャストクラウンはシャンファータイプに，金属焼付ポーセレン・クラウンなどの前装冠あるいはオールセラミック・クラウンはラウンディッド・ショルダータイプにする（図 *8*）．この両者の主な違いは辺縁の削除量すなわち，クラウン・マージンの厚みである（図 *9*）．シャンファー形態はセメントの流出抵抗が少なく，適合性に有利であり，ある程度の歯冠長があれば維持力も問題ない．そしてフルキャストクラウンの場合，辺縁の厚みは0.3～0.5mmあれば強度的にも問題ないと考えられている[1]（図 *9-a*）．

一方，ラウンディッド・ショルダー形態はショルダー部が抵抗形態となり，かつ前装のための十分な厚みを確保しており（0.8～1.2mm），最外側のシャープなバットジョイントのマージンが形成限界を明瞭にし（図 *9-b*），かつ内側のラウンド部があるため印象から模型作製，ワックスパターン作製を通じてよりよい精度を保つことができる．

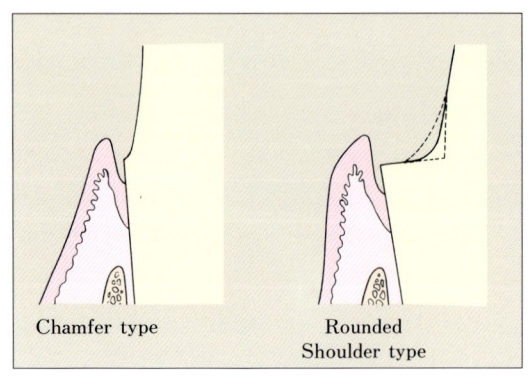

図8 シャンファータイプとラウンディッド・ショルダータイプの辺縁形態断面図.

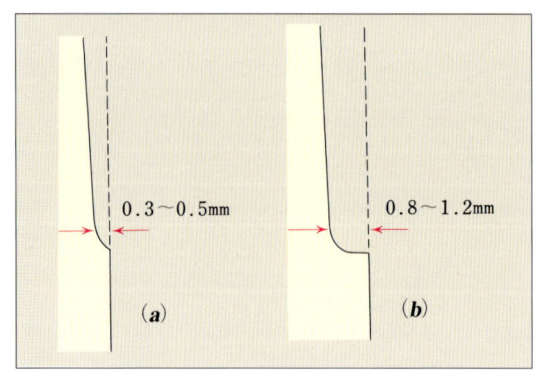

図9 シャンファータイプ(**a**)とラウンディッド・ショルダータイプ(**b**)の辺縁部の形態と寸法(厚み)の違い.

■形成の原則(5)

削除量は必要最小限にとどめる.

歯質を削除することは生体に対する外科的な侵襲であり,さらには軟組織や骨と違って自然治療が起らない不可逆的な処置

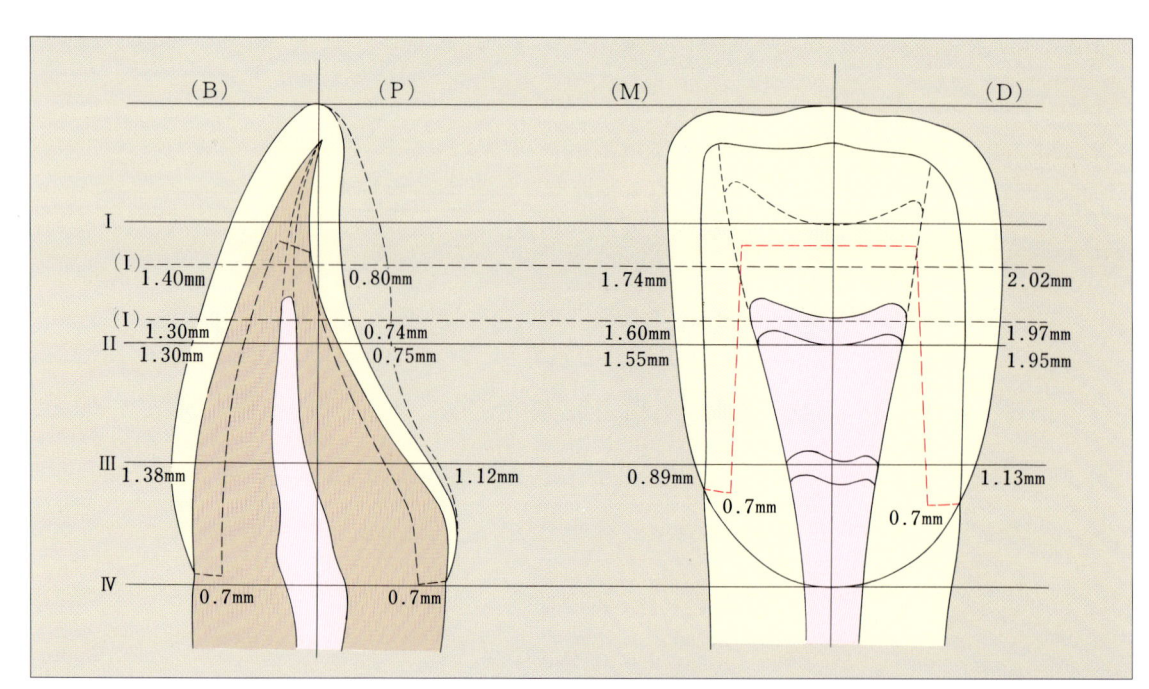

図10 上顎中切歯の全部被覆冠形成における削除量と歯髄との位置関係.隣接面中央部にて歯髄髄角部が最も近接している.

(文献9より引用)

112

第5章 ● クラウンの形成

であるため慎重に臨まなければならない．そして必要最小限の削除量にとどめることが重要である．とくに生活歯の場合は，できるかぎり歯髄の保護を考えなければならないため，削りすぎによる露髄や歯髄近接，あるいは切削時の摩擦熱による歯髄炎や歯髄の壊死などの問題を考慮する必要がある[8]．

削りすぎを防止するためには天然歯の解剖，主として歯髄の位置・大きさを再確認しておく必要がある[9]（図10）．とくに，歯種別にエナメル質表面から最も歯髄が近接している部位を確認しておくことは，露髄の危険性を回避するために重要である．そのうえで補綴物に応じた削除量を確保するため，径のわかったダイヤモンドバーを使ってデプスガイドグルーブを付与し，そのグルーブを目安にしながら歯面削除を行っていく（図11, 12）．

■基本的な形成の手順

図 11-1, 2　われわれが使用している支台歯形成用JIADSバーセット．

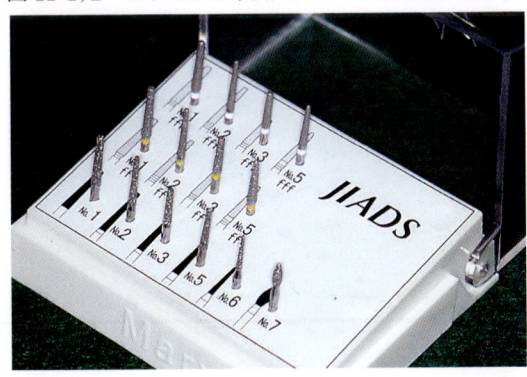

図 11-1　No.1〜No.3：ラウンディッド・ショルダー形成用，No.4〜No.5：シャンファー形成用，No.6：隣接面カット用（とくに近接歯），No.7：前歯舌側面削除用（ffはダブルファインカット，fffはトリプルファインカット）．No.4はff, fffのみあり（別売）．

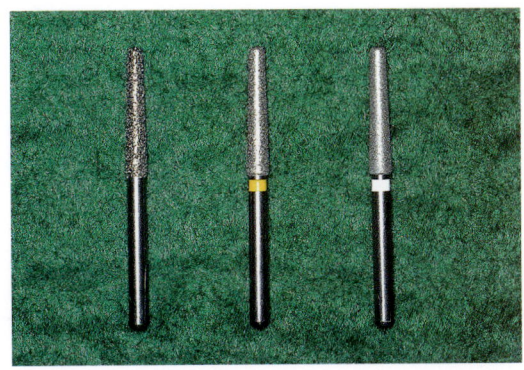

図 11-2　No.1ラウンディッド・ショルダー形成用バー．左から，レギュラーカット，ff, fff．

図 12-1〜18　形成の基本的な手順（上顎中切歯の例）．　　　　　　　　　　　　　　　　　　　　　　　　（次ページへつづく）

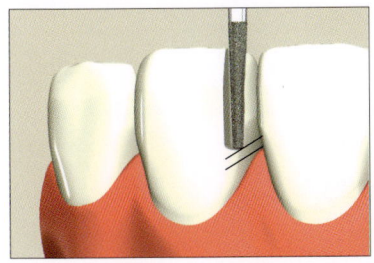

図 12-1　隣接面カット：JIADS形成用バーNo.1, 2, 5, ないし6を使用し，バーの先端を歯間乳頭より約1mm離し，かつ，隣在歯を傷つけないように注意する．

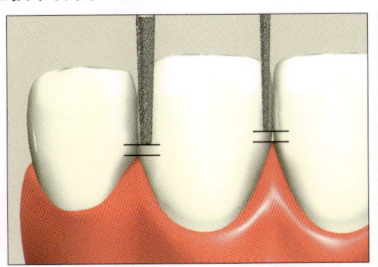

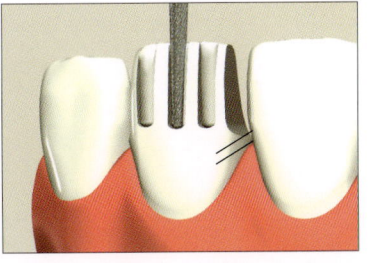

図 12-2　隣接面カット：隣在歯とのコンタクトの状況に応じてバーを選択する．

図 12-3　頰側第1面ガイドグルーブ形成：JIADS形成用バーNo.1を用い，切端寄り1/2に，2から3本形成する．深さはバーの径の約半分とする．

図 12-1〜18　形成の基本的な手順（上顎中切歯の例）． （前ページよりつづき）

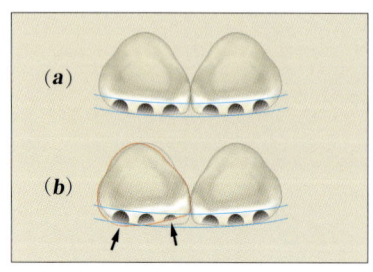

図 12-4　現状の天然歯の形態を変える必要がない場合，ガイドグルーブの深さはバーの径の半分とするが(**a**)，最終補綴物で形態を変えなければならない場合には，最終補綴物の外形を考慮する(**b**)．そして，多数歯を連結する場合ないしブリッジの場合は着脱方向にバーの長軸を向ける．

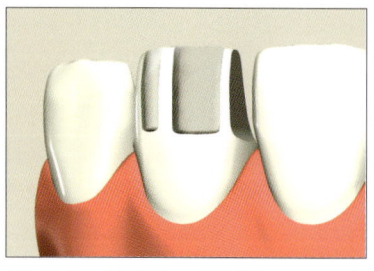

図 12-5　頰側第1面削除：バーを側方に移動させガイドグルーブ間を削除する．

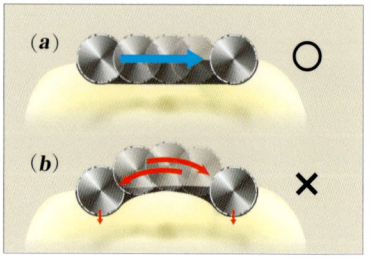

図 12-6　ガイドグルーブ間の削除は必ず側方に移動させ(**a**)，歯牙表面からバーを往復させて削除していくとガイドグルーブにバーが何度もあたり，ガイドグルーブが深くなってしまう(**b**)．

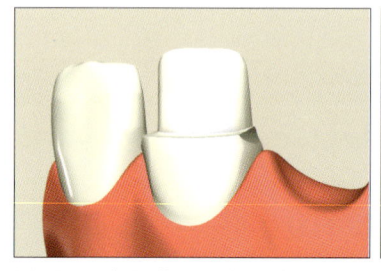

図 12-7　頰側第1面削除完了：歯間乳頭より約1mm上に，ラウンディッド・ショルダーの形成ができる．

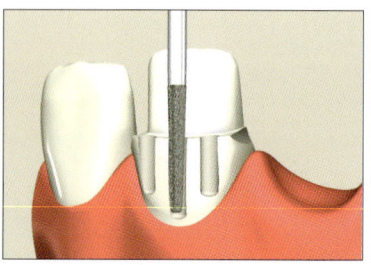

図 12-8　頰側第2面グルーブ形成：歯肉縁より約0.5mm上にとどめる．バーの奥の面で削っていることを意識する．

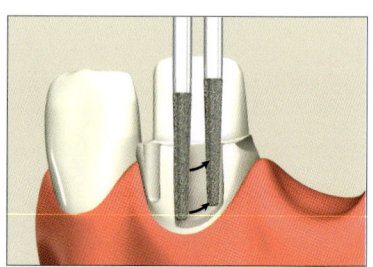

図 12-9　頰側第2面削除：頰側第1面と同様バーを側方に移動させる．同時に歯肉縁を意識し，バーを引き上げる．

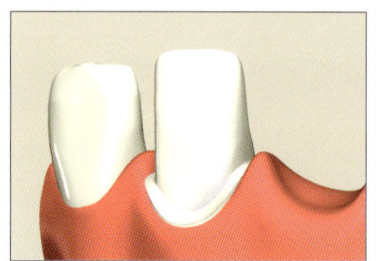

図 12-10　頰側第2面削除完了：隣接部に近づくにつれ深くなりやすいので注意を要する．

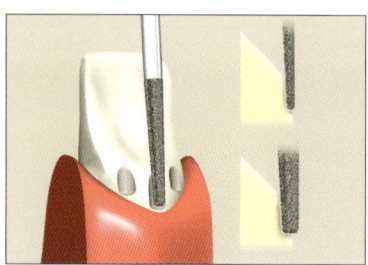

図 12-11　舌側歯頸部グルーブ形成：頰側第2面に平行にすることを意識し，バーの1/2の深さのグルーブを掘る．

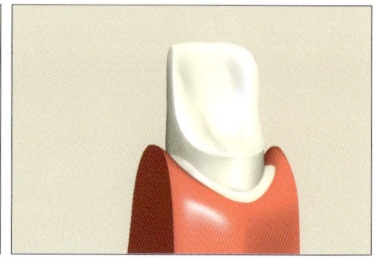

図 12-12　舌側歯頸部削除：バーを側方に移動させ，舌面歯頸部を削除する．

　また咬合関係を維持するためには，対合歯との必要十分なクリアランスを確保しなければならない（図13）．とくに，咬合面の舌側あるいは口蓋側寄りの削除量は直視が困難であり，バ

第5章●クラウンの形成

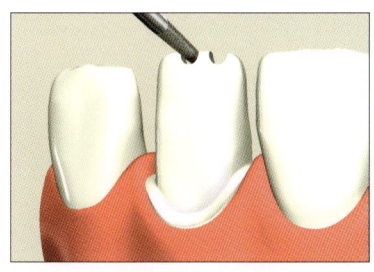

図 12-13 切端グルーブ形成：補綴物の仮想切端から約 2 mm を意識し，歯軸に対して約45°のグルーブを形成する．

図 12-14 切端削除完了．

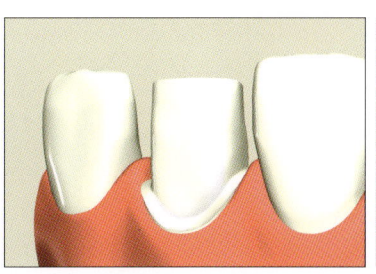

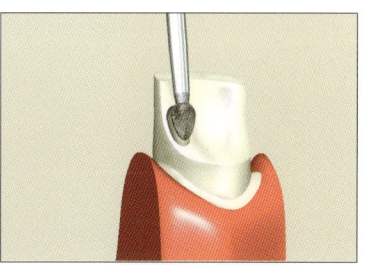

図 12-15 舌面削除：JIADS形成用バーNo.7 を用い，対合歯とのクリアランスを考えて舌面を削除する．

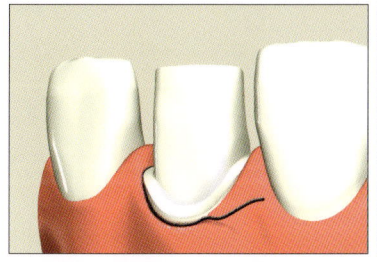

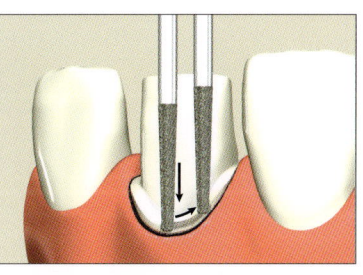

図 12-16 歯肉圧排：圧排を行うことによって歯根が約0.3〜0.4mm露出する．

図 12-17 歯肉縁下形成ならびに隣接面修正：マイクロモーターを用い，JIADS形成用バーNo.1ffで，圧排により露出した部分にグルーブを形成する．そしてバーを側方に移動させて歯頸部の形成を行う．同時に隣接面の修正を行う．

図 12-18 面取りならびに研磨：JIADS形成用バーNo.1 fff あるいはNo.4 or 5 fffを用い，面取りと同時に面を滑らかにした後，茶色のシリコーンポイントで研磨を行う．形成後の外形は切端から見て歯牙外形と相似形になるようにする．

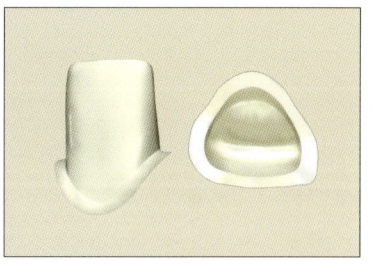

イトワックスあるいはプロビジョナル・レストレーションの厚みによって確認しなければならない．その際，咬頭嵌合位のみならず，偏心位でのクリアランスにも注意すべきである．

形成時の注意(1)

歯牙の解剖を理解する

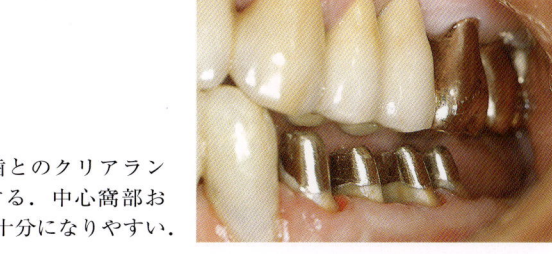

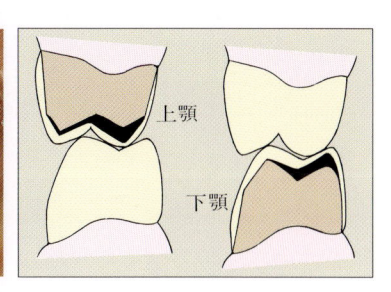

図 13-1, 2 対合歯とのクリアランスにも十分注意する．中心窩部および舌側寄りが不十分になりやすい．

上顎
下顎

115

切削時の摩擦熱を防止するためには，よく切れるバーを使用することと十分な注水が必要である．そしてバーを持続的に強く歯面に接触させないようにする．注水量を確認するには，タービンやマイクロモーターから出る1分間の水量をビーカーやメスシリンダーなどを使って定期的にチェックすることをすすめる（図14）．タービンの場合，十分な冷却効果のためには，1分間の注水量が50cc以上は必要であるといわれている[8]．

また，タービンなどの切削器具に装備されている注水ノズルの数はメーカーによって1点式，3点式，4点式があるが，死角のないように満遍なく注水できる点では3点式，4点式が推奨される（図15）．

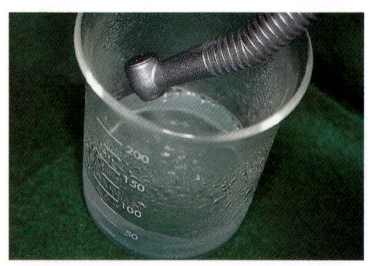

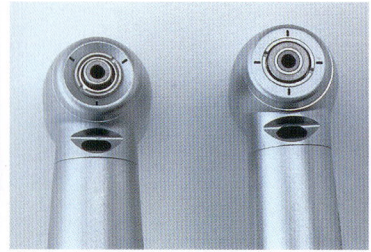

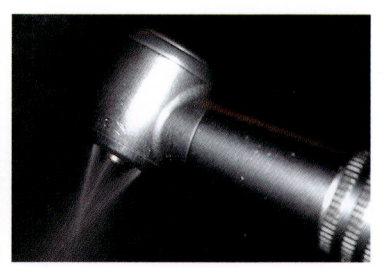

図14 定期的に，ビーカーやメスシリンダーなどを使って，1分間の注水量を計測する．50cc以下の場合は調整が必要．

図15-1 3点式（左）と4点式（右）の注水口がついているタービンヘッド（KAVO）．

図15-2 3方向からのバー全体をつつむように注水されている．

形成時の注意（2）

切削時の摩擦熱を防止する
- よく切れるバーを使用する
- 注水量は1分間50cc以上必要
- バーを持続的に強く歯面に接触させない

また，切削操作時にペダルを間欠的に踏むと注水が不十分になりやすく，摩擦熱の上昇の危険性があるため，必ずペダルは踏みっぱなしにするのがよい．形態の細かい修正が必要であるような場合にも，ペダルは踏み込んだままにして手指によりタービンヘッドをコントロールすることによって，歯面へのバーの接触を間欠的に行う．

第5章●クラウンの形成

> **形成時の注意(3)**
>
> ペダル操作——常時踏んだ状態で形成する

　失活歯の場合は，生活歯に比べると削除量の制限はそれほど厳しくはないが，切削による摩擦熱は歯質の変性・劣化を生じるため，生活歯同様注水は十分行って形成したほうがよい．

■形成の原則(6)
　歯肉を傷つけないように工夫する．

　最終補綴処置に移行する前には，補綴を行うための口腔内環境が整備されているか否かの確認が必要である．そして補綴治療に際しては，補綴処置によって歯周組織を破壊することのないように細心の注意が必要である．歯頚部の形成を行う場合，とくにラウンディッド・ショルダーの形成に際しては，通常，バーの先端部の一部がマージン部よりも外に出てしまう(図 *16-1*)．そのまま歯肉縁より下の部分を形成するとバーで辺縁歯肉を損傷し，せっかくできあがった健全な歯周組織を破壊させてしまう危険性がある．また，太いバーを用いる場合，バーが実際切削している部位は直視している部位よりも歯肉に近接した部位であることも意識しておかなければならない(図 *16-2*)．

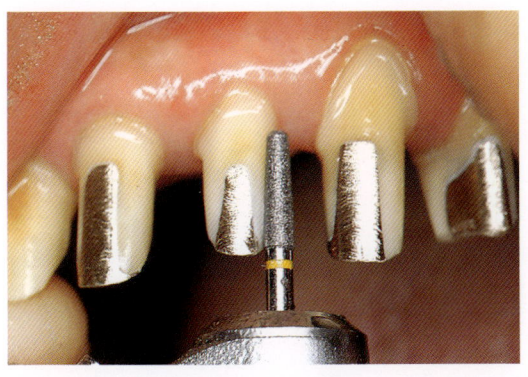

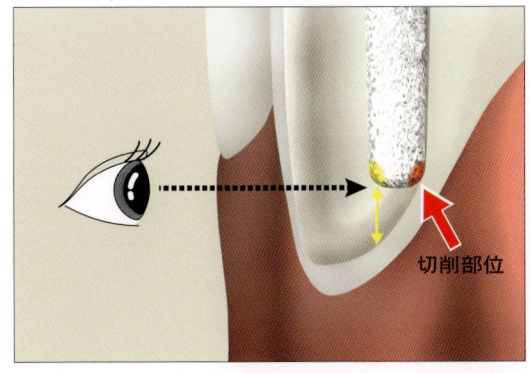

図 16-1,2　バーの方向が常に補綴物の着脱方向と平行になるようにハンドピースを動かすと同時に，歯肉の高さの違いに注意し，隣接面歯肉を傷つけないようにしなければならない．太いバーを用いる場合，バーが実際切削している部位は，直視している部位よりも歯肉に近接した部位であることを意識しておかなければならない．

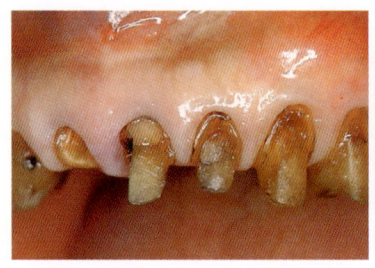

図 **17-1** 73歳，男性，初期治療終了後の上顎前歯部．

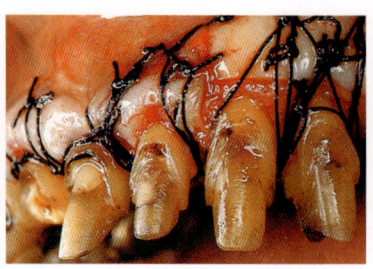

図 **17-2** 歯周外科処置．apically positioned flap法によるポケット除去とfree gingival graftによる付着歯肉の獲得を行った．

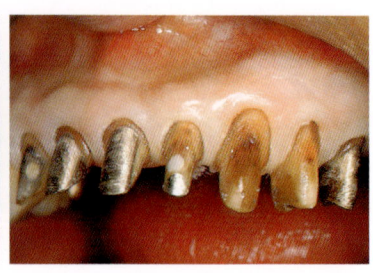

図 **17-3** 約5か月後，同部の歯肉の治癒を十分に待ってから支台歯の最終形成を行う．

　歯肉縁下のフィニッシングラインはサルカス内で直視できる状態でなければならない[10]．apically positioned flap法によって歯周外科処置を行った場合(図17)にはサルカスは1mm以下になっており，クラウン・マージンの位置は歯肉縁下0.3〜0.4mmである．圧排を適切に行うと歯肉の根尖側への移動距離は約0.3〜0.4mmであるため，圧排糸を入れた状態で形成を行うと歯肉の損傷を避けることができる．すなわち，圧排によって歯肉が歯面から離れるとともに歯肉縁の高さがやや下がる．それにともなって，歯肉縁下の歯質が一時的に縁上に露出してくるので，縁上に露出した歯質を歯肉縁すれすれまで削除するようにマージン形成を行うと，歯肉を損傷することなく形成でき，圧排糸を除去すると歯肉がもとの位置に戻るため，結果的にマージンの形成ラインがサルカス内に設定できることになる(図18)．

■維持力を確保するためにどのように形成すればよいか

　クラウンやブリッジが脱離する原因には，セメントの合着力の問題，クラウンの歪みによる内部のセメントの破壊，支台歯の形態と相対するクラウンの形態の問題などがあげられる．

　支台歯形態のうち，クラウンの維持力に対して影響を及ぼす要素としては，主として高径と形成面軸角度の二つが考えられる．支台歯は形成面軸角度が等しければ高径の大きいほうが維持力は大きくなるため，より高いものが望ましいが，対合歯との位置関係で自ずと決まってしまうものである．したがって，維持力を自由にコントロールできるのは形成面軸角度ということになる．しかし，前述したように，バー自体に付与された

第5章 ● クラウンの形成

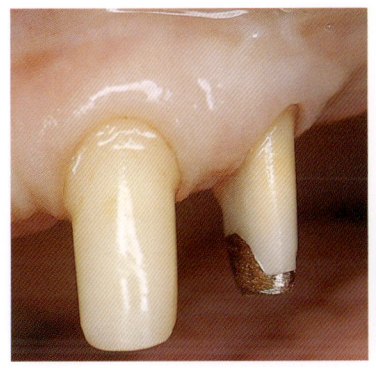

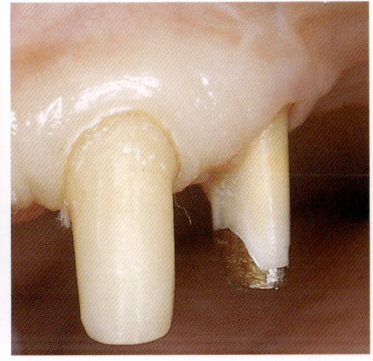

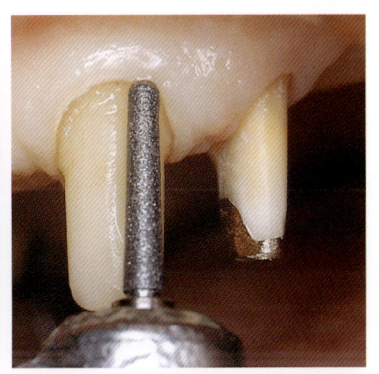

| 図 18-1 | 図 18-2 | 図 18-3 |
| 図 18-4 |

図 18-1 最終形成直前の支台歯．タービンで歯肉縁の高さまでの形成が終了している．これからサルカス内の形成を行う．
図 18-2 まず，歯肉圧排を行う．
図 18-3 圧排したままでラウンディッド・ショルダー形成を行う．マイクロモーターを使用し，ffのダイヤモンドバー（JIADS形成用バーNo.1 ff）で形成する．歯肉縁の高さで形成し，歯肉を損傷しないように注意する．
図 18-4 形成終了後，圧排糸を除去すれば歯肉がもとの高さに戻るため，歯肉を傷つけないで結果的に縁下の形成ができたことになる．

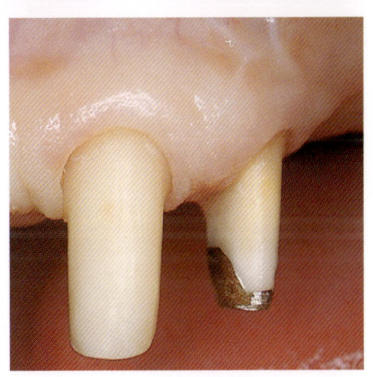

軸面傾斜角が一般に6°であることから，単冠の場合は，そのまま平行移動すれば切削面に適切な角度が付与される．

連続冠やブリッジの場合はそれぞれ植立方向の異なる歯牙間での面傾斜が関係するため，1歯牙の形成のみを考えていると歯牙間でアンダーカットを作ったり，テーパーがつき過ぎたりする．あくまで多数歯全体を考えながらの1歯であり，1歯を形成しながら常に全体を見わたせるゆとりが必要になる．

フリーハンドで多面にわたって適度な形成面軸角度を獲得することは非常に困難であるので，基準となる軸方向を設定しながら行っていくのが確実である．具体的には多数歯を同時に形成する際に，連結予定のすべての歯牙に無理のない共通の方向を仮想し，その仮想軸に沿ってバーを平行移動するように稼働する．そのときのバーの方向性の確認にはエアータービンのハンドピースの各部の面や線を参考にするとよい．

まずは隣接面のスライスカットから始めるが，スライスカット面が仮想の共通軸に平行になるように各歯牙とも同時に隣接面から形成すれば，それが後々の基準面となるので，後で行う

119

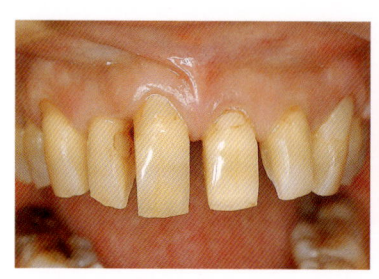

図 19-1　多数歯の連結が必要な場合の支台歯形成に際しては，方向性を考えて，共通軸を仮想し，それに平行に隣接面のスライスカットを行う．

図 19-2　同咬合面観．

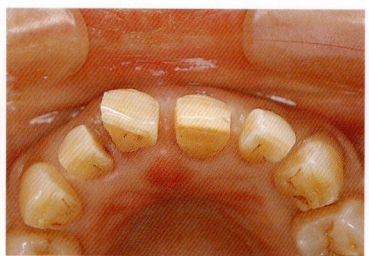

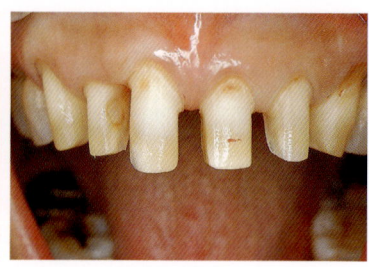

図 19-3　形成が完了し，プロビジョナル・レストレーションを装着する準備ができた．

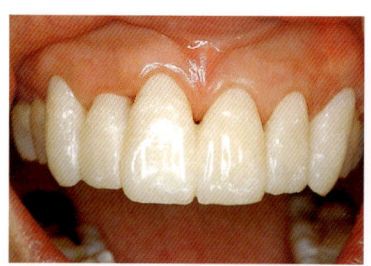

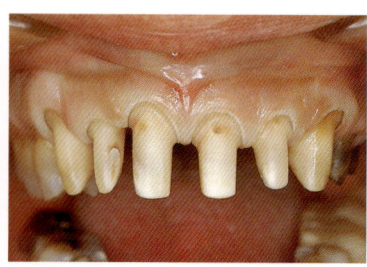

図 19-4｜図 19-5

図 19-4　初期治療とともにプロビジョナル・レストレーションを装着．
図 19-5　同部の歯周治療が終わり，最終の支台歯形成を行った．

　各歯牙の4軸面の形成も軸角度の点で確実性が増す（図19）．歯周補綴の場合，全顎にわたる連結が必要になることが多いが，通常は前歯群と左右臼歯群の3ブロックに分け，同一ブロック内では連結が必要になるので各歯牙の平行性を考慮した形成を行う．そして各ブロック間はキー・アンド・キーウェイなどの連結装置を使って補綴物装着時に連結するため，必ずしも全歯牙すべてが共通の形成軸を有するわけではない（図20）．
　また，多数歯にわたるブリッジで，とくにポンティックが長い場合，咬合力が作用したとき，たわみが生じセメント合着後に最端のクラウンが外れやすくなる可能性がある（図21）．このような場合の支台歯形成に際しては，とくに最遠心の支台歯の維持力を強化するため，グルーブやボックスなどの補助維持形態を付与したり，形成面軸角度が大きくならないように注意するなどの工夫も必要である[3]．

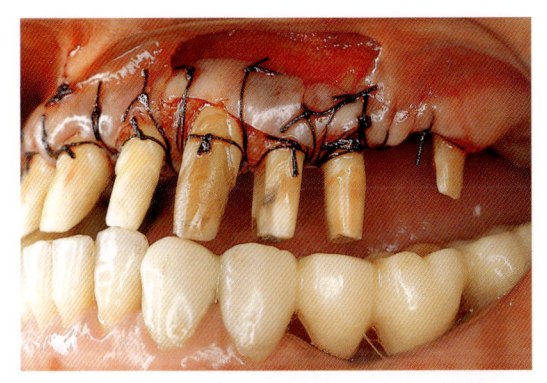

図20-1 50歳,男性.歯周補綴が必要と診断された患者で,apically positioned flap法による歯周外科処置を行った.

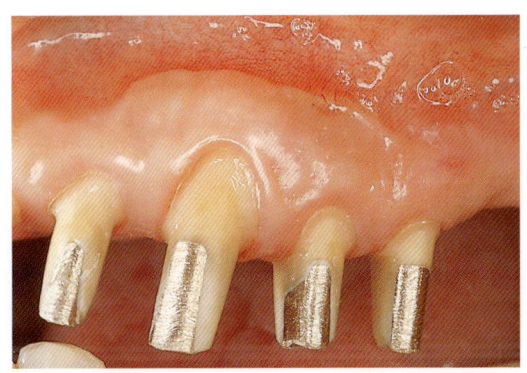

図20-2 歯周組織の治癒を待って支台築造の後,最終の支台歯形成を行った(上顎左側).補綴物の設計上,前歯と臼歯で支台歯の形成軸の向きが異なる.

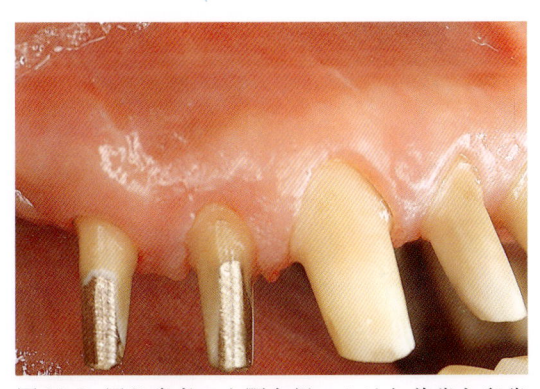

図20-3 同じ患者の上顎右側.やはり前歯と臼歯の形成軸方向が異なる.これではワンピースの補綴物は装着できない.

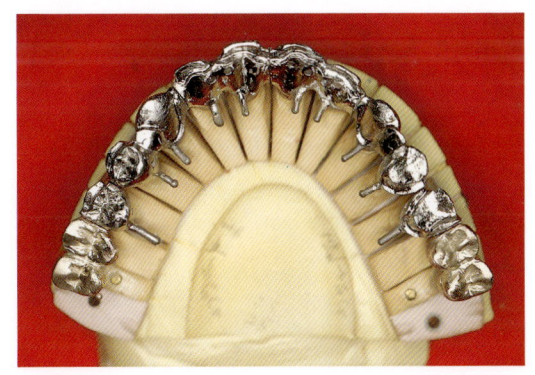

図20-4 このような場合,前歯群と臼歯群とに分けて,補綴物に連結装置を用いてそれらを連結する(secondary splint).同患者の上顎のメタルフレーム.両側犬歯遠心部にキー・アンド・キーウェイを組み込んでいる.

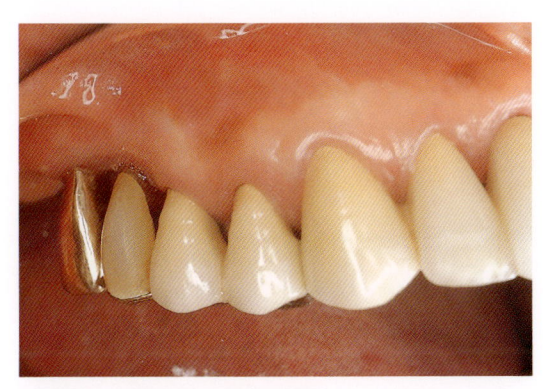

図20-5 上顎右側の側方面観.

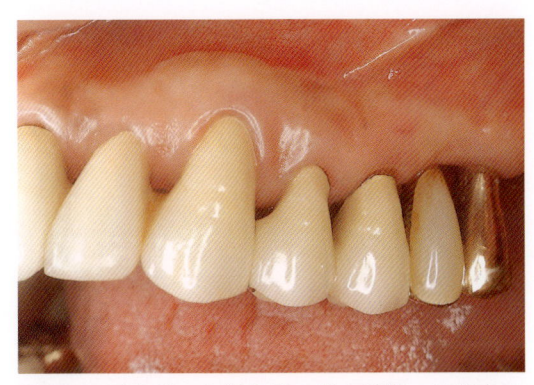

図20-6 同患者の上顎左側の側方面観.口腔内で前歯群と臼歯群が連結される.

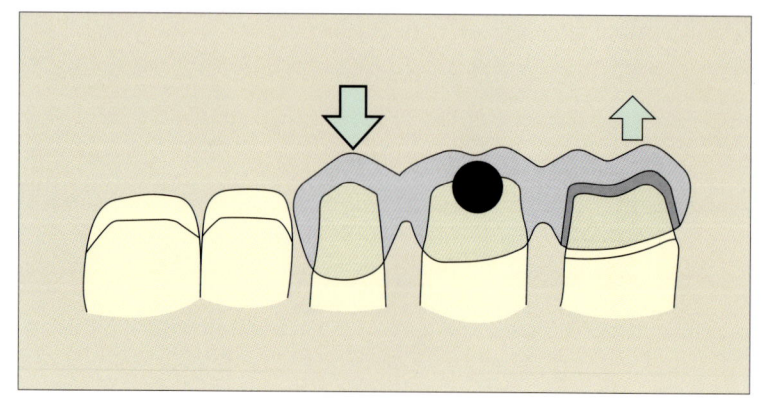

図21 ブリッジにおいて，とくにポンティック部が長い場合，両端のクラウンが脱離しやすいため，維持力には十分に注意しなければならない．

■ **適切な支台歯形態を作るために**

　補綴物の強度や審美性を求めるためには，支台歯形成において過不足のない支台歯形成を行い，補綴物に応力集中部がないことが望ましく，形成面が滑沢であることが必要である．そのためには形成に先だって，支台歯形態の全体像がイメージできていなければならない(図22)．しっかりしたイメージがないままに形成すれば，できあがった支台歯は削除量が不均一であったり，軸面傾斜度がまちまちであったりして，見た目にもきれいな支台歯とは映らないものになるであろう．したがって，術者の頭に描かれたイメージは理想的な支台歯の形であるべきで，そのためには日頃からよい形態を見たり，真似たり，描いたりしながらのたゆまぬ訓練の積み重ねがものをいう．多数歯連結の場合は，1歯形成時のイメージに加えて補綴物の着脱方向を考えなければならない．そのため全体を大きな1歯としてとらえ，その歯軸をイメージしてバーを動かせば，1歯のみにおける理想形態とは必ずしも一致するものではないが，アンダーカットを作らず，かつ，余分な削除をせずに望ましい形成が可能となるであろう(図23)．

第5章●クラウンの形成

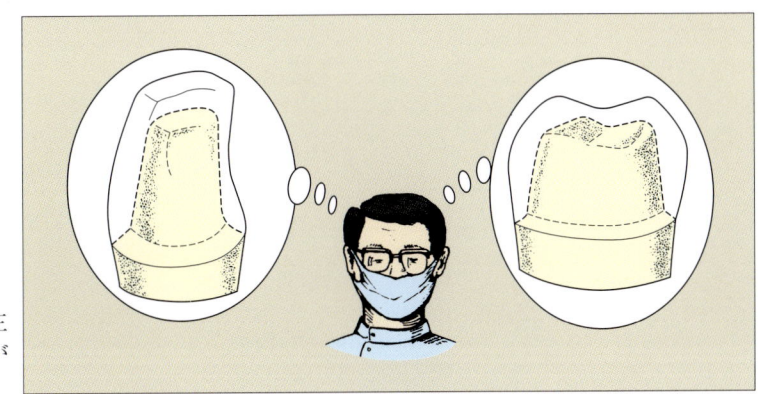

図22 適切な形成をするために正しい支台歯形態のイメージづくりができていなければならない．

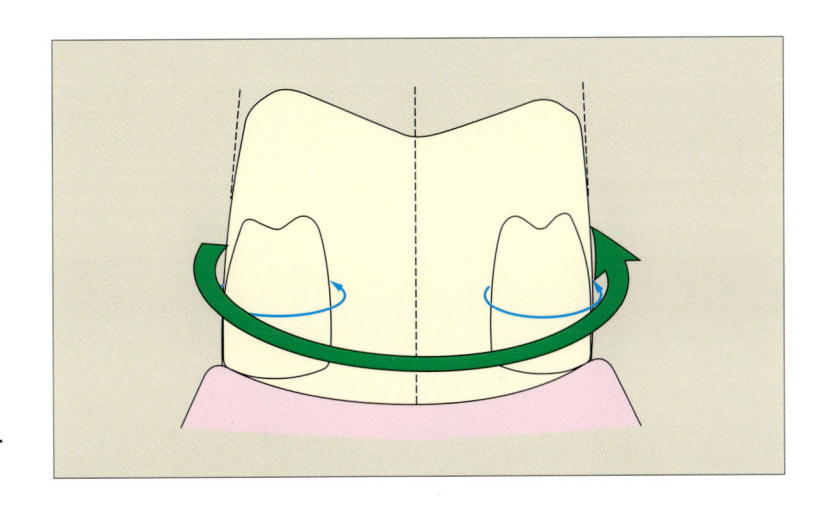

図23 多数歯連結の場合の形成．大きい1歯と考える．

おわりに

　予知性の高いクラウン・ブリッジ補綴を行うために最も基本的なことの一つは，削った歯質部を確実にカバーすることである．そのためには，もう一度原点に立ち返って支台歯形成を見つめ直し，何気なく歯を削るのではなく，しっかりしたイメージを描き，ひとつ一つの動作や器具の使用に目的意識をもって形成したいものである．歯科医師の意識の向上は技術の向上とつながり，マージンラインや形成面はおのずとスムーズになると思う．この努力は模型に反映され，技工士のやる気につながる．そうすることによって，適合性のよい補綴物の作製が可能となり，結果的にその補綴物が歯牙や歯周組織をも保護し，審美的にも満足できるものとなると思う．

参考文献

1. Shillingburg HT Jr, et al：Fundamentals of tooth preparations for cast metal and porcelain restorations. Quintessence Publishing Co Inc, Chicago, 16, 1987.
2. 橋本　収：鋳造冠の支台歯形態に関する実験的研究―軸面傾斜度ならびに歯頸部辺縁形態について―．補綴誌，16：268，1972.
3. Tylman SD, Malone WFP：Tylman's theory and practice of fixed prosthodontics. 7th ed, CV Mosby, St Louis, 1978.
4. Johnston JF, Phillips RW, Dykema RW：Modern and practice in crown and bridge prosthodontics. 3 rd ed, WB Saunders, Philadelphia, 1971.
5. Jorgensen KD：The relationship between retention and convergence angle in cemented veneer crowns. Acta Odontol Scand, 13：35, 1955.
6. Kaufman EG, Coelho DH, Colin L：Factors influencing the retention of cemented gold castings. J Prosthet Dent, 11：487, 1961.
7. Rosenstiel E：The retention of inlays and crowns as a function of geometrical form. Br Dent J, 103：388, 1957.
8. H-Ch Lauer, E Kraft, et al：Effects of the temperature of cooling water during high-speed and ultra high-speed tooth preparation. J Prosthet Dent, 63：407, 1990.
9. 飛奈達也：有髄橋脚歯としての上顎中切歯形態の研究，口病誌，25：308，1958.
10. Nevins M, Skurow HM：The intracrevicular restorative margin, the biologic width, and the maintenance of the gingival margin. Int J Periodont Rest Dent, 4（3）：31, 1984,

第6章

確実な支台築造

[**はじめに**]

　失活歯を補綴する場合には，失われた歯質の回復のために，根管内に維持を求めた支台築造が必要になることが多い．その際，残存歯質を補強すると同時に，クラウンやブリッジの支台として脱離や破折を起こさないために，あらゆる点からその永続性を考慮しなければならない．
　とくに，歯冠部歯質の崩壊が著しいもの，歯根の湾曲や扁平がみられるもの，歯周外科処置などにより歯冠－歯根比が悪くなったものなどは，ポストを形成するにあたって，歯質の削除量を必要最小限にとどめるため，根形態を十分に診査する必要がある．
　そして今日では，支台築造法として，従来の鋳造ポストや既製ポストによる方法に加え，グラスファイバーやセラミックスを用いた方法もでてきており，支台築造の方法にも十分検討を加えなければならない．

支台築造法の分類

　失活歯に対する支台築造法は，その材料および作製方法で大別すると，①鋳造ポストコア，②成形材料を築盛する方法，③成形材料を築盛し，既製ポストを併用する方法，④セラミックポストコアが挙げられる．

1．鋳造ポストコア

　　主に形成根管および残存歯質の精密印象によって作製される金属の鋳造ポストコアを，セメントにより装着する方法である．

2．成形材料を築盛する方法

　　成形材料を築盛する方法には，口腔内で作製する直接法と，精密印象によって作製する間接法とがある．成形材料としては，主にコンポジットレジンを使用する．

3．成形材料の築盛に既製ポストを併用する方法

　　成形材料築盛時に併用する既製ポストには，金属性ポスト，非金属性ポストがある．

　　金属性ポストにはチタン製やステンレス製があり，その形状が円筒状のもの，テーパー状のもの，円筒形で根尖部がテーパー状のものに分かれ，それらの表面性状もそれぞれスクリュータイプのもの，鋸歯状のもの，滑沢なものに分かれる．金属性ポストはこれらの材質と形状と表面性状の組み合わせで，多種に分かれている．

　　非金属性ポストにはグラスファイバーやクォーツファイバーがあり，最近ではレジンコーティングされたグラスファイバーポストがよく使用される．またグラスファイバーポストにも，その形状が円筒形のもの，尖端がテーパー状のものがある．

4．セラミックポストコア

　　セラミックポストコアには，ロストワックス法によって作製されるものや，既製のセラミックポストに築盛していくものがある．

鋳造ポストコア

　末瀬ら[1]による冠架工義歯脱落，破損の推定原因についての調査結果によると，支台築造不良によるものが半数以上を占め，

そのなかでもポストコアの不適合によると考えられるものが形態不良についで第2位を占めている．すなわち，補綴物の脱落や破損を防止するためには，ポストコアが形態的に良好であると同時に，形成根管に対して適合が良好であることが必要である．補綴物，充填物の適合，維持が良いための基本は形成にあることは前にも述べたが，適合がよく，維持の確実なポストコアを作製するためにもやはり形成をいかにうまく行うかが重要である．

ポストコア自体の強度を太さや長さに求めるあまり，根管壁歯質を削除しすぎると根管周囲の残存歯質の厚みが薄くなり，外力によって歯根の亀裂や破折が生じやすくなる[2,3]（図1）．したがって，ポストコアのための根管形成に際しては，根管充填材を除去し，根管内面を整えるために根管壁を薄く一層削除する程度の形成に止めておくべきであろう．さらにポストの維持力強化のためには，根管壁を手動のダイヤモンドバーで粗糙にし，ポストコアの表面をサンドブラストで粗糙にすることが有効であるとの報告もある[4]．また，狭窄や湾曲した歯根に対しては，根管形成の際に穿孔しないように注意しなければならない（図2）．この点に関しては，歯根の解剖をよく知るとともに慎重にX線写真を読影する必要がある．

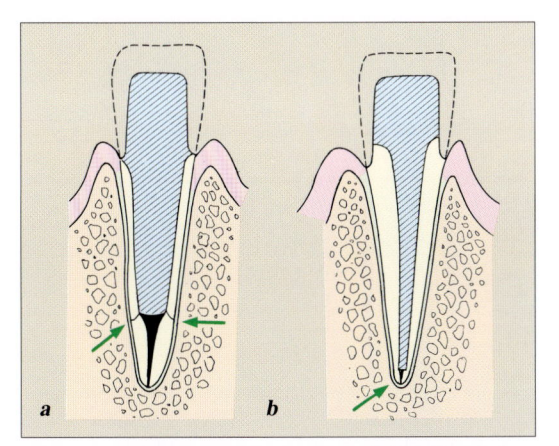

図1 **a**：根管壁を削除しすぎると歯質が薄くなり，破折が生じやすくなる．**b**：深く形成しすぎてポストが長すぎると，根尖からの漏洩や破折が起こる．

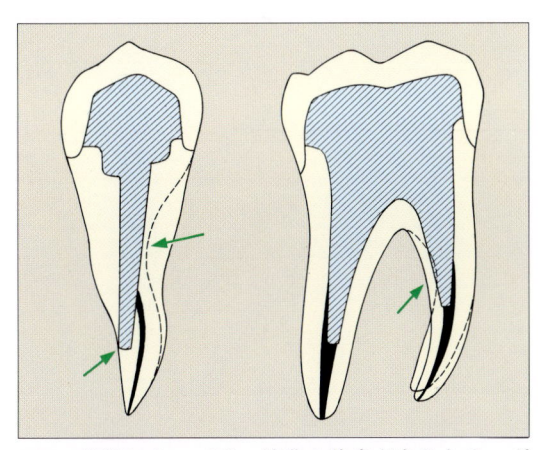

図2 歯根によっては，湾曲や狭窄があるため，ポストの形成時に穿孔の危険性を伴う．慎重にX線写真を読影する必要がある．

ポストコア装着後，支台歯に対する荷重がポストコアに伝達され，さらにそれが歯根に対する楔効果となって歯根の破折を

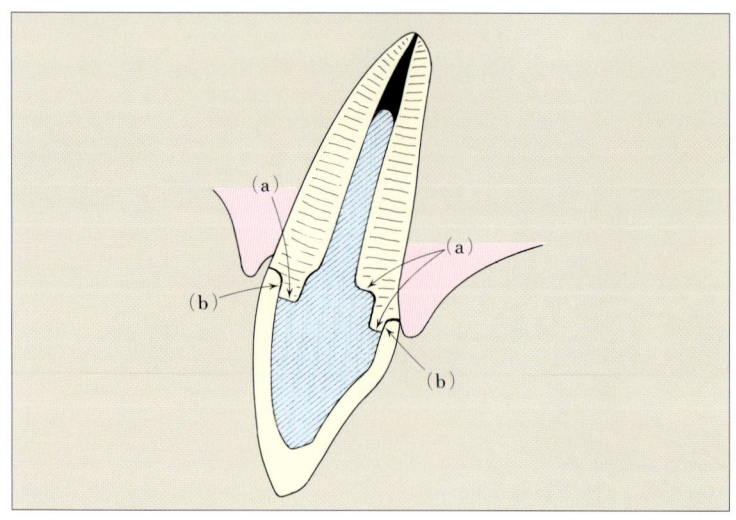

図3 歯根破折を生じる楔効果を防止するために，抵抗形態として根面に平坦な部分（***a***）を形成し，さらにクラウン辺縁によって被覆する歯質（***b***）の高さを最低1mmは設けることによって帯環（フェルール）効果を得て，破折防止を強化する．

生じる可能性がある．そのような荷重に対して歯根破折を防止するためには，根面に平坦な面を形成し，コアがその面で支えられることによって垂直荷重によるポストコアの沈下を防ぐなどの工夫（抵抗形態）が必要である．また，破折防止のためにコアやクラウンによって外側性に残存歯質を被覆することが有効である（帯環［フェルール］効果，図3）．

Sorensenら[5]は，有効な帯環効果を発揮するためには，クラウン辺縁部によって被覆する歯質の高さが2mm以上あれば好ましいが，少なくとも1mm以上は必要であるとしている．そのためには，わずかな量の歯質であっても大切な維持源になるとともに帯環効果に貢献できる可能性をもっているので，失活歯の歯質を安易に除去しないで健全歯質であればできるだけ残すように努めなければならない[6]．

ポストコア形成の要点（1）

―― 破折や穿孔の防止のために ――
- ポストは太すぎず，長すぎず
- 抵抗形態を付与する
- 帯環（フェルール）効果を利用する
- 根管形態を知る

セメント合着したポストコアの維持力は，ポストと根管形成面との適合性によるところが大きい．花村ら[7]によれば，セメント層の厚みが30μmから60μmになった場合に維持力が著しく低下すること，またポストのテーパーの違いとセメント層との関係が維持力に及ぼす影響についても述べているが，1/20のテーパーで60μmのセメント層のポストコアと，1/5のテーパーで30μmのセメント層のポストコアの維持力がほぼ等しいと述べている．

このようなことから，セメント層がさらに厚くなれば維持力が低下することは容易に想像されることで，ポストコアの脱落を防止するためには根管形成面に対するポストの適合を高める工夫が必要である．

また，不適合が原因で歯根破折を生じることも報告されている[8]．たとえば根管形成深さに対してポストが短い場合，根尖部に残った根管充填材との間に死腔を作ってしまい，機械的強度の劣化などの問題を予後に生じることがある（図4）．したがって，鋳造コアの根管形成の際には，根管壁にアンダーカットがなく，適度なテーパーを付与し，滑沢な面に仕上げる必要がある．術式の詳細は後述する．

ポストコア形成の要点（2）

——良好な適合性と維持力のために——
根管壁に
- アンダーカットをなくす
- 適度なテーパーを付与する
- スムーズな面を形成する

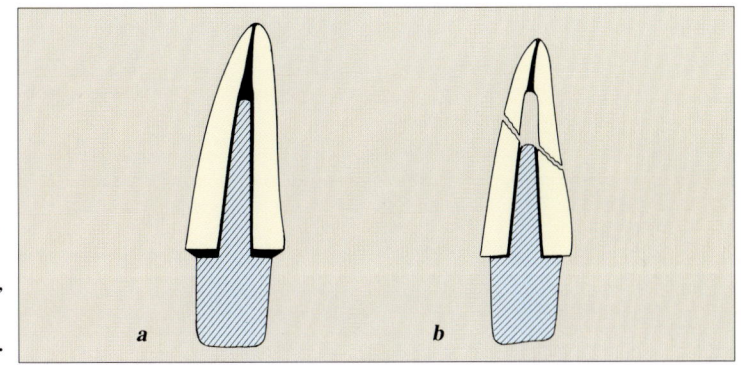

図4　不適合が原因でポストコアの脱落や歯根破折を生じることも多い．**a**のようにセメント層が厚すぎる場合は，維持力が小さく脱落しやすい．**b**のように死腔が原因で破折することがある．

残存歯質に対してポストコアのための形成を行う場合，カリエスに罹患した歯質は徹底的に除去することが必要である．具体的には，象牙質が齲蝕検知液（フクシン）に染まらなくなるまで注意深く除去しなければならない（図5）．取り残しの軟化象牙質をそのままにしてポストコアを植立し，支台歯として利用すれば将来的にクラウン内部で支台歯が崩壊し，結局補綴物のやり直し（設計変更もありうる）をせざるを得ない可能性が高くなる（図6）．

図5-1〜5　コアのための歯冠部の形成．

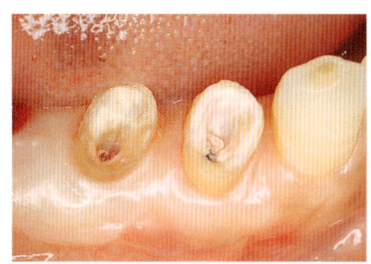

図5-1
図5-2 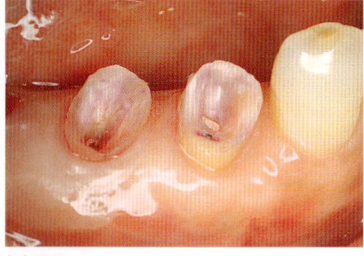
図5-3 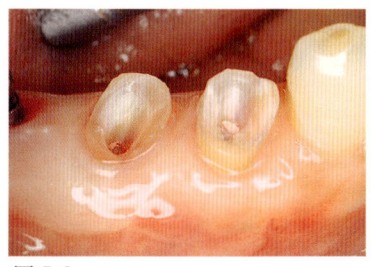
図5-4
図5-5

図5-1　硬さ，色から齲蝕象牙質は完全に除去したと判断したが……．
図5-2　齲蝕検知液で染めだされた部分が残っていた．
図5-3　染めだされた部分を削除した．
図5-4　にもかかわらず，再び検知液で染めだされた部分が認められた．
図5-5　注意深く再度削除してやっと検知液に染まらなくなった．

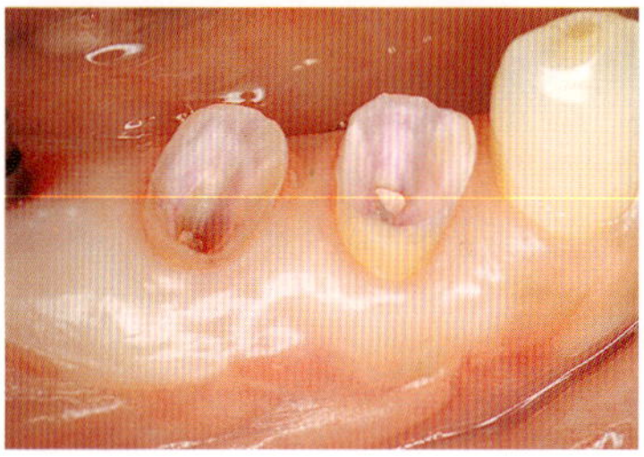

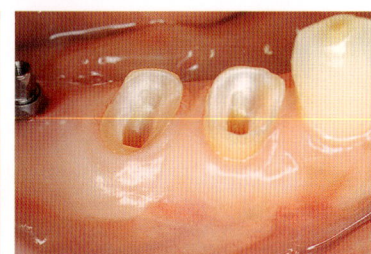

図6-1〜4　クラウン脱落例．

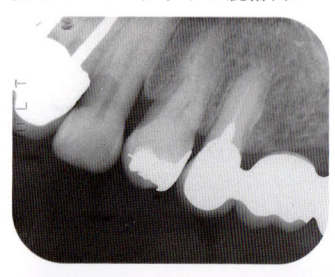

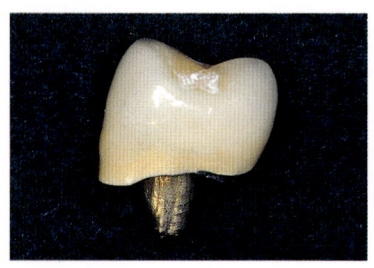

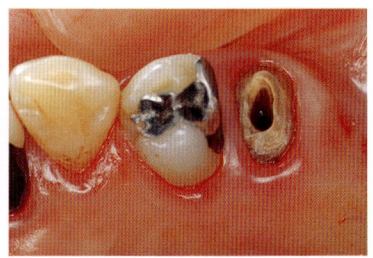

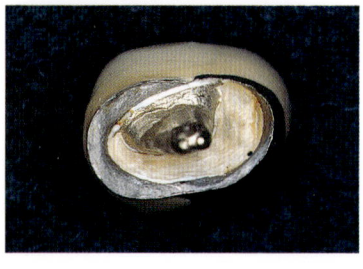

| 図6-1 | 図6-2 | 図6-3 |
| 図6-4 | | |

図6-1　脱落以前のX線写真．[5]ポストが短い．
図6-2　コアごと脱落したクラウン．
図6-3　根管内にカリエスが認められる．
図6-4　脱落したクラウン内面に破折した齲蝕象牙質が残っている．

歯肉縁下の根面にカリエスが存在する場合は，症例に応じて矯正的挺出や歯周外科処置で対応するなど健全歯質を歯肉縁上に位置させ，その後にポストコアを植立し，支台歯として利用する[9]．

> **ポストコア形成の要点（3）**
> ――二次カリエスの防止のために――
> 齲蝕象牙質を徹底的に除去する

残存歯質を補強し支台歯としての永続性を獲得するために，ポストコア鋳造用のメタルには生体内での安定した性質と強度が必要である．そのためには金合金を使用することが望ましい．たとえば銀合金の場合，ポストコアの破折や腐食による歯根内部の着色，そしてそれに伴う歯質の脆弱化が認められ，歯根破折を生じることもある（図7）．また歯根の着色は，歯肉を透過して黒くみえるため審美的な障害となる可能性がある．

図 7-1, 2 歯根破折例．

図 7-1 │ 図 7-2

図 7-1 X線写真から，ポストの周囲歯質のX線透過性が強いことがわかる．またポストが短く，テーパーが大きすぎる．
図 7-2 破折歯根内面．銀合金ポストのため歯根内面が真っ黒に着色している．

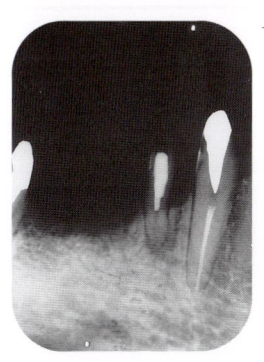

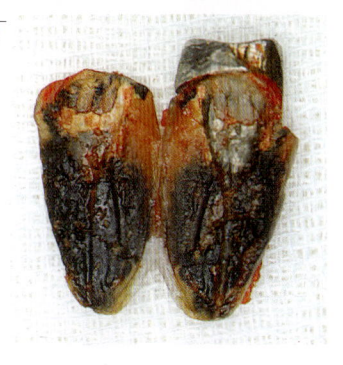

ポスト部の形成法

■ 根管の形成

まずX線写真を参考に，＃1のピーソーリーマーで根管充填

材を除去しつつ，根管内に目標とする長さより短めの探さの孔を掘る．そして，その孔に＃1ピーソーリーマーを差し込んだままでX線撮影し，根管形成の深さを確認する．次にX線写真によるピーソーリーマーの先端位置を確認したうえで，基準の長さになるように＃1のピーソーリーマーを使って掘り下げる．

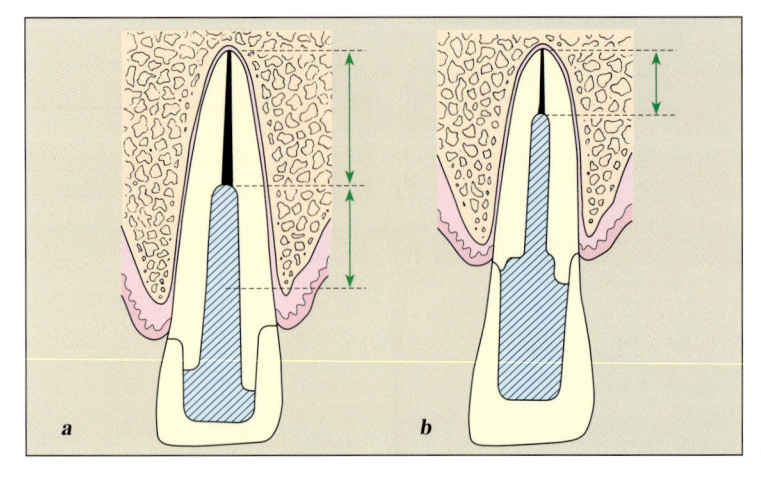

図8 ポストの長さは，歯槽骨内の臨床歯根長が基準となる．十分に歯槽骨がある場合は臨床歯根長の1/2まででよいと思われるが（**a**），歯槽骨が少ない場合は臨床歯根長の1/2以上欲しい（**b**）．ただし，漏洩防止の点で根尖部から3～4mmは離したい．

　ポストの長さは歯冠‐歯根比が良好で（小さく），臨床歯根が長い場合は歯根の約1/2程度でよいが，歯槽骨内の臨床歯根が短い場合は，歯根の破折に対する抵抗性を考えて臨床歯根長の1/2以上を目安とし，しかも根尖からの漏洩防止のため，根管充填材を残す必要性から，可能であれば根尖部から3～4mm以上手前で形成を止めるようにする[2,3,10,11]（図**8**）．

　長さが決まれば，続いて太さの調整を行う．根管充填材が根管壁に残らない程度を太さの目安にしながら，順次リーマーを＃1から＃2，＃3へと換えていって根管の拡大形成を行う．

　形成中にリーマーの軸を動かすと形成窩が湾曲したりアンダーカットができるので，軸は動かないように固定し，上下動のみとすることが重要である．下顎切歯のように歯根の細い場合は，拡大形成は＃2のピーソーリーマーまでにとどめる．根管の太い上顎犬歯の場合などは，最終の拡大形成のために＃4のピーソーリーマーが必要な場合もあるが，極力健全歯質を残す努力が必要である．ピーソーリーマーによって所定の長さと太さに根管形成した後，手動のリーマーなどを使って仕上げ形成を行う．これによって根管壁の清掃と湾曲やアンダーカットのないスムーズな内面形成ができあがる．

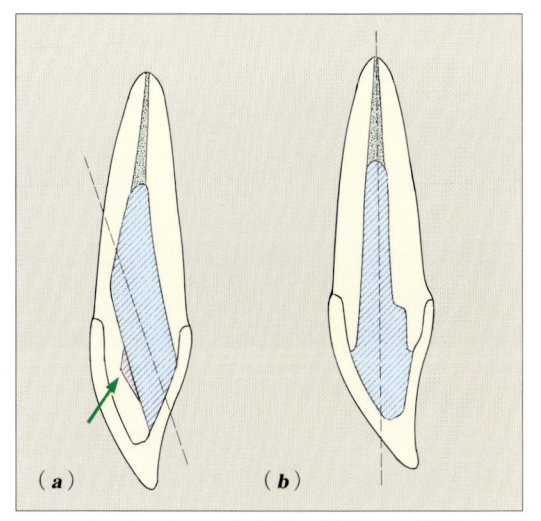

図9 ポストのための形成（上顎中切歯の場合）．
　a：舌面から歯内治療をし，そのままポストの形成を行うと，髄腔の取り残し部（矢印）ができて将来二次カリエス発生の原因ともなる．また根管方向と異なるため，アンダーカット部を生じやすく，過剰な根管形成となる．*b*：切端ないし唇側から形成すれば無駄のないポストコアが装着できる．

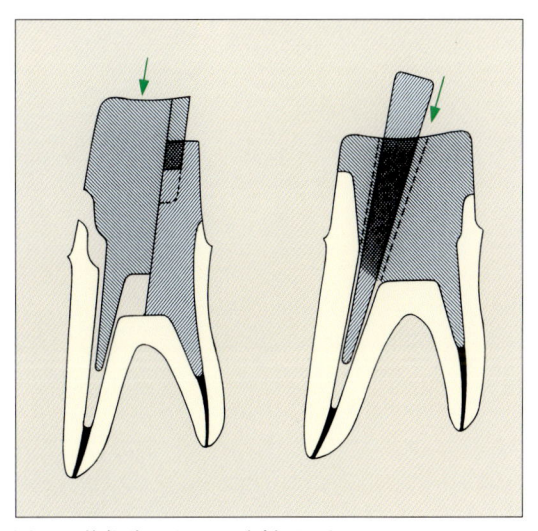

図10 複根歯のための分割ポストコア．
　キー・アンド・キーウェイ方式で連結する方法（左）とポストを挿入する方法（右）がある．

■歯冠部の形成

　歯冠部の歯質が残存している場合，そのまま支台築造してしまうのではなく，残存歯質の多少にかかわらず，まずは歯冠部歯質が完全に健在していることを想定して，クラウンのための外側部の支台歯形成を行う．続いてコアのための歯髄腔を含む歯冠部内側部分の形成を，根管の方向に対してアンダーカットにならないように注意しながら行う．たとえば上顎前歯の場合，根尖からまっすぐ歯冠方向へ根管を伸ばしていくと，切縁あるいはやや唇面寄りに根管口が開く（根管の根尖から歯冠方向への延長線は切端あるいはやや唇側面寄りを通過する）．したがって，切縁あるいは唇面寄りの部分からポストの形成を行うと無理なく根管形成ができる．舌面から形成すると根管が湾曲したり，歯冠部唇側にアンダーカット部ができるので，歯髄処置のときから後のポストコアのことを考えて根管形成すれば，根管治療もやりやすく，余分な根管壁面を削除する必要もない（*図9*）．

　また，複根歯の場合は主維持を最も大きい根（たとえば下顎大臼歯では遠心根，上顎大臼歯では口蓋根）に求め，残りの根を副維持に使う．根管の方向が異なる場合には，分割コアにすることにより歯質の過剰な削除を避けることができる（*図10*）．

　歯冠部の形成の結果，歯質が部分的に薄くなったり尖ったり

図 11-1〜6 ポストコアの形成から装着まで.

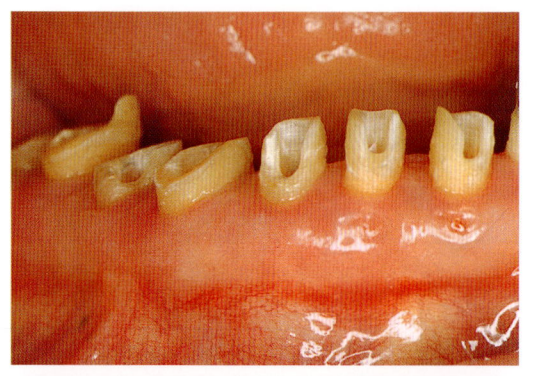

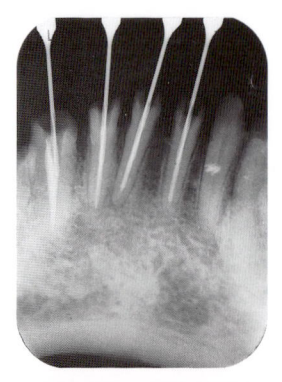

図 11-1 下顎前歯部のポストコアの形成．齲蝕象牙質は徹底的に除去する．

図 11-2 ＃1のピーソーリーマーを挿入し，X線撮影して深さの確認をする．

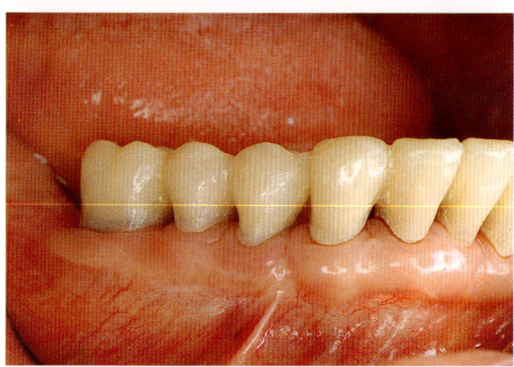

図 11-3 治療期間中は必ずプロビジョナル・レストレーションの装着が必要である．

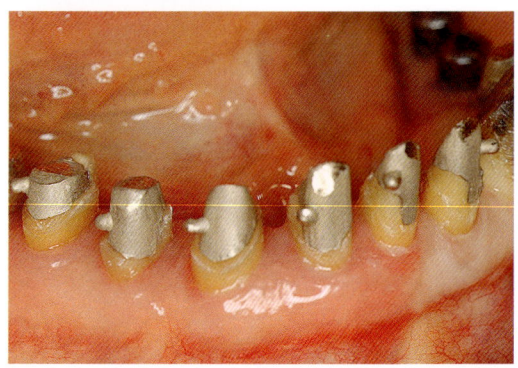

図 11-4 リムーバブル・ノブをつけた状態でポストコアを試適する．

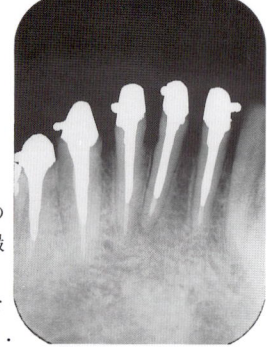

図 11-5 ポストコアの適合確認のためのX線撮影を行う．

図 11-6 ポストコアを装着し仕上げ形成を行う．

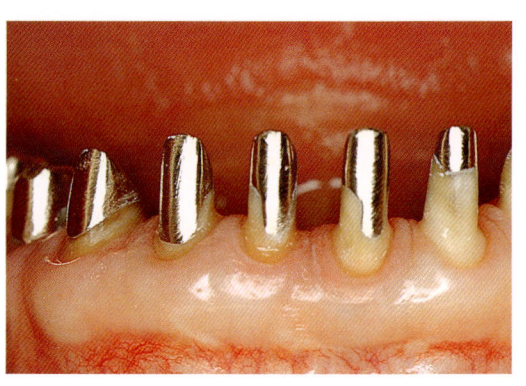

したままになっていれば，印象から模型作製の過程で不適合の原因となるので，適度な厚みの歯質となるよう形態修正する．

　歯髄腔の形態から，あるいはカリエス部の削除を徹底して行うと，一見残せそうな歯質も非常に薄く，弱い象牙質のみとなってしまうため，あらかじめ削除しておく．そうすれば，正確に適合するポストコアが作製しやすい．また残存歯質は支台歯の概形にできあがっているので，装着後に大幅な支台歯形成を

する必要がない．したがって，ポストコアの削除による金属粉の飛片も少なくなる（図11）．

鋳造ポストコアの印象法

　ポストコア用の印象材としてとくに規定されたものはないが，われわれはシリコーン印象材を使用している．そして，印象への石こう注入時にポスト部が変形しないことが重要であるため，印象時に根管内に弾線を挿入し，ポスト部を補強する．弾線はサンプラチナ矯正線O型（φ0.5mm）を使用し，あらかじめ種々の長さのものを用意しておく．また，弾線が印象材中にしっかり固定されるように，弾線表面に綿花を薄く巻き，瞬間接着剤で接着させておく．弾線の一方の先端は鉤型に屈曲し，印象材中での維持を求める．

　印象前に根管内を乾燥する．エアーシリンジによる根管内の乾燥だけでは不十分なため，綿花を太巻きにしたブローチでさらに根管内の水分を吸収し，乾燥する．練和した印象材をシリンジに填入し，レンツロで根管内に送り込む．その後，弾線を根管内に挿入する．この際，強く押し込みすぎて弾線の先を印象材から突きださないように注意する．すべての根管に対して以上の操作が終われば，シリンジに残った印象材を歯冠部に送り込み，トレーで押さえ込む（図12）．多数歯根を同時に印象する際，互いの根管方向に角度がつきすぎる場合は，それぞれを分けて別々に印象する．以上の操作は，単根歯，複根歯とも同様で，各根管に正確に，すばやく印象材と弾線の挿入を行うように注意する必要がある．

鋳造ポストコアの試適・装着

　ポストコアを鋳造後，試適し適合をチェックする．歯肉縁上の適合度は肉眼で観察できるが，根管内はX線撮影し確認する．とくに，根管充填材とポストの先端との間に死腔がないかを注意する（図11-5）．ポストコアが不適合になっている場合，根管形成不良や鋭角部の存在，あるいはアンダーカット部の存在が原因の場合があるので注意して確認する．決して無理に押し込む力を加えてはいけない．またポストコアの表面状態（気泡や，鋳肌荒れの有無）の観察や，模型と歯牙とが細部まで一致しているかどうかの確認も必要である．

適合が確認できれば根管内をブローチに巻いた綿花などで乾燥し，装着は根管内にレンツロでセメントを注入し，ポストコアを挿入する．初期硬化までは正確な位置で装着させる必要があるが，対合歯で咬ませることは避け，術者の手指による圧接を行う．

図12-1～6　ポストコアの印象法．

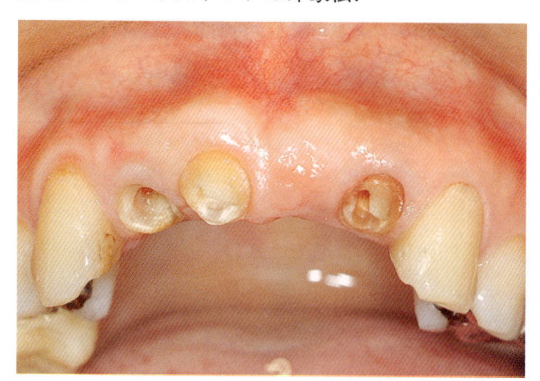

図12-1　上顎前歯のポストコアのための形成．クラウンの概形成を先に行う．

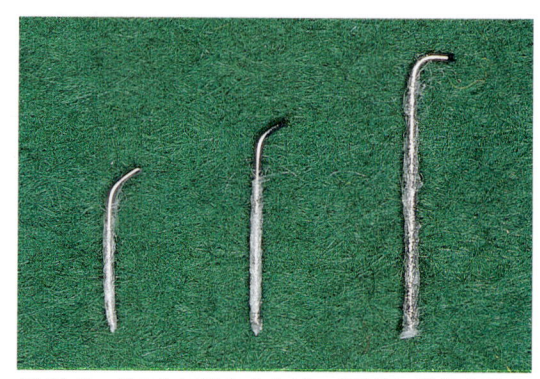

図12-2　ポストに挿入するピン（弾線に綿花を薄く巻き，アロンアルファで接着しておく）．

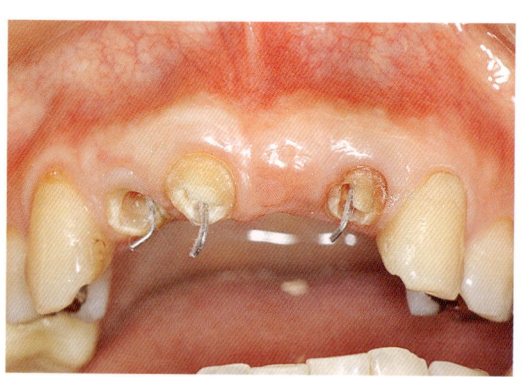

図12-3　各根管にピンを試適し，長さの確認をする．

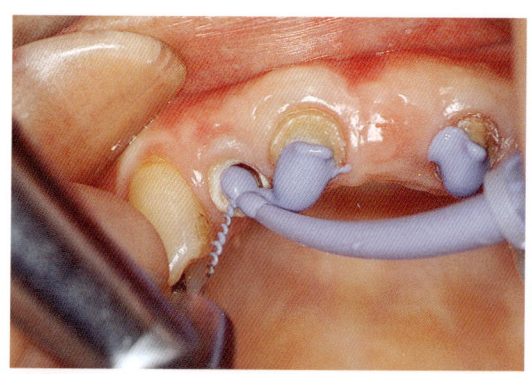

図12-4　レンツロで各根管に印象材を送り込む．

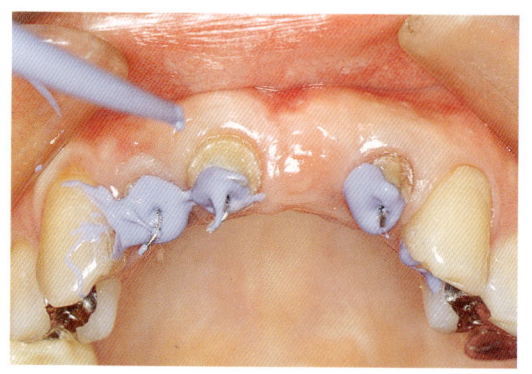

図12-5　各根管に試適しておいたピンを挿入する．ただし，強く押し込みすぎないように注意する．その後，印象材で覆う．

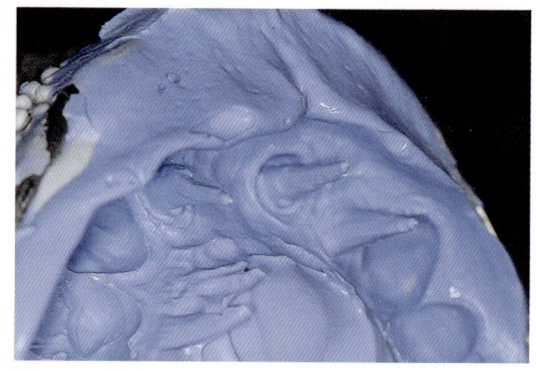

図12-6　印象採得後，確実に印象がとれたか確認する．

鋳造ポストコアの合着

セメントには嵌合効力を主体にした無機質系のセメントと，化学的な因子による接着性を発揮するレジン系セメント，すなわち接着性レジンセメントがある．これら両者の性質を比較した最近の研究によると，機械的性質，化学的性質ともにレジン系セメントのほうが優れているようである[12]．

しかし一般的に，レジン自体は経時的に物性が劣化する性質があること，重合収縮があること，および象牙質のような水分の多い有機質に対する接着強さは小さいことなどの点から，ポストコアの接着に用いる場合には，ライナーないしはプライマーを適用し，象牙質表面を強化することによって接着強さを高める必要がある．たとえばスーパーボンドC＆Bでは，10％クエン酸と3％塩化第二鉄による象牙質表面処理が必要であり，パナビア21では，EDプライマーによる処理とともに，リン酸処理とADゲル（次亜塩素酸ナトリウム）処理を併用すると接着強さが向上する．

鋳造ポストコアの欠点

鋳造コアは1930年頃より用いられてきており，歴史的に実績を持ってはいるが，欠点も多く，歯牙補強を兼ねたより確実な支台築造用素材が求められていた．

鋳造ポストコアの欠点

1．形成時の歯質の削除量が多い
2．歯肉の変色の可能性がある
3．オールセラミック修復での歯頸部の光透過性が低下する
4．歯根破折の危険性がある
5．除去が困難である

既製ポスト

1970年代よりコンポジットレジンと既製金属ポストを用い

た方法が行われてきた[13]．特に，1980年代からは支台築造専用のコンポジットレジンの開発により，臨床においての普及がめざましくなった．既製金属ポストの維持力に関して，形態別では多くの報告に述べられているように，円筒形でスクリュータイプのポストが最大であり，円筒形で鋸歯状のものが中等度の維持力で，テーパー状で滑沢面のものが最小である．スクリュータイプのポストは維持力は大きいが応力分布に問題があり，歯根破折につながる．既製のテーパーポストは楔効果を有するため，歯根破折につながることをGoerigら[14]は述べている．それらの点に関して，彼らは，歯根破折を防止するためにねじ込まない方法でのセメント合着タイプを推奨している．またGoerigらは，スクリュータイプポストは短い歯根や湾曲した歯根に利用すべきであると述べている．

■ファイバーポスト

1980年代後半，新しい既製ポストとしてジルコニアポストが開発され[15]，破折強度がチタンより優れていることから臨床応用されるようになった[16-19]．しかし，応力が歯根部にかかりやすく歯根破折を招きやすいこと，除去が困難という問題などがあり，使用頻度はあまり多くなかった．1990年代に入り，Duret Bら[20]によりポリマーマトリックスとファイバーの束からできるカーボンファイバーポストが開発された．象牙質に近似した物性をもつ素材として注目されたが，レジンとの接着の問題や黒色であることから，今日では審美的な面からも使用頻度はあまり多くない．現在では審美性，強度，レジンとの接着において優れた材料であるクォーツファイバーポストとグラスファイバーポストの2種類が主に用いられるようになった．特に，歯冠部の歯質が脆弱で漏斗状歯根ではファイバーポストと支台築造用レジンによるポストコアが優れているとの報告もある[21]．日本では2003年10月にグラスファイバーポスト（FiberKor：ペントロンジャパン）のみ認可され臨床応用されている．

グラスファイバーポストの特徴としては以下の点が挙げられる．
1．削除量を最小限にできる．
2．弾性係数が象牙質に近似しているため歯根部歯質に対して応力集中が緩和できる．
3．コンポジットレジンとの接着が強固．
4．白色または半透明で審美性に優れている．

5．ポスト除去時，残存歯質のダメージが少なく，比較的除去しやすいため，再根管治療が可能である．
6．金属アレルギーの患者にも利用できる．

　鋳造ポストコアと比較して最大の利点は，直接法の場合，アンダーカットの除去が不必要になったことである．また，ポストの長さについては，鋳造ポストコアでは修復物の維持のために，臨床歯根の1/2〜2/3の長さが必要とされてきた．しかし，グラスファイバーポストを用いた支台築造においては，歯冠部残存歯質が十分あり，コア部との接着が確実であれば短いポストで対応が可能となる．

グラスファイバーポストの形成法

　まず歯肉圧排を行うが，これは直接法の場合にレジンが歯肉溝に入るのを防ぐためである．次に外側部の支台歯形成を行い，その後にフェルール（帯環）効果を得るために，できればフィニッシュラインから歯冠側に厚さ1mm，高さ1.5mm以上の歯質が残るように形態修正を行う．コア部と歯質の接触面はバッドジョイントとなるようにする．

　ポスト部の形成は，歯冠部歯質の残存量や歯根の状態を考慮し，X線写真を用いてポストの長さと太さを決定する．歯冠部残存歯質が十分にあり，コア部との接着が確実であればポスト部の形成はやや短めでもよい．決定した長さまでピーソーリーマーで根管充填材を除去し，接着の妨げとなる根管治療薬や仮封材が残留している根管壁を一層削除する[22]．そのあと径の一番小さいポストドリルから，決定した太さのドリルまで順次形成を行う．齲蝕検知液で軟化象牙質の残存を確認し，完全に除去する．この時，直接法ではアンダーカット部の不必要な削除は行わない．また，間接法においても精密印象採得が可能で，技工操作で分割コアにしたり，アンダーカット部をブロックアウトして，合着時にレジンセメントを流し込んで補えるのであれば，歯質の削除は最小限にとどめるべきである．

　直接法の場合，ダイヤモンドディスクを用いて適当な長さに切断したファイバーポストにシランカップリング処理を行う．ただし，ファイバーポスト表面はレジンコーティングされているためピンセット等を用いて操作する．根管内は根管ブラシを用いて清掃した後に，エアーシリンジおよびペーパーポイント

にて十分に乾燥させる[23,24]．まず，セルフエッチングを行い，10秒間放置し，エアーシリンジにて余剰分を飛ばす．その後，ボンディング処理をし，接着性レジンセメントにてファイバーポストを合着する．ファイバーポストの周囲にコア用コンポジットレジンを築盛して，支台歯形態を整え，光照射を行って重合，硬化させる（図13）．

間接法の場合のポストの形成，印象採得は鋳造ポストコアの場合とほぼ同様である．

図13-1〜4 ファイバーポストコア（直接法）．

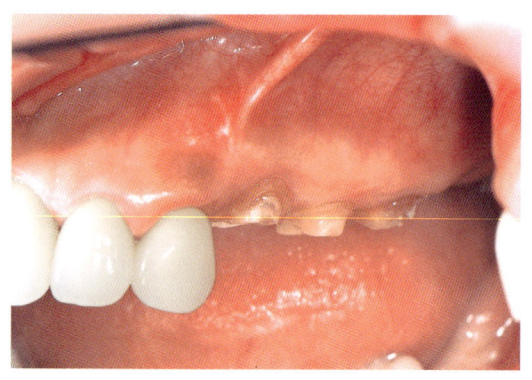

図13-1 支台築造を行う前に大まかに支台歯形成を行っておく．
　フェルール効果を得るためにできればフィニッシュラインから高さ1.5mm以上，厚さ1mmの歯質を残存させる．

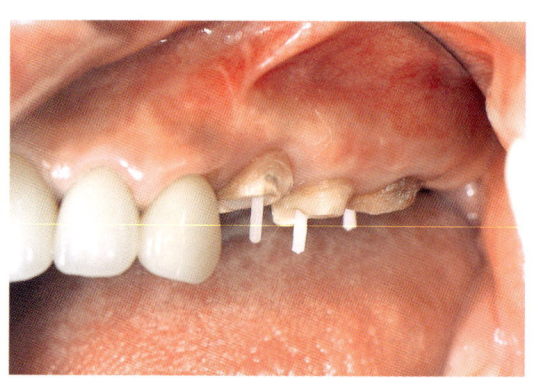

図13-2 根管内の接着処理を行い，ファイバーポストをレジンセメントで接着する．

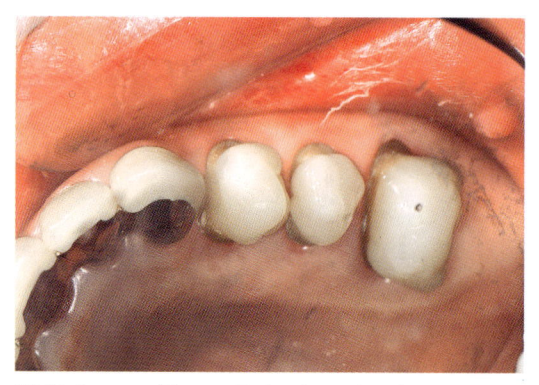

図13-3 コア用コンポジットレジンをファイバーポスト周囲に築盛し，光照射を行って重合させる．

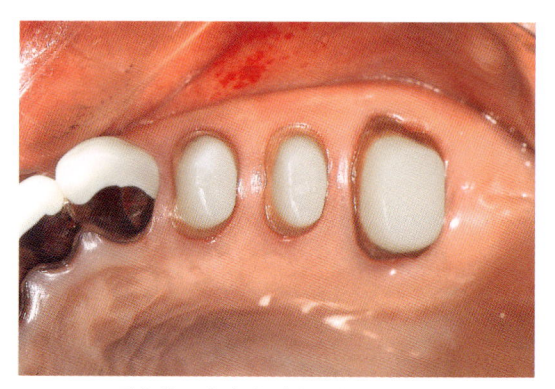

図13-4 硬化後，支台歯形成を行い，形態を整える．

直接法と間接法

直接法では，アンダーカット部を除去する必要がなく，歯

質の削除量が少なくてすむというのが最大の利点である．そのため，ある程度の湾曲根管にも応用可能となる．そして，形成後直ちに築造を行うので，仮着セメントや印象材等による歯面汚染がなく，接着操作にも有利である．さらに，間接法に比べ患者の来院回数が少ないことや技工作業が省略できるという利点もある．

　間接法は直接法と比較して歯質の削除量が多くなるが，歯冠部歯質の欠損が大きい場合に形態の回復が容易である．また，合着時のセメント層を薄くし，重合収縮を減らすことが可能である．

直接法の長所

1．歯質の削除量が少ない．
2．ポスト形成後に印象材やセメント等による歯面汚染がないため，接着操作に有利である．
3．多少の湾曲根管にも応用可能である．
4．来院回数が少ない．
5．技工作業が省略できる．

間接法の長所

1．歯冠部歯質の欠損が大きい場合，支台歯形態の回復が容易である．
2．セメント層が薄いのでレジンセメントの重合収縮が少ない．

象牙質の接着

　象牙質は成分中にコラーゲン繊維や水分が多く含まれているため，エナメル質に比べ，レジンセメントとの接着力は非常に弱いことが知られている．とくに，支台築造されている歯は無髄歯であり，歯髄からの栄養供給は遮断されており，細菌の侵入に対する防御機構がない．また，根管処置された歯牙は水分

の供給も絶たれ，象牙質の剛性を高めてしまい柔軟性を減少させ，その結果破折しやすくなる[25,26]．

戸田ら[27]は，臼歯部において失活歯の髄床底部象牙質は歯冠部象牙質に比べ接着強さがやや劣るため，とくに慎重に接着させることが大事であると述べている．さらに，二階堂ら[28]は，根管洗浄剤や根管貼薬剤などが接着力を低下させる要因であるとし，ボンディングを行う前には必ず根管内に根管充填材，仮封材，ユージノール系配合の残留物は取り除かなければならないと述べている．

一方，レジンセメントによる接着では，根管口をコーティングすることにより根管内への細菌感染を阻止することが可能となる．

■ 接着システム

象牙質とレジンの接着は1984年Glumaシステムによりプライマーが開発されたことで，それまでのエナメル質と象牙質を同時処理するトータルエッチングに比べて飛躍的に向上した．

現在ではレジン接着システムは，①リン酸エッチングを行い，十分な水洗をした後，象牙質表面を乾燥させず，適量の水分を残した状態で行うウェットボンディングシステムと，②エッチング処理とプライマー処理を1液(セルフエッチングプライマー)で行い，スメア層を溶解，除去し，歯質を脱灰すると同時にプライマー中に含まれるレジンモノマーが歯質に浸透していくため，歯面を水洗せず表面一層だけ軽くエアーで乾燥するだけのセルフエッチングシステムの2種類の方法が主に使用されている．秋本ら[29]は1993年クリアフィルライナーボンドⅡ(クラレ)が製品化されて以降，セルフエッチングシステムが世界で注目を浴び，臨床成績を見るかぎりでも良好な結果をだし，今後より期待できる材料であると述べている．

その後，現在では，従来の光重合に化学重合機能を加えたデュアルキュア型で，リン酸エステル系モノマーを用いたライナーボンドⅡΣ(クラレ)も，無髄歯に対しても安定した接着力が得られている．

■ 接着性レジン

光重合型，化学重合型レジンそしてデュアルキュア型レジンがある．いずれも用途により使い分けるとよいが，ポストを形成した根管内の場合，光重合型では重合深度が限られ，未重合部が

残存する可能性がある．化学重合型かデュアルキュア型がよいと思われる．しかし，従来より使用されている化学重合型の場合，接着力を増すには時間がかかり，接着初期の段階ではあまり効果が期待できない．そのため，重合の点からは接着初期の段階より作用効果がみられるデュアルキュア型のほうがより確実であると考えられるが，強度に関しては改良が望まれる．

鋳造ポストコアの撤去法

歯周治療や根管治療あるいは二次カリエス処置の必要性から，すでに装着してあるポストコアを撤去せざるを得ない場合がある．ポストの種類や形態に応じて，安全かつ素早く撤去する方法を考え，実行しなければならない．撤去には合釘抜去器（山添デンタル）を使用する方法が有効である（図 14, 15）．

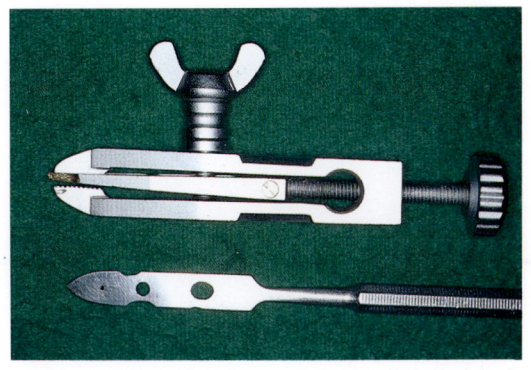

図14 合釘抜去器と種々の大きさの穴をあけた金属製のスパチュラを用意する．

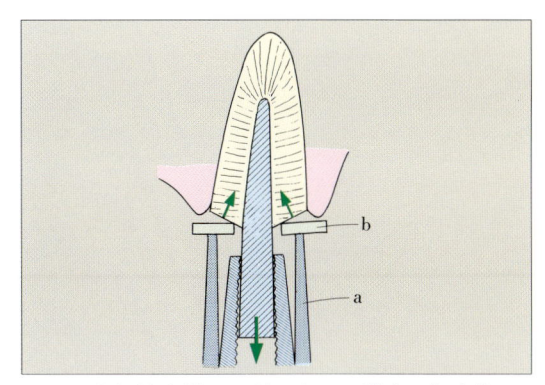

図15 合釘抜去器でのポストコア撤去のしくみ．
鋸歯状のツメでコア部をしっかり把持し，ハンドルを回すことによって外側のツメ（**a**）で金属板（**b**）を介して歯根面を内側に押すことになるので，歯質の破折の危険性が少ない．作用反作用の原理でポストコアが抜ける．

おわりに

失活歯は生活歯に比べると歯質そのものが脆くなっているため，失活歯を支台歯とする補綴物の永続性のためには，支台歯歯質の保護と強化を考えた根管形成および適合のよいポストコアの装着が必要である．歯根は複雑な形態をしていることが多く，補綴物の設計を考える前に，失活した場合に支

台歯として利用できるか否かを慎重に検討する必要があり，また，補強のためのコアの必要性の有無，ならびに支台築造の方法を十分検討しなければならない．昨今では，長年臨床で用いられてきた鋳造ポストコアにかわり，審美的理由からクラウンの色調の影響を考慮したセラミックコアや，象牙質に近似した弾性係数と強度をもつファイバーポストが利用されつつあるが，目的に応じた利用を考えると同時に，失活支台歯の重要性に対する認識をいまいちど新たにすべきではないだろうか．

参考文献

1. 末瀬一彦ほか：補綴修復物の破損および脱落に関する調査その1，歯冠継続架工義歯について．歯科医学，44：801，1981.
2. Haddix JE, et al：Post preparation techniques and their effect on the apical seal. J Prosthet Dent, 64：515, 1990.
3. Mattison GD, et al：Effect of post preparation on the apical seal. J Prosthet Dent, 51：785, 1984.
4. Nergiz I, Schmage P et al：Effect of difficult surface textures on retentive strength of tapered posts. J Prosthet Dent, 78：451, 1997.
5. Sorensen JA, et al：Ferrule design and fracture resistance of endodontically treated teeth. J Prosthet Dent, 63：529, 1990.
6. Libman WJ, Nicholls JI：Load fatigue of teeth restored with cast posts and cores and complete crowns. Int J Prostho-dont, 8：155, 1995.
7. 花村典之ほか：継続歯合釘に関する研究第2報合釘のテーパー，長さの保持力に及ぼす影響について．補綴誌，8：162，1964.
8. 坪田雅夫：ポスト先端部の不適合が歯根歯質へ及ぼす力学的影響．補綴誌，33：609，1989.
9. 中村公雄，小野善弘ほか：予知性の高い補綴治療のための歯周外科の考え方と実際．クインテッセンス出版，東京，1995.
10. Min-Kai Wu, Pehlivan Y, et al：Microleakage along apical root fillings and cemented posts. J Prosthet Dent, 79：264, 1988.
11. Morgano SM：Restoration of pulpless teeth：Application of traditional principles in present and future contexts. J Prosthet Dent, 75：375, 1996.
12. 吉田圭一ほか：各種合着用セメントの諸性質．補綴誌，39：35，1995.
13. Landwerlen Jr., Berry HH：The composite resin post and core. J Prosthet Dent, 28：500-503, 1972.
14. Goerig AC, Mueninghoff LA：Management of the endodontically treated tooth. Part I：Concept for restorative designs. J Prosthet Dent, 49：340, 1983.
15. Christel P, Meunier A, Heller M, et al：Mechanical Properties and short-term in vivo evaluation of yttrium-Oxide-partially-stabilized zirconia. J Biomed Mater Res, 23：45-61, 1989.
16. Mannocci F, Ferrari M, Watson TF：Intermittent loading of teeth restored using quartz fiber, carbon-quartz fiber, and zirconium dioxide ceramic root cannal posts. J Adhesive Dent, 1：153-158, 1999.
17. Strub JR, Pontius O, Koutayas S：Survival rate and fracture strength of incisors restored with different post and core systems after exposure in the artificial mouth. J Oral Rehabil, 28：120-124, 2001.
18. Heydecke G, Butz F, Strub JR：Fracture strength and survival rate of endodontically treated maxillary incisors with approximal cavities after restoration with different post and core systems：an in vitro study. J Dent, 29：427-433, 2001.
19. Rosentritt M, Furer C, Behr M, et al：Comparison in vitro fracture strength of metallic and tooth-coloured posts and cores. J Oral Rehabil, 27：595-601, 2000.
20. Duret B：long-life physical property preservation postendodontic rehabilitation with Composipost. Compend Contin Educ Dent, 17(20Suppl)：s50-s56, 1998.
21. 橋本 興，坪田有史：漏斗状ポスト孔の支台築造に関する研究．補綴誌，46：54-63，2002.
22. Sasafuchi Y, Nikaido T, Tagami J：Effect of chemical irrigants and medicaments for endodontic treatment on dentin bonding. Int Chin J Dent, 3：7-12, 2003.
23. 阿部菜穂：仮着材使用後のポスト孔における各種清掃方法による仮着材除去効果の評価．補綴誌，47：28-37，2003.
24. 二階堂 徹ほか：口腔内環境下における4-META/MMA-TBBレジンの象牙質接着性．日歯保誌，34(5)：1430-1434，1991.
25. Helfer AR, Melnick S, Scilder H：Determination of moisture content of vital and pulpless teeth. Oral Surg, 34：661-670, 1972.
26. Huang TJ, Scilder H, Nathanson D：Effects of moisture content and endodontic treatment on some mechanical properties of human dentin. J Endod, 18：209-215, 1992.
27. Toda S, et al：Micro-shear bond strength of resin composite to pulpal floor dentin. Am J Dent, 16：51-56, 2003.
28. Nikaido T, Takano Y, Sasafuchi Y, Burrow MF, Tagami J：Bond strengths to endodontically treated teeth. Am J Dent, 12(4)：177-180, 1999.
29. 秋本尚武ほか：長期臨床成績からみたセルフエッチングシステム．ザ・クインテッセンス，123(4)，817，2004.

第7章

歯肉圧排と印象採得

はじめに

　補綴物の予後をより確実なものとするために，補綴治療の過程でさまざまな配慮が必要であるが，クラウンの適合を高めることもそのなかで非常に大きなウエイトを占める．現在の補綴治療においては，クラウンを支台歯に合着するためにはセメントを用いなければならず，そのためそこには必ずセメント層が介在する．

　いかに模型上で精密なクラウンを作製し，口腔内の支台歯に精密に適合しても，セメント合着すれば支台歯とクラウンの間にはセメント層が介在する結果となる．臨床においてはこのセメント層をいかに薄くするか，とくにマージン部において均一に，かつ，薄くするかが課題となる．

　クラウンの適合を高めるために診療室でできることは，スムーズな面とマージンラインを有する支台歯形成を行うこと，そして精密な印象を採得することである．この際，歯肉の健康が回復されていれば，歯肉圧排，印象はさほど困難なことはないが，サルカス内マージンにしなければならない場合には歯肉に対する慎重な取り扱いが必要である．

歯肉圧排

歯肉縁上にマージンを設定する場合は，形成，印象時に歯肉を圧排する必要がない．しかし，サルカス内にマージンを設定する場合には，形成，印象時にマージン部を明示しなければならないため，歯肉圧排が必要である．

■歯肉圧排法

形成，印象時に歯肉を排除する方法としては，機械的方法と機械化学的方法，さらに外科的方法がある[1]（表1）．

表1 歯肉圧排法の利点と欠点

圧排法	利点	欠点
機械的 カッパーバンド，個歯コーピング，フロスシルク，縫い糸などによる圧迫	歯周組織への損傷が少ない	圧排に時間がかかる
機械化学的 血管収縮剤，収斂剤（8％クロール亜鉛，アドレナリン，塩化アルミニウムなど）を含んだ綿糸による圧迫	機械的圧排法と薬剤の併用により効果が早い	圧排に比較的時間を要する 薬剤作用により歯周組織に多少影響がある
外科的 メス，エレクトロサージェリー，ダイヤモンドバーなどによる歯肉切除	歯肉形態を修正できる	外科的侵襲を加えるため，痛みなどの負担がある 治癒までに時間を要する 適応症を正しく診断しないと歯周組織を損なう

健康な歯肉においては，外科的方法も歯周組織に永久的な傷害を与えないという意見もあるが[2,3]，一般的にいって，外科的方法は歯周組織に対して侵襲を加える可能性があるため[4,5]，最終補綴物のための印象時には不適であり，積極的な歯周治療が行われていないか，歯周治療途中における暫間補綴物作製時あるいは支台歯の概形成の時に利用する．カッパーバンドや薬剤を含まない圧排コードなどの機械的圧排が，歯周組織に最も影響が少ないといわれているが[7,8]，滲出液や出血を抑える圧迫効果を早めるために機械化学的方法が最も一般的であり[6]，われわれもこれを利用している．しかし，薬剤の止血機序とし

て蛋白凝固作用が強い薬剤が含まれていると歯周組織に影響を与える可能性がある．歯周組織が健全であれば，歯肉圧排による傷害は短期間で治癒すると考えられてはいるが[9,10]，歯肉圧排は歯周組織になんらかの影響を与える可能性があるため[11,12]，十分注意して行わなければならない[13]．

■ 形成時の歯肉圧排

サルカス内にマージンを設定する場合，形成時に，形成すべきマージン部を直視できるようにすると同時に，バーによる歯肉の損傷を避けるために歯肉圧排を行う．

形成時の歯肉圧排

- マージン部の明示
- 歯肉の保護

クラウン・マージンの位置設定の項でも述べたように，歯周組織の状態は補綴治療にかかるまでの歯周組織の処理のしかたにより異なる．圧排の方法は歯肉の条件により多少異なってくるため，最終補綴治療にかかるまでの歯周組織の処理法を踏まえ，歯周組織の評価を行い，マージンの位置設定と同時に圧排法を決めなければならない．

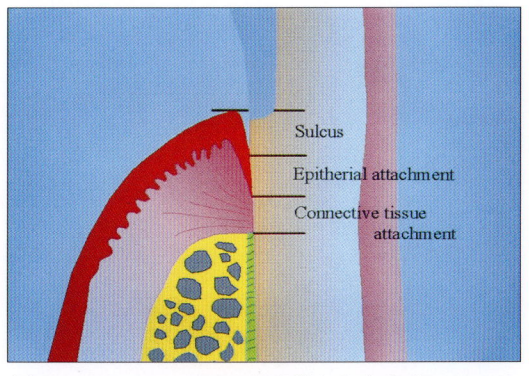

図1 biologic widthが確保されたときのクラウン・マージンの位置．
サルカス内マージンは歯肉縁より根尖側に約0.3〜0.4mm，骨頂よりおよそ2.5〜3mmの位置になる．歯肉縁からサルカス底までは約0.6〜0.7mmである．

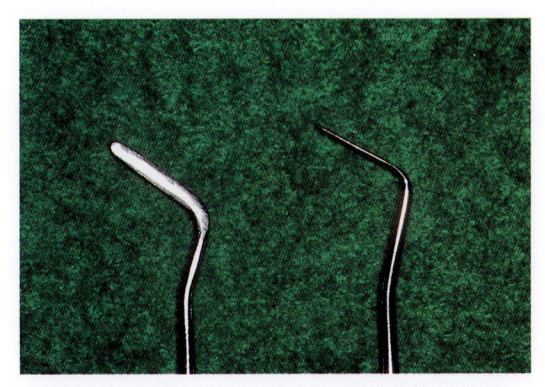

図2 細い圧排コードを効率よく挿入するために，先の細い，幅の狭い形態のものを使用する．

図3-1〜4 ポケット除去療法を行った場合のサルカス内マージン形成法．

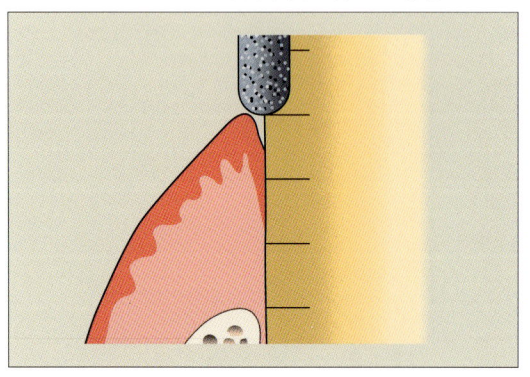

図3-1 圧排前に歯肉縁にそって形成を行い，歯肉縁上の形成をほぼ完了させる．

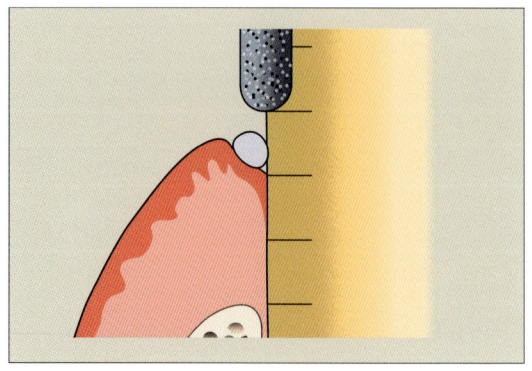

図3-2 ＃0の圧排コードで圧排を行うと，0.3mm程度根尖側に歯肉が圧排され，歯根が露出する．

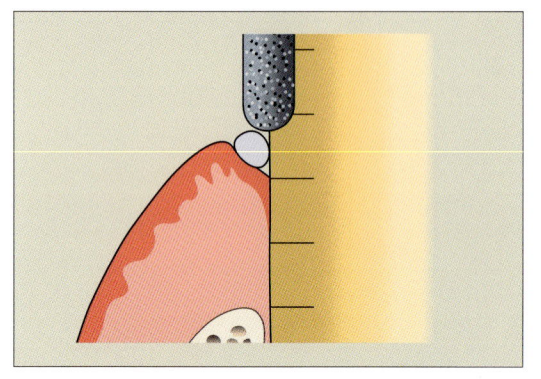

図3-3 圧排コードを挿入した状態で歯肉縁上に露出した部分を形成する．

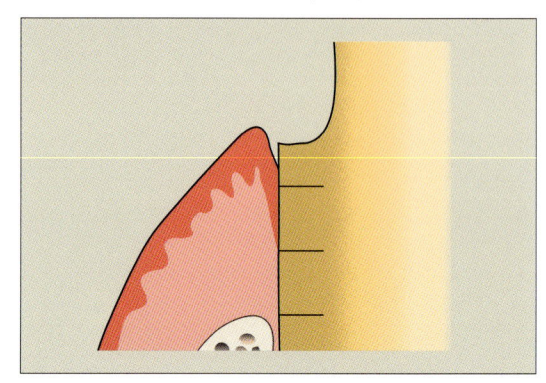

図3-4 圧排コードを外すと歯肉がもとの高さに戻り，サルカス内マージンとなる．

■圧排法は歯周組織の条件により異なる

• Biologic Width が確保されている場合

ポケット除去療法を行い，患者各個人で最小幅の歯周組織の付着，サルカスとなるように治癒すれば，サルカスは1mm程度となる．通常，歯周外科後4か月以上治癒を待って最終補綴物のための形成を行うが，歯周外科後4か月程度におけるサルカスはほとんどの場合0.6〜0.7mm程度である．したがってマージンの位置は歯肉縁より約0.3〜0.4mm根尖側に設定することになる（図1）（第4章参照）．

0.6〜0.7mm程度のサルカスを圧排するにはごく細い圧排コードが必要である．われわれはニュージンパック＃0（井上アタッチメント）を用いているが，症例によってはジンパック＃0でも太すぎることがある．その場合には＃0のコードの4本撚りの糸を1〜2本抜いてより細くして使用するか，ウルトラ

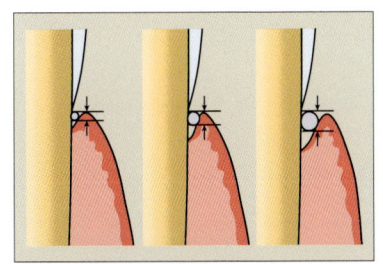

図4 ポケット測定値からコードの太さを選択する．

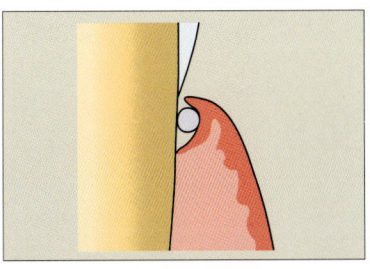

図5 ポケット測定値が2mm程度ある場合，細い圧排コードで圧排するとコードが完全に歯肉縁より根尖側に入り込んでしまい，圧排の役目を果たさない．

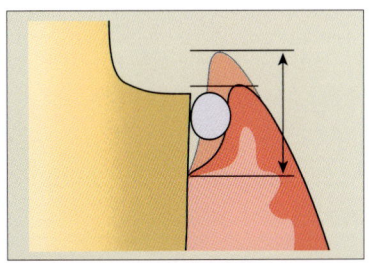

図6 ポケット測定値が2mm程度ある場合，太いコードで圧排することになるが，歯肉圧排を行っても，なお歯肉縁より根尖側を形成しなければならないため，圧排コードを挿入しても，バーによる歯肉の損傷を避けるのが難しい．

パック＃000（ウルトラデントプロダクツ）を使用している．そして，細い圧排コードを効率よく挿入するために，厚さが薄く，幅の小さい圧排器を用意する（*図2*）．

　圧排前に歯肉縁にそって形成を行い，歯肉縁上の形成をほぼ完了させる（*図3-1*）．その後歯肉圧排を行うが，＃0の圧排コードで圧排を行うと，0.3mm程度歯肉が圧排され歯根が露出する（*図3-2*）．そこで，圧排コードを挿入した状態でマイクロモーターを利用し，歯肉縁上に露出した部分を形成することによって（*図3-3*），マージン部の最終形成と研磨を行うことができる．圧排コードを外すと歯肉がもとの高さに戻るので，サルカス内にマージンが設定できる（*図3-4*）ことになる（第5章 *図18*参照）．

- Biologic Widthの存在が不明確な場合

　ポケット測定値が2mm程度の状態で補綴物を作製する場合，クラウン・マージンは歯肉縁より0.5～1.0mm根尖側に設定するが，この場合にはポケット測定値から圧排コードの太さを選択する必要がある（*図4*）．

　ポケット測定値が2mm程度ある場合，細い圧排コードで圧排するとコードが完全に歯肉縁より根尖側に入り込んでしまい，圧排の役目を果たさない（*図5*）．そこで，太いコードで圧排することになるが，歯肉圧排を行っても，なお歯肉縁より根尖側を形成しなければならないため（*図6*），圧排コードを挿入しても，バーによる歯肉の損傷を避けるのが難しい．またこの際，圧排コードを挿入した状態で形成しようとすると，マイクロ

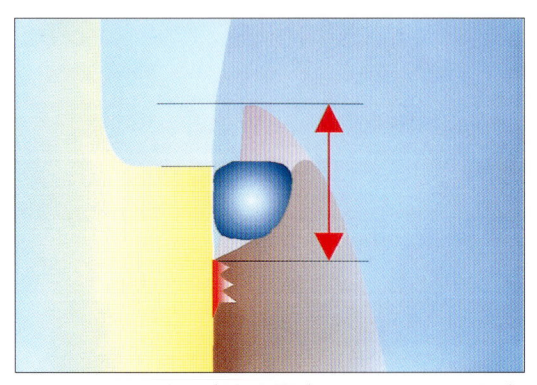

図7 マージン部の印象を明確にとることのみを重視して太い圧排糸を使うと，どうしても押し込む力が強く働き，歯周組織に傷害を与えやすい．

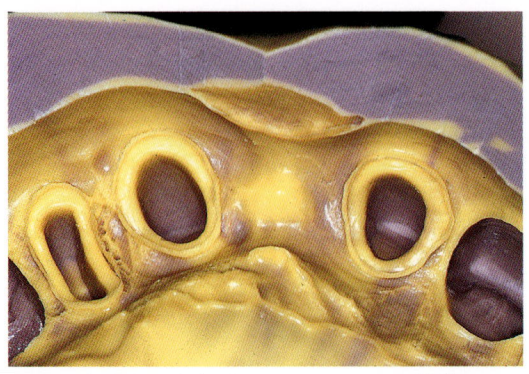

図8 支台歯の印象面には，マージンが明確にでていることと同時に，サルカス内の根表面も明確にでていなければならない．

モーターを利用してもコードを巻きつける危険性があり，やや強めの圧排を行った後，コードを外してマージン部の最終形成を行わなければならない場合がある．

■印象時の歯肉圧排

印象採得に際しては，歯肉を形成限界部から離し，かつ滲出液などを排除してマージンラインを明示すると同時に，形成限界より根尖側の歯肉と根面との間に印象材のためのスペースを確保するために，歯肉圧排を行う．

印象時の歯肉圧排

- マージンラインを明示する
- 形成限界より根尖側の歯肉と根面との間に印象材のためのスペースを確保する
- 滲出液などを排除する

歯肉が圧排されて偏位する量は，サルカスの深さと圧排コードの太さに関係するため，圧排に際しては，まず適切な太さのコードを選択しなければならない．印象採得後に歯肉縁の位置が変化すれば，クラウン・マージンの露出の問題にもつながるため，不適切な圧排による歯肉への侵襲を避けなければならない．マージン部の印象を明確にとることのみを重視して太い圧排糸を使うと，どうしても押し込む力が強く働き，歯周組織に傷害を与えやすい(図7)．

印象を容易にするために圧排糸を二重にする方法もあるが，圧排糸を2本にすると内側のコードを押さえすぎる傾向にあり，またたとえ内側のコードがごく細いものであっても，2本のコードが容易に入る状態は健康なサルカスとはいえない場合が多い．biologic width が確保されている場合，サルカスは浅いため，二重圧排はできない．しかし一方，支台歯の印象面には，マージンが明確にでていることと同時に，サルカス内の根表面が明確にでている必要があり（図8），この根面の方向がクラウンマージン部の形態を左右する．印象面にそれを反映させるため，形成マージンの明示と同時に根面の明示も必要であり，コードが細すぎると印象材のスペースが確保できず，たとえ印象材が流れ込んでも撤去時にちぎれることがある．

歯肉圧排時の注意（1）

- 適切な太さのコードを選択する
- 適切な圧（25～30g）で圧排する

歯肉圧排時の注意（2）

　適切なポケット除去療法が行われていれば二重圧排はできない

　歯周外科治療を行った場合，最終形成と印象を同一日に行うことはまずないと思うが，最終形成を一応完了していても，日を変えて確認すると意外な不良点が見えてくることがある．圧排時に，圧排される歯肉の程度，辺縁部の連続性，遊離エナメルの有無など，マージン部の形成面を確認しつつコードを挿入し，マージン部に形成の不備があれば修正をした後に印象を行う．

歯肉圧排時の注意（3）

　圧排をしながらマージン部の形成の不備を確認する

歯周外科治療を行っておらず，とくにbiologic widthを確認できない場合は，形成時の圧排，形成による歯肉への刺激により，歯肉縁の位置が変化する可能性があるため，最終形成後にプロビジョナル・レストレーションの修正を行い，日を改めて印象を行うほうがよい．また，たとえ少数歯の場合でも，審美的観点からマージンの露出を避けたい場合は，印象は形成と同一日に行わないほうが確実であろう．

> 印象は形成とは日を変え，歯肉の位置を確認してから行うのがよい

　印象時の圧排も歯周組織の条件により，方法が多少異なるが，要領は形成時の圧排と同じである．

■圧排の要領

　歯肉の健康が回復されており，出血や滲出液がほとんどない状態になっていれば，圧排操作はさほど難しくはないが，歯肉の厚さやサルカスの深さなどは症例によりさまざまであり，多少の工夫を要する場合がある．また，臨床においては理想的な状態ばかりではなく，プラークコントロールが不十分な患者では，圧排時に多少の出血がみられるし，滲出液が多い患者もいる．さらに，唾液のコントロールが難しい患者もおり，要領よく圧排をしないと，圧排したつもりでもすぐにコードが押しだされ，無理に押し込もうとすると歯肉を傷つけ，さらに出血させるという結果にもなりかねない．なお有髄歯の場合，麻酔を要することがあるが，圧排操作そのもののためだけには麻酔は必要ではなく，無髄歯においては麻酔は必要としない．ただ，かなり痛みに鋭敏な患者には表面麻酔を使用する．

1．簡易防湿を行い，歯肉辺縁部をごく軽く乾燥させる．濡れていても圧排は可能であり，とくに有髄歯においては乾燥はあまりさせないように注意する．
2．サルカスの深さに合った太さのコードを選択し，歯牙の周囲長よりやや長めにコードを切る．
3．圧排器を使用してコードの一端を隣接面部に挿入する．圧排器は薄くて幅の狭いものを使用する．

図9 コードを根面に沿わせて回転させるように圧排器を動かすとコードを挿入しやすい.

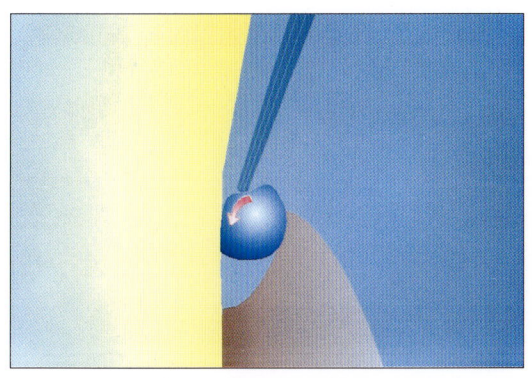

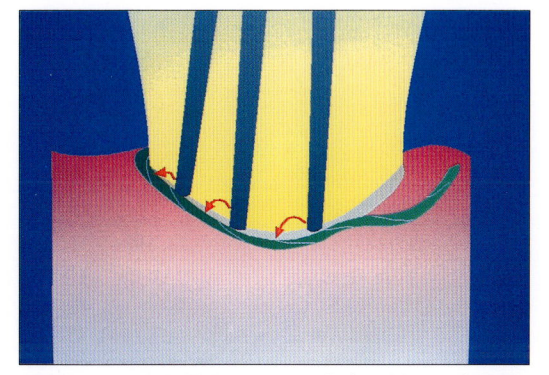

図10 コードを挿入していく方向に対して少し逆方向に力を加えて押さえながら，順次サルカス内に確実に挿入する.

4．コードを根面に沿わせて回転させるように圧排器を動かし（*図9*），かつコードを挿入していく方向に対して少し逆方向に力を加えながら（*図10*）サルカス内に確実に挿入する．どうしても浮き上がってくる部位があれば無理に押し込まず，その部分の長さよりごくわずか長めにコードを残して，入る部位から挿入し，コードの収まりを確認してから再度入りにくい部分を根面側に回転させる要領で入れ込む．

5．半周以上挿入した時点で，歯牙の周囲長を予想し，全周の圧排が終わった時点で両端の重なる部分が約2mm程度になるように余剰部をカットする．そしてコードの一端のみを残して挿入を完了する．

6．必要であれば止血剤（ボスミン液：0.1w/v%エピネフリン液）をコードに含ませて数分間放置する．

　圧排終了後は乾燥は避け，湿らせた状態を保ち，印象直前に圧排コードを外してから軽く乾燥する（印象時に出血や炎症性滲出液はほとんどないはずであるが，歯周外科処置を行い歯肉の治癒を十分待っても，清掃が不十分でプラークが残存しているケースもあり，圧排糸を外すとわずかに出血する場合がある．また乾燥状態で圧排糸を外すと上皮の細胞を剥離し出血しやすくなるので，蛋白凝固作用のない止血剤を用いて湿潤状態にしておく）．

表2 印象材の種類

印象材の種類	長所	短所
寒天とアルジネートの連合	アルジネートの簡便さと寒天の再現精度のよさを兼ね備えている 安価である	寸法安定性が悪い
シリコーン・ラバー	寸法安定性が比較的高い 永久歪みが小さい	操作時間が短く多少扱いにくい 疎水性，撥水性が高い パテタイプは硬化後，硬すぎる
ポリサルファイド・ラバー ポリエーテル・ラバー	再現精度が高い 経時的寸法変化が少ない	硬化時間が長い 特有の異臭がある 適切な処理をしないと永久歪みが大きい

精密印象

　印象の精度は，実験的には印象材の種類や印象法によって多少異なるデータがだされているが，臨床においては補綴物を作製する過程で適合に影響を与える数多くのファクターのなかの一つとして総合的に判断する必要があり，技工作業も含めた臨床システムと同時に印象のチェックシステムによっても大きく左右される．

■印象材

　現在，最終印象用として一般に用いられている印象材には，材質的に，寒天，寒天とアルジネートの連合，そしてラバー系印象材などがある（表2）．とくに精密印象材としてラバー系印象材が利用されるようになって以来[14,15]，シリコーン・ラバー，ポリエーテル・ラバー，ポリサルファイド・ラバーなど，数多くの商品が開発された．ラバー系印象材に関しては多くの研究があり，寸法精度，経時的変化，印象材と石こうの相性，チオコール・ラバーとシリコーン・ラバーの比較，キャタリスト／ベース比による変化，接着剤の効果などの報告がなされているが[16-24]，印象材，石こうなどは日々改良されており，現在使用されているもののデータを知っておく必要があろう．

　現在，使用されている印象材はどれをとっても，印象材そのものの再現精度は臨床上問題となるものではないと思われるが，印象する支台歯の条件によっては印象材の特徴を活かせないものや，逆にマイナスになるものがあり，すべての症例を同じ印

第7章●歯肉圧排と印象採得

図 11-1～3 肉眼的にみても細部再現性はポリサルファイド・ラバーが最もよく，ついでシリコーン・ラバー，そして寒天とアルジネートの連合印象の順となる．

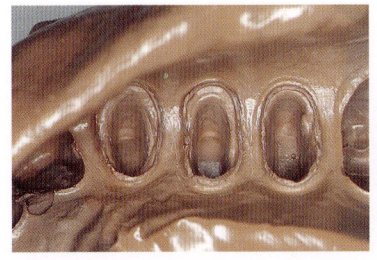

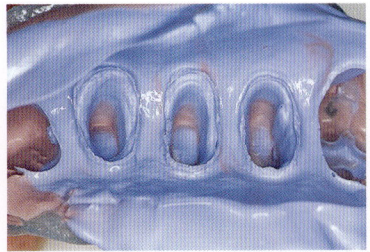

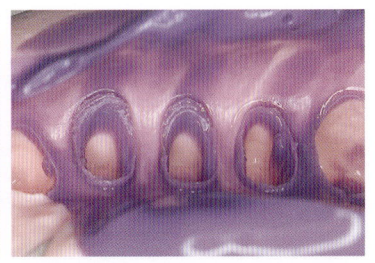

図 11-1 ポリサルファイド・ラバー．
図 11-2 シリコーン・ラバー．
図 11-3 寒天とアルジネートの連合印象．

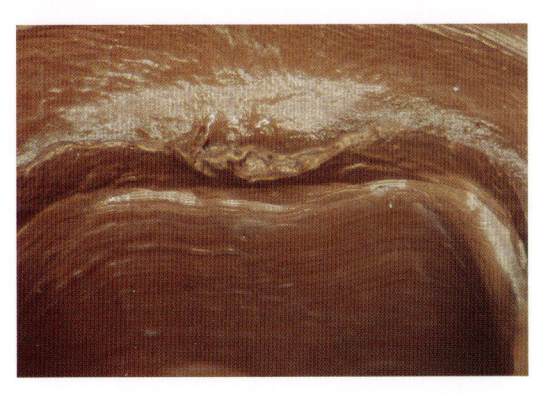

図 12-1	図 12-2
図 13	

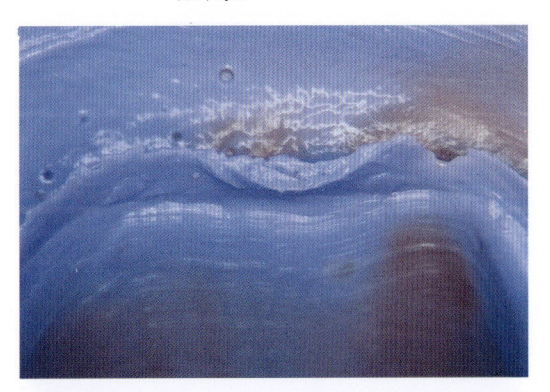

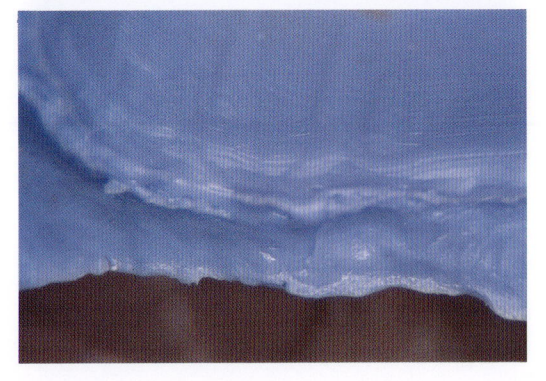

図 12-1 ポリサルファイド・ラバー．
図 12-2 シリコーン・ラバー．
図 13 シリコーン・ラバーでは，印象材が硬化するまでに滲出液が出ていると思われる患者の場合には，サルカス内根面ないしマージン部が，なめられ，変形している可能性があるので注意を要する．

象材で済まそうとせず，使い分けをすれば印象材の特徴を有利に利用することができると思う．また，印象材は印象法とともに使用上の慣れが大きく影響するものであり，技工室（所）とのかかわりもあって，模型作製をも含めて印象材を十分使いこなす努力が必要であろう．

よく利用される印象材の臨床使用上の精度に関しては，第8章マイクロ技工の項で述べるが，マイクロスコープで見るまで

もなく，肉眼的にみても細部再現性はポリサルファイド・ラバーが最もよく，ついでシリコーン・ラバー，そして寒天とアルジネート連合印象の順となる(図11, 12)．以前は印象材の練和から注入までに要する操作時間の長さ，細部再現性の確実さ，歯型材との相性などから，中〜広範囲にわたる補綴物や天然支台歯とインプラント補綴が混在している症例には，ポリサルファイド・ラバー印象材(Coe-flex：GC America)を多用していたが，異臭がある，練和に技術を要する，口腔内における硬化時間が長いなどの欠点があるため，現在は，シリコーン・ラバー印象材を用いることが多い．

最近，多くの種類のシリコーン・ラバーが市販され，物性の改良もすすんでいるが，われわれは親水性に優れ，操作性がよく，寸法精度の高い親水性付加重合型シリコーン印象材(インプリントⅡ：3M ESPE)を主に使用している．この印象材はミキシングチップを有するガンタイプになっており，練和が容易であり，気泡の少ない均質なペーストが得られるなど，練和条件も一定である．単冠や小範囲のブリッジで歯肉の条件がよい場合も，シリコーン・ラバーが簡便でチェアタイムも短くて済む．また単冠，小範囲のブリッジ症例では，操作も簡単で印象時間も短い寒天とアルジネートの連合印象でも十分対応できる．一般にサルカス内は完全乾燥状態ではなく，多少湿潤状態であるが，印象材が硬化するまでに滲出液がでていると思われる患者の場合には，シリコーン・ラバーでは，サルカス内根面ないしマージン部が，なめられ，変形している可能性があるので注意を要する(図13)．

■印象法

一般に行われる精密印象法はwash/reline法とsyringe/tray法に大別される[25]．wash/reline法では通常，既製トレーを用いるが，syringe/tray法では個歯トレーないし個別の歯列トレー[25,29,30]を用いる．個歯トレー，歯列トレーともに一長一短があり，どちらを選択するかは好みの問題であろうが，印象材，トレー，模型作製用材料など，それぞれの使用を一連の流れのなかで熟練することが第一であり，印象材の種類や，トレーの種類，あるいは印象法などを別個に評価するよりも大切なことであろう．

クラウンの適合性を高めるために

> 印象材，トレー，歯型材を選ぶことも大切だが，それより，印象材を十分に使いこなすことが大切である

　われわれもいろいろな方法を試みてきたが，現在は，個人トレーを用いた全顎印象法（図14）を利用しているので，その方法を紹介する．

1．トレーの準備

　歯列に対しパラフィンワックス1枚分程度のスペースをもつ，適合のよい，かつ厚さも均一なレジン製トレーを準備する（図15）．

2．印象材の準備

　ガンタイプの印象材は，ミキシングチップを取りつけた状態にして口腔内の準備を待つ．練和タイプの印象材の場合は，トレーの大きさに合わせてレギュラータイプを，そして印象する支台歯数に合わせてインジェクションタイプを適量練板上に出す．ベースとキャタリストは練和紙に広く拡げて出すのではなく，できるだけ狭い範囲で盛り上げるようにする．

3．支台歯ならびに残存歯の処理

　支台歯の清掃を行った後，残存天然歯の隣接部下部鼓形空隙をワックスなどを用いてブロックアウトする．アンダーカットをすべて埋める必要はなく，頰舌的に貫通部がないようにすればよい（図16）．

　圧排糸の端をピンセットですぐつまめる状態にしておき（図17），印象材の練和を開始し，練りあがるのを見計らって圧排糸を静かに外す．この時点では支台歯，ならびにその周囲歯肉はまだ湿潤状態にある．インジェクションタイプがシリンジに用意されるころに歯牙，歯肉部を軽く乾燥させる．

4．印象材の練和

　練和タイプの印象材は要領よく練和しないと，均一な練和ができず精度に影響する．まず，練和するスパチュラを立ててベースとキャタリストを十分に混ぜ合わせ，その後スパチュラをねかせて練和紙にすりつけるように広く印象材を拡げ，気泡を抜きながら均一な練和を行う．ガンタイ

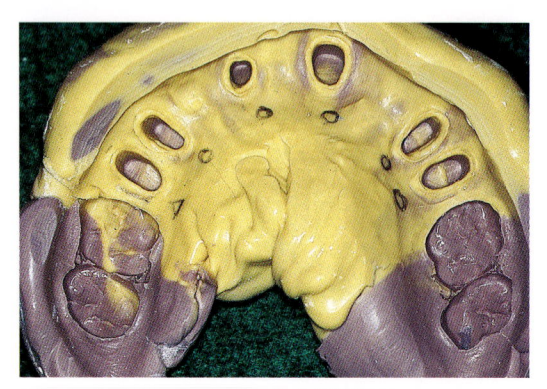

図14　個人トレーを用いた全顎印象法．

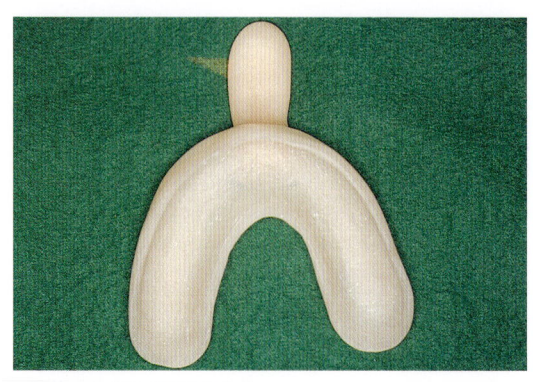

図15　レジン製個人トレー．
　歯列に対しパラフィンワックス1～2枚分程度のスペースをもち，適合がよく，厚さも均一なレジン製トレーを準備する．

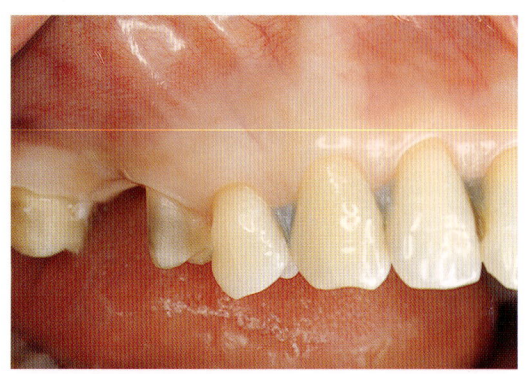

図16　残存天然歯の隣接部下部鼓形空隙をワックスなどを用いてブロックアウトする．アンダーカットをすべて埋める必要はなく，頰舌的に貫通部がないようにすればよい．

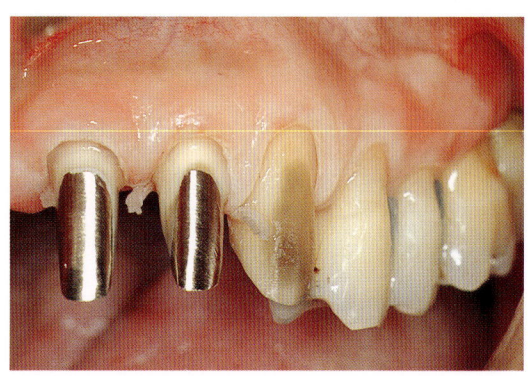

図17　圧排糸の端をピンセットですぐにつまめる状態にしておき，湿潤状態で印象材の練和を待つ．

プの印象材はこの点気泡も入りにくく，練和も均一になるので便利である．

5．**印象材のサルカス内への注入**
　支台歯周囲を軽く乾燥させた状態で，シリンジの先端を隣接部サルカス上におき，印象材をサルカス内に圧入するように小さく上下動を加えて注入しながら，支台歯周囲を一周させる．

6．**トレーの保持，ならびに硬化後のトレーの撤去**
　残存歯の咬合面にもインジェクションタイプを注入した後，レギュラータイプの印象材をトレーに盛って歯列に圧接するが，印象材が口腔の後方に流れないように，トレー

を後方から前方へと圧を加える．そして，印象材が硬化するまでトレーの保持を確実に行う．印象硬化後のトレーの撤去は，片側1か所にごくわずかに隙間をつくって空気を入れ，そこから静かに撤去する．急激な撤去を行うとサルカス内の印象材がちぎれて残りやすい（マージンに遊離エナメル質があったり，極端に鋭利な部分があると印象材がちぎれやすい）．

■印象のチェック

　気泡，面の荒れ，なめられ，ごくわずかなちぎれなど，印象面の欠陥をマイクロスコープで注意深く観察する．辺縁の形成ラインの連続性，唾液などによる辺縁部のなめられ，面の歪みなど，肉眼ではわからない欠陥もマイクロスコープでよく観察することによって確認できる．マージンラインが明瞭でスムーズなラインとして確認できると同時に，サルカス内の根面部の印象が明確にでていなければならない．

　この印象のチェックは補綴物を作製する技工士が行うのがよい．印象のチェックに関する詳細は第8章マイクロ技工編で述べる．

　印象の欠陥は見てチェックできるものと見てもわからないものがある．見えないものはいくらマイクロスコープで拡大してもわからない．印象全体の歪みはもちろん，部分的な歪みも，よほど変形が大きくないかぎり見た目にはわからない．そのため，そのような欠陥が起こりにくいような措置を施しておく必要がある．印象の歪みを避けるためには，形成面をスムーズに仕上げること，適合のよいしっかりしたトレーを作製すること，トレーに接着剤を正しく塗布すること[31,32]，残存歯のアンダーカット部を適切にブロックアウトすること，印象材内部に気泡を混入させないことなどがあげられる（図18）．

　印象すべき支台歯の数が多いと，かなり手際よく印象操作を行わなければならない．当然，歯周組織の健康が回復されていないと，圧排操作を適切に行っても，圧排コードを外すと出血したり，滲出液が多かったりして，トラブルの原因となる．唾液のコントロール，嘔吐反射のコントロールも難しいところではあるが，浸潤麻酔，表面麻酔を適切に使用し，衛生士とのバキューム操作，乾燥操作の連携に熟練すれば，失敗の少ない印象採得が可能になるであろう．

　それでも多数歯を一度にすべて完全な状態で印象することは

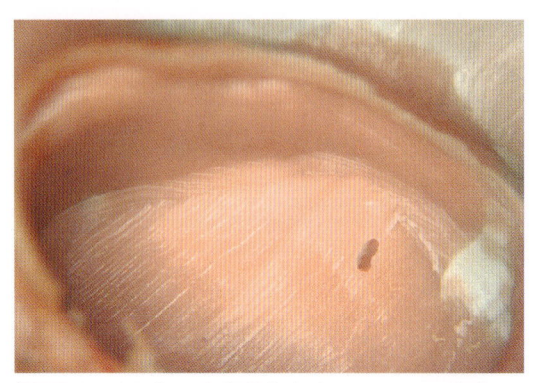

図 *18-1* パテを一次印象としたシリコーン印象の場合，このパテが支台歯などに直接接触していると，リバウンドと呼ばれる変形を起こす可能性がある．

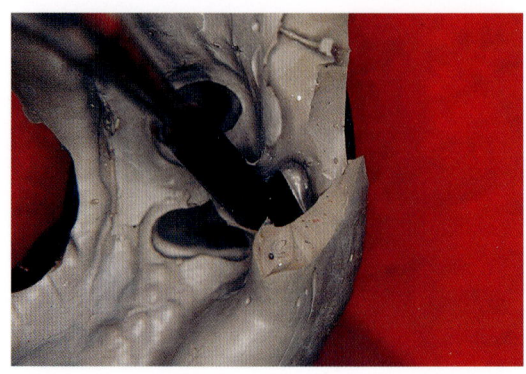

図 *18-2* マイクロスコープを使用して慎重に印象内面の状態を観察することにより，印象材内部にある大きな気泡の存在を発見できることもある．

難しい（*図19*）．作業模型は一つのほうが都合がよいため，できれば一つの印象で模型を作製したいが，再度，全顎を印象し直しても同時にすべてが印象できる保証はない．そこで，われわれは部分トレーにより印象の不備な歯牙を別個に再印象する方法を採用している．

印象時の注意

印象はマイクロスコープでのチェックも大切だが，拡大しても見えない印象の歪みを起こさないように工夫することが大切である．
- 形成面をスムーズに仕上げる
- 適合のよい，しっかりしたトレーを作製する
- トレーに接着剤を均一に塗布する
- 印象材の操作を誤りなく行う
- 残存歯のアンダーカットを適切にブロックアウトする

第 7 章 ● 歯肉圧排と印象採得

図 19-1 ～ 23　第 3 章の図 3 と同症例．（次ページへつづく）

▶図 19-1　48歳，男性．
　上顎前歯部，下顎左側臼歯部歯牙動揺ならびに審美障害を主訴として来院．
▼図 19-2　術前上顎Ｘ線写真．
　2|1 の骨吸収は根尖にまで及び，また |6 も根周囲ならびに根分岐部に骨吸収がすすんでいる．

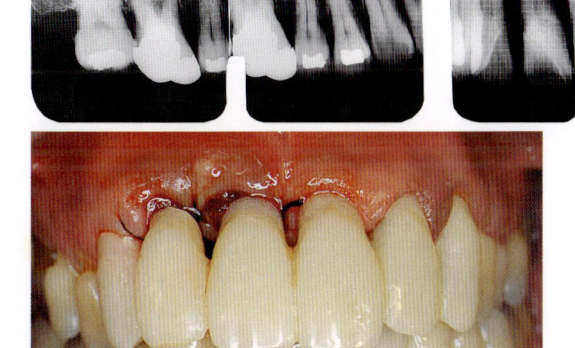

図 19-3　2|1 を抜歯し，3|1 2 の骨の量から考えて ③+①②③ のブリッジを予定し，プロビジョナル・レストレーションを装着した．

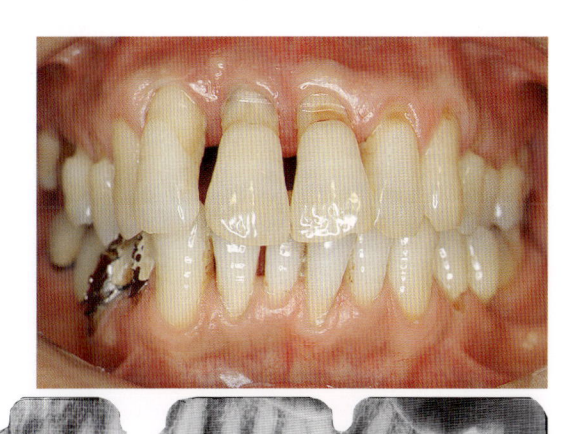

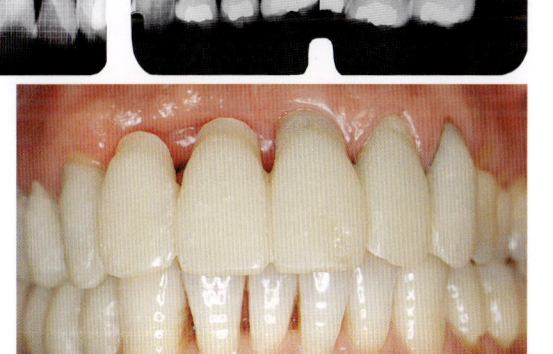

図 19-4　抜歯後，約 2 か月．

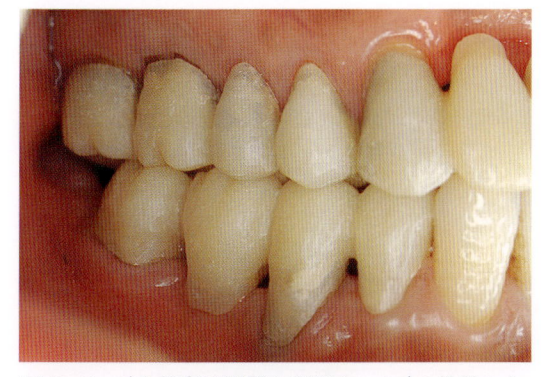

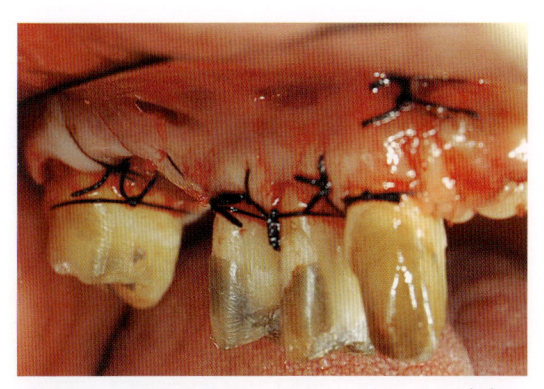

図 19-5　|6 も保存は困難と判断し，|5 4 の骨量から ⑦⑥⑤④ のブリッジを予定し，プロビジョナル・レストレーションを装着．また破折を起こしていた ⑦⑥⑤④ のブリッジを除去してプロビジョナル・レストレーションを装着し，咬合平面を揃え，臼歯部咬合の確保を行った．

図 19-6　初期治療後ポケットは 3 ～ 5 mm であり，|6 抜歯と同時に |7 5 4 3 部のポケット除去を apically positioned flap 法により行った．

161

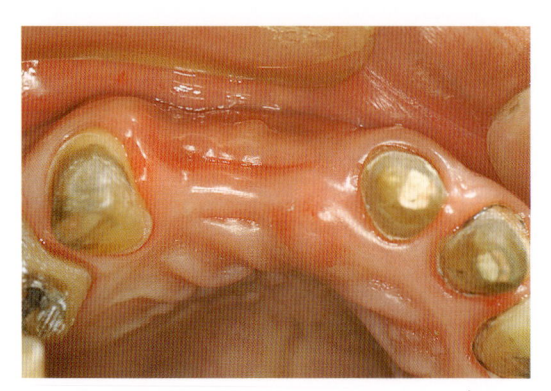

図 19-7　骨吸収が根尖にまで及んでいた 2̲1̲|部歯槽堤は抜歯後かなり陥凹ができ，このままでは審美的な補綴物は作製困難である．

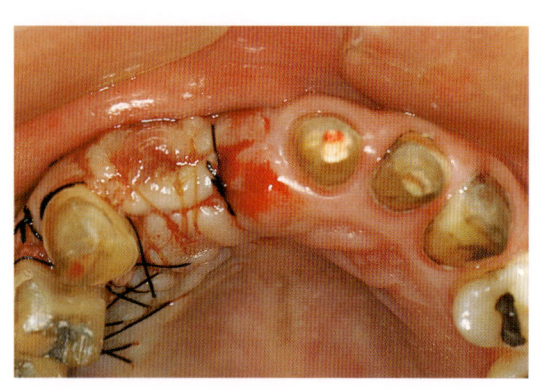

図 19-8　そこで，7̲5̲4̲3̲|部のポケット除去療法を行うときに，同時に connective tissue graft 法により 2̲1̲|部の歯槽堤の増大を図った．

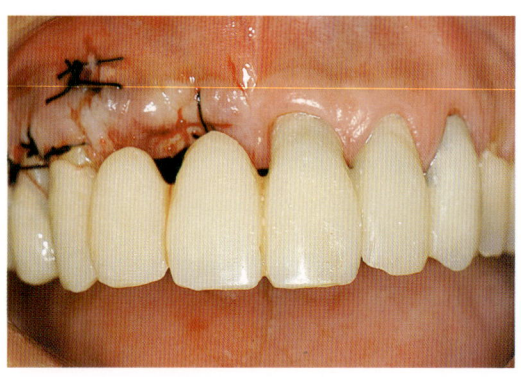

図 19-9　外科手術直後のプロビジョナル・レストレーション装着状態．

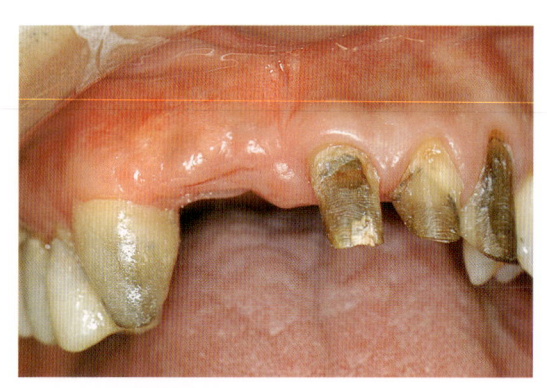

図 19-10　歯槽堤増大手術後，2 か月．

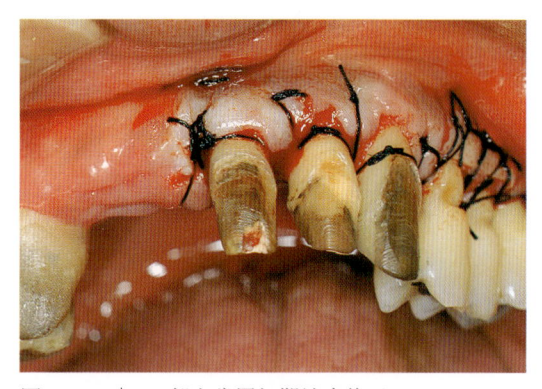

図 19-11　|1̲2̲3̲ 部も歯周初期治療後ポケットは 3～5 mm 存在した．そこで清掃性を高めると同時に biologic width を確保して，歯肉辺縁位置の変化を少なくするために apically positioned flap 法によりポケット除去を行った．

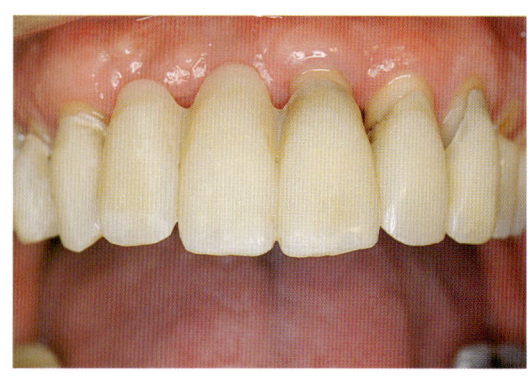

図 19-12　|1̲2̲3̲ 部歯周外科後，5 か月．
歯周組織の治癒がやや遅いため，この時期でもクラウン・マージン位置の最終設定を行っていない．2̲1̲|部歯槽堤増大を行うことによって，清掃しやすく審美的なポンティックの形態となる．

第7章●歯肉圧排と印象採得

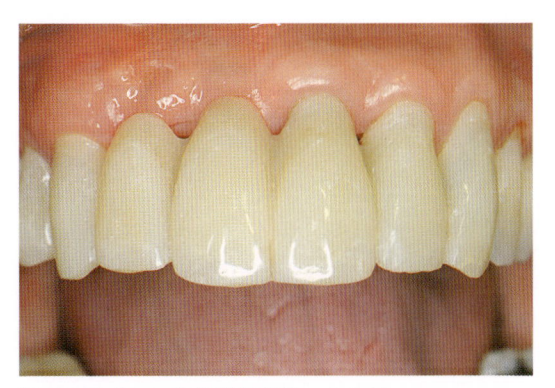

図 **19-13** |123部歯周外科後，6か月．

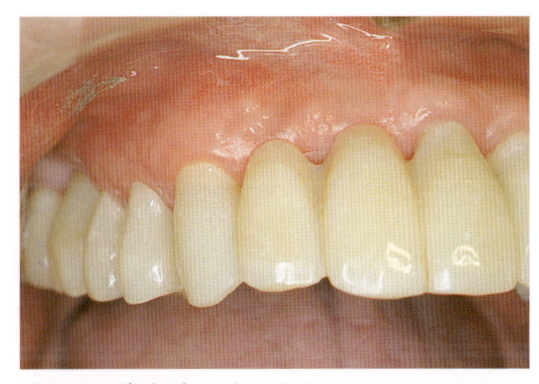

図 **19-14** 印象時，プロビジョナル・レストレーション装着状態．

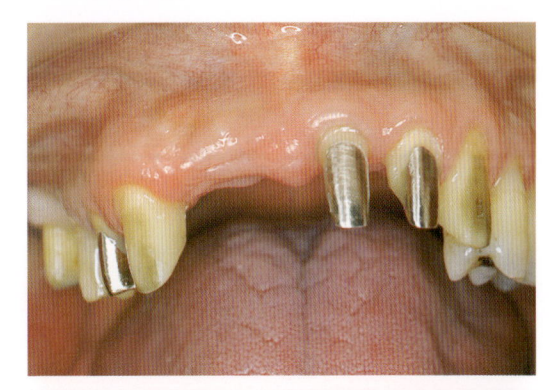

▶図 **19-15** プロビジョナル・レストレーションを外し，清掃を行う．
▼図 **19-16, 17** 歯肉圧排を行った状態．

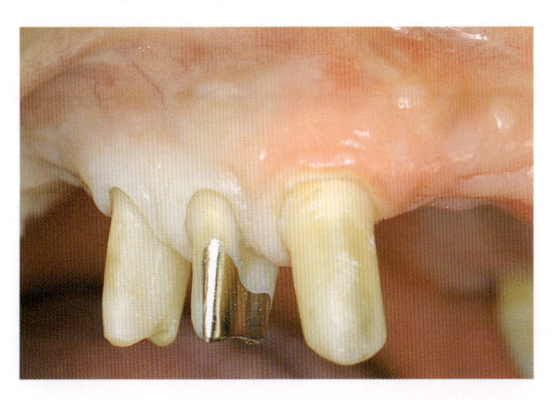

図 **19-16**	図 **19-17**
図 **19-18**	

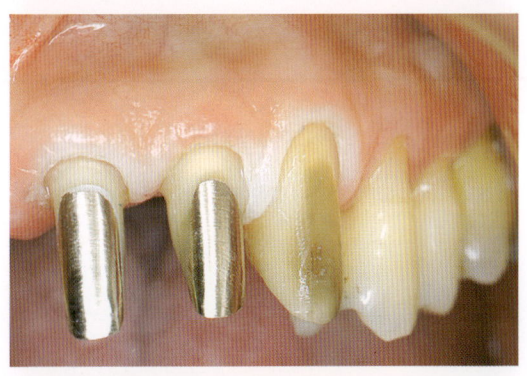

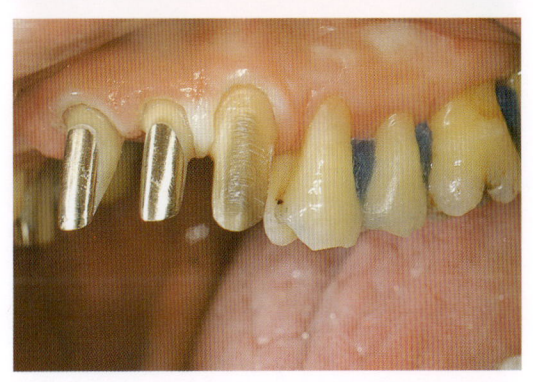

図 **19-18** 残存天然歯の隣接部下部鼓形空隙は貫通部をブロックアウトする．

163

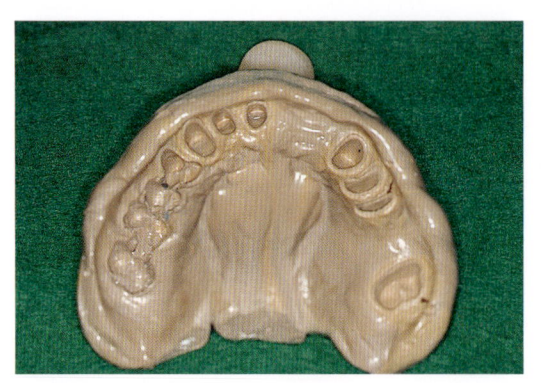

図 19-19 口腔より撤去した印象.

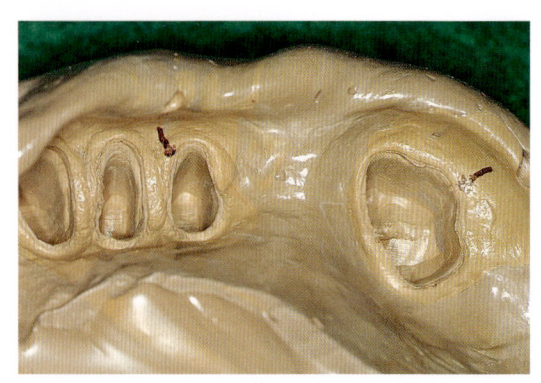

図 19-20 マイクロスコープでチェックし，印象の不備な点をマーキングする.

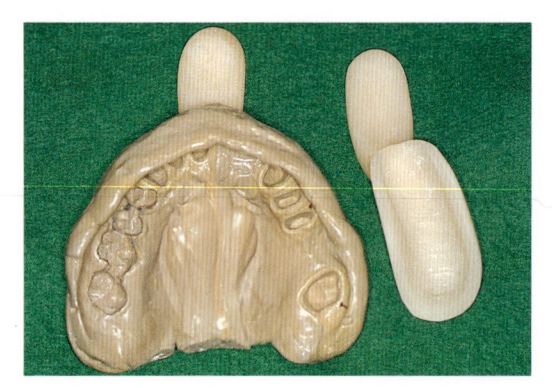

図 19-21 全顎印象と印象の不備な部分の部分トレー（通常，部分トレーは次回来院時までに用意する．ただし時間的余裕があれば，印象当日に再印象することもある）．

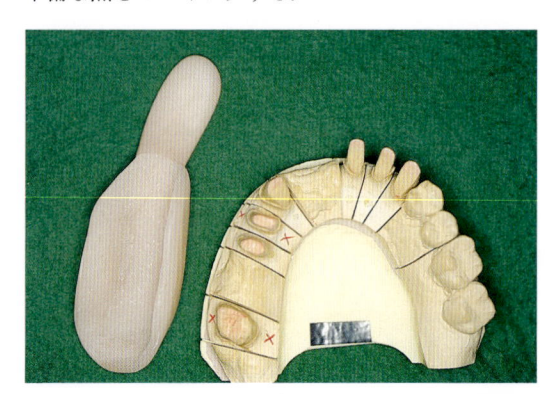

図 19-22 印象の不備な歯牙をも含めた作業用模型を作製するとともに，再印象する部位の部分トレーを用意する．

■再印象

　チェックの結果，印象が不備と認められた歯牙は，次回来院時に咬合採得を行うとともに部分トレーで再印象を行う．技工室では，印象の不備な歯牙をも含めた作業用模型を作製するとともに，再印象する部位の部分トレーを作製しておく（図 19-22）．同時に光重合レジンによる咬合採得用のレジンシェルを用意する（第10章参照）．この際の印象法は全顎を印象する場合と同じである（図 19-23）．

　再印象時には咬合採得，フェイスボウ・トランスファーを行うので，再印象のためだけに患者の来院数が増えることはない．

　この再印象によって得られた歯型の処理法，ならびにマスターモデルの作製などに関しては，第8章マイクロ技工の項で述べる．

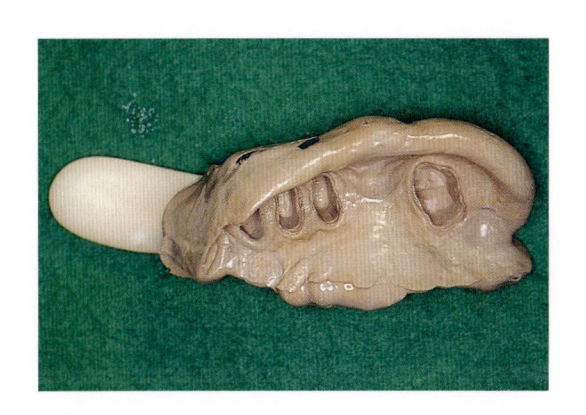

図 *19-23*　部分トレーによる再印象．
　全顎の個人トレーによる印象と条件は同じであるが，印象する歯牙が少ないので，確実に印象しやすい．印象のチェックは全顎のときと同様，技工士が行う．

■ **対合歯の印象**

　支台歯の印象は，精密印象ということでかなり慎重にとられている場合でも，対合歯列の印象は軽視されがちである．しかし，対合歯列も注意して印象しないと咬合面に気泡が入ったり，歯列全体の歪みを起こしていることがあり，咬合関係などに大きな狂いが生じる．
　一般にはこの対合歯列の印象に対して，チェックする方法がとられていないことがほとんどであり，歪みが見過ごされやすい．そのため何らかの工夫をすることによって，対合歯列の歪みを防ぐとともにチェックを行うべきである．
　われわれは光重合レジンを用いて咬合採得を行う際に，そのレジンシェルの適合度により，歪みの有無をチェックしている．光重合レジンを利用した咬合採得法は第10章咬合の項で述べる．

対合歯列の印象

- リムロックトレーなどの堅固なトレーを使用する
- トレーに接着剤を確実に塗布する
- 印象材をメーカー指示の混和比で練和する
- アンダーカットのブロックアウトを確実に行う
- 咬合面には印象材を十分圧接する

対合歯列模型の歪みのチェック

• 光重合レジンによるバイト用レジンシェルの適合性より判断する

おわりに

　クラウンの適合性を高めるために，支台歯と作業模型が可能なかぎり同じものになるように努力しなければならない．歯科技工士は与えられた印象から模型を作製し，その模型に適合する補綴物を作製する．模型によく適合した補綴物を作製することに関して歯科技工士は十分な力量を発揮してくれるはずであるが，往々にして作業模型が支台歯と別物になってしまっていることがあるように思う．その責任がわれわれ歯科医師側にあるのではないか，ということを十分反省してみる必要があると思う．

　そのうえで，可能なかぎり精密な印象を採得し，そのチェックを歯科技工士ないし歯科技工士と同意のもとで行い，歯科医師側の責任と歯科技工士側の責任を明確にすることが，同じ過ちの繰り返しを避け，すべてのケースに対して同じレベルの適合が得られるようになる出発点になるのではないかと思う．マイクロ技工がすすみ，技工レベルはどんどん上がっている．われわれ歯科医師もマイクロスコープレベルの補綴に対応できなければならない．

参考文献

1. Benson BW, Bomberg TJ, Hatch RA, Hoffman W. Jr : Tissue displacement methods in fixed prosthodontics. J Prosthet Dent, 55 : 175, 1986.
2. Tupac RG and Neacy K : A comparison of cord gingival displacement with the gingitage technique. J Prosthet Dent, 46 : 509, 1981.
3. Ingraham R, Sochat P, and Hansing FJ : Rotary gingival curettage－A technique for tooth preparation and management of the gingival sulcus for impression taking. Int J Perio Rest Dent, 1(4) : 9, 1981.
4. Klug RG : Gingival tissue regeneration following electrical retraction. J Prosthet Dent, 16 : 955, 1966.
5. Wilhelmsen NR, Ramfjord SP and Blankenship JR : Effects of electrosurgery on the gingival attachment in rhesus monkeys. J Periodontol, 47 : 160, 1976.
6. Nemetz H : Tissue management in fixed prosthodontics. J Prosthet Dent, 31 : 628, 1974.
7. Anneroth G and Nordenram A : Retraction of the gingiva to the application of threads in the gingival pockets for taking impressions with elastic material. Odont Revy, 20 : 301, 1969.
8. Ruel J, Schuessler PJ, and Malament K : Effect of retraction procedures on the periodontium in humans. J Prosthet Dent., 44 : 508, 1980.
9. Löe H : Reactions of marginal periodontal tissues to restrative procedures. Int Dent J, 18 : 759, 1968.
10. Dragoo MR and Williams GB : Periodontal tissue reactions to restorative procedures. Int J Perio Rest Dent, 1(1) : 9, 1981.
11. Löe H and Silness J : Tissue reactions to string packs used in fixed restorations J Prosthet Dent, 13 : 318, 1963.
12. Azzi R, Tsao TF, Carranza FA. Jr, Kenney EB : Comparative study of gingival retraction methods. J Prosthet Dent, 50 : 561, 1983.

13. Nevins M and Skurow HM : The intracrevicular restorative margin, the biologic width, and the maintenance of the gingival margin. Int J Perio Rest Dent, 4(3) : 31, 1984.
14. Skinner EW, Cooper EN : Desirable properties and use of rubber impression materials. J Am Dent Assoc, 51 : 523, 1955.
15. Jorgensen KD : Thiokol as a dental impression material. Acta Odontol Scand, 14 : 313, 1956.
16. Kaloyanniders TM and Christiolou L : Elasticity of impression materials: Ⅳ. Permanent deformation as a function of time. J Dent Res, 54 : 168, 1975.
17. Bell JW, Davies EH and von Fraunhofer JA : The dimensional changes of elastomeric impression materials under conditions of humidity. J Dent, 4 : 73, 1976.
18. Braden M : Viscocity and consistency of impression rubbers. J Dent Res, 46 : 429, 1976.
19. Ciesco JN, Malone WFP, Sandrik JL and Mazur B : Comparison of elastomeric impression materials used fixed prosthodontics. J Prosthet Dent, 45 : 89, 1981.
20. Jamani KD, Harrington E, and Wilson HJ : The determination of elastic recovery of impression materials at the setting time. J Oral Rehabil, 16 : 89, 1989.
21. Price RB, Gerrow JD, Sutow EJ, and MacSween R : The dimensional accuracy of 12 impression materials and die stone combinations. Int J Prosthodont, 4 : 169, 1991.
22. Rueggeberg FA and Paschal S : Proportioning effect on physical and chemical properties of polysulfide impression material. J Prosthet Dent, 72 : 406, 1994.
23. Johnson GH : Impression materials. In Restorative dental materials, Craig RG, Powers JM(eds), 11th ed, 348-368. CV Mosby Co, St.Louis, 2001.
24. Huan L, Belinda N, Powers JM : Mechanical properties of 3 hydrophilic addition silicone and polyether elastomeric impression materials. J Proth Dent, 92(2) : 151-154, 2004.
25. Livaditis GJ : Comparison of the new matrix system with traditional fixed prosthodontic impression procedures. J Prosthet Dent, 79 : 200, 1998.
26. Dubin C : Copper band and tray technique for anterior jacket and crown impression. J Can Dent Assoc, 37 : 387, 1971.
27. LaForgia A : Cordless tissue retraction for impressions for fixed prosthesis. J Prosthet Dent, 17 : 379, 1967.
28. Dimashkieh MR, Morgano SM : A procedure for making fixed prosthodontic impressions with the use of preformed crown shells. J Prosthet Dent, 73 : 95, 1995.
29. LaForgia A : Multiple abutment impressions using vacuum adapted temporary splints. J Prosthet Dent, 23 : 44, 1970.
30. Rosenstiel SF, Land MF, and Fujimoto J : Contemporary fixed prosthodontics. CV Mosby Co, St Louis, 1988.
31. Cho GC, Donovan TE, Chee WWL, White SN : Tensile bond strength of polyvinyl siloxane impressions bonded to a custom tray as a function of drying time: Part Ⅰ. J Prosthet Dent, 73 : 419, 1995.
32. Wang RR, Nguyen T, Boyle AM : The effect of tray material and surface condition on the shear bond strength of impression materials J Prosthet Dent, 74 : 449, 1995.

第8章

削った歯面を確実にカバーするために
マイクロ歯科技工

はじめに

　適合は，補綴物におけるあらゆる点での基本である．適合のよい補綴物を作製するためには，作業用模型が口腔内の支台歯の正確なレプリカでなければならない．そのために診療室サイドでできることは，形成と印象のステップでスムーズなマージンライン，形成面を得ること，そして精度のよい印象を技工サイドに提供することである（第5，7章参照）．技工サイドではその印象から正確な作業用模型を作製し，そのうえで精密な補綴物作製をめざす．技工作業も他の補綴作業と同様，基本どおり行う以外にない．

　技工作業を歯科医師自身が行うことは稀であろうが，補綴物の質を向上させるためには，できあがってきた補綴物の欠点を指摘するだけでなく，歯科医師も技工上の要点や問題点を理解し，歯科技工士がより手腕を発揮できる条件づくりに努める必要がある．

適合を高めるための基本

模型＝原型　の実践

印象チェック

　印象がよいと判断されれば，それ以後の作業は技工室に移行する．すなわちクラウンの適合に関する責任は，技工作業にかかってくる．精度の高い模型を作製するためには，印象は厳しい目でチェックしなければならない．印象のチェックにはマイクロスコープが必要である．

印象のチェック

- 印象のチェックは10〜15倍のマイクロスコープを使用して行う
- 印象のチェックは補綴物を作製する技工士が行う

　主として次の項目をチェックする(図**1**)．

印象のチェックポイント

1. トレーから印象材が外れていないかどうか
2. マージンラインが気泡・なめられ・ちぎれなどで不明確になっていないかどうか
3. トレー内面に支台歯や残存歯列が接触していないかどうか
4. シリコーン印象で一次印象にパテを用いた場合，支台歯や残存歯列が一次印象内面に接触してリバウンドによる変形の可能性がないかどうか
5. 支台歯付近の印象内部に大きな気泡が内在していないかどうか

　上記の3〜5は，とくに印象の変形に関係することであるが，実際には印象のチェックのなかでこの変形を発見することが最も困難である．しかしこのようなことが起こった場合には臨床上の問題は大きい．それゆえ，印象採得の項で述べたような印象の変形を起こさせない努力が必要になってくる．

第8章●削った歯面を確実にカバーするために

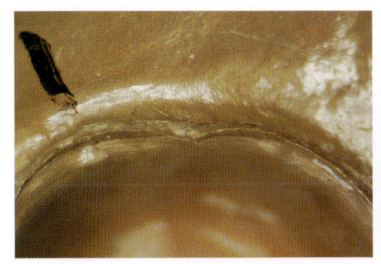

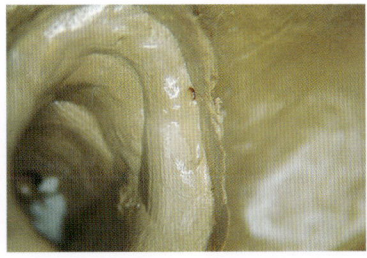

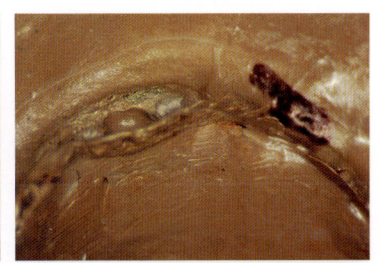

図 1-1 | 図 1-2 | 図 1-3
　　　　　　　| 図 1-4

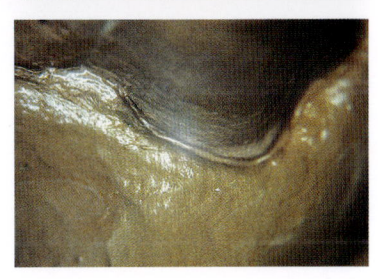

図 1-1〜4　印象のチェックにはマイクロスコープが必要である．肉眼では見落としてしまうなめられなどを発見できる．

模型修正

　技工士は印象面の不備をチェックして，修正が可能な程度か再印象が必要かを判断する．すべて完璧に印象されることが理想ではあろうが，臨床上なかなかそうはいかない場合もあり，ある程度の妥協もまた必要である（図2）．

　そして，臨床上の一つの対応として，印象後の模型修正もうまく活用すればよい（図3）．ただしこれは程度の問題であり，大きな模型修正を容認することは，補綴治療の質の低下を招き，長期的にみると補綴治療の失敗につながることになるので注意を要する．

　その際，歯科医師と技工士の連携がとれていれば，修正の程度，方法が一定し，適合に問題が生じることが少なくなってくる．もちろん，修正部位は必ず模型上ないし伝達用紙に記録し，歯科医師に報告しなければならない．

　歯科医師はマークされた部位あるいは技工士から伝達された事項を参考に，試適時にとくに注意してチェックする．こうすることによって不適合があっても原因を追求でき，同じ過ちで不適合を繰り返すのを避けることができるようになる．試適時にクラウン内面を削って合わせるようなことは極力避けなければならない．

171

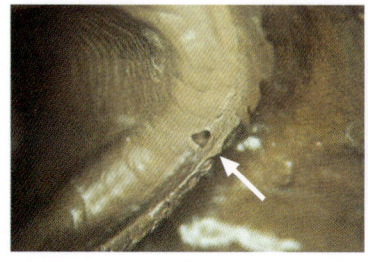

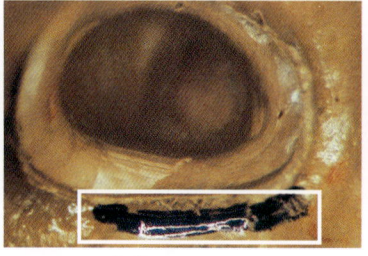

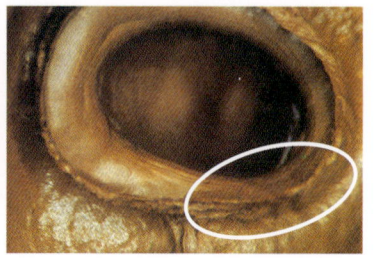

図2-1 マージン部に入った小さな気泡．厳密にいえば印象不良であるが，再印象の対象とすべきであるとはいい難い．

図2-2,3 広範囲のなめられ．この状態で模型修正すれば原型＝模型にはなりえない．

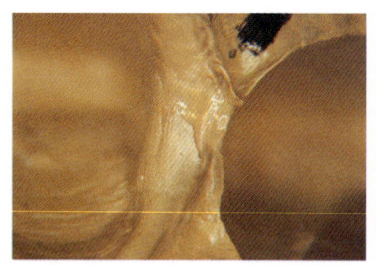

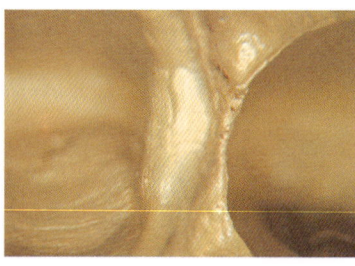

図2-4 | 図2-5

図2-4,5 隣接面マージン部の小範囲のなめられ．再印象か模型修正か悩むところであるが，なめられた部分の修正の困難さから再印象を行った．

図3-1〜6 模型修正用の材料．

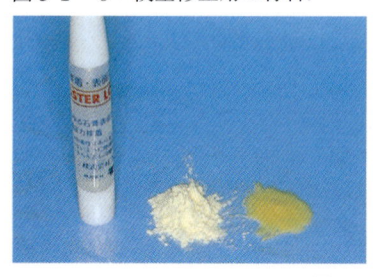

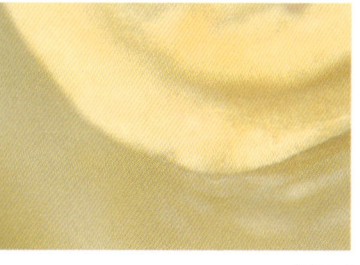

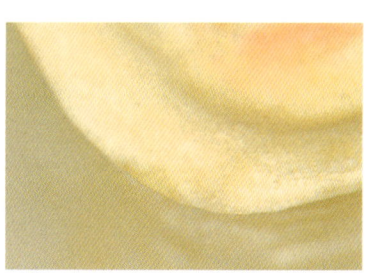

図3-1

図3-2

図3-3

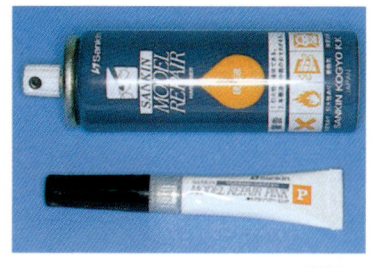

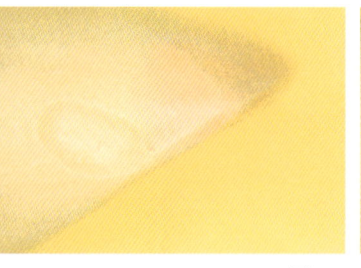

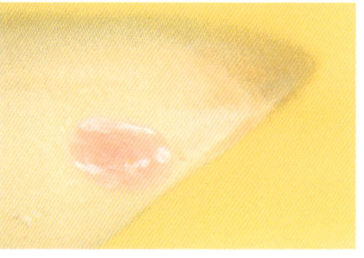

図3-4

図3-5

図3-6

図3-1〜3 硬石こうを瞬間接着材で練和して用いる場合．
図3-4〜6 アンダーカットの修正などに用いるモデルリペア（三金）．

模型修正か再印象か

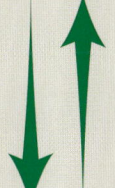

模型修正 ↑
1．小さな気泡
2．小範囲のなめられ
3．大きな気泡
4．広範囲のなめられ
5．印象の変形
↓ 再印象

作業用模型

印象から外した模型は，そのままでは作業できないため，手を加えて作業用模型として使用する．現在用いられている作業用模型作製法には主として次の3種類の方法がある．

作業用模型

1．可撤式模型法
2．副歯型式模型法
3．トランスファーコーピング法

作業用模型作製法の選択にあたって，3～4本程度の補綴の場合には，基本を正しく守るなら，いずれの方法を用いてもとくに臨床上のトラブルに陥ることはないと思う．

しかし広範囲な補綴が必要で，しかも連結を必要とする症例において，補綴物における「適合」，「咬合」，「形態」の3要素に高い質を求めようとした場合，前述の模型法のいずれを用いても何らかの問題を生じる可能性がある．現時点においてシステム上なんの矛盾もなく，また診療室サイド・ラボサイドの双方に過大な労力を課すことのない完璧な模型法は残念ながら存在しないため，なんらかの工夫が必要である．

■可撤式模型法の問題点

　可撤式模型法は支台歯と支台歯，あるいは支台歯と残存歯との位置関係（以下，ダイの位置関係とよぶ）において狂いを生じる可能性が高い．ことにダウエルピンを使用した方法においては，それが顕著となる可能性がある（図4）．

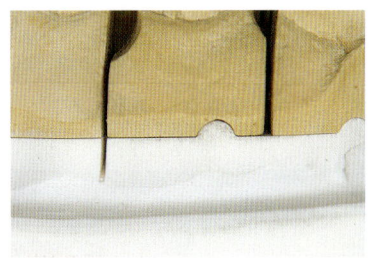

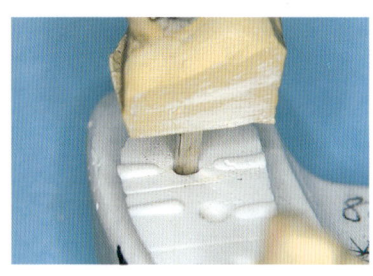

図4│図5
図4　一般に用いられているレベルの作業の終わった模型．ダイはもはや二次石こうに戻らなくなっている．
図5　戻りを悪くしてしまう原因の一つとして，ダウエルピンを直接二次石こうと接触させることがあげられる．

　この原因の一つとして，ダイの位置関係を確保するための下部構造（通常硬石こうを用いる．以下，二次石こうとよぶ）とダウエルピンを直接接触させていることがあげられる．金属製のダウエルピンを石こうに接触させた状態で幾度も着脱を繰り返すと，ダウエルピンと接する石こう面は相当のダメージを被ることになり，結果としてダイの浮き上がりやガタつきを生じることになる．また石こうのホールにゴミやワックスなどの異物が混入した場合には，容易に除去することができず，ダイの位置関係の精度は落ちてしまう（図5）．さらに使用する二次石こうの種類によっては，その膨張が大きい場合，ダイと二次石こうの接合面に微妙な狂いを生じさせることがある．

　このダウエルピン応用の可撤式模型のほかに，多くのチャネルを有した専用トレーを用いて着脱のための装置としている方法（ダイロック法）もある．しかしこの装置を使用してもダウエルピンのもつ問題点を解決するに至らず，また樹脂製のトレーに損傷や変形がでた場合には，戻りに不安を残すことになる．

　このように，現状において一般に用いられている可撤式模型では，精密なダイの位置関係を期待することは困難であると考えざるをえない．

■副歯型式模型法の問題点

　副歯型式模型法は，クラウンの内面から辺縁（マージン）までを正しく作製するためのダイ（副歯型）と，咬合関係や形態を作

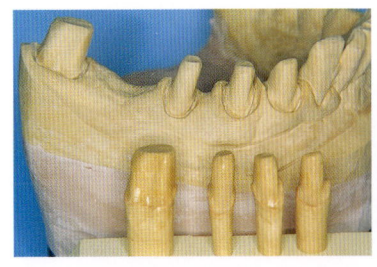

第8章●削った歯面を確実にカバーするために

図6 副歯型式模型法は，歯型（副歯型）と歯列模型とから構成されている．

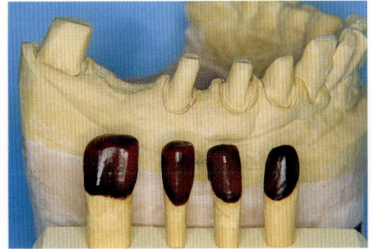

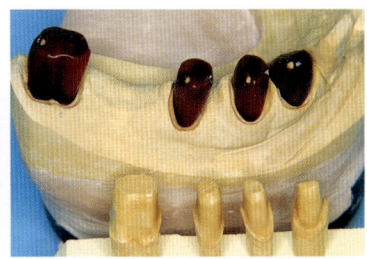

図7-1,2 この模型法では，ワックスパターンは歯型（副歯型）と歯列模型とを往復することになる．

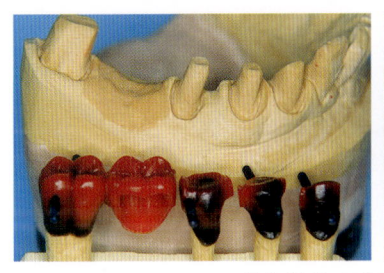

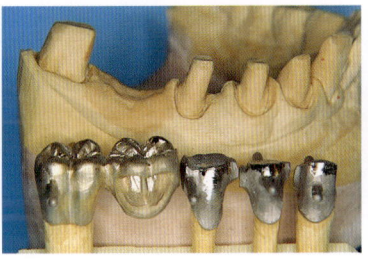

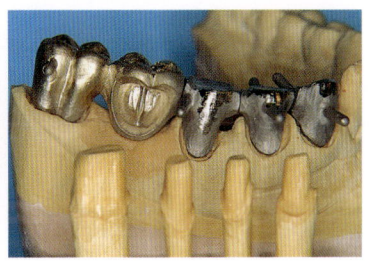

図8-1〜3 パターンの最終調整は副歯型にて行うため，できた鋳造体が歯列模型に正しく戻るかどうかわからない．

　製するための歯列模型との二つの模型から構成されている（*図6*）．
　このことから，基本的にワックスパターンや鋳造冠は副歯型と歯列模型とを往復することになり，ワックスパターンの内面は緩んでしまい，結果的に適合が甘くなる傾向が強い（*図7*）．またワックスパターンの最終調整は，副歯型によって行われているため，鋳造後，咬合調整やコンタクト調整のために歯列模型に戻さなければならない．この戻りが不十分な場合，模型上での咬合調整や隣接面でのコンタクト・ポイントの調整に不安を残す結果となるが，現状ではこの歯列模型のダイへの戻りの確認が難しい（*図8*）．同一印象から二つの模型を作製した場合でも，同一の支台歯から二つの印象を採得し，二つの模型を作製した場合でも，この方法で得たダイの関係は，臨床上のレベルにおいてもまったく同一になりにくく，極端な場合には副歯型で作製したワックスパターンを歯列模型のダイに戻したとき，ワックスパターンにクラックが入ることもある．
　作業用模型を作製することは，副歯型式模型法に関しては他の模型法と比較して，とくに複雑な工程を必要としない．しかし，実際のパターン作製などの作業になると，この方式では，

175

煩雑で不便を感じることが多い．その例として隣接面でのコンタクト・ポイントの調整や，ブリッジでは，ケースによってはコンタクト・ポイントと粘膜面の調整とを同時に行う必要性が生じる．さらにクラウン・ブリッジにおいて形態的に重要であり，清掃性，審美性に大きく影響する隣接面部の調整に関して，副歯型式模型法では歯列模型のダイは不動であるため，とくに隣接面下部の調整は困難を要する（図9）．

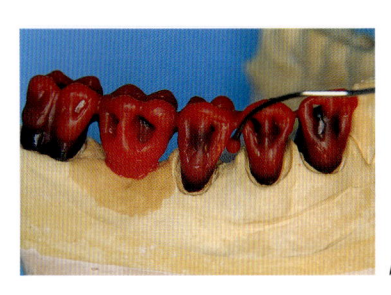

図9 歯列模型のダイは不動のため，隣接面部の形態調整が困難となる．

そしてこの模型法の最大の欠点は，作業用模型上で2本程度のワンピースキャストも作製できないということである．連結を伴う補綴物作製にあたって，すべての連結箇所は，いったん口腔内で位置の特定を行い，ろう付をしなければならないことになる．必然的にろう付の箇所は増加し，ラボサイドに多大な技術的・精神的負担を強いることになる．つまり副歯型式模型法の利点であるダイの位置関係の正確さは，連結に関してまったく生かすことができない．

■ トランスファー・コーピング法の問題点

トランスファー・コーピング法は，多数の支台歯を有する症例において，1回の印象ですべての支台歯をほぼ完璧に採得することが困難なため，単独もしくは少数歯に分けて確実に印象

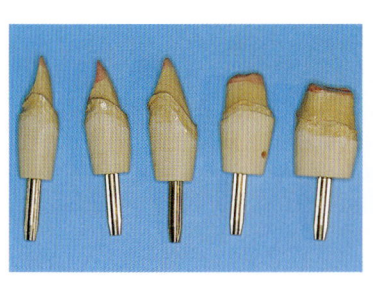

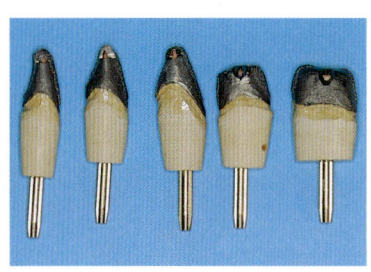

図10-1 | *図10-2*

図10-1, 2 トランスファー・コーピング法では，個歯トレーなどで採得された印象から個々のダイを作製し，これからコーピングを作製する．

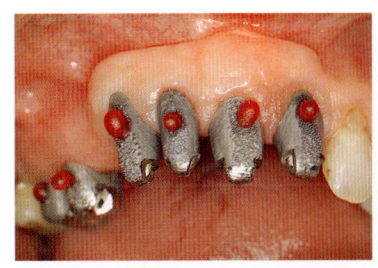

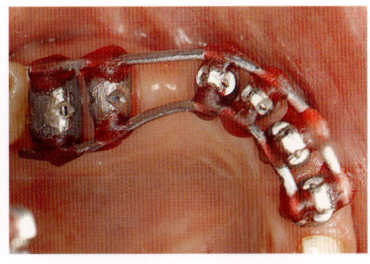

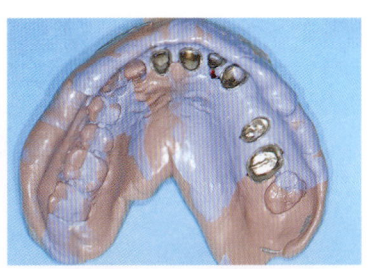

図 11-1 | 図 11-2 | 図 11-3
図 11-4

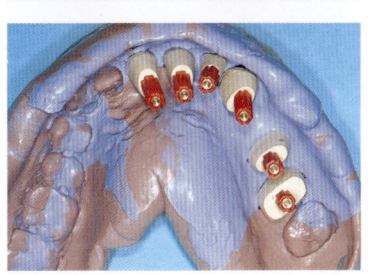

図 11-1～4 コーピングを口腔内に戻しバーとレジンで連結し，ピックアップ印象するときコーピング間の変位を確認することは困難である．印象後のダイの戻りや石こう注入時の変位を確認することも困難である．また下顎前歯部においては至難の模型法といえる．

し，個々の支台からメタル・コーピングかレジン・コーピングを作製する（*図 10*）．そして，これを再度口腔内に戻しメタルバーと即時重合レジンで連結固定し，全体を一塊としてピックアップ印象を行い，一つの作業用模型とするものである（*図 11*）．

　この方法は，多数の支台歯に装着したコーピングをピックアップ印象するとき，相互の支台歯に平行性が確保されていればよいが，平行性がない場合や各支台歯間のアンダーカット量を許容するほどの動揺が支台歯に存在しなければ，口腔内からの撤去の際に相当な歪みがコーピング間の連結部にかかり，位置関係の狂いを引き起こす可能性がある．この変形は，印象内部で起こっているために外側から発見することはできず，メタルフレームを完成させ口腔内で試適するときまで発見することはできない．

　このような欠点があるため，コーピングの位置関係をピックアップ印象によらず，オクルーザルコアを採得して，これにコーピングを戻して位置関係を再現する方法がある．しかし，この方法では粘膜や隣在歯を再現することができない．

　またコーピングのトランスファーによって理想的な位置関係の作業用模型が完成したとしても，ダイは可撤式となっているため，前述の可撤式模型法の共通の問題点を有することになり，作業用模型作製に煩雑な工程を必要とする方法であるため，模型上で多数の支台歯をもつ補綴物の連結を完成し，成功させうる確立は高いとはいい難い．

表1　各模型法の長所・短所

	可撤式模型法	副歯型式模型法	トランスファー・コーピング法
模型作製の容易さ	△	◎	▲
ダイの位置関係の正確さ	▲	◎	○
ダイの戻りの確認	○		△
マージンの適合性	◎	◎	◎
クラウン内面の適合性	◎	△	◎
ワンピースキャストの可能性	○	▲	○
歯肉の再現性	▲ or ◎注1	△	▲
再印象への対応	▲	○	◎
技工作業性	◎	▲	○

注1：シリコーンなどを用いた疑似歯肉マスクを作製した場合

多数歯補綴における模型の信頼性

　いずれの模型法を用いても，模型上での多数歯の連結で成功をおさめる確率は低い

■改良型可撤式模型法

　すべてに満足のいく模型法は存在しないが，臨床を進めていく以上，いずれかの模型法を選択しなければならない．このときにわれわれは，ある程度の範囲でワンピースキャストが可能な精度をもち，かつ作業がしやすく，模型作製が容易な方法を選んでいる．

模型法の選択基準

　1．適当な範囲でワンピースキャストが可能
　2．作業性の良さ
　3．模型作製の容易さ

　そしてこのような選択基準を満たす可能性のあるものとして，可撤式模型法を選択している．しかし前述のごとく，一般的な可撤式模型法ではダイの位置関係に狂いを起こしやすく，通常の方法をそのまま使用することはできないため改良を加えている．

改良型可撤式模型法の改良点

1. 鞘つきのダウエルピンを使用する
2. 一つのダイに2本のダウエルピンを使用する
3. ダイ模型と二次石こうの接合部の質を向上させる

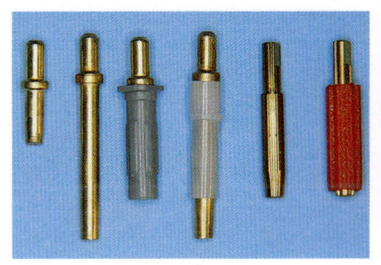

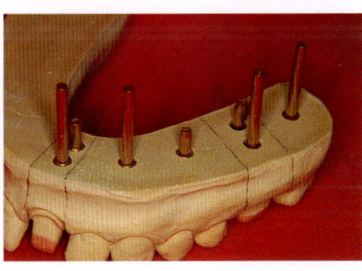

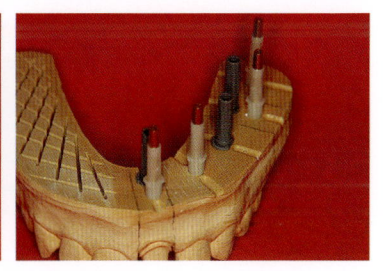

図 12-1～3　可撤式模型法のダウエルピンの問題の一つは，プラスチック製の鞘を使用することで改善される．また一つのダイに2本のピンを植立することで，安定性が増し，横ぶれ・たわみの問題が改善される．

　改良型では，ダウエルピンに鞘つきのダウエルピン（ピンデックス）を使用することによって，二次石こうとダウエルピンを直接接触させることを避けることができる．またこのピンシステムでは，1本のダイに対して長短2本のピンを一組として使用することになっており，ダイの安定性を増すことになる（図 12）．

　そして可撤式模型法の大切な要素である歯列模型への戻りの問題であるが，これはダウエルピンの質を向上させるだけでは不十分であり，あくまでもダイ模型と二次石こうの接合部でしか確認するすべはない．通常ダウエルピン応用模型では，作業途中でこの接合部の損傷が出てしまうことが多く，いったんこの部分に損傷がでると，歯列模型に正しく戻っているかどうか確認する方法がない．

　そこで二次石こうにある程度の強度をもたせるためと膨張のコントロールのために，超硬石こうを一層築盛している．このことにより歯列模型との接合部は強化され，かつ精密さが向上し，持続的にダイ模型の正確な戻りが確保されることになる（図 13）．しかしこのような改良を加えても，術者の模型の取り扱いが不注意な場合には，不精密な作業用模型となってしまうことはいうまでもない（図 14）．

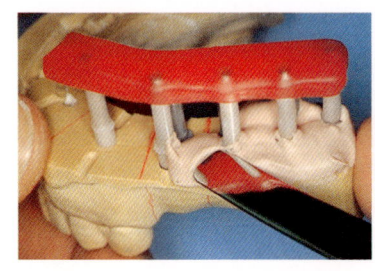

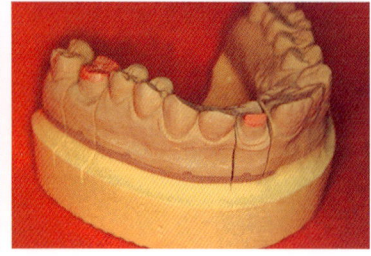

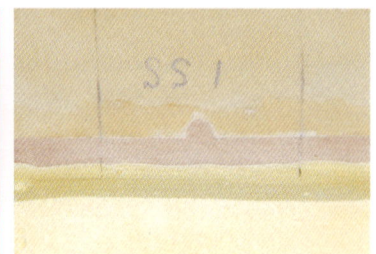

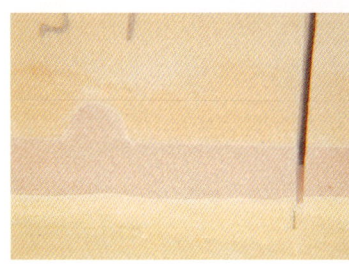

図 13-1 | 図 13-2 | 図 13-3
図 13-4

図 13-1,2　二次石こうに超硬石こう（シュールストーン／ジーシー）を築盛することで，接合部の質を向上させる．
図 13-3　模型分割前．
図 13-4　模型分割後，着脱を繰り返した後の接合状態．良好な戻りが確保される．

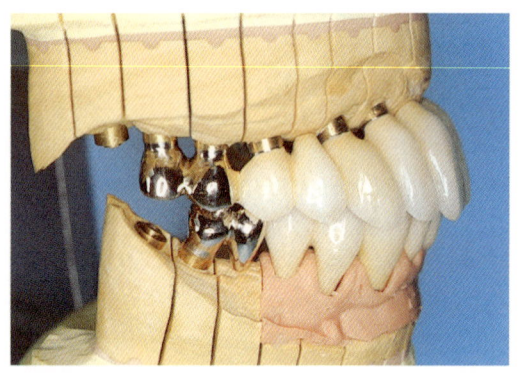

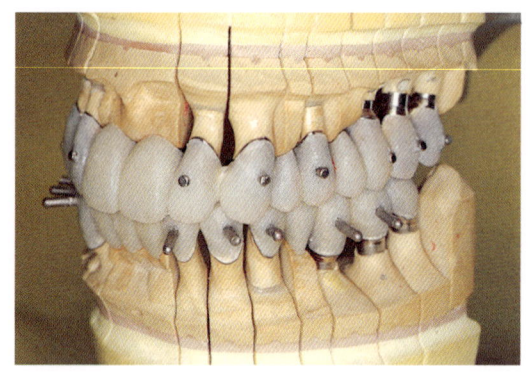

図 14-1,2　質の高い模型によってこそ良好な補綴物が作製できる．しかしその模型も乱雑な取り扱いをすれば，その質は簡単に低下してしまう．

■再印象への対応

　可撤式模型法の欠点の一つとして，多数の支台歯の印象採得で何本かの印象の不良が存在した場合の対応が難しいということがある．不良な印象部位を放置することもできず，かといって多数の支台歯を同一印象ですべて正確に採得することはかなり難しい．この問題に対する対応策としてわれわれは，再印象によって得たダイを作業用模型に戻すという方法をとっている．すなわち，印象不良部位を含めた作業用模型からシリコーンのパテを使用してコアを採り，これを利用して不良部位のダイのつけ替えを行う（図15）．このようにして作業用模型を作製することにより，一つのダイにて，形態からマージン調整まで作業することができるようになる．しかし，この方法でつけ

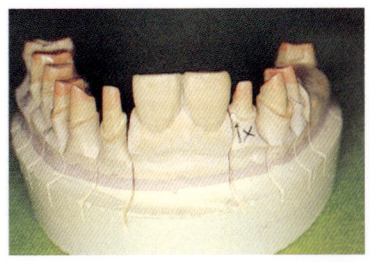

図 15-1 | 図 15-2 | 図 15-3
図 15-4 | 図 15-5

図 15-1,2　印象不良部位の周辺を部分トレーで再印象し，ダイを作製する．
図 15-3〜5　マスター模型よりパテのシリコーンでコアを採得し，これに再印象して得たダイを戻して，印象不良のダイとレジンなどを使用してつけ替える．

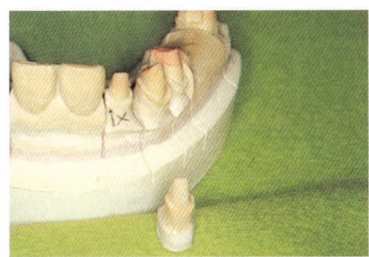

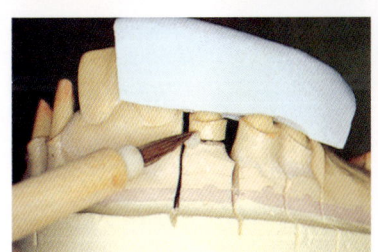

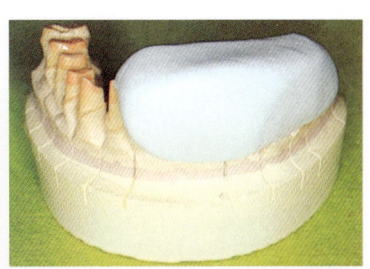

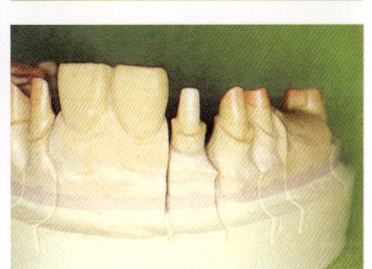

替えられたダイの位置関係は不確定な要素があるため，基本的には模型上で連結することはできない．そこで原則的には口腔内での試適の際に位置関係を特定して，その後，ろう付の作業を行う．

マージン印記と表面処理

　ダイに忠実に再現された形成限界（マージンライン）の位置は，そのままの状態なら容易に判断がつく．しかし，ワックスが盛り上げられたり鋳造冠を収めたりした場合にはその位置は判断しにくくなる．マイクロスコープレベルにおいてもマージンラインを印記せずに作業すると，補綴物のマージンの思わぬアンダーやオーバーのエラーを引き起こしてしまう．そのために，シャープペンシル用の赤の色鉛筆の芯をさらに細く研いで，マージンラインを印記する．赤の色鉛筆を使用している理由は，鋳造冠をダイに試適する際，黒鉛筆でラインが印記されていると不適合と誤認してしまうことがあるからである．
　このマージンラインは，可能なかぎり細く，かつ連続性をもって印記すべきであり，印記されたマージンラインが肉眼ではっきりと確認されるような太い線であってはならない．もし肉眼で確認できるようなものであるならば，それは不用意に太く印記されているだけでなく，形成限界に乱れが存在していることも考えられる（図16）．このマージンラインこそが補綴物作製にあたって技工士の目標であり，マイクロスコープを使用

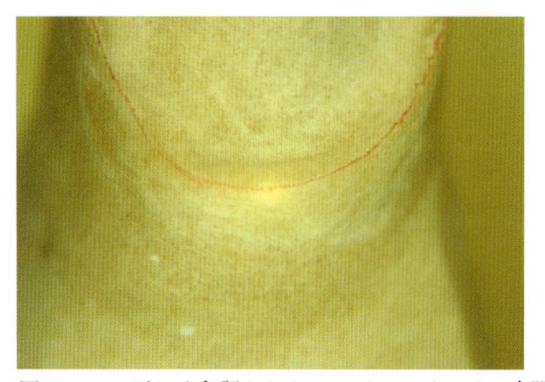

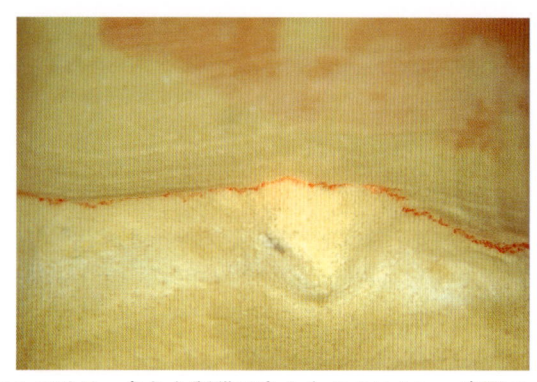

図 16-1,2　正しく印記されたマージンラインは，肉眼レベルでははっきりと認識できるものではない．肉眼で確認できるようならば，不注意な印記によるものか形成そのものに乱れがあるかである．

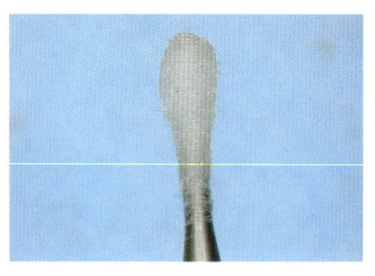

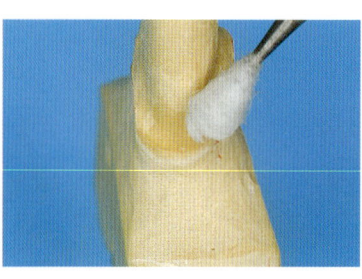

図 17-1 | 図 17-2

図 17-1,2　不要になったバーなどに小さく綿花を巻き，流動性のよい瞬間接着剤を適量染み込ませてダイ模型に塗布すると，塗布後エアーで吹き飛ばすようなことをせずに薄くコントロールできる．

して高い精度の辺縁の適合を目指す技工士は，例外なく可能なかぎり細いマージンラインを印記するものである．ここで，スムーズなマージンラインの形成ができているか否か，歯科医師の形成技術が問われることになる．

可能なかぎり細く印記しようとしたマージンラインでも，実際には10μm程度の太さにはなってしまい，その範囲において形成限界のエッジが限りなくゼロに近く仕上がっていたとしても，真の形成限界から10μm前後のオーバーやアンダーは避けられないともいえる．

このようなシャープに印記されたマージンラインは，分離材の塗布やワックスの築盛などで容易に消えてしまう．このためなんらかの方法でこれを定着させる必要がある．そこでわれわれは瞬間接着剤の粘性が低いものを，ダイに染み込ませる感覚で塗布し，印記したラインを定着させている（図17）．この際，瞬間接着剤をダイ全体にも塗布し表面処理としている．

何の処理もされない石こう模型の表面には，マイクロスコープで観察すると，さまざまな凹凸が存在している．また脆弱な石こう表面のままワックス操作を行えば，精度の低下を招く恐れもある．

マイクロ歯科技工

　マイクロ歯科技工といっても，歯科技工作業のすべてをマイクロスコープ下で行う必要はない．マイクロスコープは一般に以下の時点で応用する．

マイクロスコープの応用

1. 印象のチェック
2. 歯型のトリミング
3. マージンラインの印記
4. ワックス・マージンの調整
5. 鋳造冠内面の調整
6. 鋳造冠辺縁の研磨
7. その他，微細な調整を必要とする工程

　マイクロスコープが一般化する以前においては，ルーペが用いられていた．ルーペが主にチェックのみに使用されるのに対して，マイクロスコープの有効性はその倍率の大きさのみならず，拡大下で作業が可能なことである．この作業性こそが，臨床の場で高精度の適合を可能にしている（図18）．

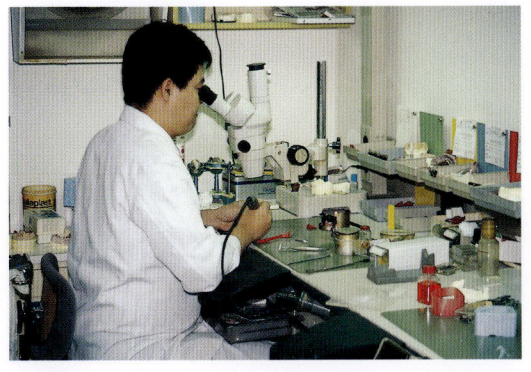

図18-1　マイクロスコープの有効性は，拡大下で作業できることにより，より発揮される．

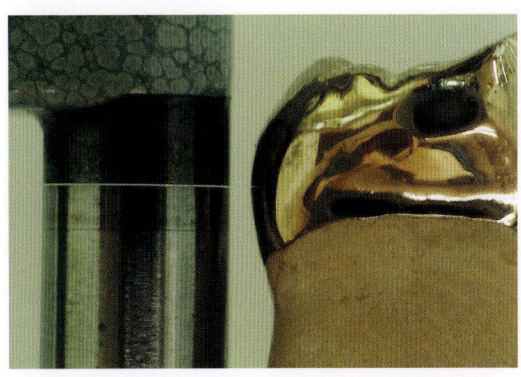

図18-2　マイクロメーターでの50μmの間隙とクラウン．マイクロスコープの応用で，模型上で50μm以下の適合の達成も困難なものではなくなった．

ワックスアップ

　正確な作業用模型が完成しているならば，鋳造冠の適合を左右する最大の因子はワックス操作である．周知のごとく，ワックスは歯科材料の中で最も不安定な素材であり[1]，とくにその収縮率の大きさがワックスパターンを変形させ適合に影響を与える．このため従来においては，ワックス操作の基本として「圧接」が重視されてきた．しかし，この方法（圧接）はワックスアップの全ての行程で使用することはできず，結果的にワックスの収縮によってパターンの辺縁から内部に至るまで歯型から離れ開いてしまうのである．この欠点を解決するために「無圧接法」という方法を開発した．パターンが辺縁から開いてしまうのは，ワックスの収縮だけではなく，歯型とパターンの間に空気の侵入があってはじめて発現する．この特徴を利用して分離剤を歯型のマージン部までの塗布に止め，マージンより外側をワックスにて焼き付けてしまうことによって，辺縁からの空気の侵入を抑え，パターンの開きを最小にすることができる．この方法によって，かつて基本とされていた「圧接」から完全に開放されることになった．

「無圧接法」を成功させる要素

1. 歯型の完全な調整と表面処理
2. 分離材の選択と塗布量・塗布範囲
3. ワックスの選択
4. 最終段階でのワックス再焼き込み

　「無圧接法」を確実に実行するためには，歯型とワックスの間に空気を介在させないようにすることが肝要であり，そのためには石膏を材料にした歯型内部からの空気の侵入も抑えなければならないため，歯型表面の完全なコーティングが必要となる．コーティング材としては粘度の低い瞬間接着剤を用いる（図19）．また，できる限り適合の良いパターンのためには，分離材の選択が重要で，極限まで薄くしても分離効果を有するシーサバリアを用いている（図20）．
　現在，市販されているワックスにはさまざまな性質をもつものがあり，それぞれの特性を生かして使用することが，ワッ

クス操作から不安定要素を少しでも減少させることになると考えている(図21-1). 通常使用している外側性鋳造冠用ワックスとしては, 内面コーティング用としてスペシャル・ワックス(デントラム), コーピング作製用としてマイティ・ワックス(松風), 外形回復用としてP&Pインレー・ワックス(ニッシン), マージン仕上げ用としてスライクリス・ワックス(日機装)を用いている.

　ワックス操作が適切に行われずに甘いワックスパターンとなってしまったならば, その後の行程で良好な適合に回復させることは不可能であるということを認識しなければならない(図21-2〜6).

ワンピースキャスト

　複数支台歯にまたがるワンピースキャストといえども, 単冠の集合であり, まず単冠の適合のための埋没・鋳造システムが必要である. 鋳型材と適合の関係では, 鋳型材の膨張の影響が大きく, その膨張も鋳造リングに裏打ちするリライニングリボンの厚みによっても変化する.

　この際, 術者が模型上でどのような内面のフィット感を鋳造冠に求めるかによって, この鋳型材の膨張のコントロールの程度が異なるため, 一概に最もよい埋没条件を示すことはできない.

単冠の適合要素

1. ワックスパターン内面のコントロール
2. 鋳型材の膨張のコントロール(鋳型材の種類, 混液比, シリカの含有比などの練和条件, リライニングリボンの厚みなど)
3. 鋳造リングの焼却・昇温スケジュール

　実験的にせよ臨床的にせよ鋳型材の種々の条件設定を行い, 術者の求めるフィット感を単冠にて得られたとしても, その条件(とくに鋳型材の条件)が, そのまま複数支台歯のワンピースキャストに適応するかどうかはわからない.

　ワンピースキャストを成功させるためには, 各支台歯に相当する部分の位置的な関係を再現することのできる, 鋳型材のコントロールが必要となる[2,3](図22).

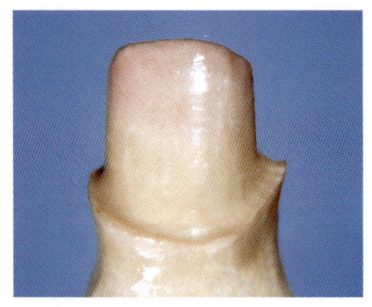

図 19　無圧接法によるワックスアップのためには完全な瞬間接着剤によるコーティングが必要である．

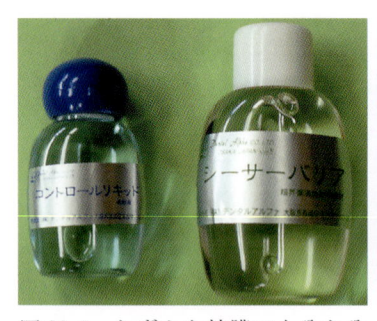

図 20-1　わずかな被膜で十分な分離効果のあるシーサバリア．

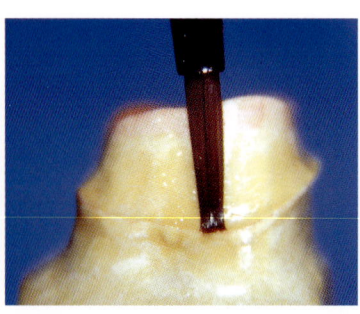

図 20-2　分離材はマージン直下までに止めて塗布する．

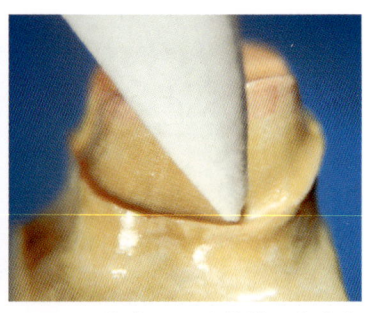

図 20-3　塗布した分離材は薄く均一にコントロールする．

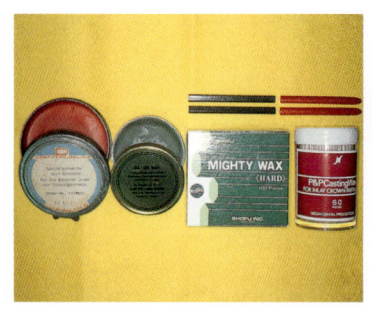

図 21-1　外側性鋳造冠作製のためのワックスの種類．

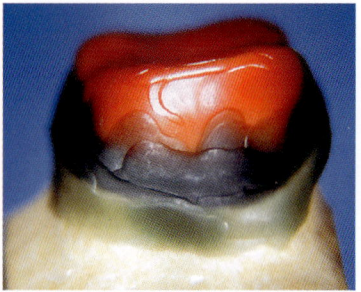

図 21-2　無圧接法ではマージン下をワックスで焼き付け空気の侵入を防ぐことが重要である．

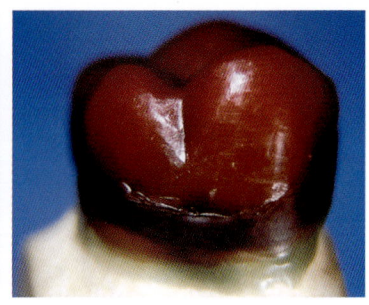

図 21-3　パターンが完成したなら再度辺縁を軟化焼き込みを行う．

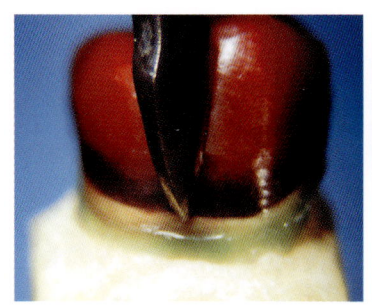

図 21-4　マイクロスコープ下でマージン調整を行う．

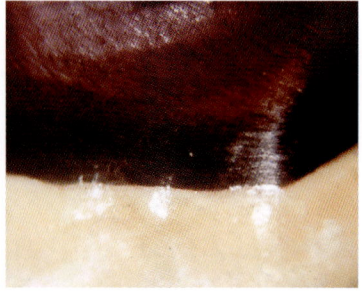

図 21-5　ワックスマージン調整の終了した状態．

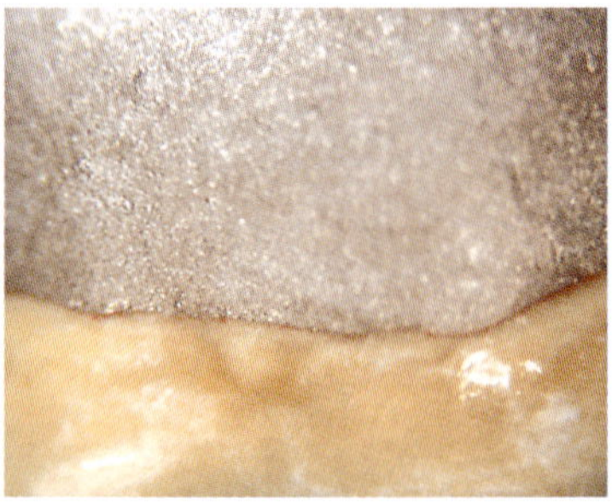

図 21-6　鋳造後に内面調整を行い支台歯に適合させた状態．

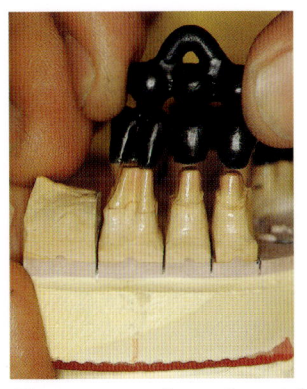

図 22-1 ワンピースキャストにおいて熟練が必要なステップは，パターンの抜きとり操作である．

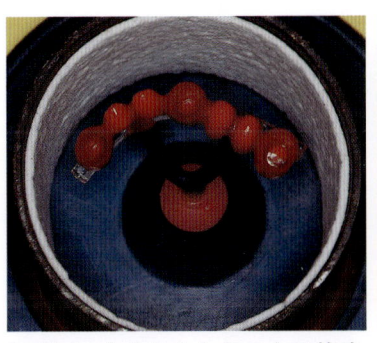

図 22-2 十分にゆとりのある鋳造リングを用いて，パターンを安定膨張域に設定することもワンピースキャストを成功させるポイントと思われる．

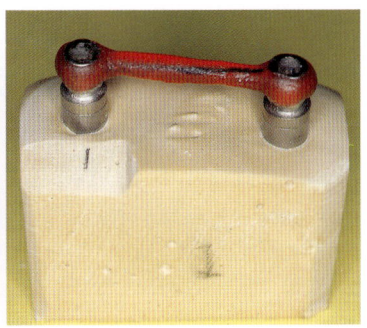

図 22-3 鋳造体の位置的適合を調べるための試験装置．

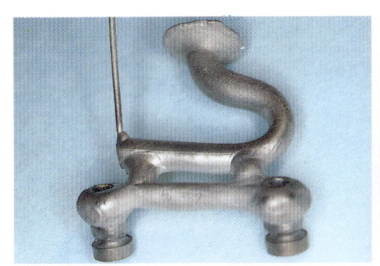

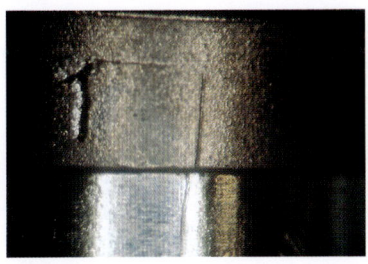

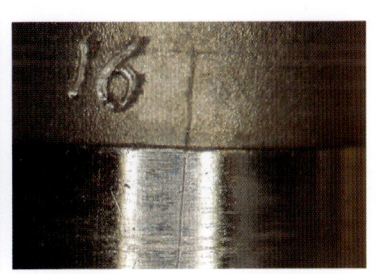

図 22-4〜6 ブリッジを想定した適合試験．埋没前に自家製のゴールドシリンダーに傷を付与し，その傷のズレで鋳型材の膨張を調べる．単冠での適合試験では対応できなかった位置関係の精度を求める必要があった．

ワンピースキャストを成功させる要件

1. 各支台歯部分のワックスパターンの仕上がり
2. ワックスパターンの正確な抜きとり
3. 鋳造リング内でのワックスパターンの位置
4. 鋳型材の膨張のコントロール（鋳型材の種類，混液比，シリカの含有比などの練和条件，リライニングリボンの厚みなど）
5. 鋳造リングの焼却・昇温スケジュール

鋳造冠内面の調整

　ワックスパターンを真空練和した鋳型材で埋没したとしても，またその硬化前に圧力を加えても，微細な気泡を完全に消滅させることはできない．鋳造冠内面に残った気泡は，そのまま不

適合の原因となる．まして高い適合精度を求めようとした場合には，微小な気泡であっても無視することはできない．

この気泡を確認し，確実に除去するためには，マイクロスコープが必要になる．気泡がマージン付近以外のクラウン内面に存在している場合には，やや大きめに削除すればよいが，マージン付近の場合には既製のラウンドバーやフィッシャーバーの最小のものを用いても，辺縁の破損の恐れがある．そのためフィッシャーバーを改造して，辺縁の微小な気泡の除去を行う（図23）．

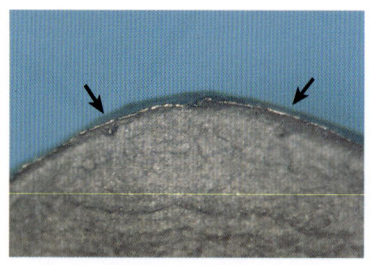

図23-1　埋没操作を慎重に行ったとしても，微小な気泡は避けることはできない．とくに辺縁のオーバー・マージン付近に発生することがあり，削除に困難をきたすことになる．

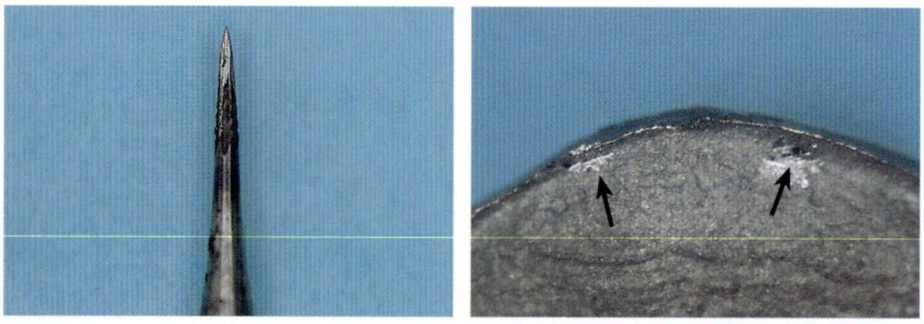

図23-2，3　フィッシャーバー＃698をさらに3面カットしシャープニングしたもの．このようなバーを使用して辺縁などの危険な部位の気泡の除去を行っている．

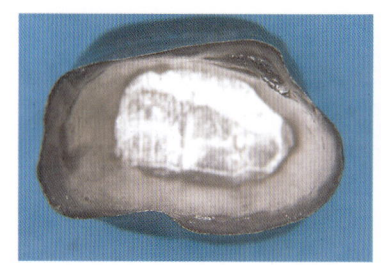

図23-4　歯型への試適の前に鋳造冠内面を十分に観察し，アンダーカットなどの問題を削除しておく．

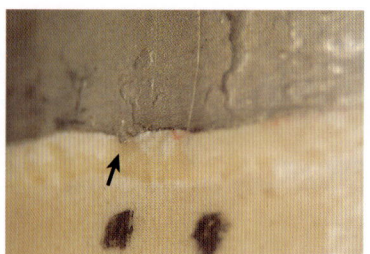

図23-5　オーバー・マージンと思われる部分が接触して，歯型に傷がでている．

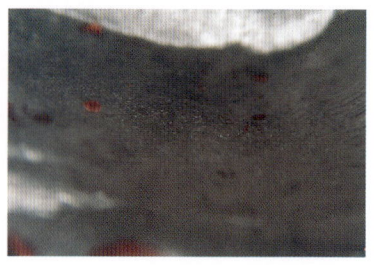

図23-6　十分に歯型に鋳造冠が収まらないときには，カラーマーカーを歯型に塗布して接触部を調べる．

鋳造冠を完全に模型に収めるためのステップ

1. 鋳造パールやバリ，アンダーカットの除去
2. オーバー・マージンの処理
3. 歯型への試適
4. 3までのステップで収まらない場合に，カラーマーカーにて接触部の調整

■オーバー・マージンと研磨しろ

　鋳込みのコントロールが不適切であると，鋳造の際に溶湯の流れが悪いと考えられるパラジウム合金や陶材焼付用合金において，鋳造後の辺縁を強拡大で観察するとき，わずかにアンダーとなっていることがある（図24）．これを防ぐためには，ワックスパターンの段階で，マージン部をやや厚めに仕上げるようにしなければならないといわれている．しかしこの問題も，鋳造時の空気と溶湯との関係でのなめられであり，遠心鋳造であれ真空加圧鋳造であれ，鋳造経路の排気がスムーズに行われれば，微細な部分まで完全に鋳込むことができ，故意に辺縁を厚くする必要はまったくない[4,5]（図25）．

図24-1 鋳込みのコントロールが不適であると，湯流れの悪い合金の場合，ワックスパターンの段階で辺縁を薄くしすぎたときに鋳造後わずかになめられていることがあった．
図24-2 この問題の対策として辺縁をやや厚めに仕上げて，なめられを防止していたが，今では鋳造効率をスプルーイングなどで改善することにより，故意に厚めに仕上げる必要はなくなった．

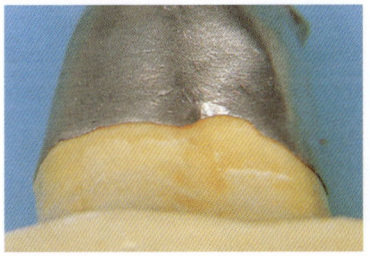

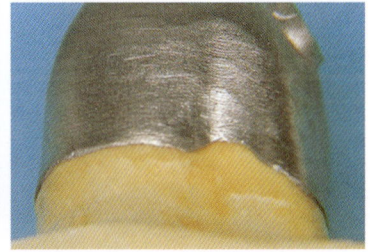

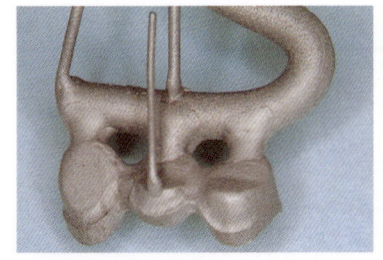

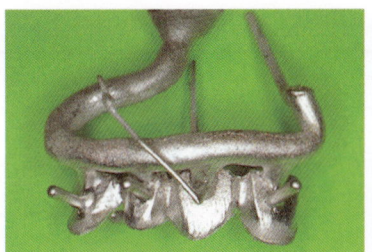

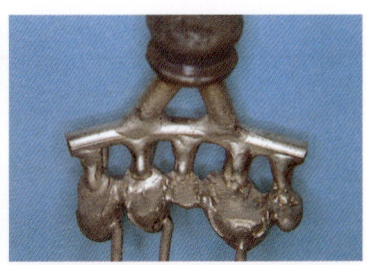

図24-1　　　　　　　図24-2

図25-1〜3 スプルーイングやクルーシブルの設計を考慮することによって，鋳造巣のコントロールのみならず鋳造効率も格段に向上する．1,2は遠心鋳造，3は真空加圧鋳造．

　鋳込みのコントロールが十分であれば，ワックス・マージン処理の段階でマージンに対してジャストにカットしたとしても，実際の辺縁にはわずかなオーバー・マージン（余剰部）が残ってしまうものであり，このわずかな部分まで鋳造体として再現される（図26）．模型への試適の際には，この部分は慎重に水平的に除去するが，後に残った垂直的な余剰分が研磨しろとなる．そのため，あえて研磨しろのためにワックスパターンの段階で厚めに仕上げる必要はない．

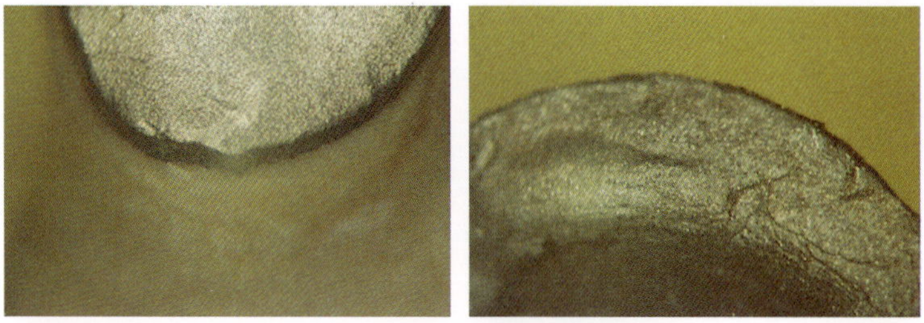

図 26-1 | 図 26-2

図 26-1 歯型に鋳造冠を収めた状態．完全にマージンラインは隠れてしまっている．

図 26-2 鋳造冠の辺縁には，オーバー・マージンが残っている．これを残したまま歯型に収めても，真の適合状態は確認できない．

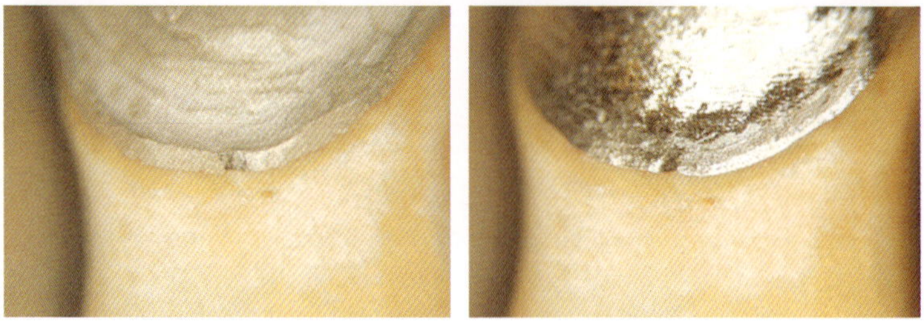

図 26-3 | 図 26-4

図 26-3,4 金属焼付ポーセレン・クラウンでのインビジブルメタルカラー法[6]の調整．この技法を行うためには，鋳造冠の良好な適合とオーバー・マージンの慎重な除去が不可欠となる．

口腔内試適に先だって

補綴物作製の流れのなかで，口腔内試適は，まず1本1本の鋳造冠の適合をチェックすることである．また作業用模型の項でも述べたが，多数歯にまたがる補綴物を第1段階の模型（ファーストモデル）上で完成させるほどの精度をこの作業用模型に期待することはできない．

そこでファーストモデル上で適当なユニットの鋳造冠を作製し，これを口腔内に戻し，ファーストモデル上で達成できえなかった大きなスパンでの位置関係を補正する（図 27）．このように口腔内試適は，鋳造冠1本1本の適合をチェックするのみ

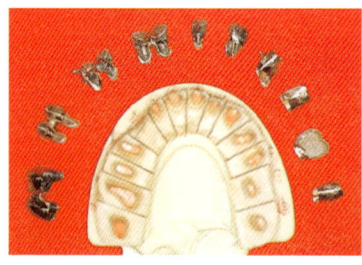

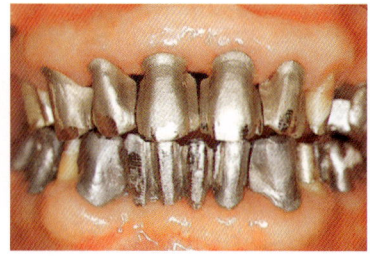

図 27-1,2 模型上でブリッジや連結冠を細分化しすぎると，安定度などの問題で口腔内での位置の特定の際に，不確定要素を多く抱え込んでしまうおそれがある．

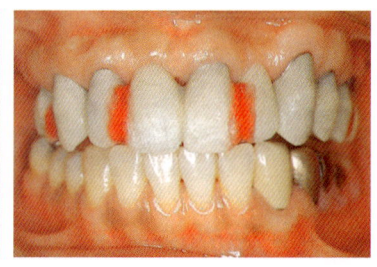

図 27-3 鋳造冠のユニットを複数化しておくことにより，口腔内での安定度は増し，何より困難なろう付箇所の減少につながる．

ならず，間接法の欠点を補う有効な手段となる．しかしその処置は，口腔内という困難な環境で行うことになり，テクニックエラーを起こす可能性が大きいので，あくまで模型上での仕上げを注意深く行っておく必要がある．

口腔内試適の留意点

1．各支台歯での適合の判断
2．支台歯上での補綴物の安定度
 ・補綴物内面の適合状態による維持力
 ・歯肉によるリバウンド(クラウン部のマージン付近・ポンティック部の粘膜)
 ・支台歯の動揺度
3．連結後の取りだし時の変形

上記の問題を少しでも軽減するために，ラボサイドでの留意点としては，1本ずつの適合確認でのエラーを避けるために，鋳造冠辺縁にできてしまうオーバー・マージンを慎重に削除しておくことや，可能なかぎり複数支台歯にまたがるユニットでのワンピースキャストを作製することなどが考えられる．

口腔内試適に先だっての留意点

1．オーバー・マージンの調整
2．鋳造冠内面のコントロール
3．鋳造冠のユニットの複数化

診療室サイドで円滑でトラブルの少ない口腔内試適を行うために，模型上でしか判別しにくい各支台歯間の微妙な平行性の問題を診療室サイドに伝えておき，口腔内で連結後取りだしの際の変形の危険度を認識しておく必要がある．また臨床の技工操作では，慎重な操作を心がけていても，小さなミスは起こってしまうのが現状である．

そこで技工士は，診療室サイドに正しくその有様を伝えなけ

ればならない．ここで正しい情報が診療室サイドに伝わらなければ，無用の混乱を診療室サイドに与えてしまう可能性があり，有効な改善策を施すこともできなくなる可能性がある．

よりよい補綴物作製のために

歯科技工士　⇔　歯科医師
　　　正しい情報伝達

1．各支台歯の問題の報告
2．歯科技工上の問題点の報告

［ろう付］

　ろう付を考えるうえでまず認識しておかなければならないことは，ワンピースキャストを成功させることが困難であるのと同様に，ろう付における適合の達成は作業内容を異にするが決して容易なものではないということである．その理由の一つに，ろう付にはさまざまな方法があるが，臨床の多様な局面の全てで良好な結果を示す方法はないということがあげられる[7,8]（図28）．

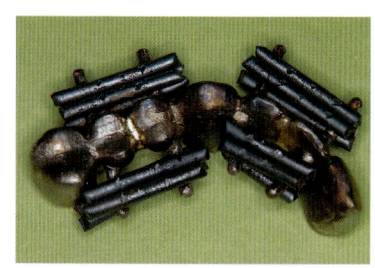

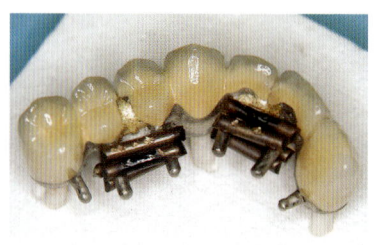

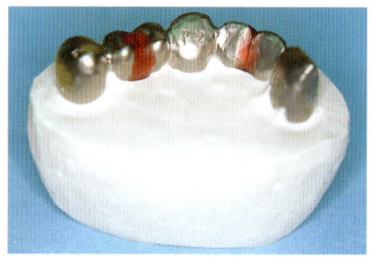

図28-1～3　各種ろう付方法には優劣が存在する．しかし精度のよい方法であってもすべての臨床の局面で利用できるとは限らないので，種々の方法に熟達しておく必要がある．**1**は電気仮着法での前ろう付，**2**は電気仮着法での後ろう付．唇頬側の仮着ノブが配置できない状態ではこの方法の力を発揮できなくなる．**3**は埋没法．

192

第8章●削った歯面を確実にカバーするために

　良好な適合結果を示す電気仮着法[9]であっても，実験的には，わずかな狂いは認められる．またこの方法の優れた結果を求めるためには，頬舌的に適切な位置と長さで仮着ノブが設定されていなければならない．金属焼付ポーセレン・クラウンの場合に，唇頬側面に仮着ノブが付与できないときは，適合精度は落ちてしまう．また炉内（ファーネス内）ろう付で良好な適合を示すスタンド法[10]であっても，ブリッジのポンティックが多くな

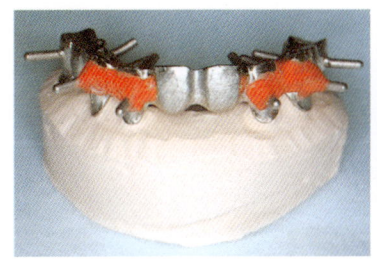

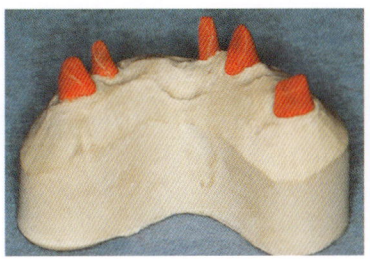

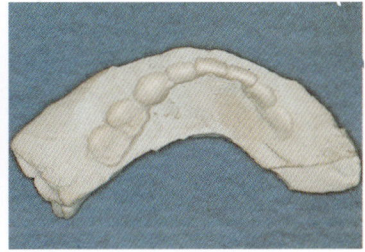

図29-1〜3　ソルダリング・インデックスには，1,2のようなインナーコアタイプと3のようなオクルーザルコアタイプとがある．適合確認や鋳造冠の安定度からしてインナーコアのほうが優れている．

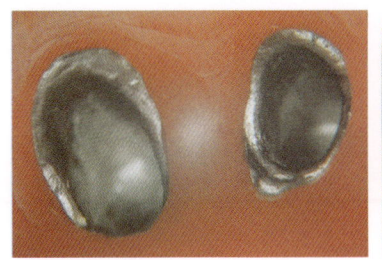

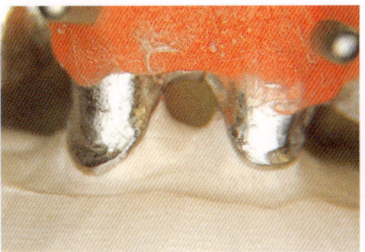

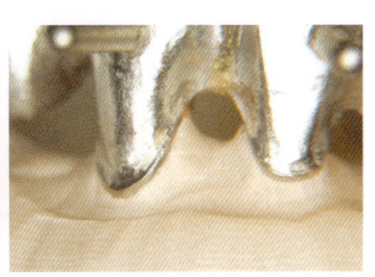

図29-4　正確なソルダリング・インデックス作製のためには，辺縁のみを正しく残してワックスでボクシングしなければならない．

図29-5,6　5はろう付前，6はろう付後．インナーコアタイプのソルダリング・インデックスでは，適合確認が厳格に行える．

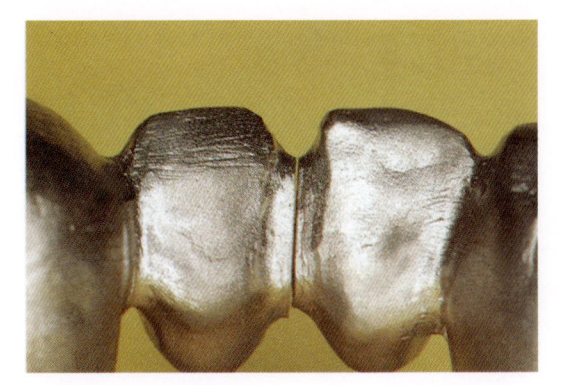

図29-7　ろう付間隙をコントロールすることは，ろう付を成功させるための大きな要件である．

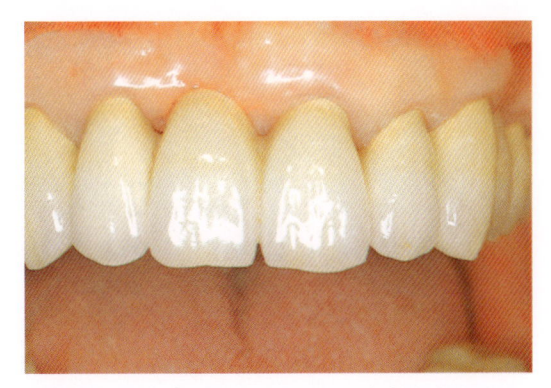

図29-8　ワンピースキャストやろう付をうまくコンビネーションさせることによって，適合のよい口腔内に調和した補綴物を作製することができる．

193

ると固定の問題で適合精度は落ちてしまう．反対に適合精度の甘い埋没法は，他の方法のようなろう付前の条件設定をほとんど必要とせず，臨床のあらゆる局面で応用できるという特徴を有している．あらゆる作業方法には必ず利点と欠点が存在する．それゆえ多くの方法に精通し，多様な局面に対応できる柔軟性が求められる．

　ろう付の位置の設定は，補綴物作製の全体のなかで考えるべきであり，ワンピースキャストの危険性や限界とろう付の危険性や限界を理解したうえで，双方をコンビネーションさせるときに初めて有効なろう付の設定位置や箇所が決まる（図29）．

ろう付を成功させる要件
1．正確なソルダリング・インデックスの作製
2．ろう付箇所をできるだけ少なくする
3．ろう付間隙のコントロール
4．ろう付方法の選択
5．素早いろう付操作の完了

おわりに

　技工作業においては模型そのものが重要であり，精度の低い模型であるならば，技工士は能力を十分発揮することができない．補綴物が大がかりになれば，クラウンの試適から連結作業を含めて作業工程も多くなり，補綴物全体の適合を危うくする機会が増える．しかし，模型の精度を高め，各支台歯の精度のみならず支台歯間の位置関係の精度も高めていけば，たとえ口腔内での試適，レジンなどでの連結作業が入ったにせよ，補綴物全体の精度はずっと高まる．

　近年，模型上での補綴物の適合精度は向上しつつある．この向上の要因として，マイクロスコープの臨床応用があげられる．マイクロスコープを利用することによって，より細部の作業が可能になるということのみならず，過去より指摘されていた補綴物作製の基本の重要性を再確認できると思う．

　適合のための操作にも基礎的な裏づけが必要である．今まで，多くの経験と勘によって成り立っていた適合に，科学の視点で

捉えていこうとする流れがでてきている．このことにより適合のよい補綴物が広く一般的に臨床の場に供給されていく可能性ができてきたと思う．

参考文献

1. 重村　宏, 佐藤政志：新適合論(後半). QDT, 27(2)：20-37, 2002.
2. 田村勝美, 重村　宏, 山口芳正：インプラント上部構造作業における臨床的基準(Ⅱ). QDT, 20(5)：24, 1995.
3. 井田一夫：歯科鋳造の話. 219, クインテッセンス出版, 東京, 1987.
4. 重村　宏：遠心鋳造の可能性と限界. QDT, 20(3)：49-68, 1995.
5. 森本敏夫：鋳造欠陥を起こさないスプルーイング. QDT, 20(2)：63-78, 1995.
6. Wohlwend A：実体顕微鏡の使用による金属焼付ポーセレン冠の辺縁封鎖性の改善. QDT, 9(6)：22-30, 1984.
7. 重村　宏：臨床的ろう付論 その1. QDT, 21(4)：24-46, 1996.
8. 重村　宏：臨床的ろう付論 その2. QDT, 21(5)：32-55, 1996.
9. 斉木好太郎：電気溶接器を用いた仮着固定法応用による鑞着の精度と技工術式 その1－実験的検討－. QDT別冊／現代の歯科ろう付テクニック, 93, クインテッセンス出版, 東京, 1989.
10. 小柳津純夫：大型補綴物の鑞着法について－アルゴン雰囲気炉内鑞着および被鑞着体金属固定装置について－. 歯科技工, 6(3)：219-229, 1978.

参照文献

1. 吉田恵夫, 柏田聰明, 安藤正明, 安藤申直：クラウン・ブリッジ用模型. 歯科技工別冊／作業用模型, 医歯薬出版, 東京, 85-103, 1976.
2. 国島康夫, 高田亥三男, 丸森英史, 塩沢育巳：いま, 適合を考える. 補綴臨床, 20(5)：528-563, 1987.
3. 田村勝美：アトラス歯科技工大系. 203-234, クインテッセンス出版, 東京, 1980.
4. 高橋　裕, 渡辺嘉一：ブリッジの模型製作, ブリッジの臨床. 補綴臨床／別冊, 171～175, 医歯薬出版, 東京, 1982.

第9章

試適，連結，セメント合着

はじめに

　模型上で補綴物ができあがれば，口腔内で適合を確認する．形成，印象，咬合採得，技工作業などを基本どおりに行っていけば試適で問題が起こることはないと思うが，これまでの努力を生かすためにも，試適の段階で厳密なチェックが必要である．この過程で見落としがあると，最終補綴物完成の段階で思わぬ問題点が残ることになり，最悪の場合，再印象，再製にもなりかねない．技工作業はマイクロスコープ下で行われる．しかし，口腔内での試適の段階では術者の目と感触に頼らざるを得ないため，適合のよい状態を触知する日頃の訓練が重要である．

　連結はユニットごとの適合を確認してから行うが，ユニットどうしの適合，位置関係あるいは支台歯の動揺度の違いなど，種々の要素が連結後の適合精度に影響する．また，セメント合着はセメントの操作によって直に適合に影響をもたらす．いずれも，日頃の操作過程での観察力，熟練が必要であり，最終補綴物の適合に対する目標をしっかりともっていなければならない．

試適

　メタルの単冠ないし小範囲のブリッジ，あるいはジャケット冠の場合は，試適して問題がなければ合着のステップに移る．しかし広範囲のブリッジあるいは金属焼付ポーセレン・クラウンの場合は，各ユニットで試適を行い，連結，さらにその後のステップでの確認を行ってから作業をすすめることによって，最終補綴物の質を高める必要がある．

■試適の時期（表1）

　試適の時期は補綴物の種類や大きさによって異なる．一般的には，鋳造後模型上で調整を行った後にメタル・クラウンあるいはメタル・フレームの状態で試適を行い適合をチェックする．金属焼付ポーセレン・クラウンの場合は，ポーセレン焼付部に即時重合レジンを築盛しておくこともある．そして前ろう付の必要な部位には連結操作を行い，ろう付後に再度適合をチェックする．この際にもポーセレン焼付部にはレジンを築盛しておき，適合と同時に咬合と形態を確認し，色調の選択を行う．

　その後，ポーセレンを焼付後，グレーズ焼成前に再度咬合と形態と色調を最終的にチェックする．後ろう付を行う部位は，グレーズ焼成後に連結操作を行った後，再度試適を行う．補綴物が広範囲にわたり，かつ連結が必要な場合には各ステップでのチェックを厳密に行い，確実に進めていかないと最終段階で思わぬ不適合やその他のトラブルが発生してしまう．

表1　試適の時期

1．鋳造，模型上での調整後
　　　メタル・クラウン／メタル・フレーム
　　　レジン築盛後
2．ろう付後
　　　メタル・フレーム
　　　レジン築盛後
3．ポーセレン焼付後（グレーズ焼成前）
4．後ろう付後

■試適時のチェックポイント（表2）

　試適時のチェックポイントは試適の時期により異なるが，その時期に応じて，適合の三要素である機械的適合，審美的形態的適合，そして機能的適合を確認する．

表2 試適時の主なチェックポイント

1. **機械的適合**
   コンタクトの強さ
   内面の適合の感触
   マージン部の適合
2. **審美的形態的適合**
   清掃性と審美性の兼ね合いを考慮した形態
   コンタクト部の位置と形態
   辺縁隆線の位置関係
   色調
3. **機能的適合**
   LGTP-CLP間のずれ
   咬頭嵌合位の安定性
   偏心運動時の臼歯離開の程度
   発語などの機能

■機械的適合のチェック

　試適時のチェックでは，鋳造後のメタル・クラウンないしブリッジの機械的適合をチェックするが(図1-1,2)，隣在歯とのコンタクトが関係する場合には，まずコンタクトの調整を行う．全部鋳造冠においては，この試適時に行う調整がコンタクト強さの最終調整となる．しかし金属焼付ポーセレン・クラウンの場合は，レジンを築盛した状態での試適時およびポーセレン焼成後にコンタクトの強さの調整が必要である(図2)．一般にコンタクトゲージによりチェックを行うが，コンタクトが強い場合は，咬合紙の引き抜きにより強さの調整を行う(図3-1〜4)．咬合紙が破れるときは接触が強すぎる．そこで，咬合紙でマークされた部位を削合しながら望ましいコンタクトエリアに向けて接触部を狭めていく．口腔内では咬合紙がわずかな抵抗を感じながら引き抜ける程度のコンタクト強さになるよう調整後，

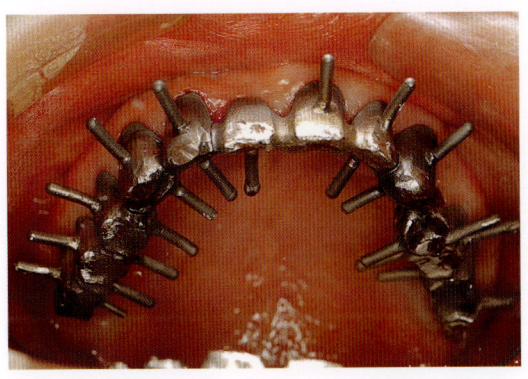

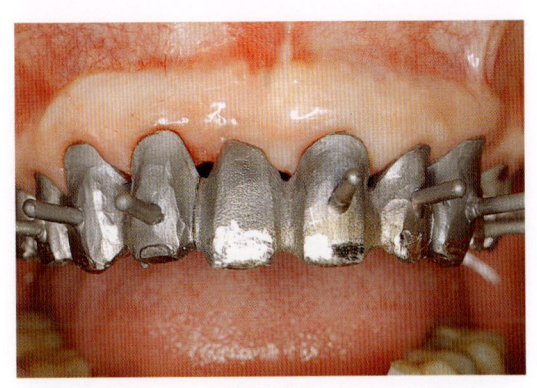

図1-1,2　試適時のチェックでは，鋳造後，メタル・クラウンないしブリッジの機械的適合をチェックする．

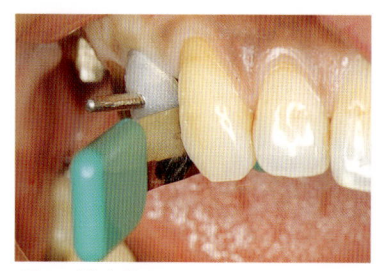

図2 隣在歯とのコンタクトが関係する場合には，適合をチェックする前にコンタクトの調整を行う．

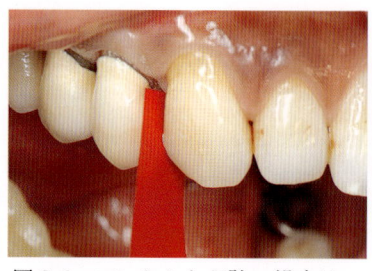

図3-1 コンタクトが強い場合は，咬合紙の引き抜きテストにより強さの調整を行う．

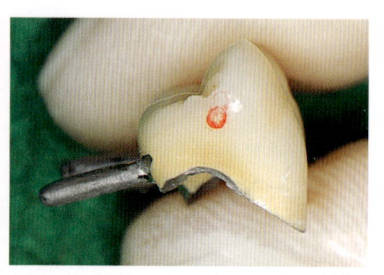

図3-2 抵抗のあるところまで補綴物を挿入し，咬合紙を引き抜き，印記する．

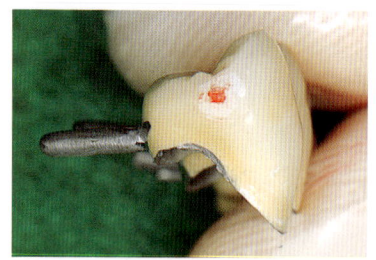

図3-3 望ましいコンタクトエリアに向けて接触部を狭めていく．

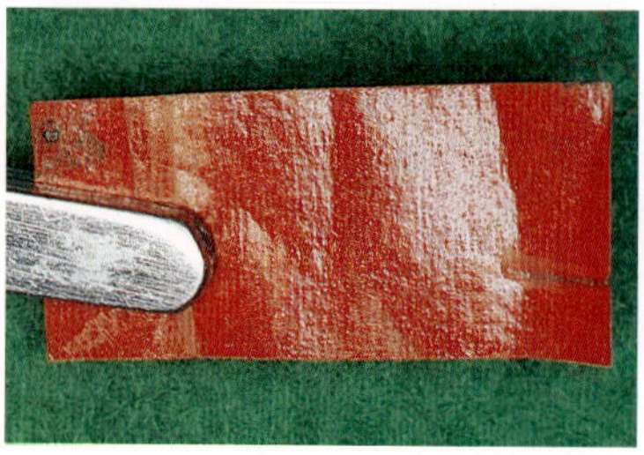

図3-4 口腔内では咬合紙がわずかな抵抗を感じながら引き抜ける程度のコンタクト強さになるよう調整する．

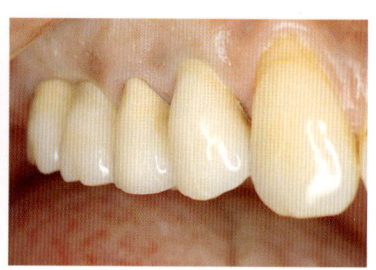

図3-5 コンタクト強さ調整後，適合をチェックする

研磨を行う．そして補綴物を所定の位置に挿入し，適合のチェックを行う（図3-5）．

　口腔内でのクラウン・マージン部の適合のチェックは探針に頼ることになるが，内面の適合の良し悪しを判断するためには，日頃から適合のよいクラウンを試適したときのフィット感を感触として体得しておくことが大切である．適合のよいクラウンは非常に柔らかい，吸いつくようなフィット感があり，適合のよくないクラウンの固い接触感とはまったく異なる．

　探針はできるだけ先の細いものを用い（図4），歯面に対して垂直にあてるように心がける（図5）．そして，クラウン・マージン部の全周を柔らかくなぞるようにチェックする．ポケット除去療法を行い，クラウンマージンの位置を歯肉縁から約0.5

クラウン・マージン部の適合の診査

- クラウン試適時の柔らかいフィット感を確認する
- 先の細い探針を使用し，歯面にできるだけ垂直にあてて引っかかりがないことを確認する

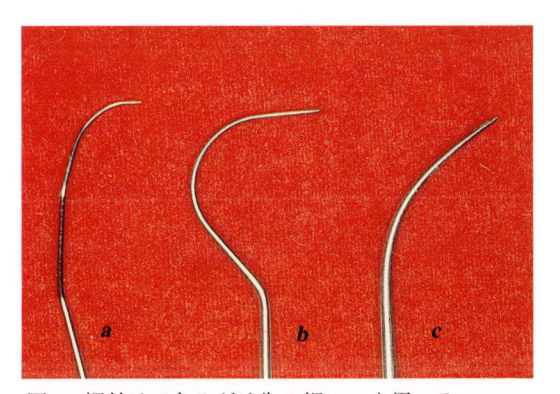

図4 探針はできるだけ先の細い a を用いる．
 a：HU-FRIEDY EXD. 11/12, b：同 EXS 23,
c：YAMAURA TG-SP No. 8．

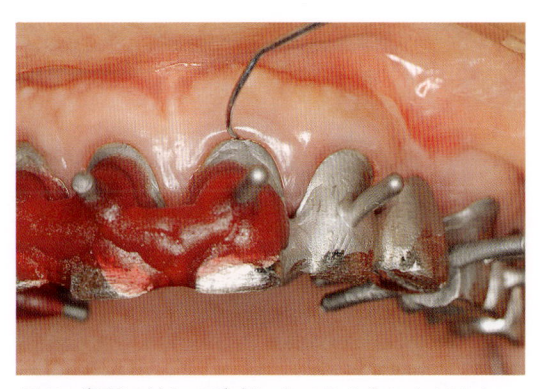

図5 歯面に対して垂直にあてるように心がける．

mm程度サルカス内に設定していれば，ほとんど垂直に探針をあてることができ，適合を正確にチェックすることができる．

適合に問題があるとき，チェアサイドで内面を削ることは避けたいが，試適して入らないからといって，すべて再製するというのは臨床上実際的ではない．綿密な支台歯形成，精密印象，注意深い模型作製，マイクロ技工など，一連の精密な作業を行うことによって，クラウンの適合に問題が生じることは少なくなる．しかし，それでもさまざまな要素が加わり，クラウン1本といえども作製したクラウンすべてに満足のいく適合を得るのは難しい．

良好な適合を得るための留意点はすでに述べたが，そのなかでもとくに，模型の修正箇所と程度，形成面やマージン部の粗れ，支台歯軸面の平行性や支台歯間の平行性の問題など，ごく些細な点でも，模型上で気づいたところ，あるいは技工作業上問題のあったところは診療サイドに伝達されていることが大切である．原因を追求することなく，合わなければすぐ内面を削って入れてしまうというようなことを行っていると，患者に質の良い補綴物を提供することはできないし，診療システムの改善も得られない．

クラウンを支台歯に挿入したときの固い接触感やがたつき感がある場合，クラウン内面をサンドブラストしたり，フィットチェッカー（ジーシー）などを利用して接触部位を調べ，マイクロスコープ下で調整を行う．ただし，内面の調整はできれば補綴物を作製した技工士が行うことが望ましい．数回この操作を繰り返しても良好な適合が得られない場合は再印象すべきであろう．

各ユニットでの適合が確認できれば，ろう付が必要な部分の連結のための固定を口腔内で行う．

■形態のチェック

　金属焼付ポーセレン・クラウンの場合はポーセレン部に即時重合レジンを築盛しておき，適合のチェックと同時に形態をチェックすると時間的にも有利である(図6)．前ろう付を行った場合は，ろう付後に再度適合のチェックを行うが，この際にもポーセレン焼付部にレジンを築盛しておく．

　補綴物は清掃しやすい形態であること，審美的な形態であることが原則である．この点を考慮して，クラウン・カントゥアならびに鼓形空隙の形態，ポンティックの形態と歯肉との接触状態をチェックし，必要があれば修正する．臼歯部は清掃性，前歯部は審美性が優先される．基本的な形態は最終補綴前のプロビジョナル・レストレーションを参考とし(第3章参照)，さらに患者の希望も再度確認して修正する(図7)．歯肉からの立ち上がりの形態は歯周組織の状態により左右され[1]，歯周外科処置を行った場合は，外科の術式によっても多少異なる．原則的にはエマージェンス・プロファイル[2]を考慮し，オーバーカントゥアにならないように注意する．歯肉との関係は，模型上ではガムマスクを用いて確認するが(図8)，ガムマスクはあくまで参考にすぎず，最終決定は口腔内で行わなければならない(図9)．下部鼓形空隙はポンティックとの移行部も含めて可能なかぎり同じ大きさになるように隣接歯とのコンタクトエリアを調整する．そうすることによって，歯間ブラシを何種類も使い分けなくてもよいようにしなければならない．

　コンタクト部の位置と大きさは，下部鼓形空隙の形態によって決められるところが大きいが，連結歯の場合は，清掃性と審美性に加えて連結の強度を考慮する必要があり[3,4]，連結しない場合は，天然歯のコンタクトの関係を理解したうえで，上部鼓形空隙，辺縁隆線の位置関係を含めて，前歯から小臼歯，大臼歯にかけて頰舌的，上下的なバランスをチェックする．

　ポンティックの形態も天然歯を参考にし(図3-5，図6-2，図9参照)，基底面は，臼歯部は清掃性，前歯部は審美性を考慮して調整するが，いずれも基底面に凹面部がないようにしなければならない．

　審美的な観点に関しては第13章で述べる．

第9章●試適，連結，セメント合着

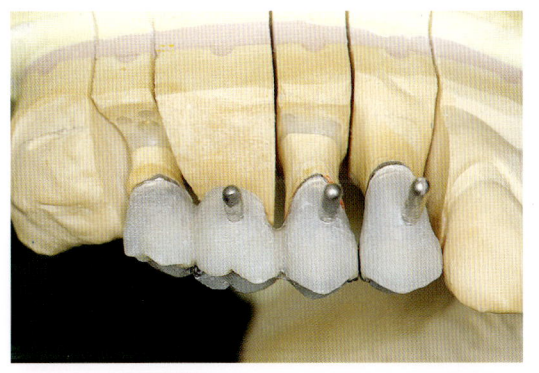

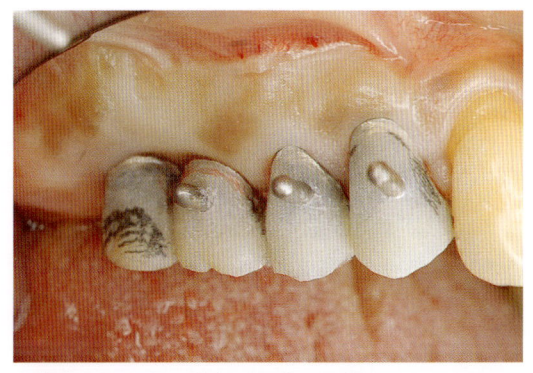

図6-1,2　金属焼付ポーセレン・クラウンの場合は，レジンを築盛しておき，適合と同時に形態をチェックする．

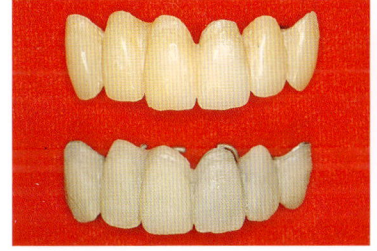

図7　基本的な形態はプロビジョナル・レストレーションを参考とし，さらに患者の希望も再度確認して修正する．

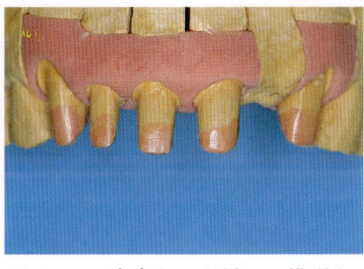

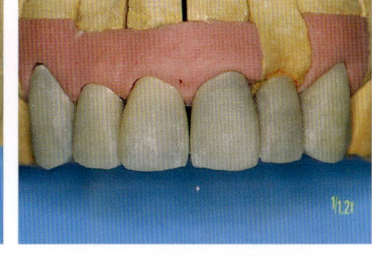

図8-1,2　歯肉との関係は，模型上ではガムマスクを用いて確認する．

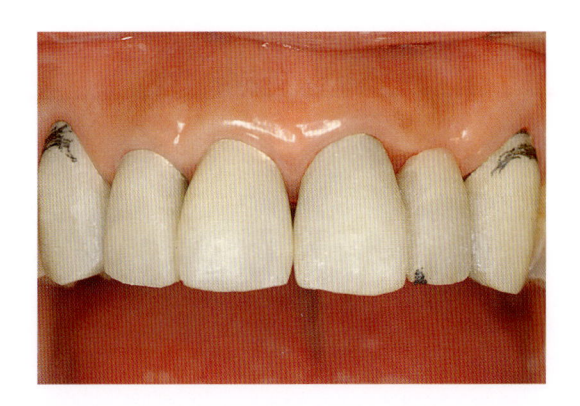

▶図9　ガムマスクはあくまで参考にすぎず，最終決定は口腔内で行わなければならない．

■咬合のチェック

　咬合採得を変形のない確実な方法で行っても，模型作製，咬合器装着，技工作業の過程でわずかな位置変化が起こる可能性がある．補綴物の試適時にはそのわずかな位置変化をチェックし，最終補綴物完成後の咬合調整をできるかぎり少なくするようにしなければならない．メタル咬合面の場合は，試適時に厳密にチェックしておかないと後で修正がしにくい．高い場合は咬合調整が可能であるが，低い場合，咬合面へのメタルの追加

203

は不可能である．

　咬合のチェック時の注意点は，咬合紙を入れて患者にすぐに咬ませないことである．咬ませれば顎骨の変形や顎の変位，歯牙の移動などによって正しい咬頭嵌合位がずれてしまうような，何らかの変化が起こる可能性があるということを意識しておく必要がある．患者には軽く口を閉じてもらう感覚で，LGTP（第10章で詳述）での咬合接触を補綴物と天然歯に均等に与えるようにすることが大切である．とくに最後臼歯のオクルーザル・ストップがない場合には注意を要する．

補綴物の咬合のチェックポイント

- LGTPでの早期接触点
- LGTP-CLP間のずれの有無と方向
- 側方運動時の非作業側接触点
- ディスクルージョンの程度とバランス

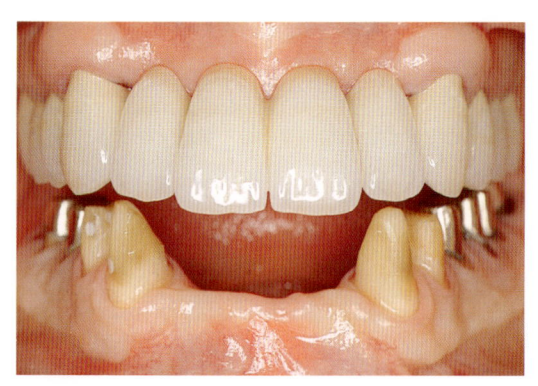

図10-1　プロビジョナル・レストレーションをすべて外してしまうと，下顎位が不明確になる．

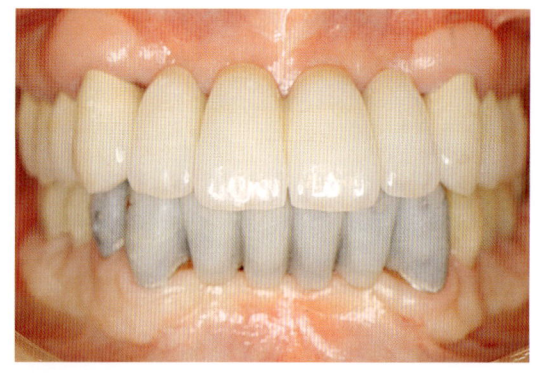

図10-2　患者固有の咬合位を確保しつつ補綴物の咬合をチェックする．

図11-1～3　ポーセレン焼成後グレーズ焼成前に再度試適し，形態と咬合を再度チェックした後に仕上げを行う．

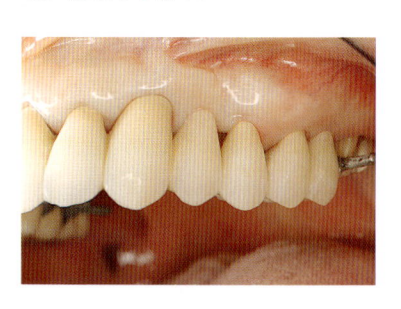

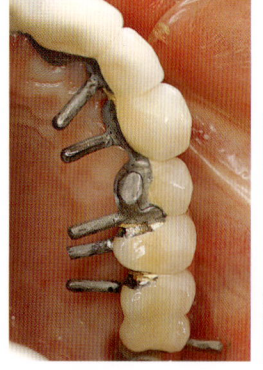

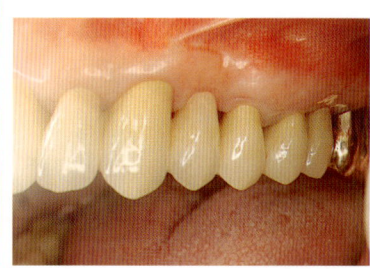

補綴物が広範囲にわたる場合には，プロビジョナル・レストレーションをすべて外してしまわず，患者固有の咬合位を確保しつつ補綴物の咬合をチェックする（図**10**）．

金属焼付ポーセレン・クラウンの場合は，ポーセレン焼付部にレジンを築盛して咬合のチェックを行う．ワックスで試適するのは，適合をみるにも，形態修正するにも，咬合チェックをする際にも不正確になりやすく，また連結操作も難しい．

咬合のチェックの方法はメタル・クラウンの場合と同様である．LGTPで各歯牙ごとにオクルーザル・レジストレーション・ストリップスで引き抜きテストを行い，早期接触部あるいは接触しない部位を確認し，LGTPとCLPの間にずれがないように調整する．レジンで築盛しておけば，咬合が低い場合でも筆積み法で簡単に調整することができる．

補綴物に与える咬合の目標

安定した下顎位で安定した歯牙接触を与える

LGTPとCLPを一致させる

咬合が確認できればポーセレン焼成を行うが，グレーズ焼成前に再度試適し，LGTPとCLPとが一致するように咬合調整を行う（図**11**）．

咬合の詳細に関しては第10章で述べる．

レジン築盛冠での咬合のチェック後の模型の再装着

プロビジョナル・レストレーションにおいて安定した咬頭嵌合位を確立し，光重合レジンで正確な咬頭嵌合位の咬合採得を行えば，咬合器上で作製した補綴物の咬合関係が口腔内での咬合関係とずれていることは少ないが，ときとして両者の間にわずかなずれが生じる場合もある．その際には，口腔内でLGTPとCLPが一致するように咬合調整を行い，咬合していない部位は前述したようにレジン咬合面に筆積み法で追加し，LGTPで均等な接触を与えるように修正する．そして模型の咬合器への再装着を行う．補綴物が小範囲でワンピースの場合，あるいはろう付を行うにしても1ユニットとして扱える場合は，咬合器

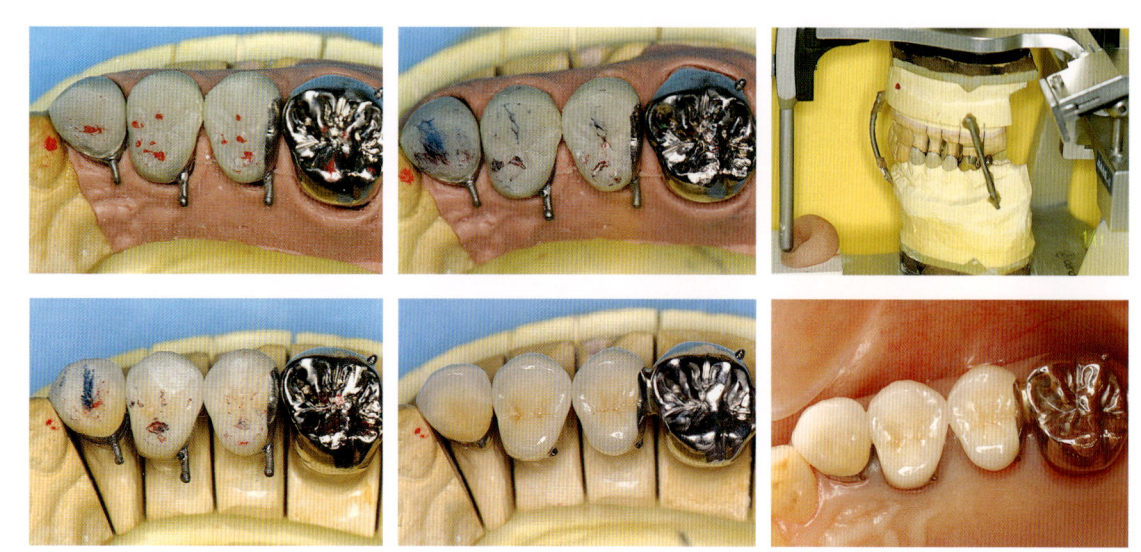

図 12-1〜6　補綴物が小範囲でワンピースの場合，あるいはろう付を行うにしても1ユニットとして扱える場合は，口腔内で調整された咬合関係により模型の再装着も比較的正確に行える．

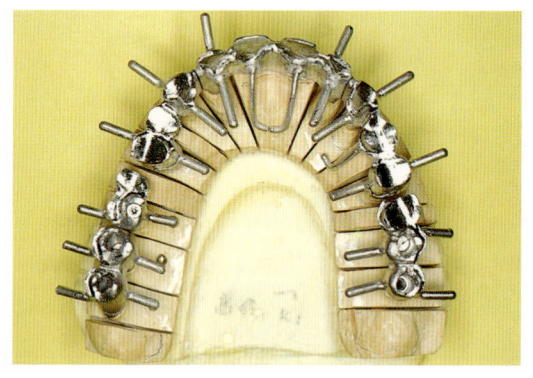

図 13　広範囲にわたる補綴物の場合には，各ユニットで作製したメタル・クラウンおよびフレームを試適後口腔内で連結する．

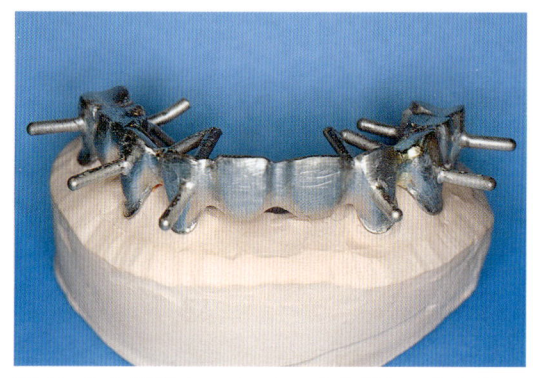

図 14　ろう付用インデックスを作製してから前ろう付を行う．

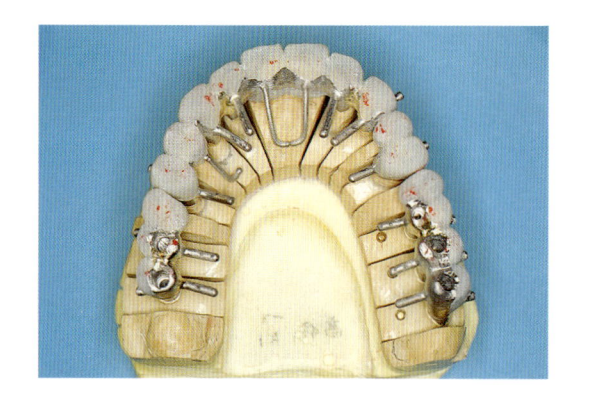

◀*図 15*　咬合器上で一部支台歯の付け替えを行いながら，もとの作業模型に戻す操作を行い，咬合器上でレジンを盛り上げ咬合を構築する．

への再装着も比較的正確に行えるが(図12),広範囲な補綴物の場合には,残存歯の数と位置,補綴物の位置と連結状況により扱いが変わってくる.

一般に,広範囲にわたる補綴物の場合には,各ユニットで作製したメタルクラウンおよびフレーム(図13)を試適後口腔内で連結し,まずろう付用インデックスを作製してから前ろう付を行い(図14／第8章参照),咬合器上で一部支台歯の付け替えを行いながらもとの作業模型に戻す操作を行う(図15).そして咬合器上でレジンを盛り上げ咬合を構築する.その後に再度口腔内試適を行い,適合と形態ならびに咬合をチェックするという過程を踏むほうが患者の来院回数は増えるが,より咬合関係の精度を高めることができ,補綴物の永続性は高まると思う.いずれにせよ,補綴物の口腔内での咬合調整は不可欠なステップであるため,咬合調整を有効に利用すべきであろう.

[連結]

補綴治療上連結の適応か否かは,連結の利点,欠点[5]を十分考慮し,プロビジョナル・レストレーション装着過程でほぼ決定する(第2章参照).そのため,試適の段階ではすでに連結の範囲は決まっており,その決定にしたがって口腔内で連結のための固定を行う.

■口腔内での連結の要点

各ユニットでの適合に問題がなければ,前ろう付が必要な部位の連結を行う.連結が必要と思われる部位には電気仮着用ノブをつけておき,パターンレジン(ジーシー)でこのノブを摑む

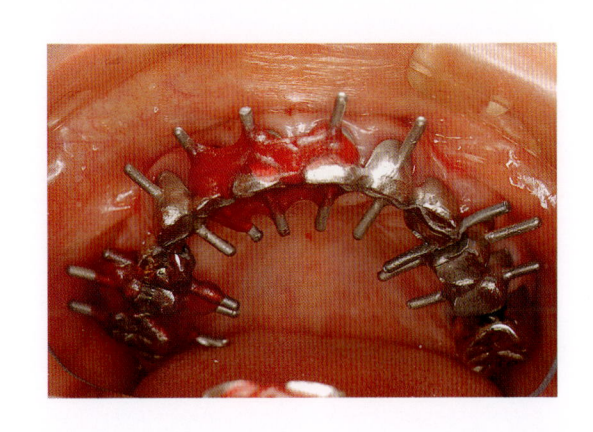

▶図16 連結が必要と思われる部位には仮着用ノブをつけておき,パターンレジンでこのノブを摑むように固定する.

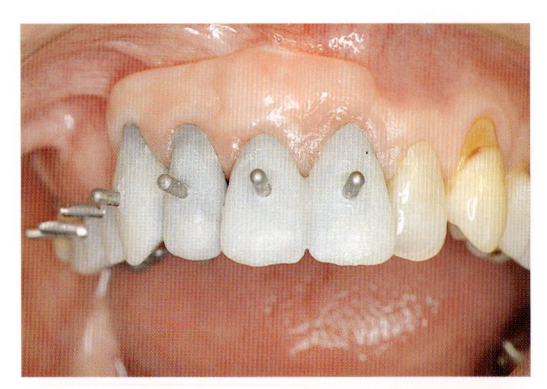

図 17-1 | 図 17-3
図 17-2

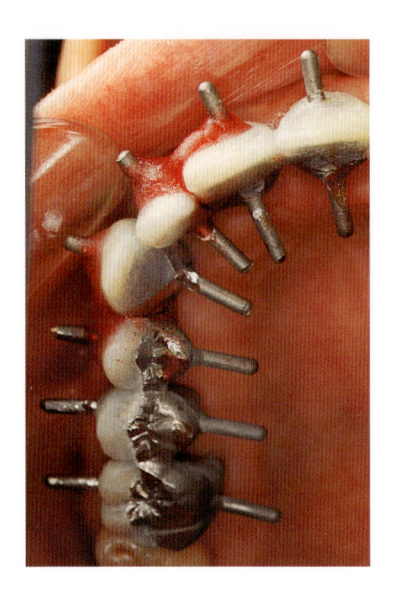

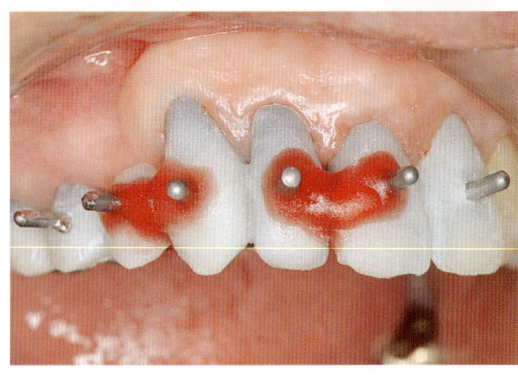

図 17-1〜3 ポーセレン焼付部をレジンで築盛してある場合には，レジンどうしであるため，パターンレジンでの連結はより強固となる．

ように固定する（図 16）．ポーセレン焼付部をレジンで築盛してある場合にはレジンどうしであるため，パターンレジンでの連結はより強固となる（図 17）．なおパターンレジンで連結する場合は，レジンの収縮による影響を極力抑えるために，段階的な築盛を行う必要がある．

さらに，口腔内での連結を行うに際しては，各ユニットを無

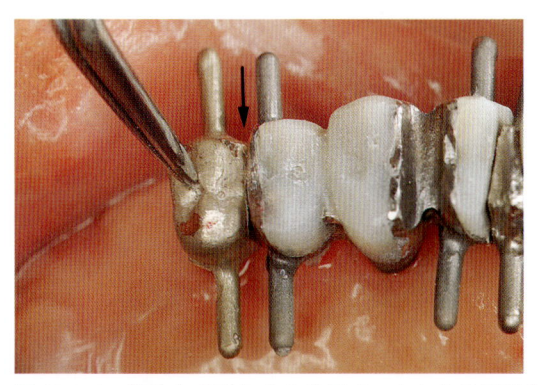

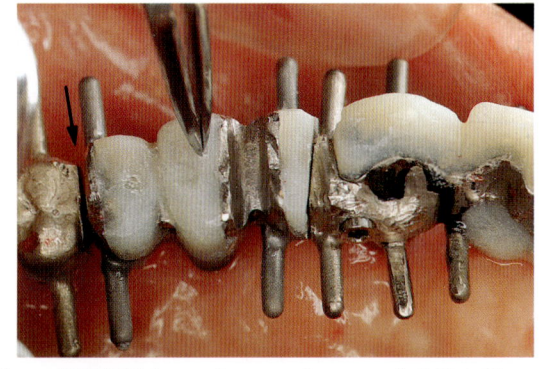

図 18-1, 2 連結を必要とする歯牙は，たとえ歯周治療を行って歯周組織をコントロールしていても動揺が残っていることが多い．

208

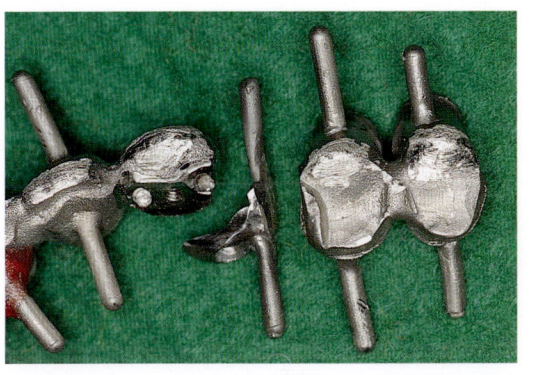

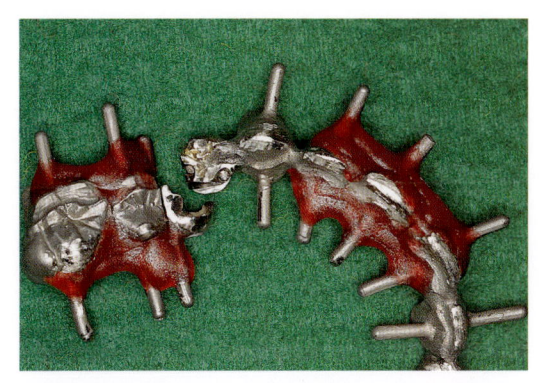

図 19-1, 2 キー・アンド・キーウェイなどのような精密な連結箇所は，各ユニットを支台歯にはめた状態で口腔内で連結し，ろう付するほうがより精度が高まる．

圧の状態で連結することが大切である．連結を必要とする歯牙は，たとえ歯周治療を行って歯周組織をコントロールしていても動揺が残っている場合があり（*図 18*），動揺度の異なるユニットを不均一に押さえた状態で連結すれば，負荷を解除したときの戻りの違いから，ろう付後不適合となる可能性がある．

また，キー・アンド・キーウェイなどのような精密な連結箇所は，各ユニットを支台歯にはめた状態で口腔内で連結し（*図 19*），ろう付するほうがより精度が高まる．

仮着

プロビジョナル・レストレーションで形態，咬合が確認できており，患者に不満がなければ仮着は原則として必要ないとは思う．ただし，とくに咬合に不安がある場合や，審美的に確認が必要な場合は仮着を行う．われわれは仮着材として，主にハイボンド・テンポラリーセメントのソフト（松風）を用いているが，仮着時に適度な接着力が必要ではあるものの，逆に仮着を外すときに取れなくなっても問題である．とくに歯周補綴のように骨支持が少ない状態において仮着を行う場合には，仮着材の混液比やクラウン内面への分離材の塗布などを考慮しなければならない．

仮着を行う場合には，クラウンにリムーバブル・ノブを付与するが，リムーバーの力のかかる方向，力をかけることができる形態，舌感などを考慮して，ノブの位置，大きさを決めなければならない．また，仮着だからといって安易に装着すると仮着材の被膜厚さによるクラウンの浮き上がりが起こる可能性があり，十分注意しなければならない．

セメント合着

　削った部分を確実にカバーするという補綴の原則を守る努力をしても，セメント層をゼロにすることは不可能である．合着用セメントは多かれ少なかれ溶解やマイクロリーケージを起こし[6-11]，二次カリエスや歯髄炎を起こす危険性がある[12-14]．歯周治療が徹底され，歯周治療により支台歯の永続性がかなり保証されるようになった現在，カリエスが補綴物失敗の主な原因になっており[15]，補綴物の永続性を決める重要な要素の一つにあげられるのが合着用セメントではないかと思う．合着用セメントは種々開発され，接着機構もいろいろあり[16]，今日，合着用セメントの接着機構は嵌合力から接着へ移行しつつある．そして，新しく開発されているレジンセメントは，個々の製品によって多少の差があるものの，物性と接着性の両面において，従来のリン酸亜鉛セメント[17]やグラスアイオノマーセメントより優れているという成績も発表されている[18]．しかしレジンセメントは，使用感覚としてはかなり良いとはいえ，臨床的に長期の評価が得られているとはいい難く，絶対的に優れているということを結論づける時期には至っていないと思う．

　現在われわれが使用しているのは，主としてグラスアイオノマー系レジンセメントであるフジルーティングＳ（ジーシー）である．その他にも，レジンセメントであるスーパーボンドＣ＆Ｂ（サンメディカル），バリオリンクⅡ（イボクラールビバデント），リライエックス（３Ｍ）などを適宜使用している．レジンセメントの一般的難点は，余剰セメントを取り残しやすいことであるが，最近のレジンセメントでは，補綴物表面に分離剤を使用することによって，余剰セメントの除去を容易にするなどの工夫がなされている．

　セメント合着時の注意点は，セメント練和条件，支台歯の乾燥と合着のタイミング，セメント硬化中の補綴物保持条件などいろいろあるが，常時使うセメントを十分使いこなすことが最も大切であろう．セメントを練和する衛生士との連携がセメント合着の成否を決めるといっても過言ではないと思う．そしてレジンセメントにおいては歯面処理が接着に大きな影響を与えるため，指定の処理を確実に行う必要がある．

セメント合着

> セメント合着はセメントの種類の選択も大切であろうが，それより使いこなすことが最も大切である

　模型上での適合精度が高まれば，クラウン・マージン部からセメントが逃げにくくなり，セメントによる浮き上がりが大きくなる．そのため，浮き上がりを防止する対策を講じなければならない．

　それには一般的に，形成軸面のテーパーを強くする，セメントの流動性を高める，セメントスペーサーを塗布する，セメント流出孔を付与するなどの方法が用いられている．

　しかし，テーパーを強くすることは維持に問題が起こり，また有髄歯では限度がある．セメントの流動性を高めることは，臨床上工夫を要するところであるが[19]，セメントの標準稠度を無視できない．セメントスペーサーも有効な手段ではあるが，支台歯の高さによっては，維持力が極端に減少したり，セメント合着時に所定の位置に収まらない場合もでてくる．そこで，位置的ずれを起こすことなく，かつ浮き上がりを防止するのに，余剰セメントを咬合面側から逃がす方法が有効となる(図20)．このセメント流出孔を付与する位置はできるだけ咬合面寄りがよいが(図21)，クラウンの形態や材質により制限を受けるため，適宜変更しなければならない．そしてその位置に応じてメタル・フレームの形態を変える必要がある．ただし，クラウン内面にセメントの誘導溝を設けることによって，流出孔の位置を変えることは可能である．セメント流出孔の大きさは直径約1mm程度である．

　セメント流出孔は現在，セメントが硬化後，ラウンド・バーないしインバーティッド・コーン・バーにてセメント流出孔部のセメントを除去した後，光重合レジンにて封鎖している．

セメントによる浮き上がり防止策

> 余剰セメントは咬合面側から逃がす
> ⬇
> セメント流出孔が必要

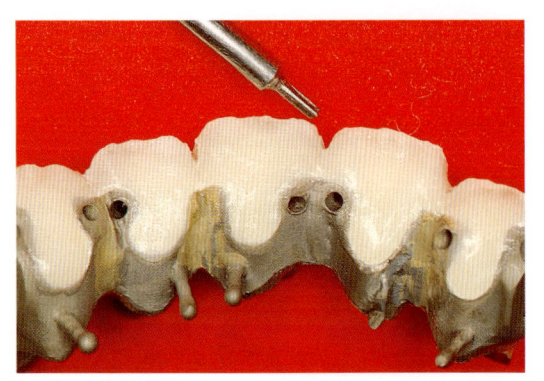

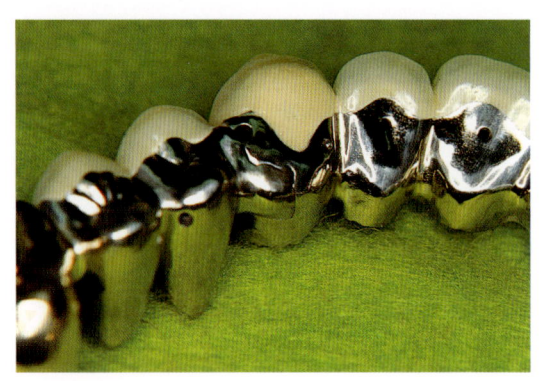

図 20-1, 2　余剰セメントを逃がすのにセメント流出孔が有効である.

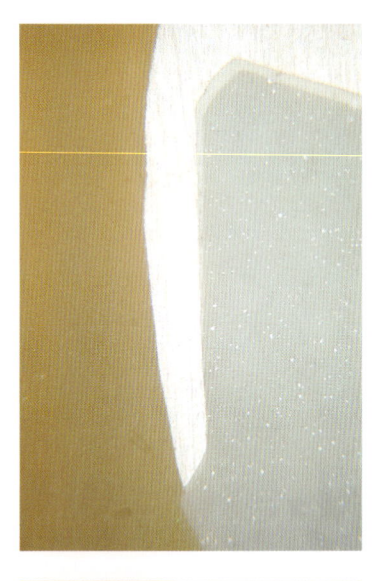

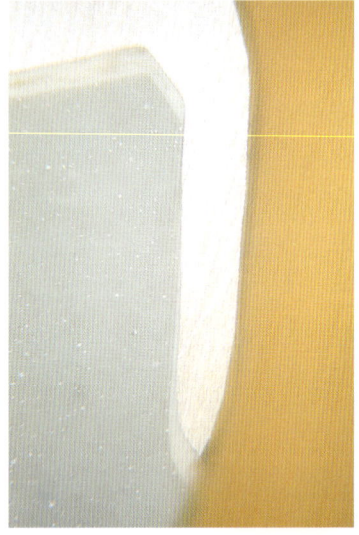

図 21-1│図 21-2

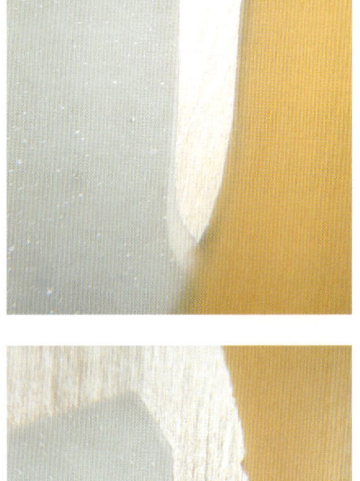

図 21-1, 2　適合のよいクラウンを普通にセメント合着すると，クラウン・マージン部からセメントが逃げにくくなり，浮き上がりが大きくなる.

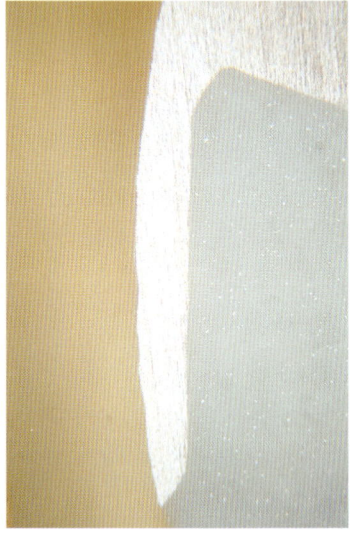

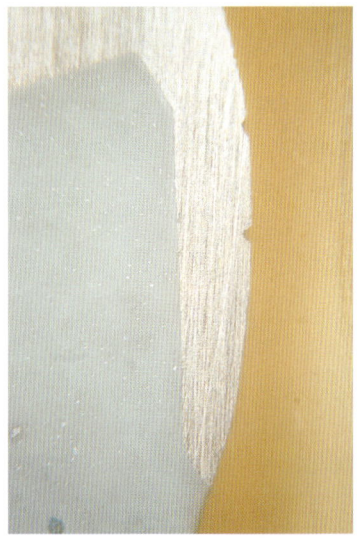

図 21-3│図 21-4

図 21-3, 4　余剰セメントを咬合面側から逃すことにより，セメントによる浮き上がりを防止することができる.

第9章●試適，連結，セメント合着

図21-5 | 図21-6

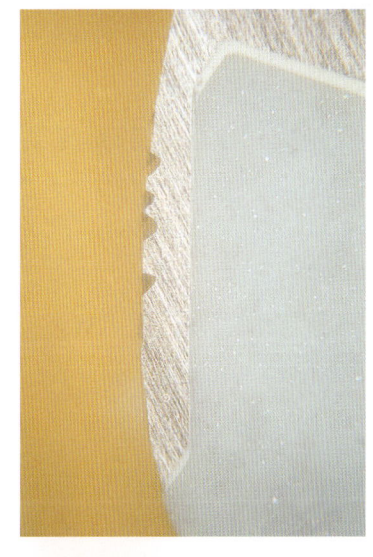

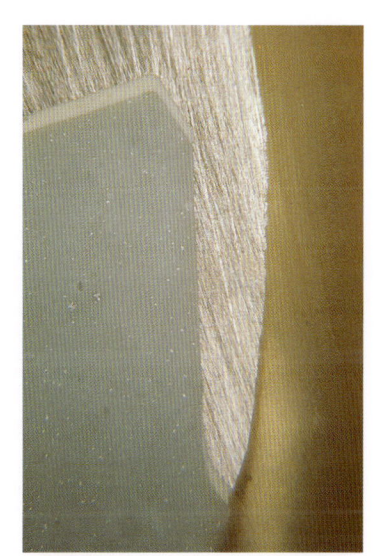

図21-5,6 舌側軸面に流出孔を設定した場合には完全に浮き上がりを防止できない．

図21-7 | 図21-8

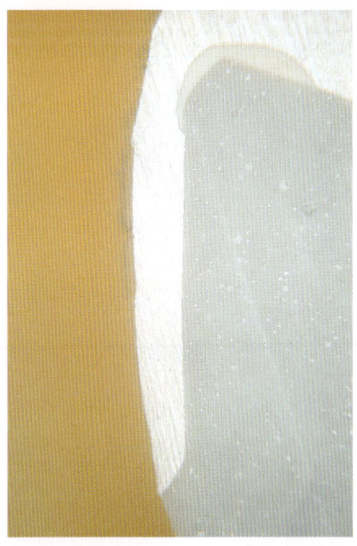

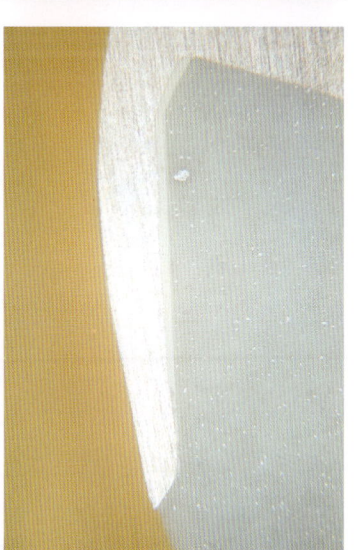

図21-7 軸面に流出孔を設け，そこに向けてセメント流出ガイド溝をつけると浮き上がりが防止できる．
図21-8 セメント・スペーサーをマージン部近くまで塗布すると浮き上がりは防止できるが，維持力が弱くなり，また，クラウンが傾いて合着される危険性がある．

　適合がよければ合着時に割り箸などを咬ませることに問題はないと思うが，合着は最小ユニットずつ行い，試適時あるいは仮着時に最も均等に咬合力が加わる方向を確認しておかなければならない．複数ユニットのほうが均等な力が加わるようであればそのユニットで合着する．

おわりに

　試適時に内面を削らなければ入らないとか，咬合が高くて咬合面の形態修正をしなければならないとか，試適時には問題が

なかったのに連結後に不適合になるといったことは極力避けたいことである．そのためには，プロビジョナル・レストレーションを最終補綴物の原型として仕上げる努力をし，模型と口腔内の支台歯の寸法を可能なかぎり近づける工夫をする必要がある．そしてマイクロ技工を実践すれば，補綴物は適合も形態も咬合も，模型上と患者の口腔内とでそれほど差が現われるものではないと思う．また，連結箇所もプロビジョナル・レストレーションの段階で決定されているため，口腔内での試適時にはさほど時間がかからないし，そこで厳密にチェックを行い各ステップを確実に進めていけば，補綴物が完成した時点で問題が生じることはないはずである．技工作業と診療室での作業との間に正確な情報交換があれば，何度も同じ失敗を繰り返すことはなくなると思う．

参考文献

1. Kay HB：Criteria for restorative contour in the alterd periodontal environment. Int J Periodont Rest Dent, 5(3)：43, 1985.
2. Stein RS, Kuwata M：A dentist and dental technologist analyze current ceramo-metal procedures. Dent Clin North Am, 21：729, 1977.
3. Burch JG, Miller JB：Evaluating crown contours of a wax pattern. J Prosthet Dent, 30：454, 1973.
4. Rosenstiel SF, Land MF, Fujimoto J：Contemporary Fixed Prosthodontics. 289, CV Mosby Co, St Louis, 1988.
5. Hoag PM：AAP, Proceeding of the world workshop in clinical periodontics. Ⅲ-4 — Ⅲ-6, Ⅲ-16, 1989.
6. Eichner K, Lautenschlager FP, von Radnoth M：Investigation concerning the solubility of dental cements. J Dent Res, 47：280, 1970.
7. Wilson AD, Abel G, Lewis BG：The solubility and disintegration test for zinc phosphate dental cements. Br Dent J, 137：313, 1974.
8. Mitchem JC, Grunas DG：Clinical evaluation of cement solubility. J Prosthet Dent, 40：453, 1978.
9. Myers ML, Staffanou RS, Hembree JH, Wiseman WB：Marginal leakage of contemporary cementing agents. J Prosthet Dent, 50：513, 1983.
10. White SN, Yu Z, Tom JF, Sangsurasok S：In vivo microleakage of luting cements for cast crowns. J Prosthet Dent, 71：333, 1994.
11. Kydd WL, Nicholls JI, Harrington G, Freeman M：Marginal leakage of cast gold crowns luted with zinc phosphate cement: An in vivo study. J Prosthet Dent, 75：9, 1996.
12. Brännström M, Nyborg H：Cavity treatment with a microbial fluoride solution: growth of bacteria and effect on the pulp. J Prosthet Dent, 30：303, 1972.
13. Phillips RW：Skinner's science of dental materials. 8th ed, 23, WB Saunders, Philadelphia, 1982.
14. Bergenholtz G, Cox CF, Loeske WJ, Syed SA：Bacterial leakage around dental restorations：its effect on the dental pulp. J Oral Pathol, 11：439, 1982.
15. Libby G, Arcuri MR, Lavelle WE, Hebl L：Longevity of fixed partial dentures. J Prosthet Dent, 78：127, 1997.
16. 野口八九重：各種合着用セメントの特徴．補綴臨床, 23(3)：249, 1990.
17. Ames WB：A new oxyphosphate for crown setting. Dent Cosmos, 34：392, 1892.
18. 吉田圭一，棚川美佳，熱田　充：各種合着用セメントの諸性質．DE No.118, 8, 1996.
19. 塩沢育巳：合着用セメントの用件と使用上の注意．補綴臨床, 23(3)：259, 1990.

第10章

咬合 I
咬頭嵌合位の確立と咬合採得

[はじめに]

　補綴治療に際しては歯牙1本の治療において，削ったところを確実にカバーするためにマイクロスコープレベルでの適合を追求する一方，顎口腔系の機能の一つである咬合を同程度のレベルで考慮しなければならない．補綴物を長期間口腔内に保持するためには咬合が適切にコントロールされていなければならないし，また歯周治療を成功させるためにも，歯牙，歯周組織に加わる力が適切にコントロールされていなければならない．その他，歯科治療の多くの分野において，咬合の知識は欠かせないものであるが，咬合を厳密に規定することは難しく，また咬合論は難しいという先入観が先立って，とっつきにくい感が強い．

　下顎の動きを機械論的に扱ってしまえば，咬合器操作と関連づけて解釈しやすいかもしれないが，生体は機械的に扱えるものではなく，逆に生体の自由性，曖昧さがあるからこそ顎口腔系の治療が成り立つのではないかとも思う．補綴治療は歯牙硬組織を主として扱う精密な作業であるが，咬合が関与するかぎり相手は機械的に扱えない生体であることを忘れてはならない．

咬合を扱うに際しての目標

　臨床において咬合をとらえる基本は下顎位の把握である．上下顎の位置関係は機械的に決められるものではなく，基本位といえども一点ではない．かといって漠然と曖昧なものでもない．ロングセントリックといわれるような関係は，天然歯列の咬合調整ではやむを得ない結果かもしれないが，補綴物作製に際しては，より限定された範囲で安定した咬頭嵌合位をとらせるべきであろう．しかしその位置は言葉では表現しにくいかもしれない．"正しい姿勢"といっても，定規で測って決められるものではない．顎関節，筋の解剖学的，生理学的知識をフルに活用し，かつ許容性を有する生体を扱っているということを意識しながら下顎位をとらえていけば，定義に惑わされることなく臨床が可能であると思う．そして下顎位を患者の歯列の上で具体的にイメージでき，咬頭嵌合位をとるべき下顎位が把握できれば，咬合は比較的機械的に扱うことができると思う．

　咬合を考える場合，難しい咬合論や，固有受容器とか神経筋機構などの理解しにくい生理学的用語，あるいは下顎運動と歯牙咬合との関係のような立体的な組み立てなど，避けたくなる要素はいろいろあると思うが，咬合がわかるわからない，あるいは，咬合の好き嫌いにかかわらず，歯科臨床を行う以上，歯牙のかみ合わせを何らかの形で扱わなければならないため，はっきりとした目標をもっておかなければならない．

　咬合を扱うに際しての目標はいろいろな形で表現されている[1]が，しっかりした咬頭嵌合位を確立すること，前歯部による適正な臼歯部離開を確立すること，そして，治療後の咬合を安定させることが基本的なことであろう．

　そして上下顎歯牙の咬合位を確立するうえでの目標は，顆頭の安定位で両側同時に最大咬頭嵌合させること，咬頭嵌合位近くで臼歯部に干渉が生じないようにし，下顎運動に自由度をもたせること，歯牙にかかる水平力を最小限にとどめ，咬合力をできるかぎり歯列全体に広く分布させることであろう．

　これらの目標を達成するためには下顎位を理解し，下顎位を正しく診断できなければならない．下顎位をうまく扱えるようになれば，咬合はほぼ理解できたといっても過言ではないと思う．

咬合治療の目標
・安定した咬頭嵌合位を確立する ・前歯部による適正な臼歯離開を確立する 　➡治療後の咬合を安定させる

上下顎歯牙の咬合位を確立するうえでの目標
・顆頭の安定位で両側同時に最大咬頭嵌合させる ・下顎運動時に臼歯部に干渉が生じないようにする ・歯牙にかかる水平力を最小限にとどめ，咬合力をできるかぎり歯列全体に広く分布させる

　これらの項目は至極当然のようであるが，具体的に理解しにくいことがあるのではなかろうか．

　たとえばどこで咬頭嵌合位をとらせるのか，前歯部による適正な臼歯離開関係とはどのようなものなのか，顆頭の安定位とはどのような位置なのかなど．そして，咬合を扱うときには必ず〈中心位〉という言葉がでてくるが，中心位に関しては定義そのものが変わったり解釈が変わったりして，何となくわかりにくいという感が強い．さらに〈下顎位〉を表わすのに，歯牙で規定される位置と歯牙とは別個に考えるべき上顎骨に対する下顎骨の位置があり，臨床的にはお互いの位置関係が明確にならなければならないが（図1），それが明確にならないために，ますます咬合は難しいということになってしまうように思われる．

下顎位をうまく扱うことができれば，咬合はほぼ理解できたといっても過言ではない

```
┌─────────────────────────────────────────────────────────────────────┐
│  ┌──────────────────────────┐                                       │
│  │ 上顎骨に対する下顎骨の位置 │  ←──── ┌──────────────────────┐       │
│  │ （関節窩に対する顆頭の位置）│        │ 位置関係を明確にする │       │
│  └──────────────────────────┘        │ 必要がある           │       │
│       • 中心位                        └──────────────────────┘       │
│       • 最上方位                                 │                   │
│       • 終末蝶番位                               ↓                   │
│       • 最後方位                       ┌──────────────────┐         │
│       • 前上方位                       │ 歯牙で決まる位置 │         │
│       • 顆頭安定位                     └──────────────────┘         │
│                                          • 咬頭嵌合位               │
│                                          • 中心咬合位               │
└─────────────────────────────────────────────────────────────────────┘
```

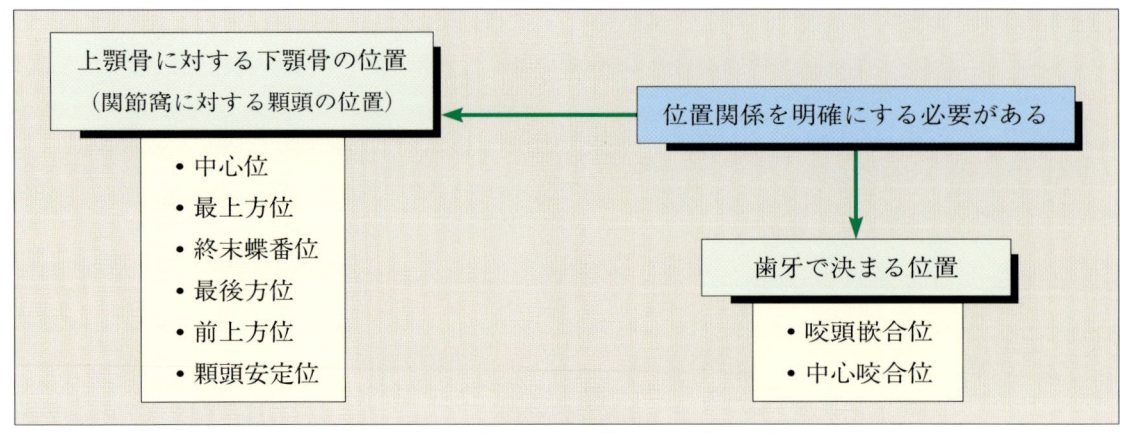

図1 下顎位：上顎骨に対する下顎骨の位置と歯牙で決まる位置の関係を明確にする必要がある．

下顎位

　補綴治療を行ううえでは歯牙の咬み合わせ，すなわち咬頭嵌合位を具体的に表わさなければならないため，咬頭嵌合位の決定が重要な作業となり，"上下歯牙が最大咬頭嵌合する際の下顎位をどこにするか"が咬合を考えるなかで最も基本となる．個性正常咬合を有し，比較的明確な咬頭嵌合位が存在する患者の場合，現在の咬合を変えないという補綴治療における原則に注意を払っていれば，下顎骨の位置，顆頭の位置ということをそれほど意識しなくても臨床上差し支えはない．

補綴治療の基本

　　安定した咬頭嵌合位を確立する

個性正常咬合が存在し，比較的明確な咬頭嵌合位を有する場合

　　"上顎骨に対する下顎骨の位置"ということをそれほど意識しなくても臨床上差し支えはないが

　　　　補綴治療に際して，咬合を変えないという意識が大切

しかし歯牙における基準，すなわち咬頭嵌合位が上下顎すべての歯牙においてなくなったとき，あるいは咬頭嵌合位が安定していない患者の場合，上顎に対する下顎の位置を厳密に規定する要素がない．そのため筋肉で定まる位置や，関節窩に対する顆頭の位置関係を参考に決定しなければならなくなる．下顎位決定に際しては，当然筋肉の作用を考慮に入れなければならないが，筋肉で定まる位置は規制要素が少ないため，臨床上主たる基準としては使用しにくい．そこで，"関節窩に対する顆頭の位置関係"が下顎位決定の規定要素として利用されてきた．

咬頭嵌合位が不安定，あるいは失われている場合

下顎位は関節窩に対する顆頭の位置で決める

咬頭嵌合位が不安定，あるいは失われた患者の下顎位を決めるとき，下顎位は関節窩に対する顆頭の位置で決めるが，顎関節はある程度自由度をもった関節であるため，関節窩に対する顆頭の位置関係は比較的幅がある．そのため，術者の下顎位に対する認識の違いにより下顎の誘導方法が異なることによって，関節窩に対する顆頭の位置づけが変わってくる．

■ 中心位

関節窩に対する顆頭の基本的な位置として〈中心位〉という言葉があるが，中心位の解釈は，機能的な位置とする考えと，限界位であり非機能的位置であるとする考えがあり，長年下顎位に関する混乱を生む原因となっている．

中心位

- 機能的位置　　　　？
- 非機能的位置　　　？
　——限界位，補綴学的参考位

天然歯がすべて喪失し，歯根膜感覚による下顎の位置の基準がなくなった患者に総義歯を作製する場合，下顎後方限界運動路としてゴシックアーチを描記し，そのゴシックアーチのアペックスを利用して後方限界位で義歯の咬頭嵌合位を作製する手法は古くから採用されているが，総義歯患者においては粘膜の動きも加味されて，その位置で作製された義歯をさほど抵抗なく受け入れることができる．そのため総義歯においては，下顎後退位で咬頭嵌合位をとらせても重大な問題は生じなかったと思われる．そして，この後退位を下顎位の中心とし，咬頭嵌合位に対しても歯牙咬合関係の中心ということから，〈中心咬合位〉が〈咬頭嵌合位〉と同義語で使用された．

　しかし，この顆頭の後方限界位で咬頭嵌合位をとらせるという概念が，歯牙によって規制される天然歯列を有する上下顎の位置関係に適用されたところから混乱が始まっているように思う．とくにナソロジー学派の影響が大きい．

　ナソロジー学派の創設者McCollum[2]は，下顎位の基準点をゴシックアーチのアペックスより求める考えに対して，開閉口軸としてとらえ，terminal hinge axis を顎運動の基準軸とし，terminal hinge axis をとる下顎位を中心位とした．すなわち当初ナソロジー学派[3-7]においては，中心位を下顎最後退位として機械的にとらえ，中心位において存在するとされる terminal hinge axis なる仮想軸で下顎運動と咬合器とを関連づけ，この中心位で咬頭嵌合位を再現し，バランスド・オクルージョンを与えるために全調節性咬合器を駆使してオーラル・リハビリテーションの名のもとに咬合の一時代を築いた．この中心位における顆頭の関節窩内の位置づけは，解剖学的に後退位ないし最後上方位で，比較的規定された位置であるため，臨床的手法として受け入れやすいものであった．

　中心位の定義も，1956年[8]のものは"任意の開口状態において，顆頭が関節窩内で緊張することなく最後方に位置し，そこから自由に側方運動を行えるときの上顎骨と下顎骨の位置関係"とされていたが，1968年の米国歯科補綴用語委員会の定義[9]では，

①上顎骨に対して下顎骨が生理的に最も後方位をとり，そこから側方運動が可能な位置．任意の開口状態で存在し，terminal hinge axis を中心に回転する

②任意の垂直顎間距離における下顎骨の上顎骨に対する最後方位である

とし，ナソロジー学派の機械的咬合論を全面的に認める形となった．

しかし，比較的安定した咬頭嵌合位を有する人でも，咬頭嵌合位における下顎位よりさらに後退した下顎位をとれるということは認められており[10-14]，この後退位をとるときの下顎位と中心位の関係がいつも問題となった．当初のナソロジー学派のいう中心位で咬頭嵌合位を与えようとすると，天然歯列のみの咬合調整あるいは少数歯の補綴物を作製する場合と，全顎にわたる再構成あるいは総義歯の場合とで咬頭嵌合位をとる下顎位が違ってくるという現象が起こる（図2）．

| 小範囲の補綴物作製 | 天然歯列での咬合調整 | オーラル・リハビリテーション |
| 咬頭嵌合位主導 | ロング・セントリック | 中心位で咬頭嵌合位 |

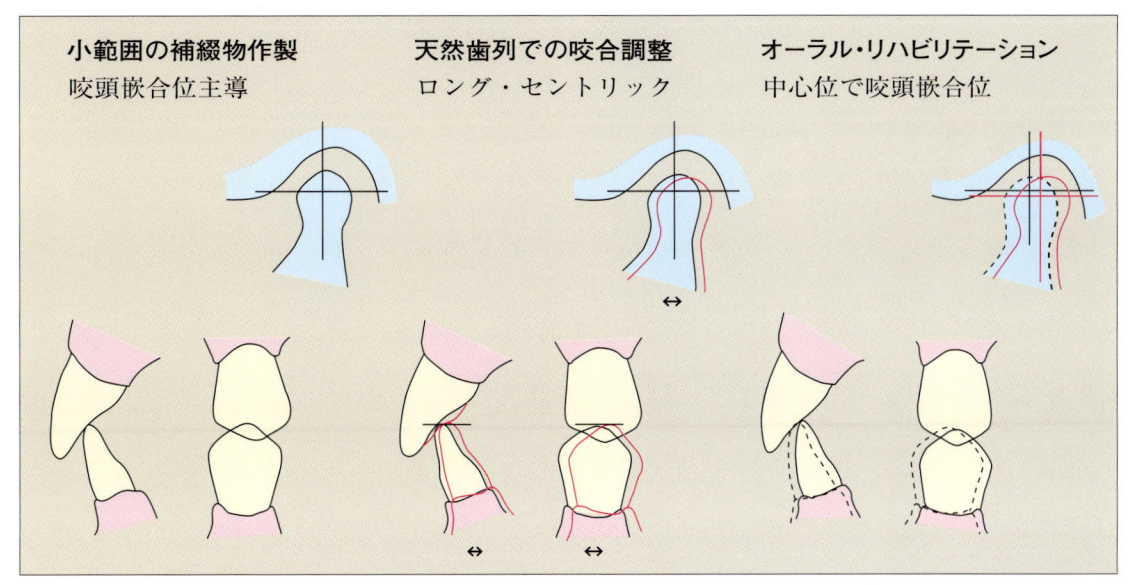

図2　中心位と患者の咬頭嵌合位との間に起こりうる現象．

同一患者でこのような現象が起こることはおかしいことで，天然歯がそろっている場合でも，全顎にわたる再構成の場合でも常に同じ下顎位で咬頭嵌合位をとるというほうが理にかなっていると思う．

Schuylerら[10]は，下顎の最後退位で咬頭嵌合位を与えるのが理想的であるという考えを採用してはいるが，天然歯列における後退位と咬頭嵌合位のズレを〈ロング・セントリック〉という咬合調整法で対処した．

その後，関節円板の存在が重視され[15,16]，関節窩-関節円板-顆頭を一つの関節構造体としてとらえ，咀嚼筋の作用方向との

兼ね合いから，中心位の定義は変遷を重ね，関節窩に対する顆頭の位置が最後退位から最上方位，最後上方位，最前上方位など種々の表現がなされてはいるが，少なくとも"顎を後方に押さえないで，関節窩の上方に顆頭がある位置"ということに落ち着いてきている．しかし"緊張していない位置である"とか，"解剖学的には決め難く臨床的に決まる位置である"とか，具体性に欠ける表現が多く，さらに関節円板との関係も織り込まれ，今なお確定的なものはない．つまるところ，生体のとりうる"ある範囲"の位置を生理的な意味合いをもたせた言葉で厳密に規定することは難しいため，表現のうえでは機械的咬合論のように明解でない部分が残るのは避けられないことかもしれない．

顆頭の回転軸を後方限界位に求め，その回転軸を基準平面の一点として，上顎骨と上顎歯列を位置づけて咬合器にトランスファーし，下顎の後方限界路上で咬頭嵌合位を設定すると，補綴物作製上非常に単純に考えることができ，咬合器上で咬合高径を変えることも可能である．しかし相手は生体であり，このような機械的な考えかたがすべての患者に受容されるわけがない．また，関節円板の後方の組織に対する圧迫の危険性に注意が払われるようになり[17,18]，当然の結果ではあろうがナソロジー学派のなかでも失敗症例を経験する過程で下顎位に対する捉えかたが変化し，より生理的な考えかたになってきた．

中心位への下顎の誘導法としては，顆頭の上方移動を促す方法としてDawsonのバイラテラール法[19]が広く認められているようであるが，この位置で咬頭嵌合位をとらせるか否かに関しては相変わらず意見が分かれている．当然Dawson[20]は，"中心位は機能的な位置であり，この位置で咬頭嵌合位をとるべきである"としているが，一方中心位はDawsonのバイラテラール法で求めてはいるものの，その"中心位は限界運動路上にあり，非機能的な位置で，咬頭嵌合位はこの位置より前方に存在する"とし，"中心位はあくまで再現性のうえから補綴物作製上の参考点として捉える"という考え[16,21-24]がある．

いずれを採用するかは術者の考えかたによるが，中心位ということばをどう捉えるかにかかわらず，咬頭嵌合位は機能的な顆頭位で再現しなければならないため，顆頭の関節窩に対する位置づけの具体像を把握しておかなければならない．また自分が中心位をどう解釈するかということとは別に，中心位の解釈は2通りあり，文献を読むに際しては意味するところを考えな

がら読まなければならない．

| 中心位＝咬頭嵌合位 | or | 中心位＝後方限界位≠咬頭嵌合位
（補綴的参考点） |

**われわれの考える
下顎位，咬頭嵌合位**

　ストレスのかからない咬合とは，咬合時および顎運動時に，顎関節，筋，歯牙が構造的，機能的に調和のとれた咬合のことである．成長の過程で，顎関節，筋，顎骨の成長，歯牙の萌出，移動に伴い，関節窩-関節円板-顆頭の安定，筋肉の調和のとれた働き，歯牙の安定した咬み合わせが得られていく．そして，永久歯列が完成する時期には，歯がしっかり咬み合う咬頭嵌合位は，顎関節，筋にストレスのかからない下顎位として確立され，個性正常咬合ができあがってくる．

ストレスのかからない咬合

咬合時および顎運動時に，顎関節，筋，歯牙が構造的，機能的に調和のとれた咬合

■クレンチング・ポジション（CLP）

　顎関節の骨子は，関節窩-関節円板-顆頭からなるが，解剖学的形態からみて，側頭骨の関節窩の上壁は非常に薄く，この部位は強い圧に耐えられる構造ではない．
　主な閉口筋である咬筋，側頭筋の作用方向，あるいは関節軟骨の位置関係から考えると，顆頭は関節隆起面に対向し，顆頭と関節隆起の間に関節円板が位置する[18]（図3）．そして，下顎頭軟骨が組織学的に何であるかは明らかではないが，膠原線維の間に認められる弾性線維の意義[25]からも，顎関節は負荷関節であると考えられる[26]．すなわち，関節窩のなかでの関節円板と顆頭の位置関係は，顎挙上筋が強力に収縮したとき，その圧に十分抵抗できる関係にあり，この位置関係にあるときに顆頭

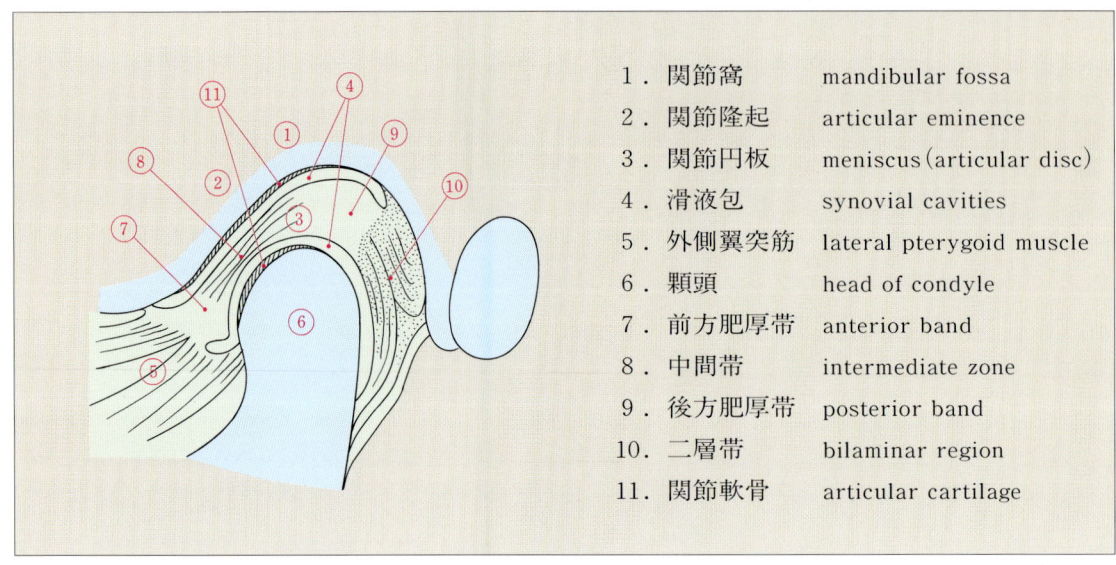

1.	関節窩	mandibular fossa
2.	関節隆起	articular eminence
3.	関節円板	meniscus (articular disc)
4.	滑液包	synovial cavities
5.	外側翼突筋	lateral pterygoid muscle
6.	顆頭	head of condyle
7.	前方肥厚帯	anterior band
8.	中間帯	intermediate zone
9.	後方肥厚帯	posterior band
10.	二層帯	bilaminar region
11.	関節軟骨	articular cartilage

図3　関節解剖図（文献18より改変）．

の位置は最も安定している．この位置から下顎を前方に動かせば顆頭は前下方に動くが，下顎を後方に動かしても顆頭は下方（後下方）に動く．すなわち，顆頭は関節窩のなかで機能的に最上方に位置する．

一方，歯牙の側からみると，正常者においては，左右均等に最も強く咬みしめることができる位置（クレンチング・ポジション：CLP）は〈最大咬頭嵌合位〉である．すなわち最大咬頭嵌合位にあるとき，関節窩-関節円板-顆頭が最も安定した位置関係にあることが望ましく，いい換えれば，顆頭が関節窩のなかで最上方に位置するときに最大咬頭嵌合位をとることが望ましい．最大咬頭嵌合位で非常に強く咬みしめれば，歯牙の圧下，顎骨，顎関節部の歪みが起こり，厳密には下顎位は変わるかもしれないが，ここでいう咬みしめはそれほど強くなくてよい．

大石[27]は，"有歯顎の咬頭嵌合位にある顎関節を側頭骨と下顎骨上行枝の部分に固定装置を用いて機械的に固定してからとりだし，固定していたネジを外すと上行枝は自由に動くが，顆頭は窩壁に沿って動き，あるところでスポッと納まる位置がある"とし，この位置を〈顆頭安定位〉とよんでいる．前述の咬頭嵌合位で顆頭が落ち着く位置は，この顆頭安定位とほぼ同じと考えてよい（図4）．もっともこの位置も一点ではなく幅はあると思うが，臨床的に無理のない位置として捉えることができる．

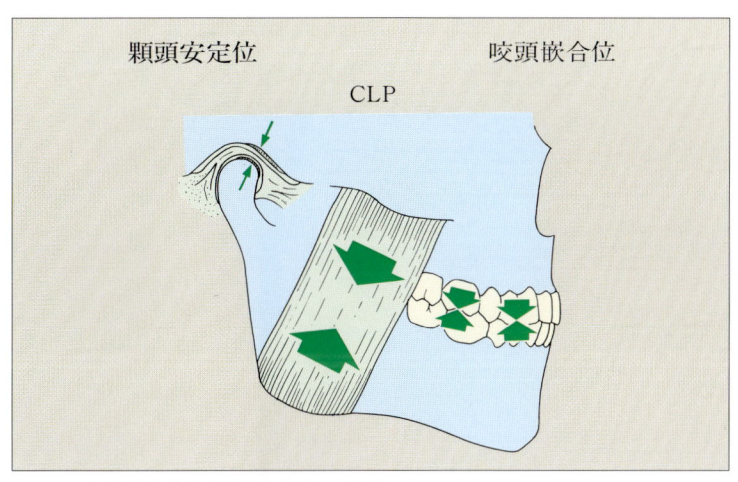

図4 咬頭嵌合位と顎頭安定位の関係.

> **下顎位を考える場合の前提**
>
> 関節窩のなかで顎頭は比較的安定した位置をとるが，厳密な一点で定まるわけではない

■習慣性タッピング・ポイント

　個性正常咬合を有する者に，咬頭嵌合位で習慣的な軽いタッピング運動を行わせると，咬頭嵌合位付近で比較的安定したタッピング運動が可能である．厳密に計測すると一点ではないが，比較的狭い範囲のタッピング位をとる．この咬頭嵌合位の安定性と筋活動の関係をみるために，正常者および顎関節症患者の筋機能を，筋電図を用いて silent period＊の変動の面から調べたところ，タッピング運動時の咬筋および側頭筋の一連の silent period は，正常者では比較的一定の値を示すのに対し，顎関節症患者では有意にバラツキを示した[28,29]．

　このことから，正常者は繰り返し開閉口運動しても比較的安定した咬頭嵌合位をとり，一方，顎関節症患者は咬合位と筋活動とが協調していないことがわかる．正常者においてはこの習慣的タッピング位が咬頭嵌合位と一致し，この位置で咬みしめても顎頭の変位は起こさない．すなわち顎頭の安定位で習慣的タッピング運動，咬みしめが行われていると考えてよい．しかし顎関節症患者においては，タッピング・ポイントがばらつく

＊タッピング運動時，咀嚼運動時における歯牙接触時，オトガイ部叩打あるいは歯牙叩打時などに，閉口筋 EMG 波形上で静止部が出現する．この部分を silent period（筋活性抑制相）とよび，神経筋機構の異常を推察する手段に用いられる．

ため，咬みしめは咬頭嵌合位で行われる保証はなく，また顆頭位も変位を起こした位置にある可能性がある．

■ LGTP（Light Guide Tapping Position）

　咬頭嵌合位から下顎が開口するとき，精密に下顎開口運動を分析すると，顆頭はただちに移動を開始するといわれている[30]．しかし一方，姿勢維持位から咬頭嵌合位へのわずかな運動は大部分顆頭の回転運動であるともいわれており[31]，咬頭嵌合位から患者に任意に開口をさせると滑走運動を伴う可能性があるが，患者を水平位において緊張をとり，顆頭安定位にある状態からごくわずか開口させると，顆頭は回転運動を行う[32,33]と考えてよい．すなわち，個性正常咬合を有する者が，水平位でやや咬みしめたときの関節窩-関節円板-顆頭の位置関係は，咀嚼筋の力を徐々に抜いていき，上下顎歯牙が軽く接触している状態の下顎位になったときにも保持されている．さらに，上下顎歯牙が軽く接触している状態から顎をわずかに開いた状態になっても，臨床的に計測し得る範囲では顆頭位は変わらないと考えてよい．そして再び閉口し，歯牙接触位から徐々に力を加え，咬みしめた状態になってもやはり顆頭位は変わらないと考えてよいと思う．

　咬頭嵌合位が不明確になっている場合には，顎をごくわずか開いた状態から静かな開閉口を行わせ，最初に歯牙が接触する位置を調べる．このとき，患者に自由に開閉口をさせるとタッピング・ポイントがばらつくことがある．そこで患者のオトガイ部に術者が手指をあてがい，患者の開閉口運動を助けてやる．術者は決して顎を後ろに押してはいけない．患者に水平位をとらせ，全身をリラックスさせる．とくに，手指および足首の力を抜くように指示すると効果的である．術者が力を入れないほうが一定のタッピング運動をさせやすい．術者はただタッピングのリズムと安定度を確認するだけである（図 5）．このようにして得られる下顎位をわれわれは〈Light Guide Tapping Position（LGTP）〉とよんでいる[34,35]．患者には"咬んで下さい"というのではなく，"軽く口を閉じて下さい"と指示する．よく術者が"カチカチ咬んで"と指示することがあるが，注意を要する言葉である．強く咬めば下顎が変位するか（図 6），顎が歪むか，歯牙が移動するか，何らかの動的変化が起こる危険性が潜んでいるからである．

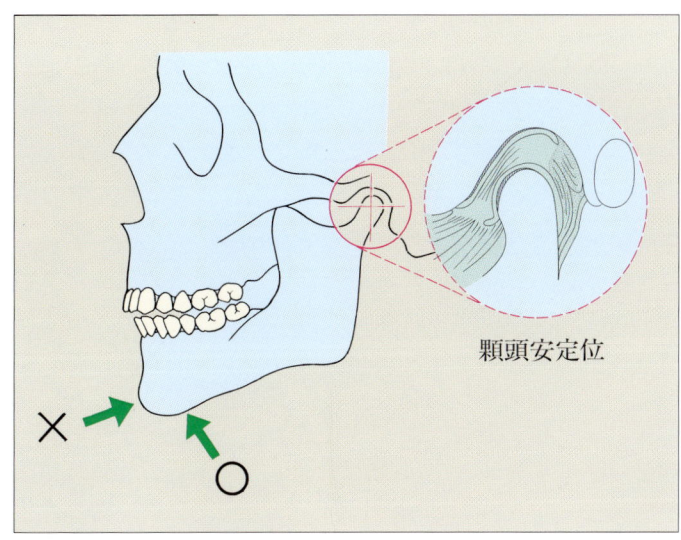

図5 LGTPのイメージ図.

下顎位，咬合接触を調べるとき

- 患者に咬ませない
- 軽く口を閉じてもらう

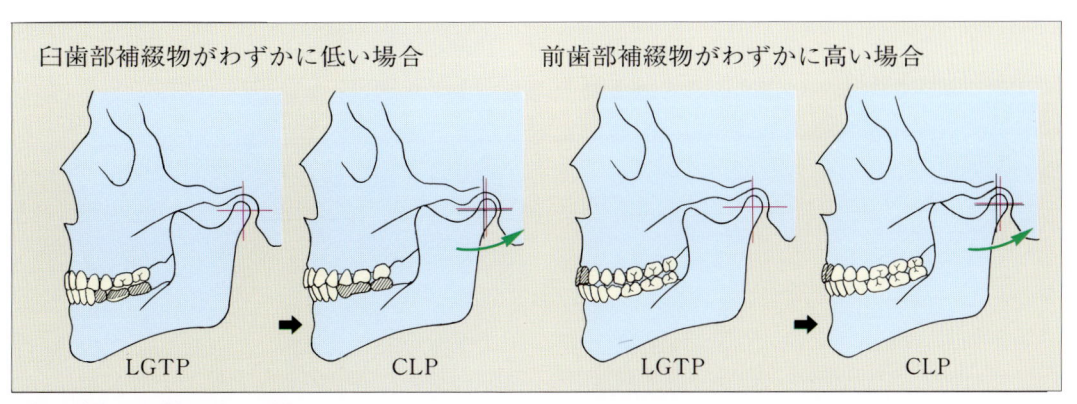

図6 咬むと下顎がずれる例.

　　　患者にタッピング運動をとらせるに際し，患者は大きく4タイプに分かれる．

> **LGTP をとらせるに際し 4 タイプがある**
>
> 1. 容易に LGTP がとれ，タッピング時の下顎位と後退位にほとんど差がない者
> 2. 後退位と LGTP に差はあるが，水平位での LGTP はさほど後退位をとらない者
> 3. LGTP は容易にとれるが，タッピング時の下顎位と後退位間に比較的差がある者
> 4. 自分で咬もうとする意識が強くて LGTP をとりにくく，誘導を必要とする者

　比較的容易に LGTP がとれ，タッピング時の下顎位と下顎の後退位にほとんど差がない者，および意識的な後退位と LGTP に差はあるが，水平位での LGTP はさほど後退位をとらない者は咬合診断も比較的容易であるし，下顎位の再現も容易である．LGTP は容易にとれるが，タッピング時の下顎位と下顎の後退位に比較的差があり，水平位で容易に後退位をとる者に対しては，LGTP をとらせるとき，下顎を後方に押さないようとくに注意しなければならない．人差し指でオトガイ下部を引き上げるようにする．そして，補綴物作製時には患者を座位に戻し，タッピング時の上下顎歯牙接触感をチェックする必要がある．自分で咬む意識が強くて LGTP をとりにくく誘導を必要とする者に対しては，術者は患者のタッピング運動とのタイミングを図りながら誘導することが必要となる．この場合，患者の閉口運動を読みとり，リズミカルで安定したタッピング運動ができるようになるには少し時間を要するかもしれない．

　いずれにせよ，このタッピング運動時に最初に歯牙接触する部位が少なければその部位が咬合干渉となる．その位置から力をいれさせ咬みしめ位(CLP)をとらせると，歯牙が移動するか，下顎が偏位する．もし，上下顎歯牙が軽く接触した位置から咬みしめた位置の間に顆頭の位置が変化すれば，下顎の偏位に関与する筋群に緊張が起こる．歯牙が動揺していれば歯牙の移動が観察される．この歯牙の動揺ないし移動は術者の手指の感覚によって触知する．バイラテラール法では歯牙に手指をあてがうことができず，早期接触歯のごくわずかな歯牙の動揺を感知することが困難である．

関節窩のなかでの関節円板と顆頭の位置関係は，顎挙上筋が強力に収縮したとき

- その圧に十分抵抗できる関係にある
- この関係にある時顆頭は関節窩のなかで機能的に最上方に位置し，最も安定する

顆頭安定位

　左右均等に最も強く咬みしめることができる位置で最大咬頭嵌合位をとる

顆頭安定位にあるときに最大咬頭嵌合位をとる
これが最も生理的で安定した咬頭嵌合位である

生理学的咬頭嵌合位

1. 下顎が最も閉じた位置
2. 習慣的閉口は直接咬頭嵌合位へ向かう
3. タッピング運動時に，しっかりと安定する位置
4. 臼歯部は同時に，両側性に均等に接触する
5. 前歯部も同時に，均等に接触するが，接触の強さは臼歯部よりわずかに弱い

LGTP で CLP がとれるようにする
LGTP と CLP のずれを起こす部位が咬合干渉となる

　以上，われわれの考える下顎位をまとめると図7のごとくである．中心位ということばは使う必要がないが，あえて使うとすれば顆頭安定位を中心位とし，咬頭嵌合位を中心咬合位とするのがよいと考える．

顆頭安定位＝(中心位)＝LGTP＝咬頭嵌合位
　　　　　　　　＝CLP(＝中心咬合位)

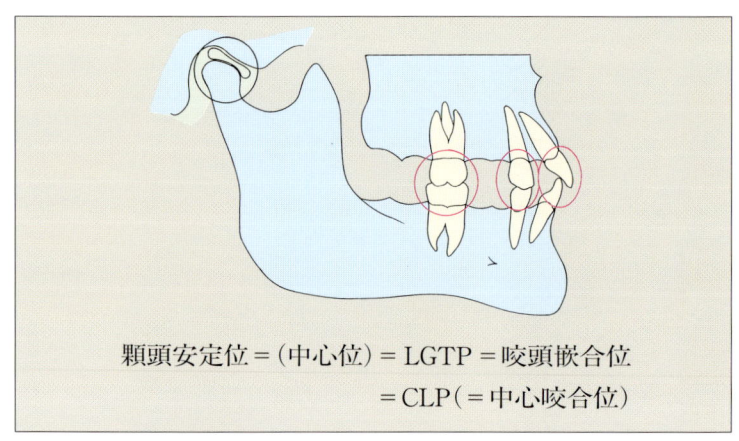

図7　各下顎位の関係．

プロビジョナル・レストレーションにおける咬頭嵌合位の確立

　補綴治療において，患者の口腔内での作業をできるだけ少なくするためには，患者の顎運動を精密に再現する器械が必要である．しかし現時点で，顎運動の軌跡を何らかの条件下で表示する機器はあるが，まだ模型を患者の顎運動とまったく同じに動かせる機器はない．プロビジョナル・レストレーションに頼るということは，患者の口腔内での作業が増えるが，補綴治療を行うに際してはプロビジョナル・レストレーションが必要であり，なかでも歯周治療と絡んでくる場合，プロビジョナル・レストレーション装着中に形態，機能のチェック，変更が必要で，必然的に口腔内の作業を余儀なくさせられる．そして歯周外科治療が必要な場合には，外科処置直後に咬合力を回避するためにいったん咬合接触させないように咬合面を削除する(第3章参照)．そこで，その後に再び咬合面を構築する作業が必要となる．この作業はマージン部の修正ともあわせて，口腔内での筆積み法以外では対応しにくい．この過程ではまずマージン部の適合，形態を調整してから咬合面の構築を行う．この際，安定した咬頭嵌合位の付与が必須条件である．

　プロビジョナル・レストレーションで安定した咬頭嵌合位を与えるうえで最も基本的なことは，顆頭位を意識し，LGTPとCLPを一致させることである．そのうえに立って，臼歯部の咬合面形態をつくり上げていく．

　臼歯の咬合面形態は，難しい咬合論ではなく基本的な咬合の知識を再認識することで機能的に浮かび上がってくるものであ

る．解剖学的特徴の知識は当然必要であるが，レジンの筆積み法を利用して機能的に盛り上げ，削る量を最小限にすることによって，比較的簡単に咬合面形態を作ることができる．

> 理論的背景があれば形態づくりも簡単

■**咬合を付与するために必要な基本的知識**

天然歯の上下顎対向関係には，1歯対2歯関係と1歯対1歯関係の2タイプがある（図8）．補綴物を作製する場合の理想的な咬合接触は，外見上1歯対2歯関係であるが，咬頭対窩の関係にあり，機能咬頭は3点接触が望ましいといわれている[36]（図9）．

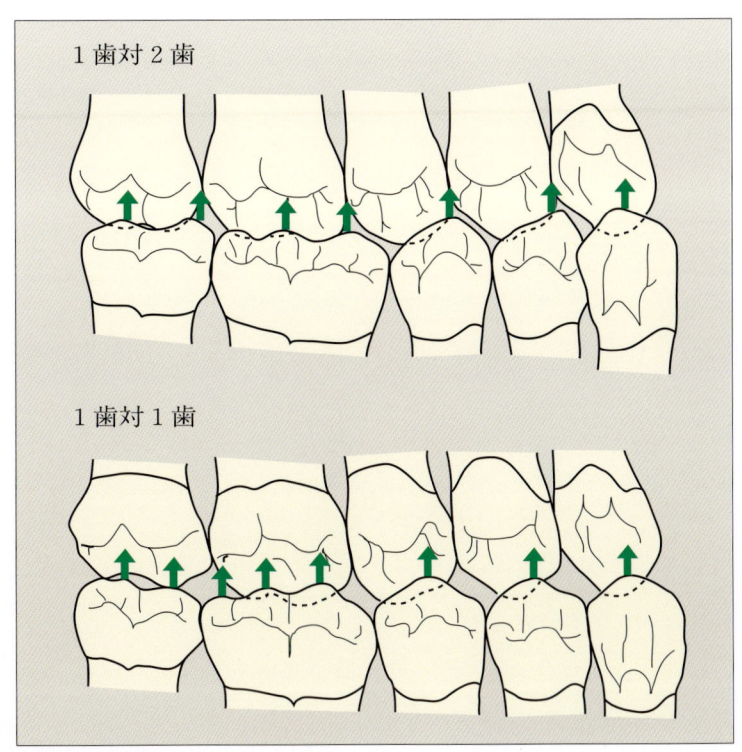

図8 対向関係．

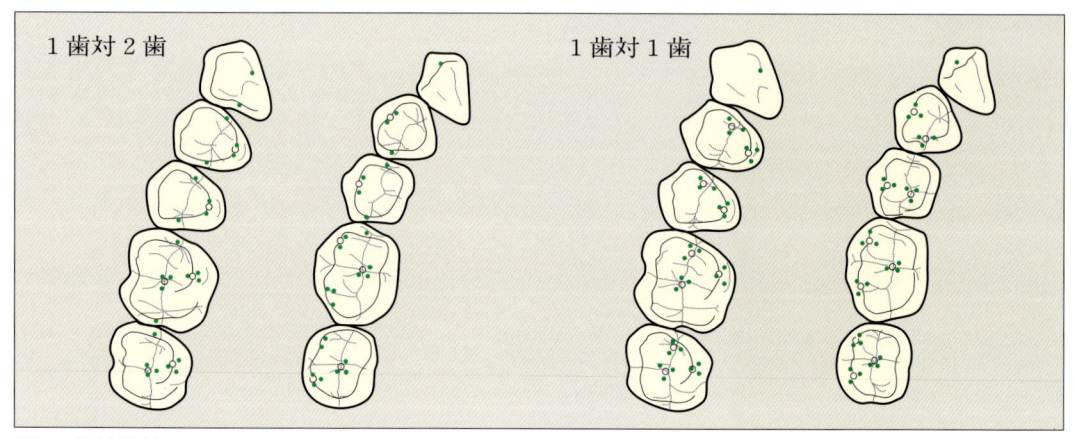

図9 接触関係.

　一応この原則にしたがって咬合面形態を作り，接触関係を与えていくが，上下顎を同時に補綴する場合，比較的自由度が大きいため3点接触を付与することは理論上可能である．しかし，片顎だけの場合には，対向関係を十分に観察し咬頭と窩の関係を把握して修正する必要がある．ただし多数歯にわたる補綴治療においては，すべての機能咬頭に3点接触を確立することは不可能に近い．臨床的には各咬頭の接触点数よりも咬頭嵌合位での安定をはかるべく，均等な接触を得ることのほうが重要である[37]（*図10*）．

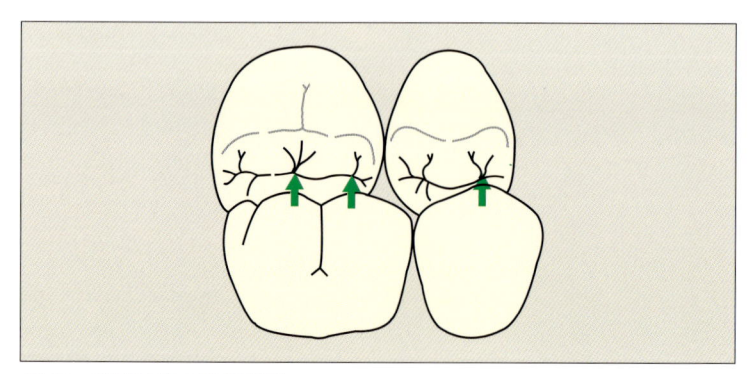

図10 咬頭対窩の位置関係.

　咬合接触点は，咬合時にかかる力の方向を歯牙長軸方向に向くように，A，B，Cの3つの点を与える[38]（*図11*）．

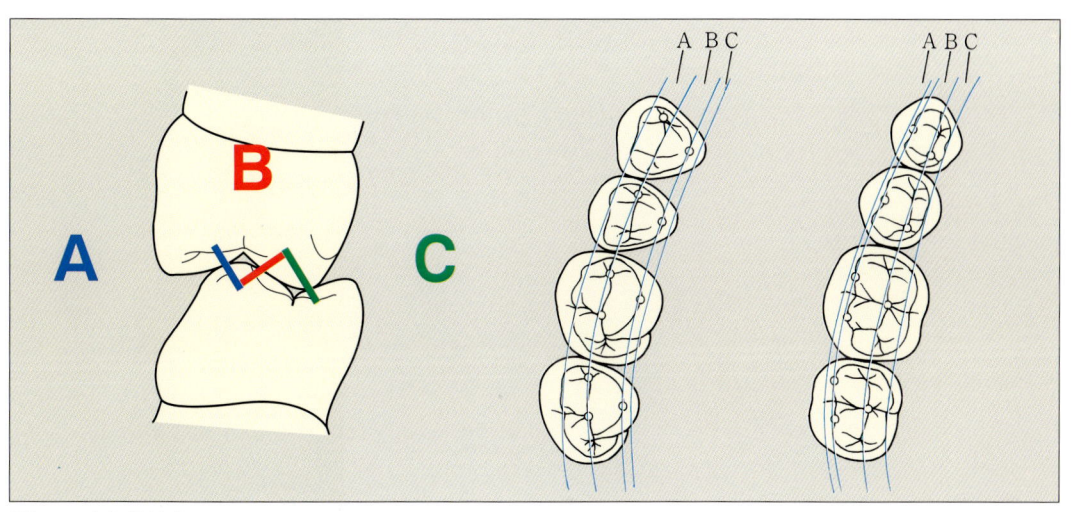

図11 咬合接触点.

　このうちAおよびBコンタクトが咬合の安定にとってとくに重要であり（図12），プロビジョナル・レストレーションにおいてこれらの接触を確実に作ることが不可欠な要素となる．

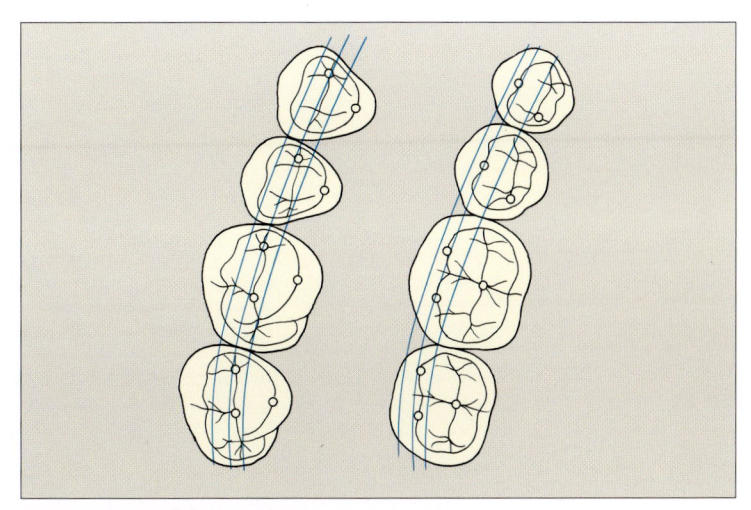

図12 咬合の安定に重要なABコンタクト．

> 咬合の安定はA，Bコンタクトから

　裂溝を設け，隆線を作り上げるには，側方運動時の上下顎機能咬頭の動きを理解しておくことも重要である（図13）．作業

側運動の誘導面は上顎頬側咬頭近心斜面であり，犬歯誘導であってもこの経路を意識しておく必要がある．そして，非作業側運動の咬合接触は有害であり，咬合の安定に必要な接触点をこの方向に求めることはできない（第11章参照）．

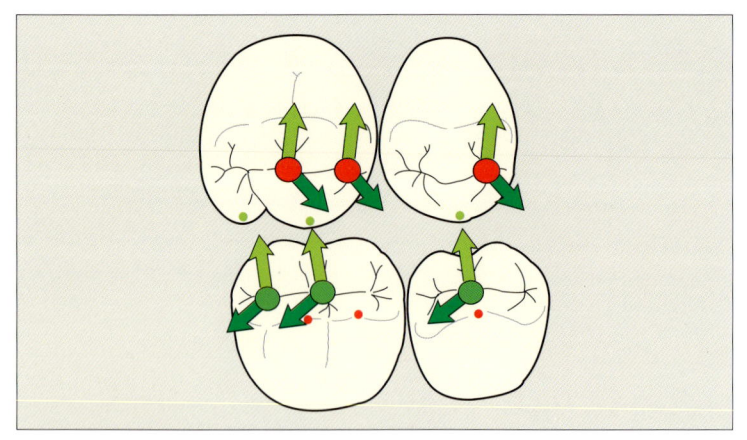

図13　側方運動時の上下顎機能咬頭の動き．

■上顎の窩に対してＡ,Ｂコンタクトを付与する手順

対合歯の機能咬頭頂が嵌合する位置とクリアランスを確認し，適量のレジンを盛る（図14）．このとき，マージン部の適合と軸面のカントゥアの調整が終了していなければならない．さらに，LGTPでの開閉口運動が安定していることを確認しておく．

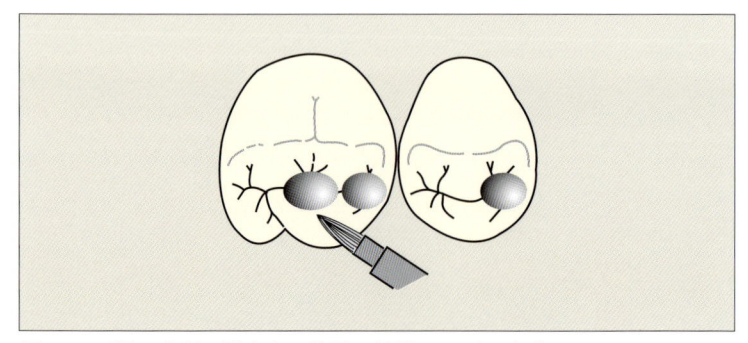

図14　下顎の咬頭が嵌合する位置に適量のレジンを盛る．

咬合時に抵抗がないよう，レジンの硬化が始まらないうちにLGTPをとらせる．レジンの硬化後，対合歯の機能咬頭が印記された圧痕の周囲に接触点をイメージする（図15）．各咬頭の位置関係と主な裂溝の走行も確認する．

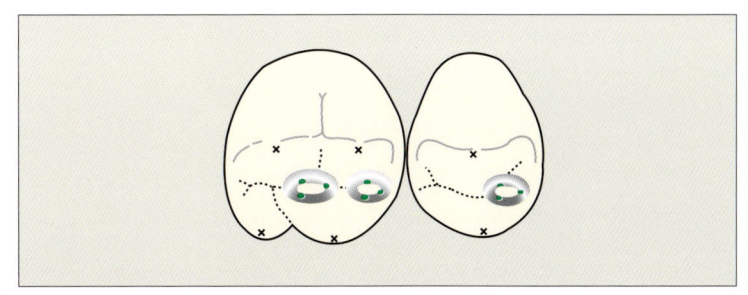

図15 圧痕の周囲に裂溝の走行と接触点をイメージする.

　希望する接触点を残して，主たる裂溝，咬頭の位置と高さ，三角隆線，副溝の順で形態を整える．側方運動時の下顎機能咬頭の動きを理解し，作業側運動時のガイド面と非作業側運動時の干渉が現われる部分を形態のなかで意識する．

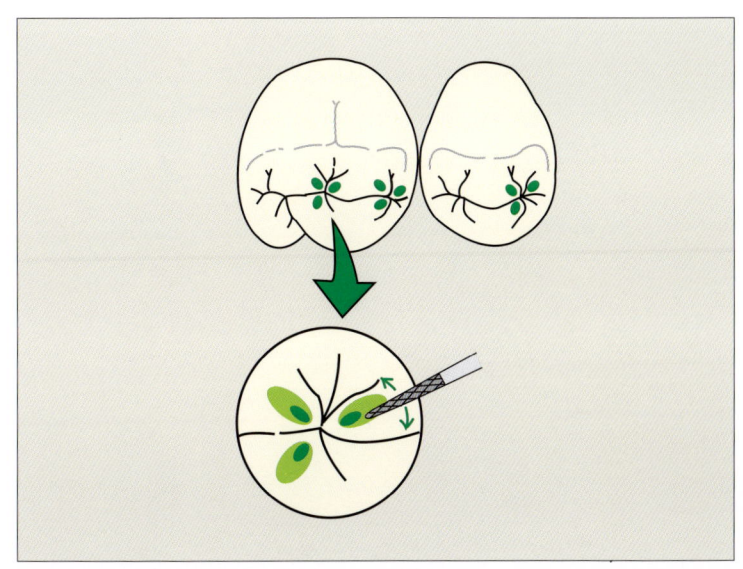

図16 咬合調整の原則にしたがい，LGTPとCLPが一致するように削合する.

　LGTPで咬合調整を行う．咬合調整の原則にしたがい，希望する接触点に向かって接触面を狭めるように削合する（図16）．
　咬合調整の詳細に関しては第12章で述べるが，咬合調整の原則[39]ならびに選択削合の基本[40]はプロビジョナル・レストレーションの調整においても守らなければならない基本原則である（図17, 18）．

咬合調整の原則

- 安定した咬頭嵌合位を確立する
- そのために centric holding cusp を確実に設ける
- いったん centric holding cusp を確保したら，いかなる場合にもそれを保持する
- 偏心運動時の調整においても必ず centric holding cusp の確保を確認しつつ行う
- occlusal table を広げない

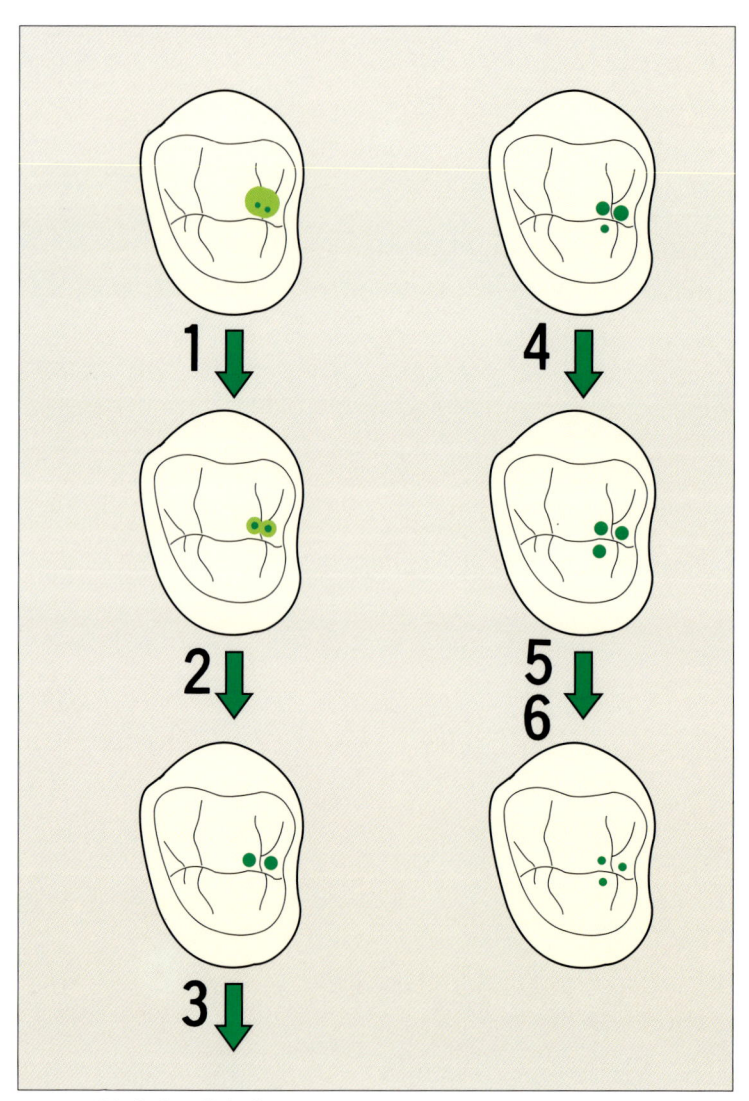

図 17　選択削合の基本手順．

> **選択削合の基本**
>
> 1. 希望する接触点の方向に面積を狭める
> 2. grooving を行う
> 3. 接触点を確認し，なお高ければ接触部をわずかに削合する
> 4. 接触部を確認し，再度 grooving を行う
> 5. spheroiding を行う
> 6. pointing を行う
> 7. 十分に研磨する

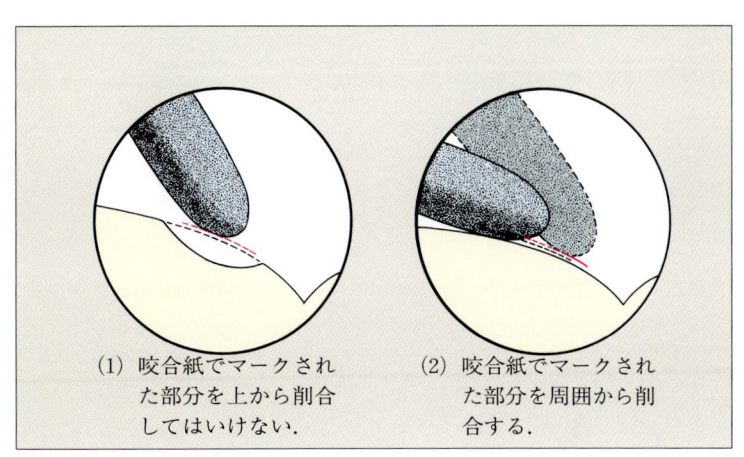

(1) 咬合紙でマークされた部分を上から削合してはいけない．

(2) 咬合紙でマークされた部分を周囲から削合する．

図 *18* spheroiding の要領．

■下顎の機能咬頭に A , B コンタクトを付与する手順

　上顎の場合と同様の手順で操作を進める．対合歯の窩によって下顎機能咬頭がコーン状に圧接される（図 *19*）．咬頭頂周囲の接触点，他の咬頭の位置と高さ，主な裂溝の走行をイメージする．

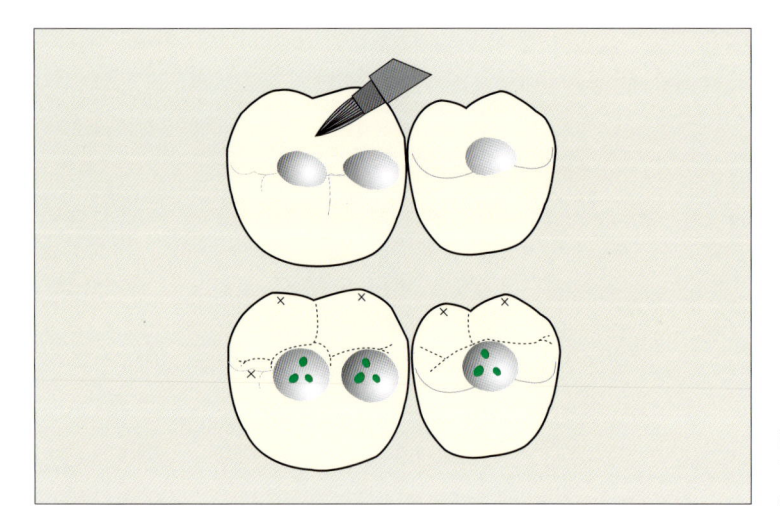

図19 対合歯の窩によって下顎機能咬頭がコーン状に圧接される．下顎機能咬頭の接触点，主な裂溝の走行をイメージする．

　希望する接触点を残して，全体の形態を整える(図20)．機能咬頭外斜面の遠心接触点から咬頭頂にかけての面は，側方運動時のガイドとしてはたらく．また，内斜面の接触点は，非作業側運動時の干渉とならないように注意しなければならない．

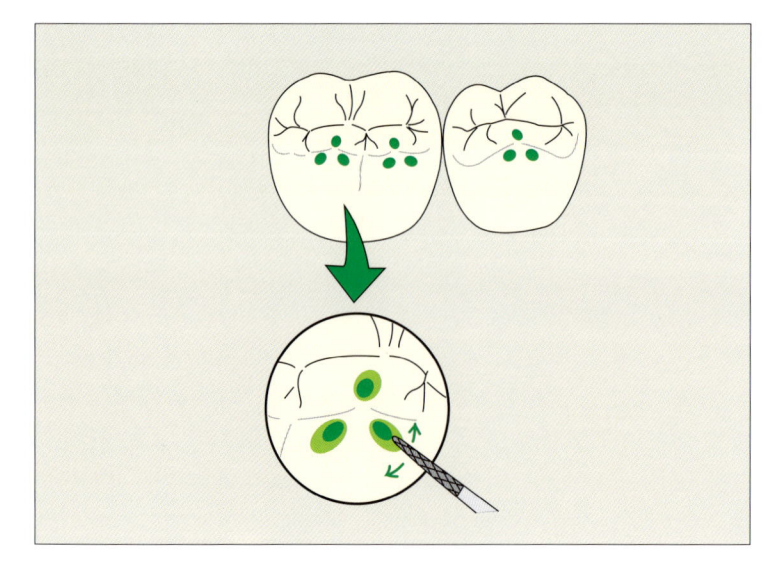

図20 希望する接触点を残し，形態を整える．LGTPでCLPがとれるよう，原則にのっとった削合を行う．

　対合歯の凸面すなわち三角隆線の位置を確認し，凸面どうしの接触となるように削合する．咬頭嵌合位の調整が最後の微調整となった時点で，側方運動と前方運動の調整も同時に進め，適度な離開が得られるようにする．

■咬頭嵌合位付近での自由度

　咬頭嵌合位においては臼歯部は安定した顎位をとらなければならないが，閉口時の前方，側方からの咬頭嵌合位への咬み込み，あるいは咬頭嵌合位からの前方，側方への顎の移動時には臼歯部は比較的自由度をもっていなければならない．そしてそれは切歯，犬歯の誘導による上下顎咬合面間の適度な離開によって得られる．

　咬合に関わる要素は多々あり，咬合平面，咬合湾曲，咬頭傾斜角，サイドシフト，顆路角など，いずれも臼歯咬合面形態を付与するうえで影響を与える要素である．そしてなかでも，咬頭傾斜角の一つともいえる切歯誘導，犬歯誘導は咬合維持のうえで重要な要素であるが，誘導角を何度にするかということになると，平均何度程度とはいえるかもしれないが，角度は下顎骨の形態や上下顎歯牙の位置関係によって変わってくる．

　プロビジョナル・レストレーションにすべてを託すには限度があるが，咬頭嵌合位をとる下顎位がきまり，安定した咬頭嵌合位が構築できれば，そこには臼歯部の咬頭嵌合が確立され，咬頭嵌合位における前歯部の接触関係も確立されてくる．そして，切歯，犬歯の長さは，顔面のなかでのバランス，審美性，患者の感覚などから決定し，咬頭嵌合位から前方，側方滑走運動させたときに適度な臼歯離開を起こす上顎前歯の舌面形態を与えれば臨床上問題は起こりにくいと思われ，その角度は咬合器上で決められるものではなく，患者各人の口腔内で術者が調整する以外にないと思う．必要なことは確実な臼歯部離開があることと，患者の違和感がないことである．そして，ここででき上がった咬合関係を咬合器に移し，最終補綴物に移行させる．

■完成したプロビジョナル・レストレーションを長期間維持するために

　プロビジョナル・レストレーションは筆積み法によるレジンであるため，咬耗により咬合は変化する可能性があるが，注意深い調整によりその変化を最小限に抑えることができる．

　ここでは以下のような点に注意を払う必要がある．

1．マージン部の修正が必要なとき，咬合や形態を変化させないように，部分的な筆積み法で対処する
2．新たにレジンを盛り足す場合，マージン部は仮着材を確実に除去し，咬合面は汚染されたレジンを削除するなどレジ

ン添加部は必ず新鮮面をだすようにする
3. 根管治療や支台築造の際，多数歯を連結した状態のプロビジョナル・レストレーションであれば，切断して部分的に外して，それぞれの処置を行うことにより，全体の浮き上がりや位置の変化を防ぐ
4. 暫間的な支台築造，メタルによる補強，仮着材の強度などを工夫し，脱離や破折を防止する
5. レジンの劣化や変色を防ぐためにも，研磨を確実に行う
6. 咬合の安定度をチェックする場合，単独歯あるいは最小単位の連結状態で行う
7. 咬合のチェックは咬合紙だけに頼るのではなく，触診により歯牙の変位や下顎の偏位を観察する
8. LGTPとCLPのズレがないかを常にチェックする
9. 水平位で調整後，座位での咬合の安定と偏心運動時の違和感がないことを再確認する

咬合採得

　最終形成，印象採得後に咬合採得を行うが，この時点までに，小範囲の補綴物の場合でも，全顎にわたる補綴物の場合でも，咬合調整およびプロビジョナル・レストレーションで安定した咬頭嵌合位が得られていなければならない．

　客観的に患者の下顎位を決定する方法がないため，患者の顎関節，筋の機能に異常がなければ，可能なかぎり患者が現在有している下顎位を保持する必要がある．また咬合位が不安定であったり，顎関節，筋機能に異常があれば，バイト・プレート，咬合調整，あるいはプロビジョナル・レストレーションで顎関節，筋と調和した咬頭嵌合位を確立し，そこで得られた安定した咬合位を正確に再現する必要がある．

咬合採得時の注意(1)

咬合採得に先だち，咬合調整あるいはプロビジョナル・レストレーションで安定した咬頭嵌合位を確立しておかなければならない

図 **21-1** | 図 **21-2**

図 **21-1, 2** 片側のvertical stopを失った症例であるが，反対側で一応咬合が確保されている．

図 **21-3** | 図 **21-4**

図 **21-3, 4** 片側の嵌合位が存在するだけであるが，LGTPでは比較的安定した下顎位をとる．しかし，咬みしめると下顎位の歪みを起こす．

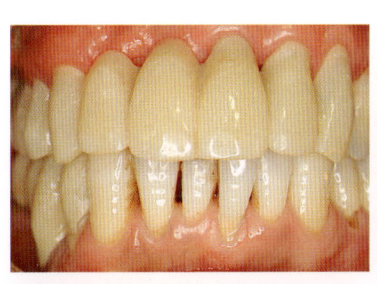

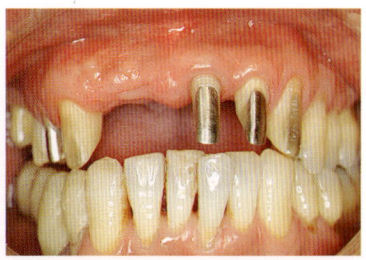

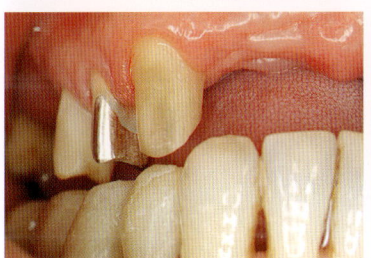

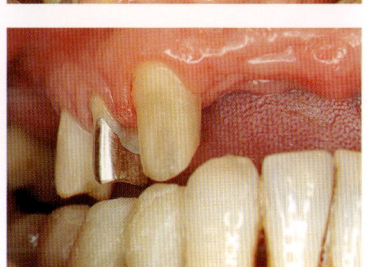

　歯列全体にわたる補綴物を作製する場合など，このようにしてプロビジョナル・レストレーションで安定した咬合位が確保できたとしても，咬合採得に際して，これらのプロビジョナル・レストレーションを全部外してしまうと咬合位は不明となる．そして，この時点で咬合採得材を介在させて下顎を誘導して下顎位を採得しようとすると，誤った下顎位を記録する可能性がある．

　現在，臨床で利用されている咬合採得の方法は，なんらかの咬合採得材を上下歯牙間に介在させなければならない．この際，咬合採得材を咬ませる動作が入ると習慣的咀嚼側から咬み込んでいきやすく，また咬合採得材の硬さによって咬む位置が違ってくる．一般に咬合採得材が硬くなればなるほど，咬むという動作が強くなり，咬合採得で得られた下顎位の信頼性が低くなる．さらに硬い咬合採得材の場合には，下顎自体の偏位，下顎骨の歪み，歯牙の偏位などが起こる可能性があり，本来求めたい上下顎歯牙，歯列の位置関係以外の要素が含まれてくるため好ましくない．そして，咬合高径もなんらかの方法で計測して決定しなければならないため，正確さに欠ける．

　片側のvertical stopを失った症例で，反対側で一応咬合が確保されていても（図 **21-1, 2**），咬みしめると下顎位の歪みを起こすような症例もある（図 **21-3, 4**）．このような下顎位の歪みは十分注意しないと見落としやすいし，ワックスのような咬合採得材を咬ますと，咬むことによる下顎の偏位が起こると同時に，

上下的な位置関係の歪みも起こる可能性がある．

　いずれにせよ，咬合採得材を咬ませると，咬みかたや咬む力の程度によって下顎位が異なってくる．そこでいかなる症例においても，まず安定した咬合位を確保し，その位置で静止させた状態で，上下歯牙間に咬合採得材を入れて硬化させるのが一番確実な方法である．

咬合採得時の注意(2)

- 咬合採得材を咬ませてはいけない
- 下顎が静止している状態で咬合採得を行う

　下顎位を静止した状態で咬合採得を行う材料としては，咬合採得用シリコーン印象材(ラミテック，ブルームースなど)がある．いずれもうまく使用すればかなり正確な咬合採得ができると思うが，一般に硬い材料のほうが位置の再現は確実である．

咬合採得材(1)

硬くて変形しないものがよい

　種々の咬合採得材の精度に関していくつかの報告もあるが[41-46]，材料の再現精度もさることながら，ワックスのような柔らかい材料は，上下模型の押さえかたによっても位置が変わってしまう．そして，口腔内で陰型をとって作業模型あるいは対合歯列模型に戻す方法より，作業模型でコーピングを作製しておき，口腔内の歯列に適合させる方法のほうが模型上での精度が上がる．

　われわれは，このような条件を満足させる咬合採得材として，光重合レジンを利用している[47]．この方法は，作業模型上であらかじめコーピングを作製しておくため(図22)，模型への戻りが確実である．また光重合レジンは硬化が早く，上下コーピング間の間隙を小さく調整しておけば変形も少なく確実な咬合関係が記録できる．

　さらに光重合レジンのような硬い材料を用い，しかも模型上でコーピングを作製しておく方法の利点は，模型の歪みが

第10章●咬　合Ⅰ

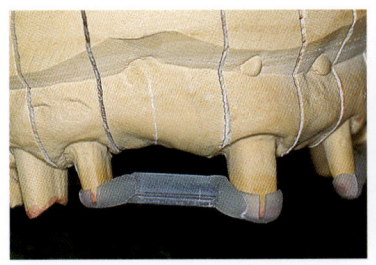

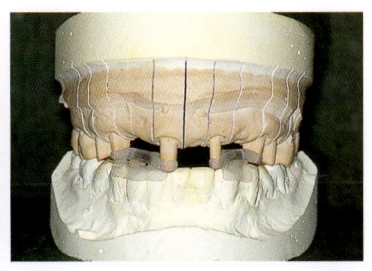

図22-1, 2　作業模型上で作製した光重合レジンのコーピング.

チェックできる点にある．コーピングが口腔内で適合しない場合，模型の歪みが起きている可能性がある．とくに対合歯列の歪みを防ぐためには印象時の注意が必要であるが（第7章参照），それでも歪みが起きている場合があり，その歪みは一般にチェックしにくい．しかし，このレジン・コーピングの適合の程度によってチェックが可能となる．

咬合採得材（2）

光重合レジンが有効である

光重合レジンによる咬合採得法の利点

- マスターモデルからコーピングを作製するので，咬合器装着時に狂いが少なく模型の損傷も少ない
- 咬むという動作がなく，静的状態で採得できる
- 操作時間の制約がない
- 強固で変形がほとんどない
- 硬化が速やかである
- 模型の変形をチェックできる

■咬合採得用コーピングの作製

　最終形成を完了した後，印象を行い作業模型を作製する．そして，通法により上顎模型をフェイスボウ・トランスファーする（図23）．ワックスを用いて仮の咬合採得を行い，下顎模型を咬合器に仮マウントする．咬合器の調節は平均値でよい．そしてその模型上で，咬合採得用コーピングを光重合レジンで作製する．コーピングの深さは，上下のコーピングを固定した後

に開口できなければならないので，それほど深くないほうがよい．対合歯が天然歯もしくは補綴された歯牙の場合は，それらの歯牙の咬合面を薄くカバーするコーピングを作製する(図22).

片側が天然歯列ないし補綴済み歯列で咬合している場合は，前歯部と反対側臼歯部のレジン・コーピングを作製する(図24). 片側のみの補綴の場合は，その部位のみのコーピングでよい．全顎にわたる再構成の場合は，プロビジョナル・レストレーションをカットすることによって，安定した咬頭嵌合位が得られる部位を確認し，残りの部位で咬合採得できるように，左右2ブロック，あるいは左右臼歯部と前歯部の3ブロックのコーピングを作製する(図25).

■ **咬合採得の実際**

チェア・サイドにおいてはまず，レジン・コーピングの適合をチェックする．臼歯部の残存歯あるいはプロビジョナル・レストレーションで咬頭嵌合位が安定している場合は(図26-1,2)，まず前歯部で咬合採得を行う．咬合採得用コーピングを装着して閉口させ，上下のコーピングどうしが接触しているところがないことを確認後(図26-3)，上下のコーピング間に光重合レジンを塡入し，光を照射して硬化させる(図26-4). 次に臼歯部のプロビジョナル・レストレーションを外しレジン・コーピングを装着するが，前歯部のプロビジョナル・レストレーションを再び装着して，臼歯部の上下のレジン・コーピングが接触しないように大まかな調整を行っておくと，後の作

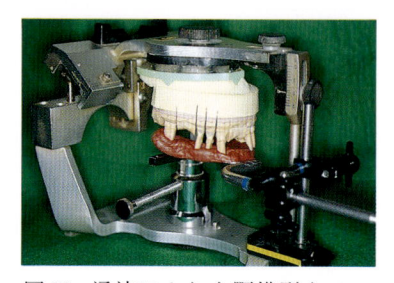

図23 通法により上顎模型をフェイスボウ・トランスファーする．

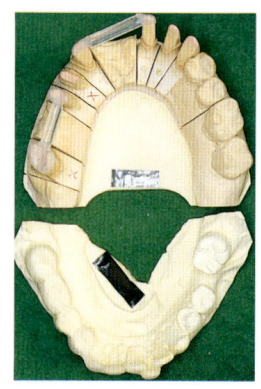

図24 片側が天然歯列ないし補綴済み歯列で咬合している場合は，前歯部と反対側臼歯部のレジン・コーピングを作製する．

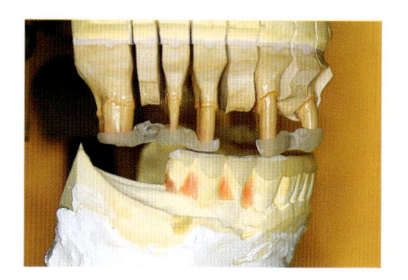

図25 全顎にわたる再構成の場合は，プロビジョナル・レストレーションをカットすることによって安定した咬頭嵌合位が得られる部位を確認し，残りの部位で咬合採得できるように，左右2ブロック，あるいは，左右臼歯部と前歯部の3ブロックのコーピングを作製する．

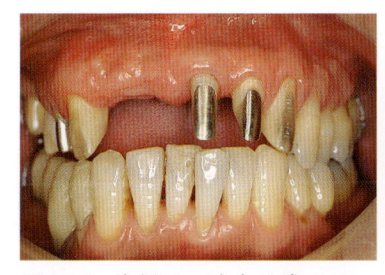

第10章●咬合Ⅰ

図 **26-1** 片側での咬合は残っているがプロビジョナル・レストレーションをすべて外すと，適切な下顎位での咬合採得は難しい（図**21**と同症例）．

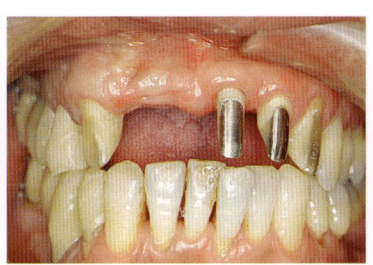

図 **26-2** 臼歯部の残存歯あるいはプロビジョナル・レストレーションで咬合が安定している場合は，まず前歯部で咬合採得を行う．

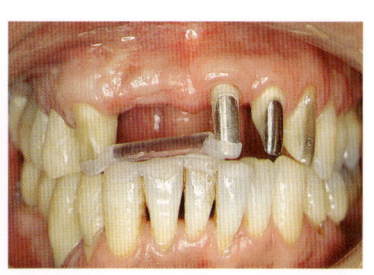

図 **26-3** まずレジン・コーピングの適合性をチェックする．そして閉口させ，上下のコーピングどうしが接触しているところがないことを確認する．

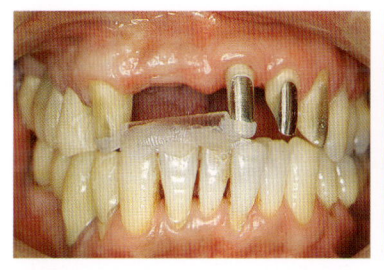

図 **26-4** 上下のコーピング間に光重合レジンを塡入し，光を照射して硬化させる．

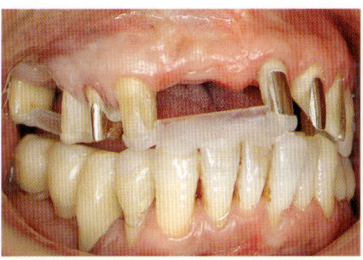

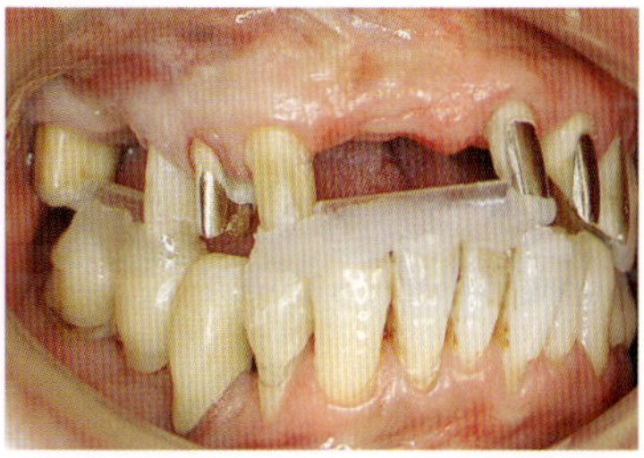

図 **26-5，6** 次に臼歯部のプロビジョナル・レストレーションを外し，先に採取した前歯部のレジン・バイトを装着した状態で同様のステップを行う．

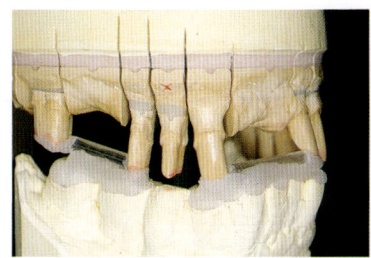

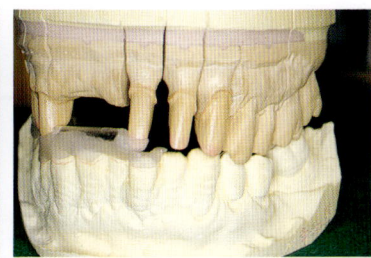

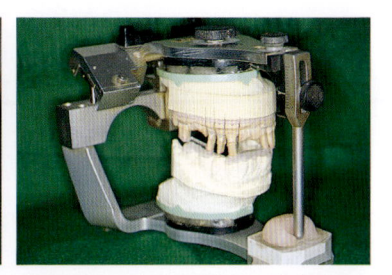

図 **26-7～9** このようにして得られたレジン・バイトを，すでに咬合器に装着されている上顎模型に適合させ，下顎模型を再装着する．

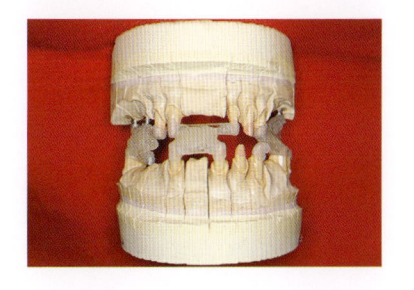

図 **27** この方法を利用すれば，全顎にわたる補綴物作製に際してもプロビジョナル・レストレーションで確立された咬頭嵌合位を正確に模型に再現することができる．

業がスムーズにできる．その後，前歯部のプロビジョナル・レストレーションを外し，先に採取した前歯部のレジン・バイトを装着した状態で同様のステップを行う（図**26-5，6**）．この際，

245

先に採得した前歯部のレジン・バイトを上下顎歯列のどちらかに装着し，そのレジン・バイトに対合歯列が収まるように下顎を誘導して静かに閉口させる．一般的には，形成された歯牙側にレジン・バイトを装着しておくほうが操作がしやすい．
　このようにして得られたレジン・バイトを，すでに咬合器に装着されている上顎模型に適合させ，下顎模型を再装着する(*図26-7～9*)．この方法を利用すれば，全顎にわたる補綴物作製に際してもプロビジョナル・レストレーションで確立された咬頭嵌合位を正確に模型に再現することができると同時に，上下顎模型を確実に固定することができる(*図27*)．

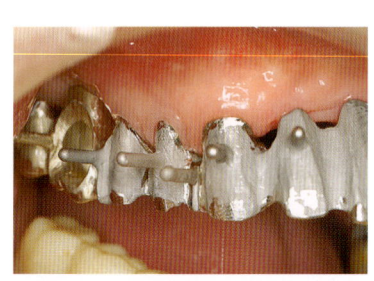

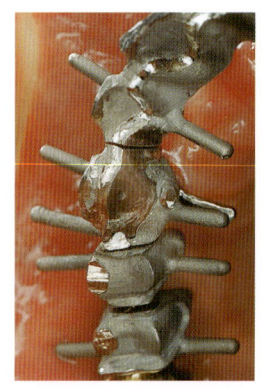

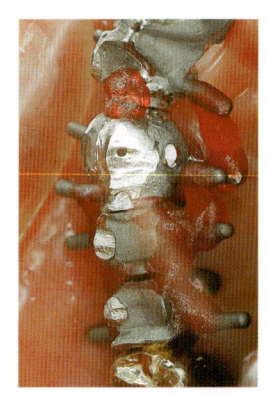

図 *28-1～3*　平行性のチェックあるいはキー・アンド・キーウェイでの連結部の確認のため，口腔内で連結作業する場合などを含め，前ろう付を行う部位は口腔内で連結操作を行う．

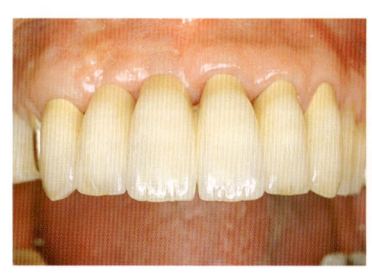

図 *28-4* 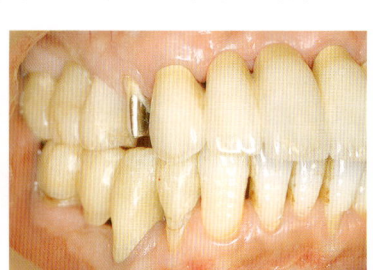　　　　図 *28-5*

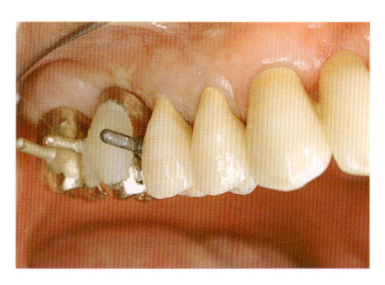

◀図 *28-6*

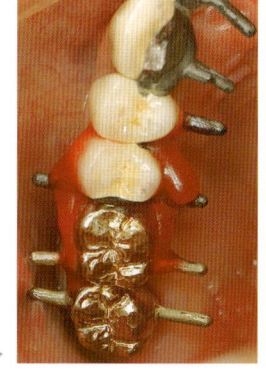

図 *28-7* ▶

図 *28-4～7*　咬合をチェックする過程で，プロビジョナル・レストレーションをすべて外すと下顎位が失われる場合には，必ず一部咬合を確保する部位のプロビジョナル・レストレーションを残した状態でチェックしなければならない．
　咬合チェックの後，ろう付の必要な場合はその作業を行う．

■咬合の保持ならびに確認

　模型の咬合器装着，咬合器操作および咬合器上での技工操作は十分な注意のもとに進めるが，それでも生体と模型との間には咬合のズレが生じる危険性がある．補綴物が大きくなればそれだけズレの可能性も増す．そのため口腔内に技工物を試適するごとに，ズレの有無のチェックを行い，必要なら補正していかなければならない．

1．鋳造後，前装部を即時重合レジンで回復し，クラウン，ブリッジをユニット単位で試適し，適合をチェックすると同時に咬合をチェックする．形態をワックスで回復すると扱いにくく，正確なチェックや修正がしにくい．

2．印象に不安な箇所があったり，平行性のチェックあるいはキー・アンド・キーウェイでの連結部の確認のため，口腔内で連結作業する場合などを含め，前ろう付を行う部位は口腔内で連結操作を行い（図 **28-1〜3**），ろう付後，再度適合をチェックする．その際，レジンで回復した前装部の外観，歯頸部カントゥアならびに咬合をチェックする．

3．グレーズ焼成前にポーセレンで回復する部位の形態と咬合をチェックし，グレーズ焼成後の調整を極力減らすようにする．

　　一連の咬合をチェックする過程で，プロビジョナル・レストレーションをすべて外すと下顎位が失われる場合には，必ず一部咬合を確保できる部位のプロビジョナル・レストレーションを残した状態でチェックしなければならない（図 **28-4〜7**−第9章図 **10**）．

　プロビジョナル・レストレーションでの安定した咬頭嵌合位の確立，そのプロビジョナル・レストレーションを有効に用いた咬合採得，そして，各ステップでの確認を確実に行うことによって，補綴物を患者の口腔内に装着してからの調整を極力減らすことができる．これは，部分的な補綴治療においても必要なステップであるが（図 **29**），全顎にわたる補綴治療においては必須のステップであると思う（図 **30**）．

[部分補綴症例] 55歳，女性．主訴：左右臼歯部の補綴物破損の修復ならびにカリエス処置希望．

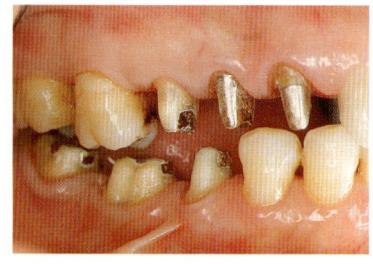

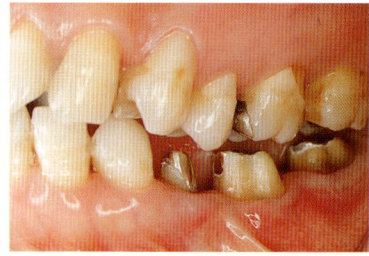

図 29-1, 2　プロビジョナル・レストレーションで安定した咬頭嵌合位が得られていたとしても，そのプロビジョナル・レストレーションをすべて外すと下顎位は定まりにくい．この状態でワックスのような物を介在させて咬ませたとすれば，そこで得られる下顎位は異なる位置を記録するかもしれない．

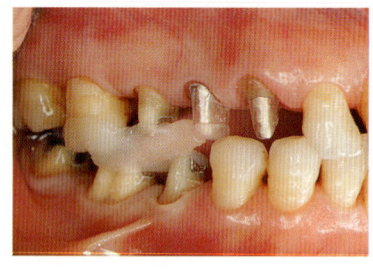

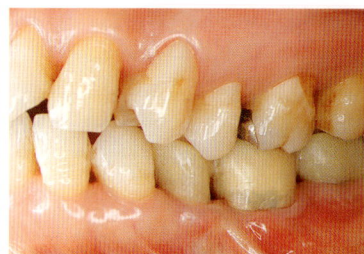

図 29-3, 4　左側のプロビジョナル・レストレーションならびに右側のバイト用コーピングを装着し，下顎を静止した状態で光重合レジンを側方から填入し固める．片側にプロビジョナル・レストレーションを入れておいても咬ませる作業が入れば下顎位は変わる可能性がある．

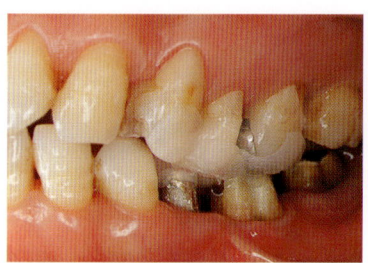

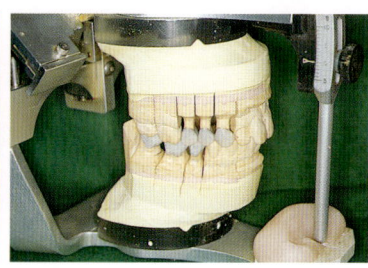

図 29-5　その後，左側のレジン・コーピングを入れ重合する．
図 29-6　口腔内と同じ上下顎歯列の位置関係が正確に咬合器に再現されるため，安心して補綴物の作製ができる．

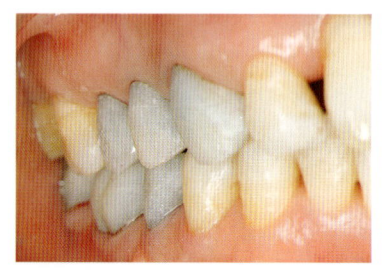

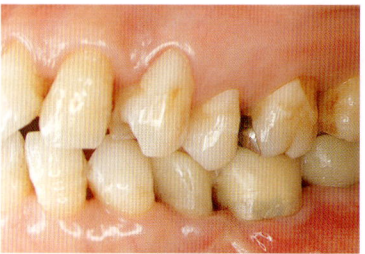

図 29-7, 8　ポーセレンで回復する部分は即時重合レジンで回復しておき，適合，形態，咬合をチェックするが，この際にもプロビジョナル・レストレーションをすべて外してしまうと，咬合のチェックは不正確になる．咬合採得の場合と同様，左側のプロビジョナル・レストレーションを装着した状態で，LGTP，CLP の安定を確認する．

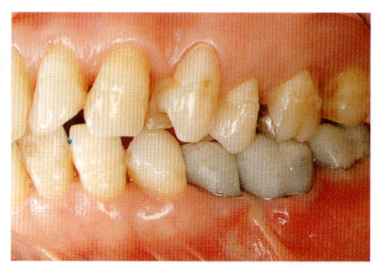

図 29-9　その後左側の補綴物の適合，形態，咬合をチェックする．

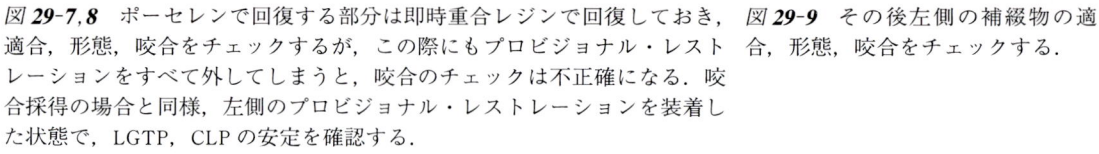

第10章●咬　合Ⅰ

[下顎全歯列補綴症例] 58歳，女性．主訴：臼歯部歯牙動揺，歯肉からの出血．

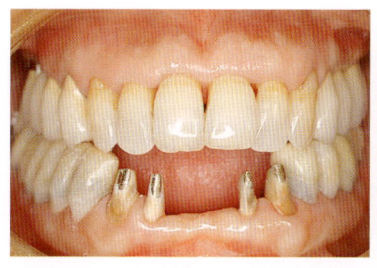

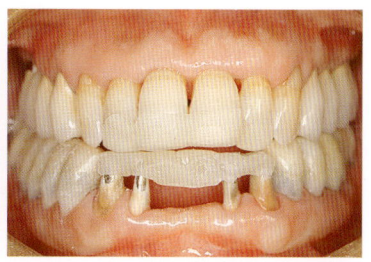

図30-1　咬合採得に際しては，安定した咬頭嵌合位を保持している臼歯部のプロビジョナル・レストレーションを残し，下顎前歯部のプロビジョナル・レストレーションを外す．

図30-2　上下前歯部の咬合採得用レジン・コーピングを試適し，適合と上下のコーピングが接触していないことを確認する．

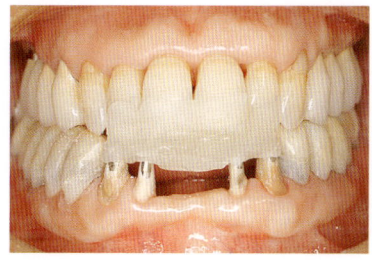

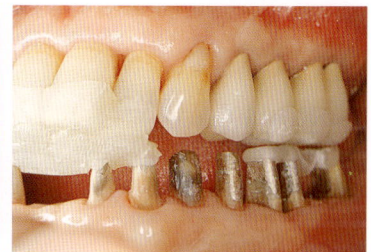

図30-3　レジン・コーピング間に光重合レジンを填入し，硬化させる．

図30-4　左側臼歯部にレジン・コーピングを挿入し，適合ならびに上下コーピングの間隙をチェックする．

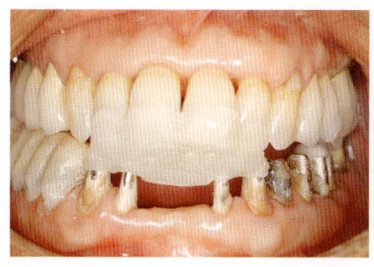

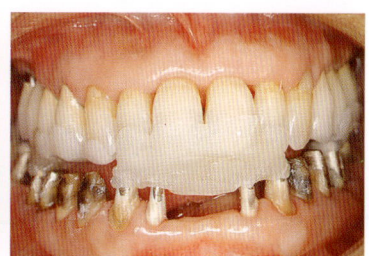

図30-5　右側のプロビジョナル・レストレーションと前歯部のレジン・バイトで下顎を静止させ，左側の上下レジン・コーピング間を光重合レジンで連結する．

図30-6　右側臼歯部も同様に固定する．

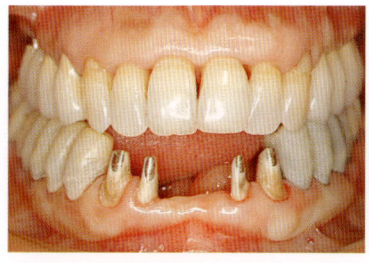

図30-7　試適に際しては，ポーセレンで回復するところは即重レジンで回復し，形態，咬合をチェックするが，このときにももとのプロビジョナル・レストレーションを装着した状態を下顎位の参考とする．

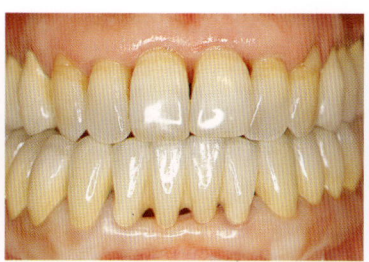

図30-8　完成した補綴物：ポーセレンを焼成した後に再度適合，形態，咬合をチェックし，咬合調整後グレーズ焼成を行う．

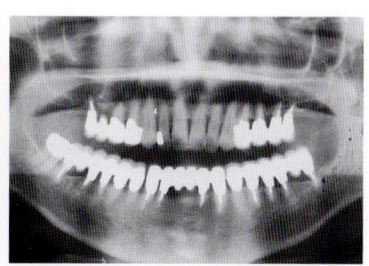

図30-9　最終補綴物装着後のパノラマX線写真．

咬合高径

　咬合高径は上顎に対する下顎の反復的な位置づけにより，歯牙の萌出力が停止するときに生じる．すなわち咬合高径は，顎の発育・歯列の完成に伴い，顎関節，筋肉の機能とのバランスのなかでできあがってきており，任意に変えるべきものではない．補綴治療に際しては，患者の個性正常咬合を変えないことが原則であり，咬合高径も顎口腔系に機能異常が発現していなければ，現状を保持するよう注意が必要である．とくにプロビジョナル・レストレーション装着に際しては，極力下顎位を変えないように治療を進めなければならない（第3章参照）．

　歯周外科治療を必要とする患者においては，歯周外科後の疼痛を避けると同時に，歯周組織の治癒を妨げないようにするために，プロビジョナル・レストレーション調整の段階で咬合面を意図的に削除する場合があり，術者に繊細な配慮がないと咬合高径が変化してしまう可能性がある．

補綴治療に際しての原則

顎関節，筋に異常がなければ
　➡現在の咬合高径を極力保持する

■咬合高径は変えてはいけないか

　通常は顆頭安定位にある状態で咬合高径を保持・決定していくが，症例によってはかなり咬合高径が低下していると思われるものもある．また，現状の咬合高径では補綴治療が困難な場合もある．このような症例では，わずかな高径の変化では対応できず，かなりの挙上を余儀なくされる．

　咬合高径を変える際に考慮しなければならないことは，関節窩のなかで顆頭が位置的変化を起こさない範囲で挙上することである．臨床的には，咬合の安定が得られれば咬合高径のわずかな増加は問題を起こさない[48]と考えられており，また咬合高径をあげても顎関節にかかる力の大きさにはほとんど影響しない[49]といわれている．咬合高径の変化が顎関節，筋に悪影響を与えないためには，咬合高径は顆頭が顆頭安定位にある範囲内

で変えるべきである．顆頭安定位にあるとき，顆頭と円板は関節窩内で緊張のない安定した位置にあり，わずかな開口範囲内においては，この位置関係は歯の咬合位や垂直顎間距離と無関係に存在する．

　顆頭安定位にあるとき，咬みしめ位から力を抜いていき，軽い歯牙接触位になり，さらにごくわずか開口状態になっても，顆頭の回転運動は起こっているが，臨床的に計測できるほどの顆頭の水平的位置変化は起こらないと考えてよい．咬合高径の変化はこの顆頭の回転運動を基準として行う．バイトプレートにより垂直顎間距離をわずかに増加させても，顆頭は顆頭安定位の範囲内にある．そして，いかなる場合でも安定した咬頭嵌合位を与えなければならない．

咬合高径を変えるに際しては

- 顆頭安定位を意識する
- LGTPにおいて安定した咬頭嵌合位を与える

■咬合高径の決定要素

　個性正常咬合が失われ，現状の咬合高径に問題があると思われる場合，術者が咬合高径を決めなければならないが，咬合高径を決定する絶対的な方法はないため，咬合高径の変化は客観的につかめない．もっとも咬合高径が低い，あるいは高いと判断する基準も明確ではなく，顔貌や歯牙の咬耗の程度，残存歯の咬合関係などから術者が総合的に判断しているのが現状であろう．

- 現在の咬合高径の高低を判断する絶対的基準はない
- 咬合高径を決定する客観的方法はない

> **咬合高径の高低を判断する臨床的基準**
>
> - 顔貌の不自然さ
> - 歯牙の異常な咬耗
> - 残存歯の深い咬み込み
> - 動揺歯，欠損歯，位置異常歯の存在
> - 補綴物の異常な咬耗，不自然な形態
>
> などから術者が総合的に判断する

　そこで，咬合高径を変える必要性があると判断した場合，顔貌の自然感，前歯部の審美性，発音・咬合などの機能，咬み合わせたときの患者の感覚に頼ることになる．

> **咬合高径の決定要素**
>
> - 前歯部の審美性
> - 顔貌の自然感
> - 咬合・発音などの機能
> - 咬み合わせたときの患者の感覚　　　など

　安静位の概念[50]が発表されて以来，安静位はある制限の範囲内で一定しているという意見[32,51]をもとに，咬合高径を安静位を参考に決めるという意見もあるが，安静位は比較的幅があり[52,53]，また，臨床的に測定する場合，いろいろな因子の影響を受けて測定値が変化する可能性があるという意見[54]もあり，参考にはなるが安静位だけでは咬合高径を決める基準にはなりにくいと思われる．

> 安静位だけでは咬合高径を決定する基準にはなりにくい

■咬合挙上例

　50歳の女性で，主訴は左右下顎臼歯部欠損による咀嚼障害ならびに 2|3 カリエスによる歯冠崩壊，2| の動揺である．2| は歯冠の半分が崩壊し，6| も残根状態である（図 **31-1**）．下顎臼歯部欠損のため咬合高径が低下し，下顎前歯切端がほとんど上顎口蓋に咬み込んでいる（図 **31-2**）．|3 は残根状態であり，|456 の補綴物はマージンが露出し，二次カリエスが存在する（図 **31-3**）．また，2| のポケット測定値は頬側で 6 mm あり，頬側の骨はほとんど根尖まで吸収している（図 **31-4**）．

　2| は保存不可能なため抜歯したが，将来クラスプの見えない義歯を希望したため，③２①|①②③ を連結し，アタッチメント維持による義歯を計画した．適合のよくない補綴物，カリエスによる歯冠崩壊の大きい 2|3 を含めプロビジョナル・レストレーションを装着し，欠損部に暫間義歯を装着して咬合を確保した後，歯周初期治療を行った．この際，咬合挙上の程度は，審美性の面からスマイル・ライン，下口唇との関係，顔貌の自然感を参考に，天然歯で残っている前歯切端の位置を決め，臼歯部へ自然に移行するように咬合平面をつくり，機

*図 **31-1 ～ 15***　50歳，女性．主訴：左右下顎臼歯部欠損による咀嚼障害ならびに 2|3 カリエスによる歯冠崩壊，2| の動揺．

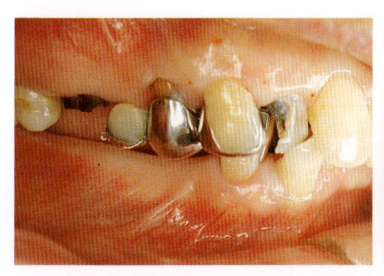

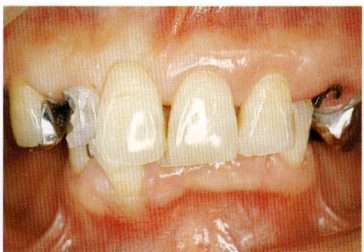

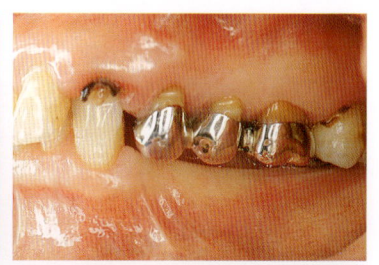

図 *31-1*	図 *31-2*	図 *31-3*
	図 *31-4*	

*図 **31-1***　2| は歯冠の半分が崩壊し，6| も残根状態である．
*図 **31-2***　下顎臼歯部欠損のため咬合高径が低下し，下顎前歯切端がほとんど上顎口蓋に咬み込んでいる．
*図 **31-3***　|3 は残根状態であり，|456 の補綴物はマージンが露出し，二次カリエスが存在する．
*図 **31-4***　2| のポケット測定値は頬側で 6 mm あり，頬側の骨はほとんど根尖まで吸収している．

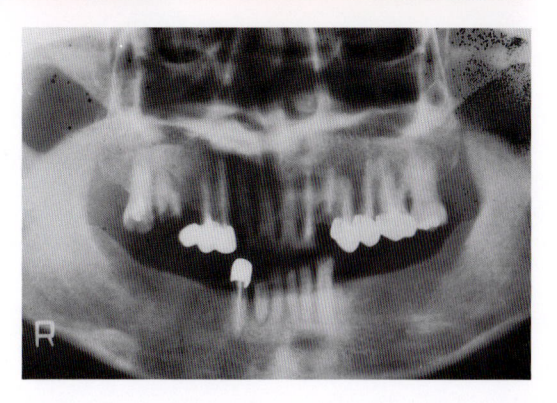

図 31-5～7　プロビジョナル・レストレーションならびに暫間義歯を装着.

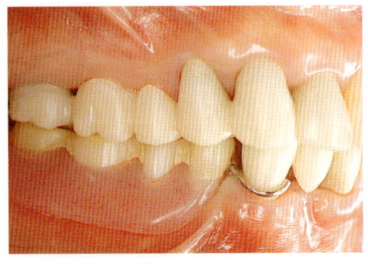

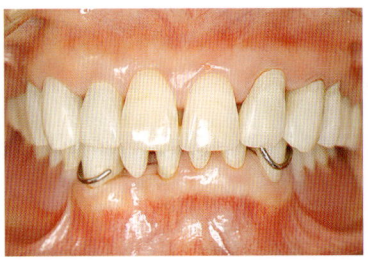

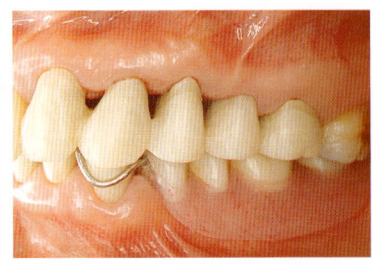

　咬合挙上の程度は，審美性の面からスマイル・ライン，顔貌の自然感を参考にし，臼歯部への自然な移行となるように咬合平面をつくり，機能面から適度な臼歯離開をするようにし，咬み合わせたときの感覚から総合的に決定した．

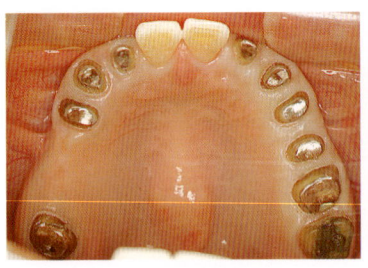

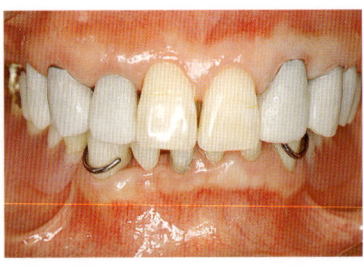

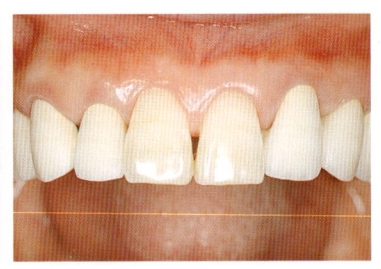

図 31-8～10　最終補綴治療にかかるまでに顆頭安定位において安定した咬頭嵌合位をとるようにプロビジョナル・レストレーションを調整し，メタル試適時の咬合調整を行った．

能面から適度な臼歯離開をするように前歯誘導角を決め，咬み合わせたときの感覚から，高い，低い，咬みやすい，違和感がないなどを総合して決定した．そして，プロビジョナル・レストレーションで約 9 か月間，試行・調整を行った．この間に，歯肉縁下カリエスの状態であった |3 を矯正的に挺出させた後，縁下カリエス処置を行い，同時に |24 は骨調整とともに apically positioned flap 法による歯周ポケット除去を行った．上顎右側，および |56 は初期治療の結果，歯周ポケット測定値は 2 mm 以下となり，付着歯肉も存在したため，この状態で補綴治療にかかれると判断した（図 31-5～7）．

　最終補綴治療にかかるまでに顆頭安定位において安定した咬頭嵌合位をとるように咬合調整を行った．歯周組織，咬合の安定を確認した後に最終補綴物を作製することが，補綴物の永続性を期待するうえでは大切なことである（図 31-8～10，図 31-11～13）．最終補綴物装着後約 9 年，経過は順調である（図 31-14, 15）．

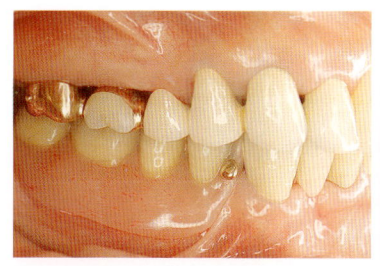

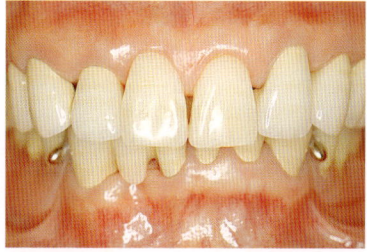

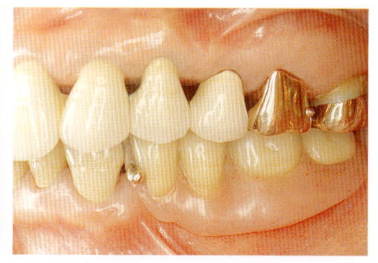

図 31-11〜13　歯周組織，咬合の安定を確認した後に最終補綴を作製することが，補綴物の永続性を期待するうえでは大切なことである．

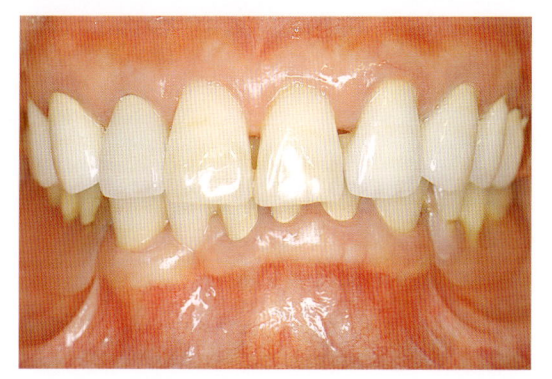

図 31-14　補綴物装着約 9 年後．

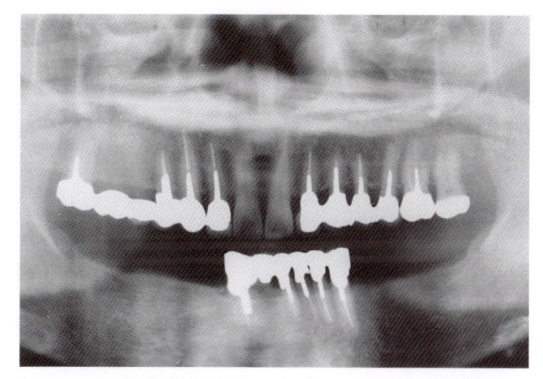

図 31-15　補綴物装着約 9 年後のパノラマＸ線写真．

前歯誘導

　下顎運動は左右の顆路と前歯誘導に支配される．この 3 つは，臼歯部の咬合を作るときの決定要素である．前歯の機能には，切断，発音，審美性に加えて臼歯の保護がある．前歯によって保護されていない臼歯は，歯周組織の抵抗性を超えるストレスを受けるようになる[19]．

　この臼歯の保護機能を果たすためには，前方，側方運動時に臼歯部が適度に離開しなければならない．咬合治療の目的の一つに筋収縮のコントロールがあるが，バイトプレートを入れ臼歯を離開させると筋の活動が弱まる[55]という報告や，前歯誘導を適切に与えると収縮に抑制的に働く[56]という報告にみられるように，前歯誘導の適切な付与は咬合のコントロールを行ううえで欠かすことができない．しかし，前歯誘導の角度に関する絶対的基準はない．咬頭嵌合位において均一な接触を有し，かつ臼歯群の接触強さより若干弱い接触状態から出発し，下顎前方運動にともない，スムーズに滑走運動をして臼歯群が徐々に

離開していくようにする．前方運動量と臼歯離開の程度にも規定はないが，切端咬合位に至るまでに，最後臼歯が1.5〜2.0mm程度は離開するような角度とする．

　水平位で前歯群の接触を調整したつもりでも，座位にしたとき，窮屈な感じがすると訴える患者がいる．この場合，切端咬合に至るまでの前歯誘導がきついこともあるが，それよりLGTP付近の接触が強いことによることのほうが多い（図32）．LGTP，CLPの調整に際しては，術者の指で上顎の歯牙を唇側から圧迫した状態で，咬合紙あるいは箔（オクルーザル・レジストレーションストリップス：ARTUS）などの引き抜きを行い，LGTP付近ではごく弱い接触にしておく必要がある（図33）．

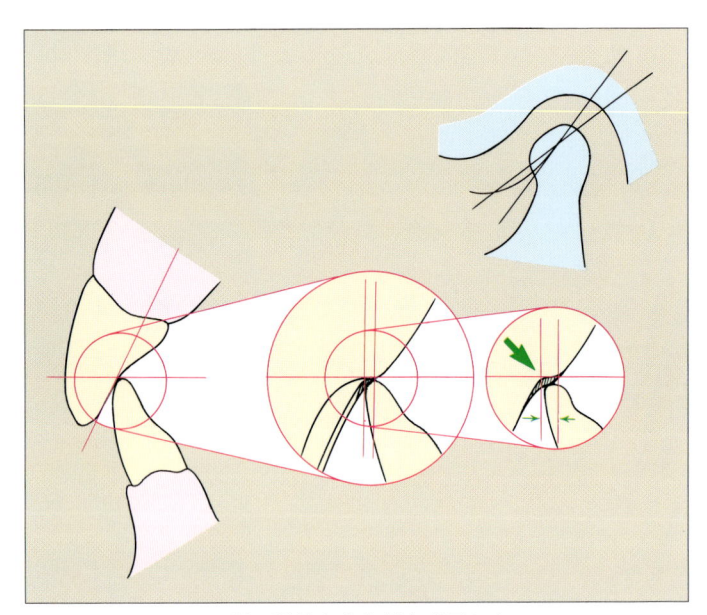

図32　LGTPとCLP間の調整を十分行う必要がある．

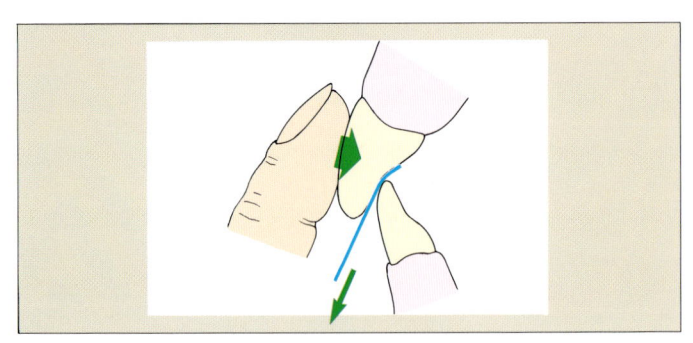

図33　LGTP CLPにおける箔の引き抜き．

第10章●咬合Ⅰ

図34-1〜5　63歳，男性．主訴：下顎義歯不安定，咀嚼障害，前歯部歯肉の腫脹．

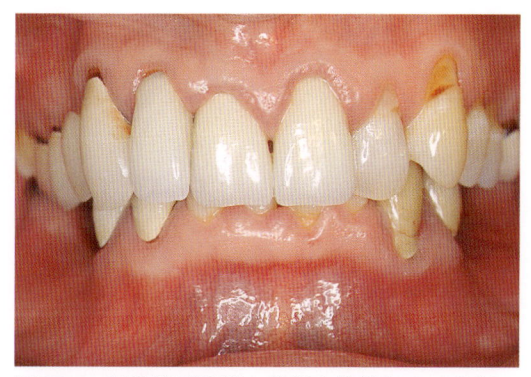

図34-1　初診時正面観：義歯を装着しているが，咬合高径が低下している．

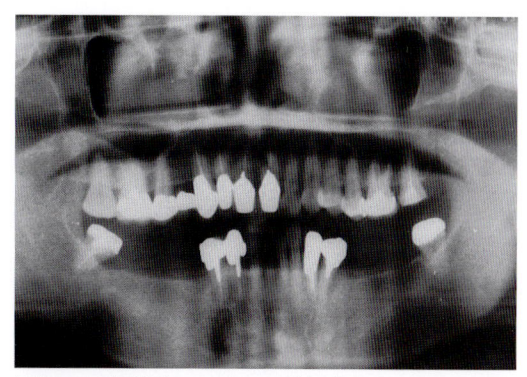

図34-2　初診時パノラマX線写真．

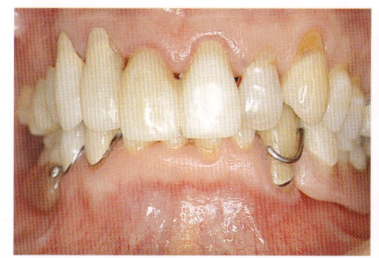

図34-3　暫間義歯を装着し，咬合高径をあげ，プロビジョナル・レストレーションを調整した．

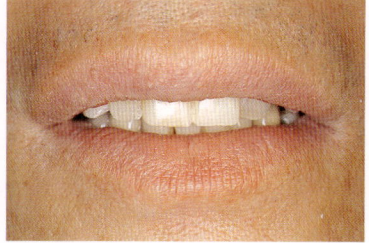

図34-4　前歯の位置づけ，とくに切端の位置づけはスマイル・ラインを参考にし，審美性を考慮して決定する．

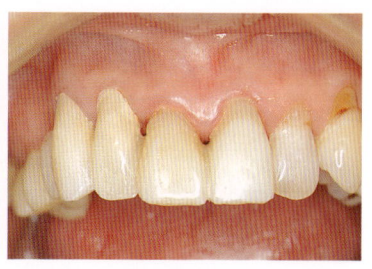

図34-5　歯周初期治療後のプロビジョナル・レストレーション．

図35-1〜3　40歳，女性．主訴：歯肉からの出血，歯肉の発赤．

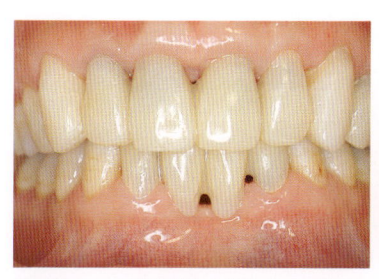

図35-1　小臼歯部で約0.5mm咬合を挙上，同時に前歯部切端の長さを調節した．

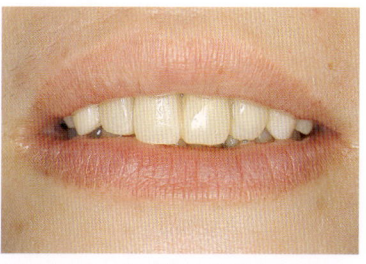

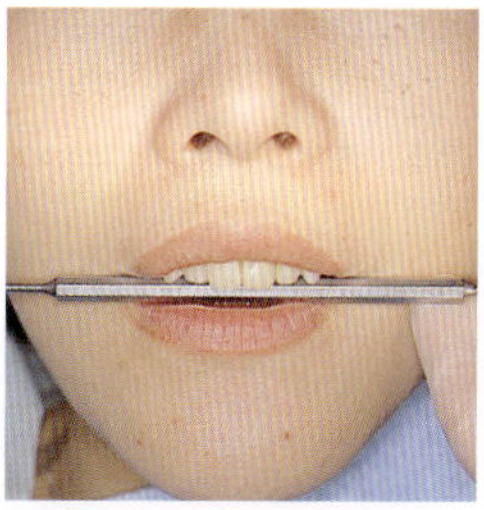

図35-2,3　水平位で片側から見ていると前歯，犬歯，小臼歯の切端ラインが傾くことがあるので，正面から瞳孔線との関係をチェックする．

■前歯切端の位置決め

　前歯誘導は，前歯の長さ，上下前歯の位置関係，上顎前歯の舌面形態によって決まるが，前歯群の位置づけ，とくに切端の位置づけはスマイル・ラインを参考にし，下口唇との接触位置と接触の程度，上口唇の張り具合をよく観察し，発音，審美性を考慮して決定する（図34）．この際，患者を水平位の状態の

257

図 36-1〜5 原則的には，患者固有の前歯誘導は変えるべきではないため，既存の前歯誘導に異常がなければ極力保存するように努めなければならない（第1章，図15と同症例）．

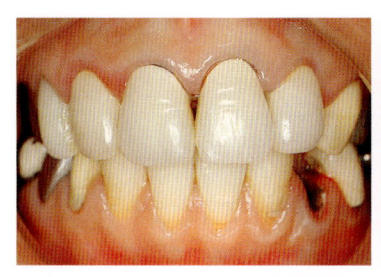

図 36-1 初診時，3+3 補綴物を撤去し，プロビジョナル・レストレーションに変える必要がある．

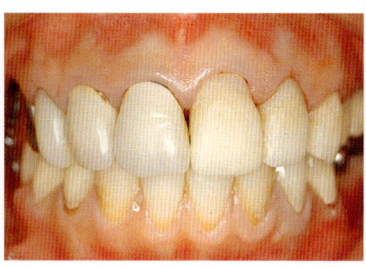

図 36-2 3+3 を一挙に外すと前歯の関係が不明となるため，まず片側を外し，反対側を参考に形態，前歯誘導をプロビジョナル・レストレーションに移行させる．

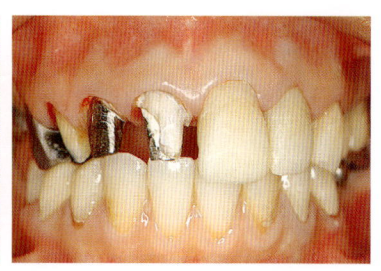

図 36-3 ついで残りの補綴物を外し，すでに挿入されたプロビジョナル・レストレーションを参考にこの側のプロビジョナル・レストレーションを調整する．

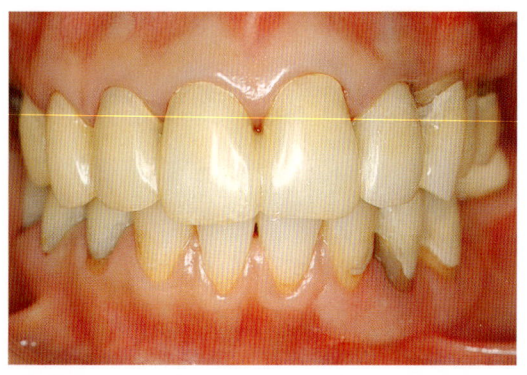

図 36-4 このようなステップを踏むことによって既存の形態，前歯誘導を保存することができる．

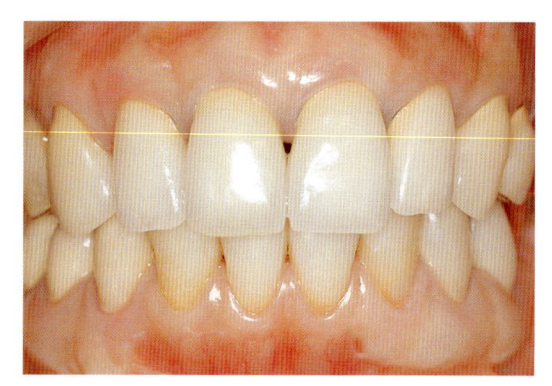

図 36-5 最終補綴物装着後6年．

みで観察していると正確な切端の長さがわかりにくい．とくに上唇を持ち上げた状態で前歯をみることが多く，小さな手鏡などでは前歯がよく目立ち，患者も小さく短い歯を希望することが多いため，短くしすぎる危険性がある．立位での自然な会話中に正面から観察しなければならない．同時に，水平位で片側からみていると，前歯切端ラインが傾くことがあるので注意を要する（図35）．

原則的には，患者固有の前歯誘導は変えるべきではないため，既存の前歯誘導に異常がなければ極力保存するように努めなければならない（図36）．そして何らかの変化を与える場合には，プロビジョナル・レストレーションによって試行し，確認すべきである．咬頭嵌合位から1mm程度前方，前側方位までの接触がとくに重要であり，ガイドを付与するときに注意を要する．

上顎前歯舌側面に対して下顎前歯切端が接触する角度が急になればなるほど，上顎前歯を唇側に押そうとする水平ベクトルが大きくなる[44]．そのため，上顎前歯の骨植が弱くなるにつれて上顎前歯にかかる咬合力の水平ベクトルを小さくするために，臼歯群が離開する範囲で浅い切歯誘導を与えるようにし，咬合平面，湾曲を調整する必要がある．

咬合平面

古くより咬合平面は，仮想平面としてカンペル平面，フランクフルト平面があり，湾曲として歯牙咬頭を連ねたスピーの湾曲，ウィルソンの湾曲，さらにモンソンの4インチ球面などが代表的なものとしてあるが，天然歯列において咬合平面の異常，乱れを判断する際，その基準は何なのか明確な回答はない．そして臨床的に，咬合平面という言葉は非常に曖昧な使いかたがされている．

臨床的に基準とされている咬合平面（湾曲）

仮想平面
　カンペル平面
　フランクフルト平面
歯牙咬頭を連ねた湾曲
　スピーの湾曲
　ウィルソンの湾曲
　モンソンの4インチ球面

■咬合平面の診断の考慮点

歯科治療の目標の一つは，患者の歯牙，歯列が永く安定して機能することである．そのために，各歯牙に対する力と歯列全体に対する力のコントロールが必要であり，歯周組織，顎関節，筋へ過剰な負担がかからない咬合力のバランスを考慮しなければならない．具体的には，顆頭安定位で可能なかぎり多くの歯牙が均等に接触する咬頭嵌合位があるか否か，前方，側方滑走運動時に咬合干渉を起こさない状況であるか否かを判断しなければならない．臨床上咬合平面を診断するに際しては，顔面の

中での大きな平面のずれと，歯列としての湾曲の乱れの両面から判断する必要がある．ただし，上記基準平面，基準湾曲はいずれも絶対的な基準として使用されているわけではなく，スピーやウィルソンの湾曲も本来スピーやウィルソンが定義した湾曲を意味していない．また，厳密な4インチの球面を求めているものでもない．

咬合平面の乱れ

　平面の乱れ
　　傾斜の乱れ
　　左右的な乱れ
　湾曲の乱れ
　　湾曲の強弱
　　咬頭頂，辺縁隆線の不揃い
　　歯軸の乱れ

■咬合平面再現時の考慮点

　前述のごとく，前歯の位置は審美性を重視し，スマイルライン，下口唇との接触位置と接触強さ，上口唇の張り具合などから決定し，プロビジョナル・レストレーションによって確認する(図34, 37)．咬合平面，湾曲はプロビジョナル・レストレーションで審美性と咬合の両面からチェックし，修正を加えつつ患者の口腔内で再現する(図37-2)．そして，そのプロビジョナル・レストレーション装着時の歯列を咬合器装着して，ワックスアップの参考とする(図37-3, 4)．さらに，咬合器上で再度，左右のバランス，臼歯離開の均一性を考慮して咬合平面，湾曲を修正，決定する．参考はスピーの湾曲，ウィルソンの湾曲，モンソン球面であるが，その程度，傾きは前歯の位置，形態ならびに歯周組織の条件を考慮して歯牙に加重負担がかからないように適宜修正する(図37-5～10)．

　この際，切歯路・顆路・咬合平面・咬合湾曲の関係[57]を理解しておかなければならない(図38)．

第10章●咬合Ⅰ

図 37-1〜10　インプラントを利用した咬合再構成．

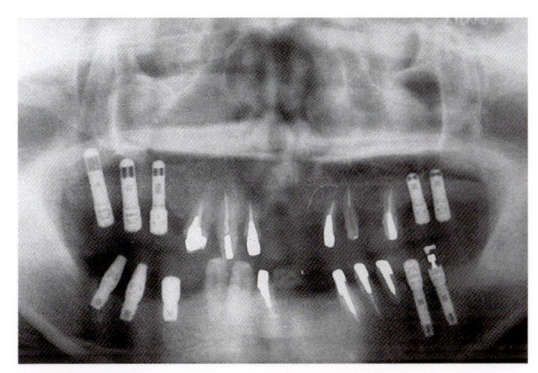

図 37-1　最終補綴前パノラマＸ線写真

図 37-2　前歯の位置は審美性を重視し，スマイルライン，下口唇との接触位置と接触強さ，上口唇の張り具合などから決定し，プロビジョナル・レストレーションによって確認する．

図 37-3　プロビジョナル・レストレーションによって確立された下顎位を咬合採得し，咬合器に移す．

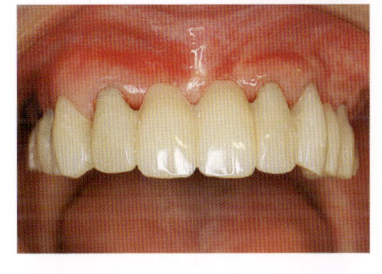

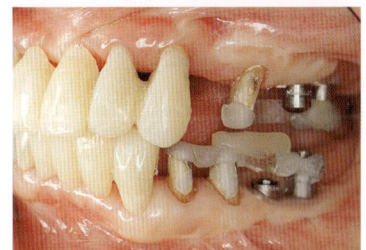

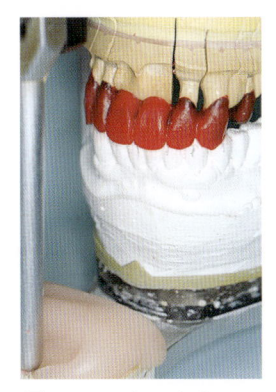

図 37-4　プロビジョナル・レストレーション装着時の歯列を咬合器装着して，プロビジョナル・レストレーションで確立された切歯路角を参考にワックスアップする．

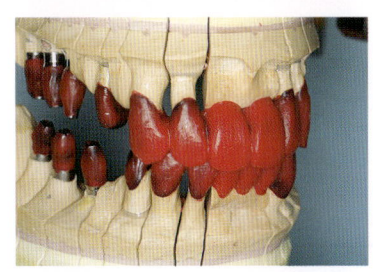

図 37-5

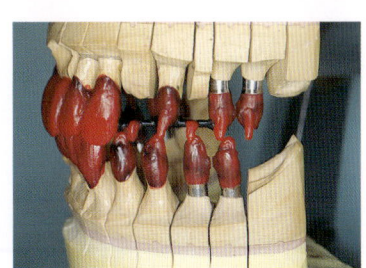

図 37-6

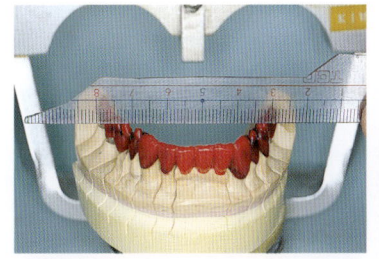

図 37-7

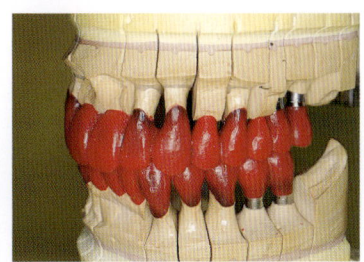

図 37-8

図 37-5〜10　咬合器上で再度，左右のバランス，臼歯離開の均一性を考慮して咬合平面，湾曲を修正，決定する．参考はスピーの湾曲，ウィルソンの湾曲，モンソン球面であるが，その程度，傾きは前歯の位置，形態ならびに歯周組織の条件を考慮して歯牙に加重負担がかからないように適宜修正する．

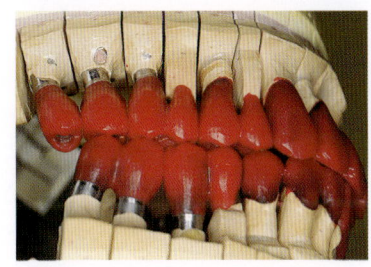

図 37-9

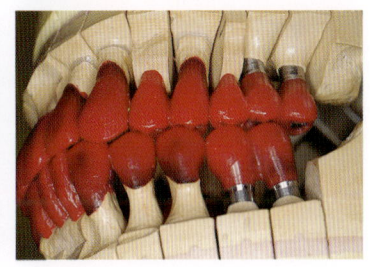

図 37-10

261

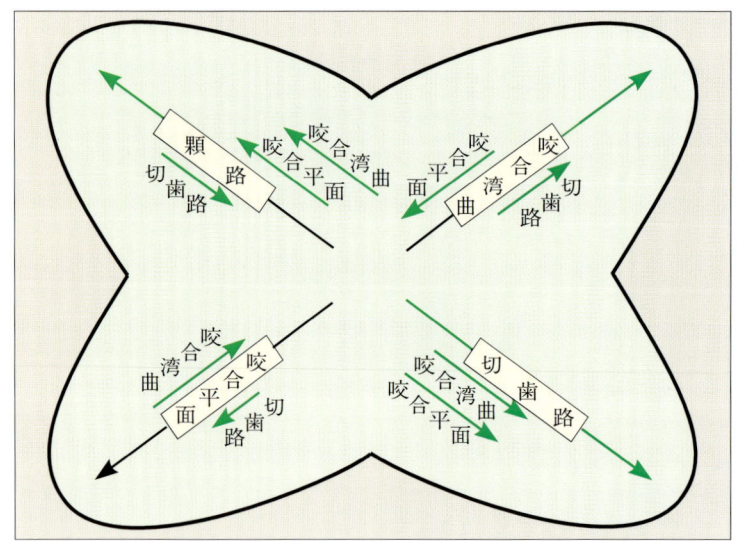

図 38 切歯路・顆路・咬合平面・咬合湾曲の一般的関係：外側に向かう矢印は増加，内側に向かう矢印は減少を示す（文献57より改変）．

■切歯路と顆路角との関係

　顆路は前歯誘導を決定するものではなく，前歯部と臼歯部の間で離開する角度に相関はない[4,58]．なぜなら顆頭は回転できるので，前歯誘導は顆路に影響されることなく異なる運動路をとるからである[19]．すなわち，顆路は下顎前歯の運動範囲を決定するが，上顎前歯舌面の形態（切歯路）を決定するものではない．
　前歯誘導の角度は顆路角より約5°大きいのが理想[59]という意見や，切歯路角は顆路角に対して，約10°〜25°急角度になるのがよい[60]という意見もあるが，角度に関しては確定的なものはないため，補綴処置に際しては，前歯誘導角は顆路角より急傾斜にし[61,62]，顎運動時に適切な臼歯の離開を与えることを考慮して適宜決定する．

■切歯路・顆路と咬合平面・咬合湾曲との関係

　切歯路と顆路は共に咬合平面・咬合湾曲に対して同じ関係にある．すなわち，切歯路，顆路が大きくなれば咬合平面に角度をつけることができ，咬合湾曲は強くできる．逆に，切歯路，顆路が小さくなれば咬合平面の角度は緩く，咬合湾曲も弱くしなければならない．

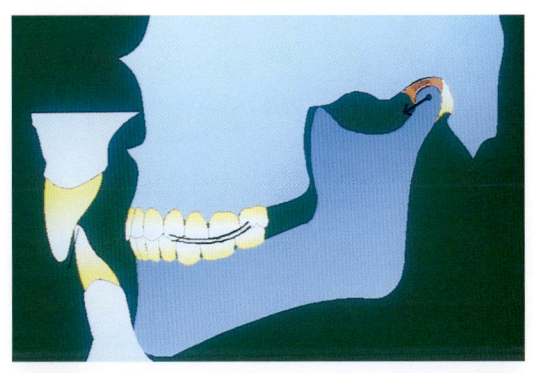

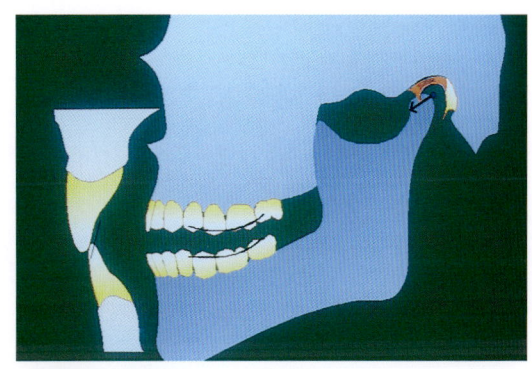

図 39-1, 2　前歯で臼歯の離開が確実に得られる場合，咬合面の傾斜，湾曲はきつくできる．

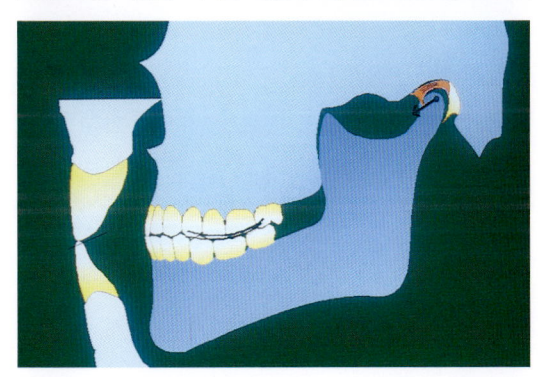

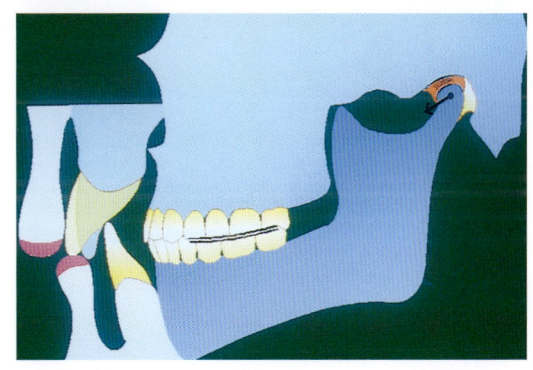

図 39-3, 4　前歯誘導が得られにくい場合，咬合平面の傾斜，湾曲は緩くしなければならない．

　一般に前歯の位置，形態に異常がなく，骨植も十分あって，前歯部で臼歯の離開が確実に得られる場合，前歯誘導により臼歯のディスクルージョンを与える(図 39-1, 2)．一方，前歯の位置が前歯誘導を与えるのに適していなかったり(図 39-3)，前歯の骨植が弱い場合には，前歯誘導が得られにくいため平面の傾斜角は緩く，湾曲も緩くなる(図 39-4)．そしてグループ・ファンクション，ないし小臼歯ガイドを与えるよう，平面，湾曲を調節する(図 30 参照)．

　また，歯周補綴においても前歯誘導は浅くする必要があるため，平面の傾斜角は緩く，湾曲も緩くなる(図 40，第 7 章図 19 参照)．

図 40-1, 2 歯周補綴例.

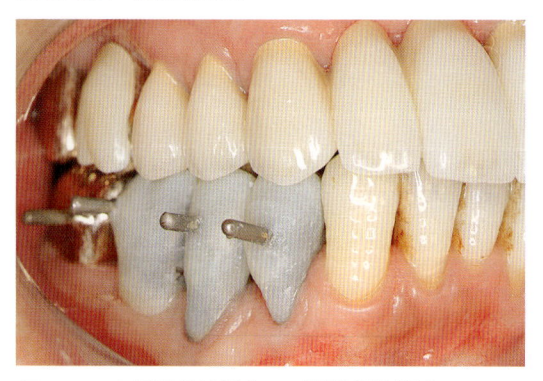

図 40-1 上顎最終補綴物，下顎補綴物試適.
　歯周外科処置後の組織の治癒を待つ間に，清掃性，審美性とともに咬合を確認し，プロビジョナル・レストレーションを口腔内で仕上げ，そのガイドに従い最終補綴物を作製する．

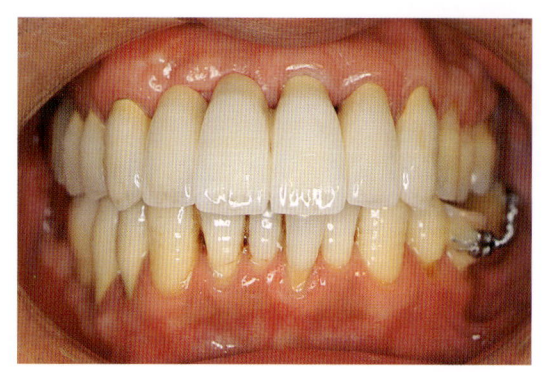

図 40-2 上顎ならびに右側下顎補綴物装着時.

表 1

補綴の範囲	前歯の条件	前歯誘導	平面の角度	湾曲
部分補綴	前歯を補綴しない	あり なし	↑ ↓	↑ ↓
	前歯を補綴する	可 不可	↑ ↓	↑ ↓
咬合再構成	前歯骨植強い 前歯骨植弱い	可 浅くする	↑ ↓	↑ ↓
歯周補綴	前歯骨植弱い	浅くする	↓	↓

■咬合平面の修正

　咬合平面の乱れと機能異常との関係は，今のところ明確ではない．そこで機能的に障害を訴えており，かつ形態的に乱れが認められる場合は，補綴物作製に際して平面の修正を行うが（図 41），機能異常が認められない患者に対する予防的な咬合平面の修正に関しては，削合による咬合面形態修正の範囲で可能な場合は行うが，補綴物を装着しなければならないような状態であれば，あえて行う必要はないと思う．

図 **41-1〜10** 咬合平面の乱れによる外傷性咬合ならびに咬合の不安定. （次ページへつづく）
主訴：約20年前に反対咬合の矯正治療を受けたが，臼歯部で咬むことが困難になった．その後咬合位が不安定となり，安定を求めて絶えず臼歯部でギリギリする癖がついてしまった．臼歯部に補綴物装着・咬合調整を何度か繰り返したが改善されず，最近，左右上下臼歯部の腫脹，3| に疼痛，腫脹が発現した．

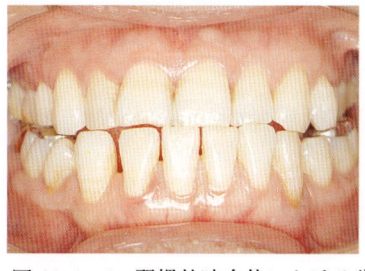

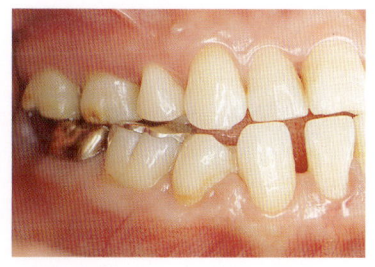

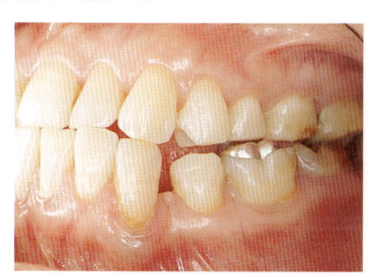

図 **41-1〜3** 習慣的咬合位における術前正面観ならびに左右側方面観．
咬合平面の乱れがみられ，咬合支持接触が少ないのがうかがえる．

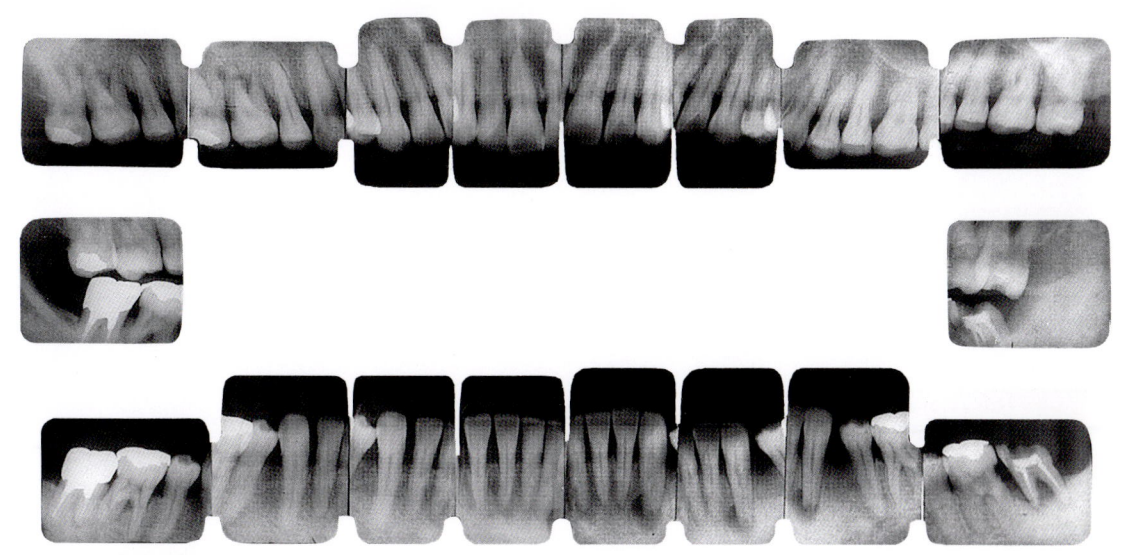

図 **41-4** 術前X線写真．
左右上下第一大臼歯の骨吸収が顕著で，根分岐部病変がみられる．3| に根尖病巣が存在する．|7 は根尖まで骨吸収が進み，保存不可能である．

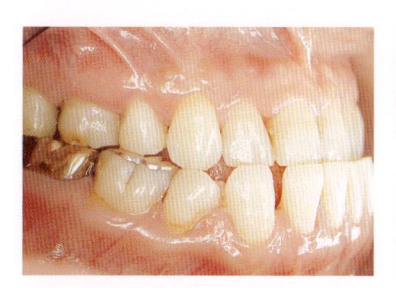

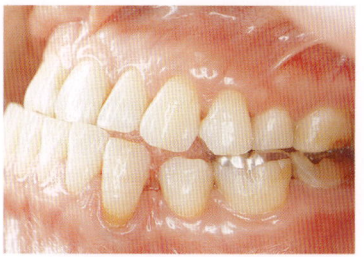

図 **41-5, 6** 最も強く接触する状態を求めて臼磨運動を行う癖がみられる．

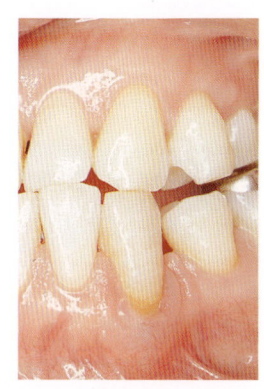

図 **41-7** 同じく臼磨運動時の上下顎犬歯切端部での接触．

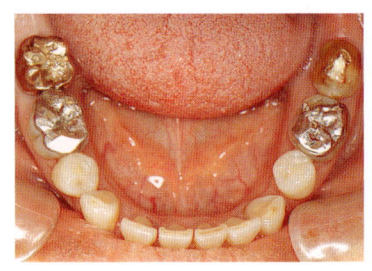

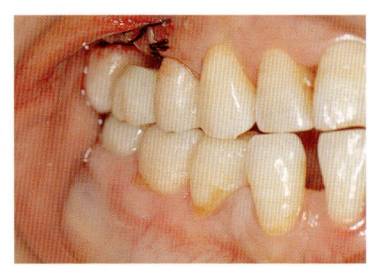

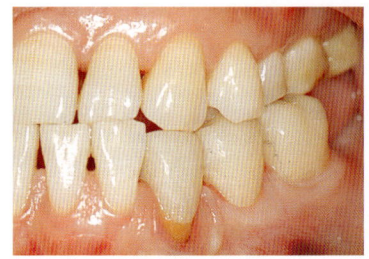

図 **41**-**8** 下顎の補綴物の咬耗が顕著である.

図 **41**-**9**,**10** 歯周治療,根管治療が必要であり,抜歯を余儀なくさせられる歯牙もあるが,最終補綴治療においては,咬頭嵌合位でできるだけ多くの歯牙が均等に接触するようにし,前歯誘導が得られないため,咬合平面の傾斜は浅く,湾曲は緩く,咬合様式はグループ・ファンクションを目指す.

治療経過:バイトプレートを装着し,LGTP と CLP を一致させ,側方運動時は片側が均等に接触するように調整することによって,咬合不安定感は消失した.バイトプレートを装着しているほうが楽ということで,患者は昼間でもバイトプレートを装着している.

偏心運動時の咬合様式

有歯顎における側方運動時の咬合様式はカスピッド・ガイダンス[7,36,63]とグループ・ファンクション[64-66]があり,主としてどちらも健康な歯列を保てるといわれている[67,68].患者の現存の咬合様式で異常がなければ変える必要はない.しかし新たに補綴物を作製するに際しては,側方滑走運動は作業側の歯牙で,しかも顎関節から遠い部位で誘導されるようにしたほうがよいため犬歯誘導が有利である.

側方運動時の咬合様式

犬歯誘導が基本

ただし犬歯の骨植が弱い場合,あるいは犬歯が欠損している場合は,グループ・ファンクションないし小臼歯でガイドを与えるか,あるいは連結を行ったうえで犬歯部で誘導するようにする.切歯・犬歯による臼歯離開咬合を与えるには,咬頭嵌合位で咬みしめたときに,臼歯群,前歯群が均等に咬合接触し,LGTP においては前歯群を臼歯群よりやや弱い接触にしておく.そして側方運動時,前方運動時に切歯,犬歯によって臼歯部を離開させる.離開の程度に規定はないが,複雑な下顎運動時の

早期接触を避けるために，あるいは犬歯が摩耗したとしても早期接触を起こす部位がないように，小臼歯群から大臼歯群にかけてのほぼ均一な離開が必要である．食物が粉砕されかなり小さくなると，作業側での機能時に，顎骨の歪みあるいは顎関節の自由性から，非作業側の接触が起こる可能性がある．非作業側においても小臼歯から大臼歯にかけて調和のとれた離開が必要である．

犬歯誘導の強さの調整に際しても前歯誘導の調整と同じようなことが起こる．すなわち，水平位でLGTPとCLPの調整をしたつもりでも，座位で窮屈感を訴える患者がいる．この場合も，水平位でのLGTP付近の調整をより慎重に行うことによって，トラブルを避けることができる．

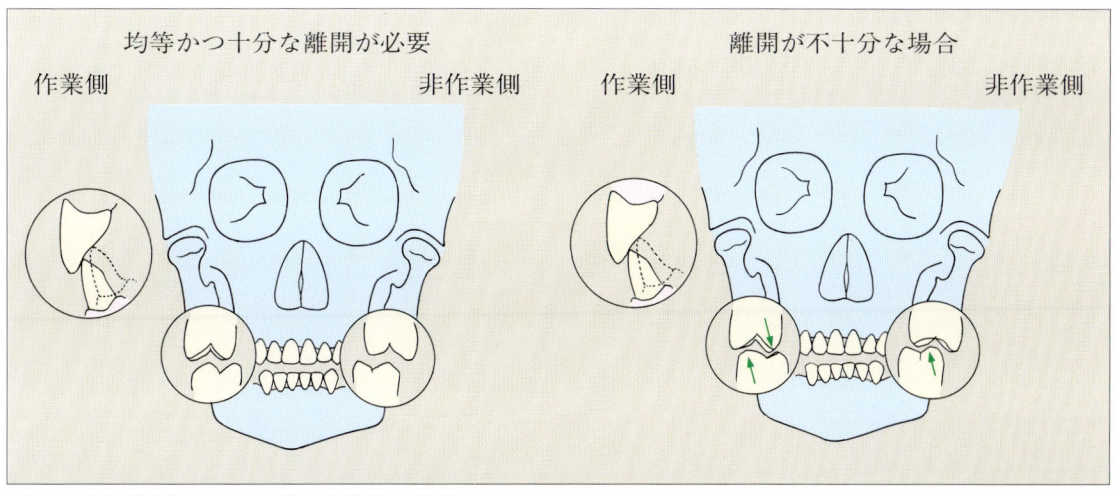

図42 側方運動時の犬歯誘導と臼歯部の離開．

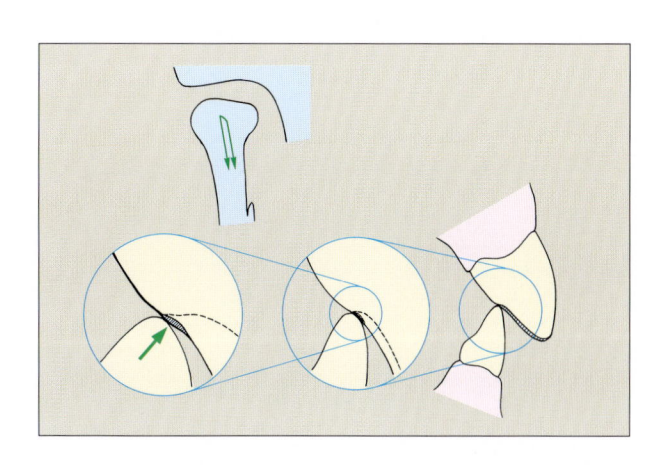

図43 LGTP付近の犬歯誘導の強さの調整．
LGTP＝CLPの調整を慎重に行う．

おわりに

　今や歯周治療の重要性は十分に認識され，そして歯周病の二大コントロール要素として，炎症のコントロールと咬合のコントロールがあげられており，咬合の重要性は十分認識されていると思う．また，顎口腔機能異常に関しても咬合の関わりの重要性は理解されていると思う．しかし，咬合と聞くと何となく難しいということで避けてしまう傾向にあるのではないだろうか．確かに咬合，とくに下顎位の決定に関しては客観的な方法がなく，術者の感覚に頼るところが多分にあるため，非科学的な面があるが，たまたま生体の許容性に助けられた治療をするのではなく，逆に生体の許容性を利用しなければならない．下顎位が決まれば，その後の運動経路，咬合面の接触などは比較的機械的に扱えると思う．

参考文献

1. McHorris WH : Occlusal adjustment via selective cutting of natural teeth. Part 1. Int J Perio Rest Dent, 5(5) : 9, 1985.
2. McCollum BB and Stuart CE : A research report, fundamentals involved in prescribing restorative remedies. D Items Int, 61 : 522, 641, 724, 852, 942, 1939.
3. McCollum BB and Stuart CE : A research report. South Pasadena, Scientific Press, 1955.
4. Stuart CE : The contributions of gnathology to prosthodontics. J Prosthet Dent, 30 : 607, 1973.
5. Lucia VO : A technique for recording centric relation. J Prosthet Dent, 14 : 492, 1964.
6. Granger ER : Centric relations. J Prosthet Dent, 2 : 160, 1952.
7. Stuart CE and Stallard H : Principles involved in restoring occlusion to natural teeth. J Prosthet Dent, 10 : 304, 1960.
8. Glossary of prosthodontic terms : J Prosthet Dent, 6(2) : 11, 1956.
9. Glossary of prosthodontic terms : The Academy of Denture Prosthetics. J Prosthet Dent, 20 : 452, 1968.
10. Schuyler CH : Fundamental principles in the correction of occlusal dishormony, natural and artificial. J Am Dent Assoc, 22 : 1193, 1935.
11. Posselt U : Terminal hinge movement of the mandible. J Prosthet Dent, 7 : 787, 1957.
12. Ramfjord SP : Dysfunctional temporamandibular joint and muscle pain. J Prosthet Dent, 11 : 353, 1961.
13. Lauritzen AG : Atlas of occlusal analysis. Boulder, Johnson Publishing, 1974.
14. Rieder C : The prevalence and magnitude of mandibular displacements in a survey population. J Prosthet Dent, 39 : 320, 1978.
15. Farrar WB : Dysfunctional centric relation of the jaw associated with dislocation and displacement of the disk. Compend Am Equil Soc, 13 : 272, 1976.
16. Farrar WB : Disc derangement and dental occlusion: Changing concepts. Int J Perio Rest Dent, 5(5) : 35, 1985.
17. Sicher H : Temporomandibular articulation in mandibular overclosure. J Am Dent Assoc, 36 : 131, 1948.
18. Rees LA : The structure and function of the mandibular joint. Br Dent J, 96 : 125, 1954.
19. Dawson PE : Evaluation, diagnosis and treatment of occlusal problems. CV Mosby Co, St Louis, 1974.
20. Dawson PE : Optimum TMJ condylar position in clinical practice. Int J Perio Rest Dent, 5(3) : 11, 1985.
21. Celenza FV : The theory and clinical management of centric positions, Ⅰ centric occlusion, Int J Perio Rest Dent, 4(1) : 9, 1984.
22. Celenza FV : The theory and clinical management of centric positions, Ⅱ Centric relation and centric occlusion, Int J Perio Rest Dent, 4(6) : 63, 1984.
23. Celenza FV : The condyler position: In Sickness and in Health, Int J Perio Rest Dent, 5(2) : 39, 1985.
24. McNeill C : The optimum temporomandibular joint condyle position in clinical practice. Int J Perio Rest Dent, 5(6) : 53, 1985.
25. Griffin CJ, Sharpe CJ : Distribution of elastic tissues in the human temporomandibular meniscus especially in respect to compression areas. Aust Dent J, 7 : 72, 1962.
26. 杉崎正志：顎口腔系の機能的解剖, in 板東永一ら編集, 顎機能障害／新しい診断システムと治療指針．10, 医歯薬出版, 東京, 1993.
27. 大石忠雄：下顎運動の立場からみた顎関節構造の研究．補綴誌, 11：197, 1967.

28. K Nakamura, et al : The silent period in the electromyogram of the masseter muscles and the anterior temporal muscles in normal human subjects. J Osaka Univ Dent Sch, 22 : 141, 1982.
29. K Nakamura, et al : Study on the diagnostic method for muscular dysfunction using the electromyographic silent period. J Osaka Univ Dent Sch, 22 : 153, 1982.
30. Posselt U : Studies in the mobility in the human mandible. Acta Odont Scand, 10(Suppl 10) : 3, 1952.
31. Posselt U : The physiology of occlusion and rehabilitation. Blackwell Scientific Publishing Co, London, 1962.
32. 石原寿郎，河村洋二郎：臨床家のためのオクルージョン―石原・咬合論―．医歯薬出版，東京，1973．
33. 池田圭介，河野正司ほか：顆頭安定位の立場から見たタッピング運動による水平的下顎位の検索．補綴誌，40：964，1996．
34. 中村公雄ほか：顎関節症と咬合異常．デンタルダイヤモンド（別冊　顎関節症のすべて），243，1983．
35. 中村公雄ほか：顎関節症と咬合異常．阪大歯学誌，28(2)：274，1983．
36. Stallard H and Stuart CE : Concepts of occlusion: What kind of occlusion should recusped teeth be given? Dent Clin North Am, 7 : 591, 655, 1963.
37. Stuart CE : Why dental restorations have cusps. J Prosthet Dent, 10 : 553, 1960.
38. Pameijer JHN : Periodontal and occlusal factors in crown bridge procedures.
岩田健男監訳，パメヤーの歯冠補綴学――歯周組織と咬合を考慮したクラウン・ブリッジの臨床．Dental Center for Postgraduate Courses, 129, 1992.
39. Clark GT, Mohl ND and Riggs RR : Occlusal adjustment therapy. pp. 285 in Mohl ND, Zarb GA, Carlsson GE, Rugh JD (eds.) : A Textbook of Occlusion. Chicago: Quintessence, 1988.
40. Jankelson B : A technique for obtaining optimum functional relationship for the natural dentition. Dent Clin North Am, 4, 131, 1960.
41. Millstein PL, Clark RE, Kronman JH : Determination of accuracy of wax interocclusal registrations. Part II. J Prosthet Dent, 29 : 40, 1973.
42. Drenon D, Yoder J : The dimensional stability of wax interocclusal records — a clinical investigation. J Dent Res, 56 : 177(abstr No. 301), 1977.
43. Skunik H : Resin registration for interocclusal records. J Prosthet Dent, 37 : 164, 1977.
44. Millstein PL, Clark RE : Determination of the accuracy of laminated wax interocclusal wafers. J Prosthet Dent, 50 : 327, 1983.
45. Millstein PL, Clark RE : Differential accuracy of siliconebody and self-curing resin interocclusal records and associated weight loss. J Prosthet Dent, 45 : 380, 1981.
46. Mulick SC, Stackhouse JA, Vincent GR : A study of interocclusal record materials. J Prosthet Dent, 45 : 304, 1981.
47. K Nakamura, Y Ono, K Morita : An alternative method to establish maintain correct mandibular position. Int J Periodont Rest Dent, 11(5) : 389, 1991.

48. Carlson GE : Effect of increasing vertical dimension on the masticatory system in subjects with natural teeth. J Prosthet Dent, 41 : 284, 1979.
49. Katona TR : The effects of cusp and jaw morphology on the forces on teeth and the temporomandibular joint. J Oral Rehabil, 16 : 211, 1989.
50. Niswonger ME : Rest position of the mandible and centric relation. J Prosthet Dent, 21 : 1572, 1934.
51. Thompson JR, et al : Factors in the positions of the mandible, J Am Dent Assoc, 29 : 925, 1942.
52. Atwood DA : A critique of research of the rest position of the mandible. J Prosthet Dent, 16 : 848, 1966.
53. Garnick J and Ramfjord SP : Rest position; An electromyographic and clinical investigation. J Prosthet Dent, 12 : 895, 1962.
54. Ramfjord SP : The Significance of recent research on occlusion for the teaching and practice of dentistry. J Prosthet Dent, 16 : 96, 1996.
55. Williamson EH and Lundquist DO : Anterior guidance: Its effect on electromyographic activity of the temporal and masseter muscles. J Prosthet Dent, 49 : 816, 1983.
56. Manns A, Chan C and Miralles R : Influence of group function and canine guidance on electromyographic activity of elevator muscles. J Prosthet Dent, 57 : 494, 1987.
57. Hanau RL : Articulation defined, analyzed and formulated. J Am Dent Assoc, 13 : 1694, 1926.
58. Pelletier LB & Campbell SD : Evaluation of the relationship between anterior and posterior functionally disclusive angles, Part I : Literature review, instrumentation and reproducibility. J Prosthet Dent, 63 : 395, 1990.
59. McHorris WH : Occlusion with particular emphasis on the functional and parafunctional role of anterior teeth. Part II. J Clin Orthodontics, 13 : 684, 1979.
60. 河野正司，塩沢育巳，中野雅徳：前方滑走運動の歯牙指導要素としての切歯路の研究．補綴誌，19：426，1975．
61. Lucia VO : The gnathological concept of articulation. Dent Clin North Am, 6 : 183, 1962.
62. Kepron D : Experiences with modern occlusal concepts. Dent Clin North Am, 15 : 595, 1971.
63. D'Amico A : Canine teeth-Normal functional relation of the natural teeth of man. J South Calif Dent Assoc, 26 : 6, 1958.
64. Schuyler CH : Intra-oral method of establishing maxillomandibular relation. J Am Dent Assoc, 19 : 1932.
65. Krogh-Poulsen WG and Olsson A : Management of the occlusion of the teeth. In Schwartz L, Chayes CM eds, Fascial pain and mandibular dysfunction. 250, WB Saunders Co, Philadelphia, 1968.
66. Beyron H : Optimal occlusion. Dent Clin North Am, 13 : 547, 1969.
67. McAdam DB : Tooth loading and cuspal guidance in canine and group function occlusions. J Prosthet Dent, 35 : 287, 1976.
68. Lee RL : Anterior guidance. Im, Lundeen HC, Gibbs CH, eds. Advances in occlusion. Boston, John Wright PSG Inc, 51, 1982.

第11章

咬合 II
下顎運動と咬合面形態

[**はじめに**]

　咬合器は生体の動きを模倣すべく作製されたものではあるが，咀嚼運動の再現は不可能であり，限界運動の一部を再現しているにすぎない．咬合採得が正確であれば，調節性の如何にかかわらず咬頭嵌合位の再現には信頼がおけると思うが，咬合面形態は咬合器によって，また咬合器の扱いかたによって多少異なってくる．一般に咬合器の調節は技工士が行うことが多く，咬合面形態の付与もほとんど技工士に任せきりになることが多い．部分的な補綴物作製に際して，咬合器の動きがたまたま患者の下顎運動と近似していれば，でき上がってきた補綴物の咬合面形態には大きな問題はないであろうが，患者の下顎運動とかけ離れた動きをする咬合器で咬合面形態が作られていたとすれば，咬合調整の範囲にとどまらず，咬合面形態修正，あるいはクラウンの再製すら必要となるかもしれない．
　補綴治療において安定した咬頭嵌合位を得ることは基本であるが，咬頭嵌合位付近で咬合干渉を起こさないと同時に，咀嚼効率のよい咬合面形態を付与することが重要である．

下顎運動と咬合面形態

　全顎にわたる補綴を行う症例の場合，プロビジョナル・レストレーションによって咬頭嵌合位をとる下顎位が決まり，前歯誘導が確立され，具体的に咬頭嵌合位における咬合接触が与えられれば，臼歯部の咬合面の形態は自ずとでき上がってくる．そして側方位での犬歯によるディスクルージョンも適度に与えられれば，その咬合面形態はとくに問題なく患者に受け入れられると思う．また少数歯の補綴の場合でも，残存歯で臼歯部のディスクルージョンが得られている症例においては，同様のことがいえると思う．

補綴物に与える咬合の原則

- 安定した咬頭嵌合を与える
- 前方，側方運動時，臼歯部の適切なディスクルージョンを与える

　しかし，咀嚼時の咬頭嵌合位付近での咬合干渉を避け，かつ歯牙に対する側方圧を少なくすると同時に，咀嚼効率を高めるような咬合面形態を付与するためには，下顎運動の原則ならびに下顎運動と咬合面形態の関係を理解しておくと有利であり，咬合調整の際にもより効率的な調整が可能となる．また，残存歯による臼歯部のディスクルージョンが得られない症例で，切歯，犬歯を修復しない症例の場合には，グループ・ファンクションに近い咬合様式を付与せねばならないので，とくに下顎運動と咬合面形態の関係を理解しておかなければならない．

安定した咬頭嵌合を与え，ディスクルージョンを与えればそれでよいか

平坦な咬合面	側方圧は少ないかもしれないが咀嚼効率は？
急傾斜をもつ咬合面	咀嚼効率はよいかもしれないが側方圧に対する対応は？

下顎運動には大きく分けて，咀嚼，嚥下，発音などの機能運動と，クレンチング，グラインディングなどいわゆるブラキシズムとよばれる非機能運動がある．下顎の運動を前頭面でみると，機能運動時，とくに咀嚼時には，咬頭嵌合位付近への咬み込み，および咬頭嵌合位からごくわずかな側方運動を伴う開口運動がみられる．そのため，早期接触が起こる可能性は咬頭嵌合位付近の歯牙接触であろうと考えることができる（図**1-a**）．一方，非機能運動時には，咬頭嵌合位付近からの側方滑走運動，ならびに下顎偏心位でのグラインディングが起こる可能性があり，早期接触の可能性の範囲は頰舌側咬頭頂付近まで広がる（図**1-b**）．

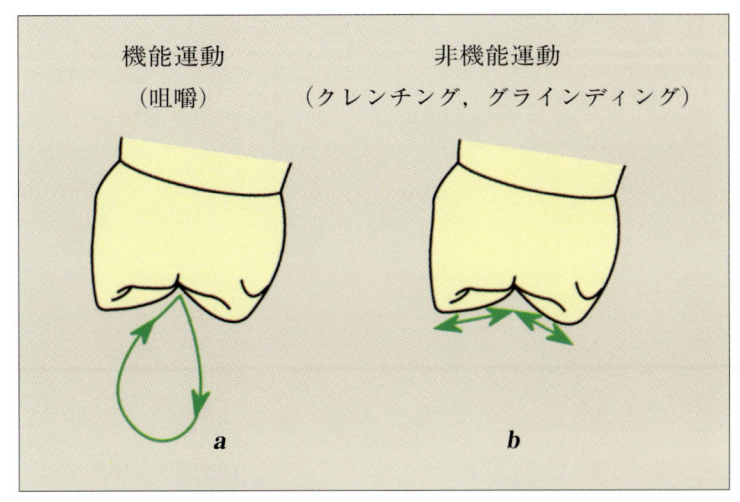

図**1**　下顎運動（前頭面観）．

　臼歯部の補綴物作製に際しては，これらの干渉ないし接触が起こらないよう，適切なディスクルージョンを与える必要があるが，咬合面形態を考えるうえでは，咀嚼の効率を高めることと，側方圧を避ける形態を考慮しなければならない．同時に，犬歯あるいは切歯がわずかに咬耗した場合，あるいは切歯，犬歯の骨植条件が悪くなった場合にも対応できるような咬合面形態の付与が必要である．一方，前歯部の補綴物作製に際しては，審美性，発音との兼ね合いを考慮した前歯切端の位置決め，そして患者が許容できる切歯，犬歯のガイドを与え，臼歯部のディスクルージョンを付与できる舌面形態にする必要がある．

機能的な咬合面形態

- 咀嚼時に咬頭嵌合位付近での咬合干渉がない
- 歯牙に対する側方圧が少ない
- 咀嚼効率がよい

上顎前歯部補綴物舌面の形態

- 審美性，発音を考慮した切端の位置決め
- 患者が許容できる切歯，犬歯ガイドで，臼歯部のディスクルージョンを付与できる舌面形態

　下顎運動を水平面でみると，作業側顆頭付近を中心とする回転運動と下顎全体の側方移動[1]が組み合わさった運動をする．作業側顆頭は60°の円錐内で約3 mm程度の側方移動の可能性があるといわれている[2]（図2）．

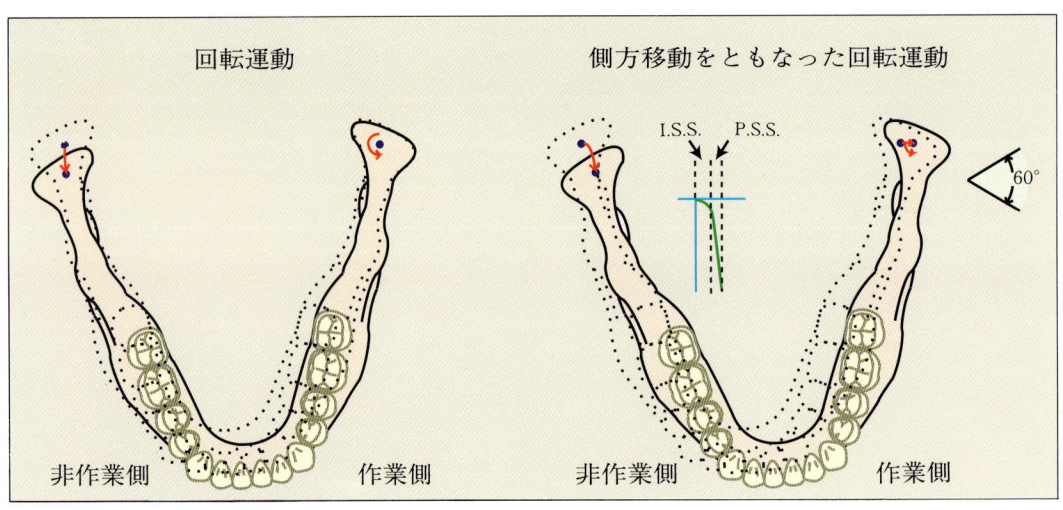

図2　左側方運動（水平面観）．

　下顎が側方滑走運動する際に臼歯部が干渉を起こす可能性は，咬頭嵌合位で与えたABCコンタクトが，側方運動時に犬歯の誘導を外したときに滑走する可能性のある部位を把握しておけば，避けることができる（図3～6）．

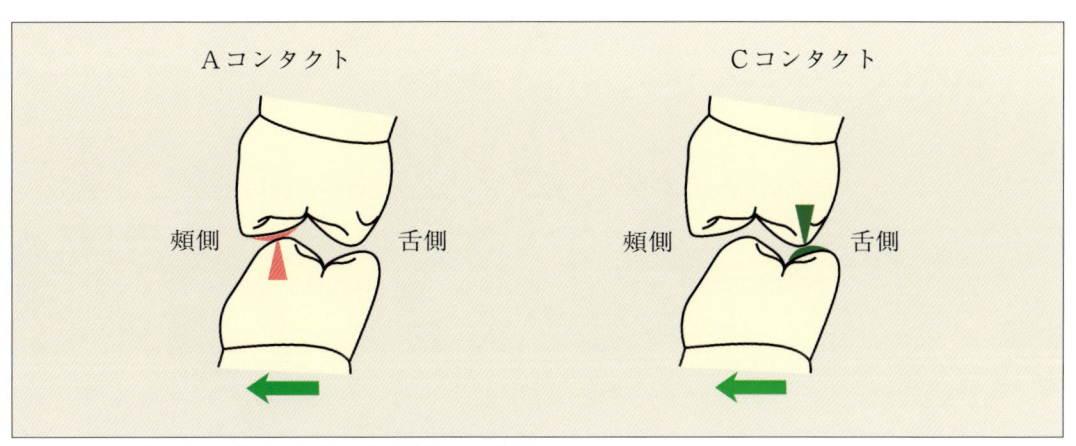

図3　下顎側方滑走運動時の作業側歯牙接触の可能性.

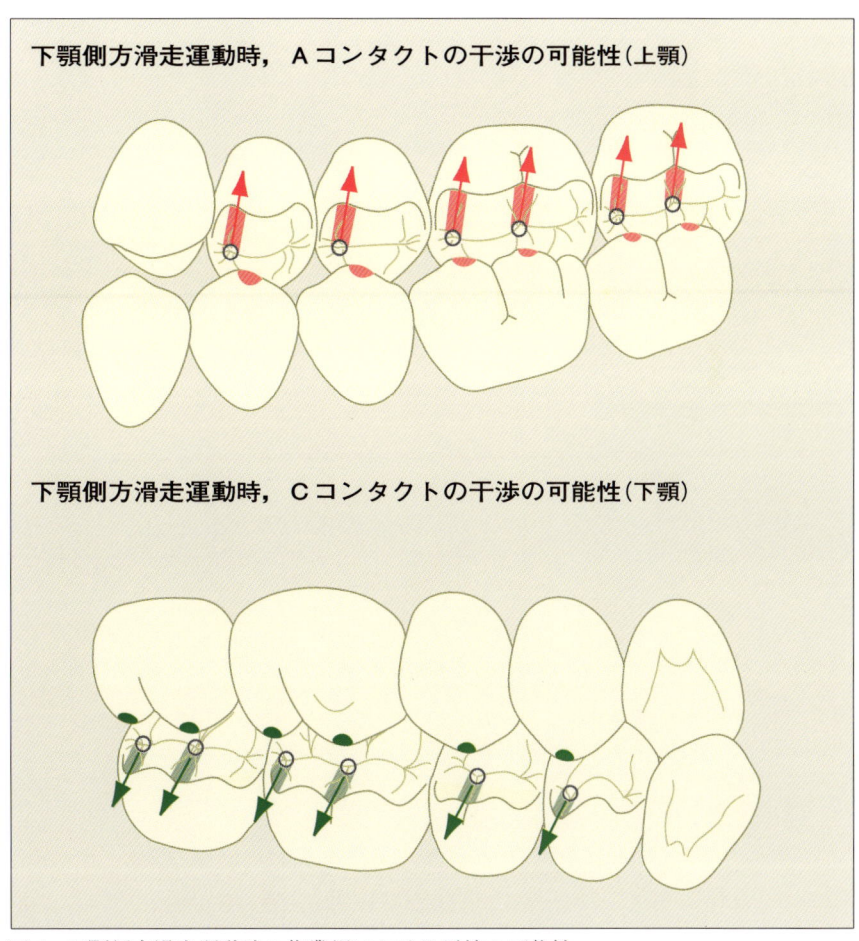

図4　下顎側方滑走運動時の作業側における干渉の可能性.

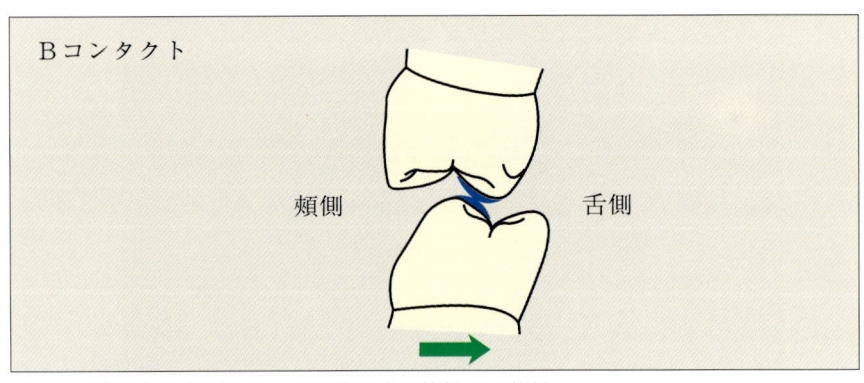

図5 下顎側方滑走運動時の非作業側歯牙接触の可能性.

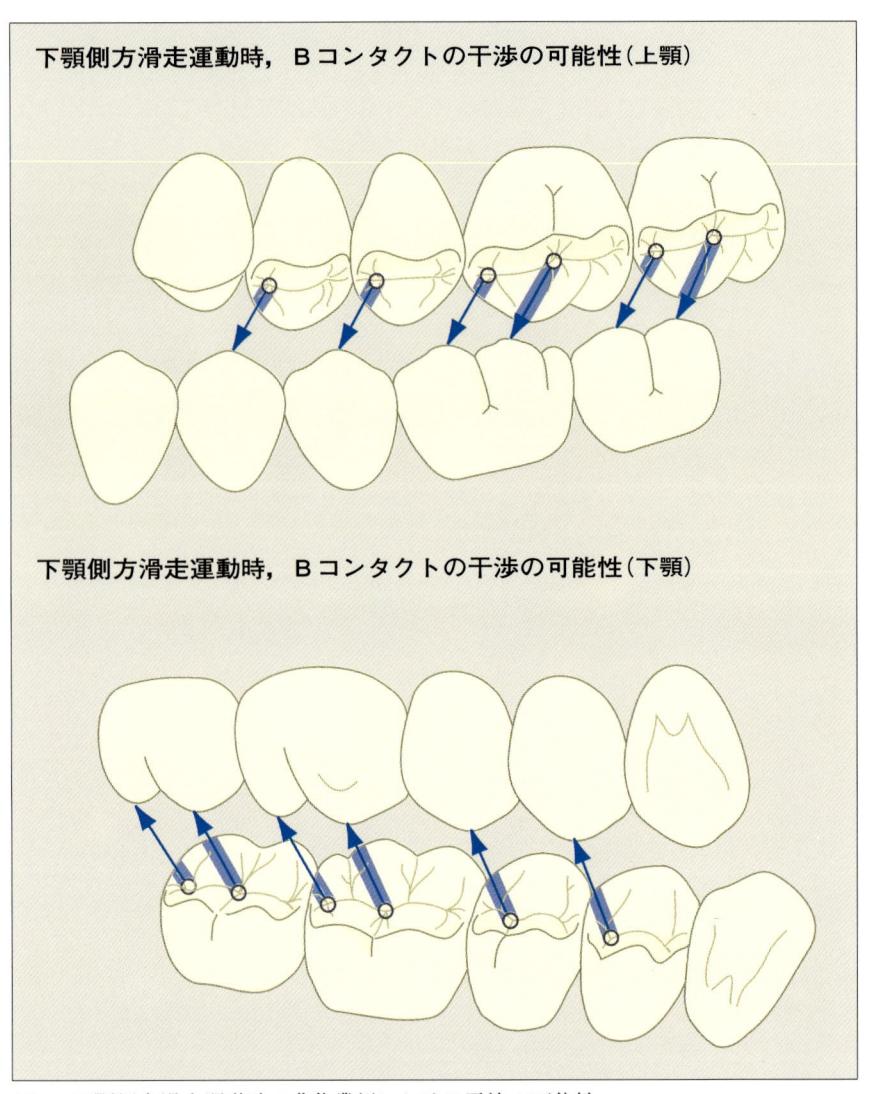

図6 下顎側方滑走運動時の非作業側における干渉の可能性.

咀嚼効率を高めるためには，ある程度急な咬頭傾斜角が必要であるが，側方位での干渉が起こらないようにするためには，下顎運動に即したスピルウェイをもつ咬合面形態でなければならない．そして，ディスクルージョンを与えるにしても，作業側，非作業側とも，小臼歯，大臼歯にかけてのバランスのとれた離開が望ましく，それは，作業側，非作業側における相対する咬頭の動きから機能的に作り上げることができる（図7）．

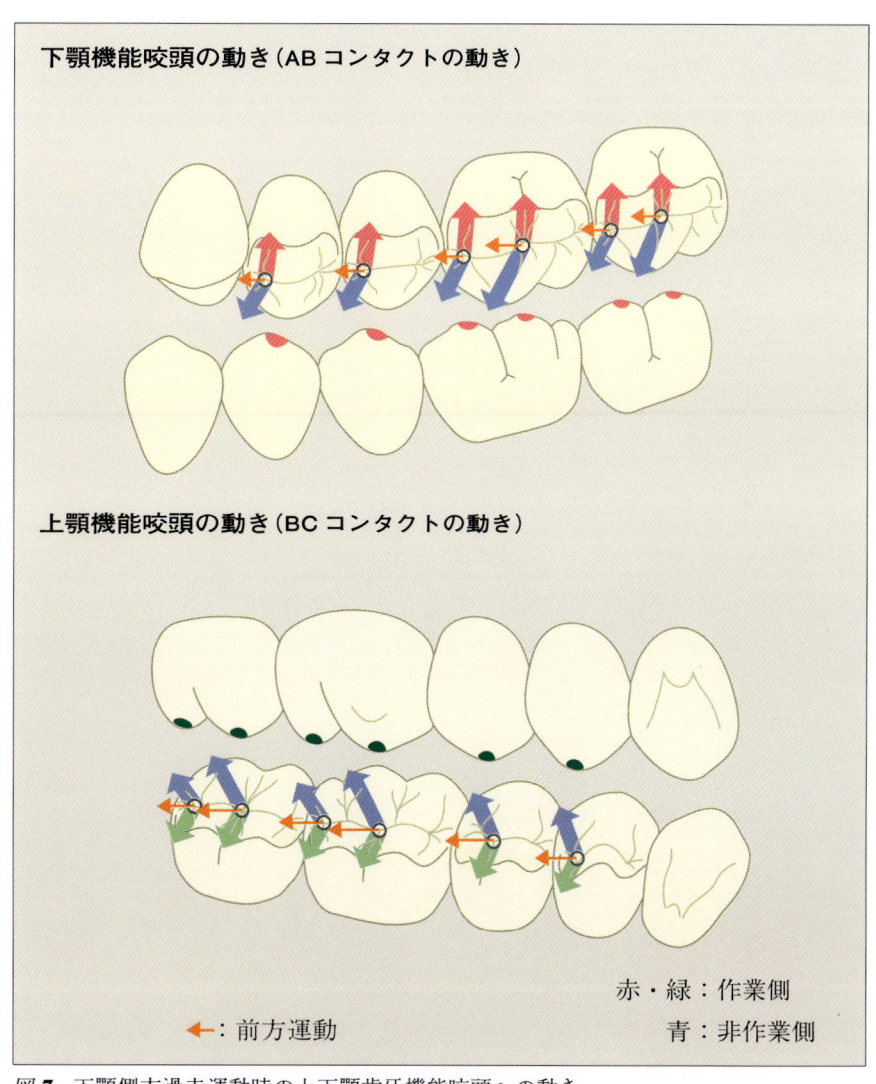

図7　下顎側方滑走運動時の上下顎歯牙機能咬頭への動き．

咬合器の使用

咬合器は生体の下顎の動きの一部しか再現できないものではあるが，補綴物を作製するためには咬合器のような器械が必要である．咬合器を正しく使用するに際して，上顎歯列の上顎骨に対する位置をできるかぎり生体に近い状態で咬合器に移すために，フェイスボウ・トランスファーが必須である．そして咬合器に取り付けられた上顎歯列に対し，正確な基本的位置関係の記録によって，下顎歯列を位置づけなければならない．そして，アンテリア・ガイダンスが臼歯部の咬合面形態を左右するため，患者固有のアンテリア・ガイダンスをインサイザル・テーブルに再現する必要がある．インサイザル・テーブルの作製に際しては，前歯部を補綴する必要がない場合には，現状のアンテリア・ガイダンスを咬合器に移すが，前歯部を補綴しなければならない場合は，プロビジョナル・レストレーションを利用して得られたガイドを咬合器に移さなければならない．この際，即時重合レジンでインサイザル・テーブルを作製する[3,4]．また，チェックバイト法を利用して顆路角を設定しなければならない場合もある．

表1 咬合器使用に際しての基本事項

咬合の決定要素	咬合器に移行させるために必要な操作	咬合器の調節
上顎歯列の位置付け	フェイスボウ・トランスファー	基本設定
下顎歯列の位置付け	咬合採得（咬頭嵌合位）	基本設定
前方決定要素（歯牙咬合）	残存歯 プロビジョナル・レストレーション	カスタム・インサイザル・テーブルの作製
後方決定要素（左右顎関節）	チェックバイト	顆路角の調節

咬合器の選択

口腔内での補綴物の調節をできるかぎり少なくするためには，患者の下顎運動と類似した動きをする咬合器が必要となる．

咬合器はその調節性から，平均値咬合器，半調節性咬合器，全調節性咬合器に分けられる．

一般に全調節性咬合器といわれている咬合器は，咬合器の後方調節部，すなわち inter-condylar distance（顆頭間距離），protrusive path（矢状顆路角），immediate side sift（イミディエイト・サイドシフト），progressive side sift（側方顆路角），rear wall（作業側関節窩の後壁），top wall（作業側関節窩の上壁）の調節が可能なものをいう．おのおのの調節機構が咬合面形態に与える影響は表2のごとくである．

表2 それぞれの調節機構が咬合面形態に与える影響

調節部	咬合面形態への影響
inter-condylar distance（顆頭間距離）	顆頭間距離が大きくなるほど 隆線および溝の方向は近心に傾く
protrusive path（PPA）（矢状顆路角）	矢状顆路角が急傾斜になるにしたがい 咬頭の高さは高くできる（図8-1）
immediate side sift（ISS）（イミディエイト・サイドシフト）	immediate side sift が大きくなると 中央溝の幅が広くなる（図8-2）
	immediate side sift が大きくなると 上顎歯牙の咬頭経路は近心に向き（図8-3） 下顎歯牙の咬頭経路は遠心に向く（図8-4）
progressive side sift（PSS）（側方顆路角）	側方顆路角が急傾斜になるにしたがい 下顎頬側咬頭の作業側および非作業側の 咬頭経路は遠心に向く
	側方顆路角が急傾斜になるにしたがい 咬頭は低く，窩は浅くなる
rear wall（作業側関節窩の後壁）	関節窩に後方成分が加わると 下顎頬側咬頭の作業側および非作業側の 咬頭経路は遠心に向く
top wall（作業側関節窩の上壁）	関節窩の上方成分が加わると 咬頭は低く，窩は浅くなる 関節窩の下方成分が加わると 咬頭は高く，窩は深くなる

矢状顆路角が急傾斜になるにしたがい咬頭の高さは高くできる

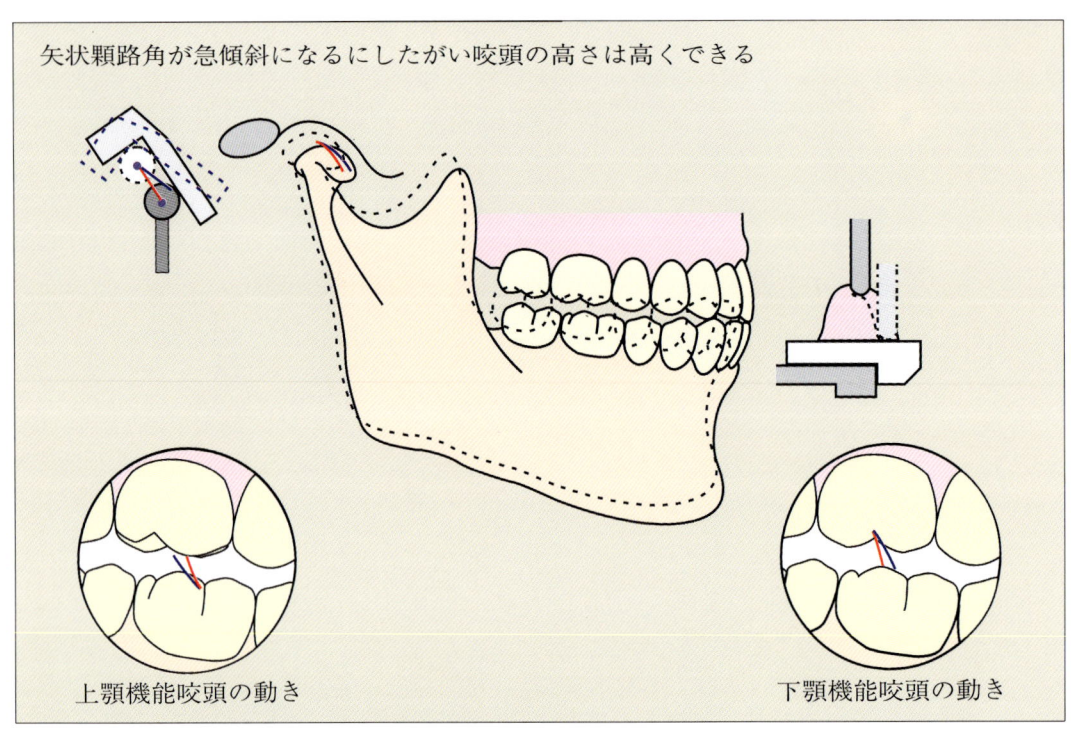

上顎機能咬頭の動き　　　　　　　　　　　下顎機能咬頭の動き

図 *8-1*　それぞれの調節機構が咬合面形態に与える影響(1).

immediate side siftが大きくなると中央溝の幅が広くなる

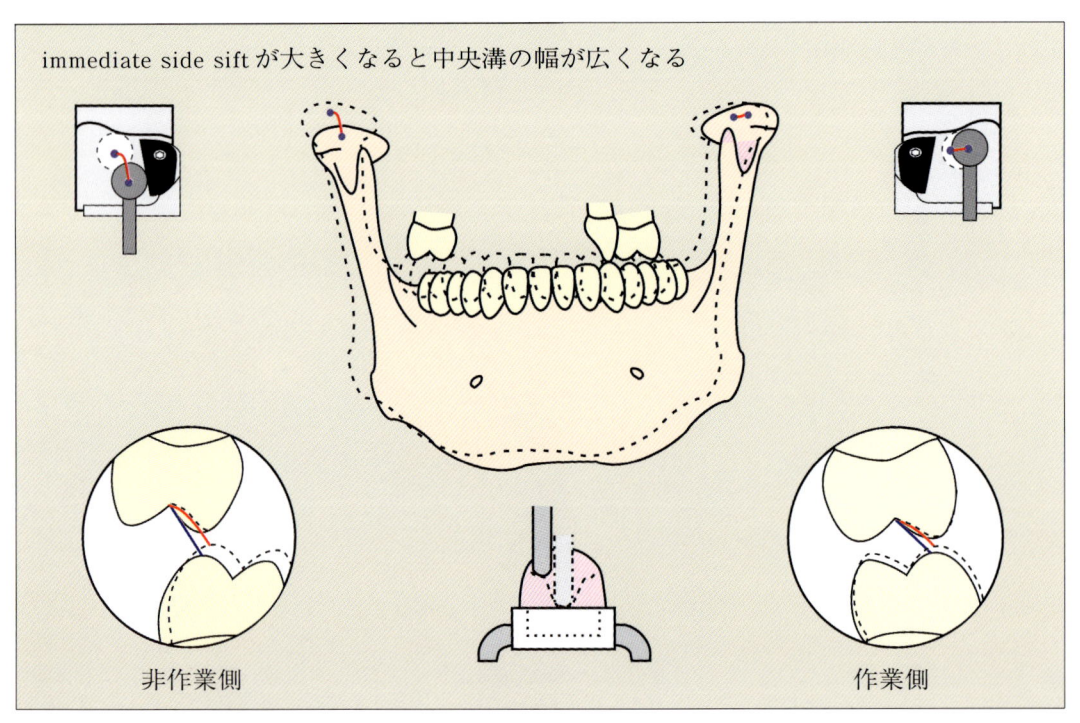

非作業側　　　　　　　　　　　　　　　　作業側

図 *8-2*　それぞれの調節機構が咬合面形態に与える影響(2).

第11章●咬　合Ⅱ

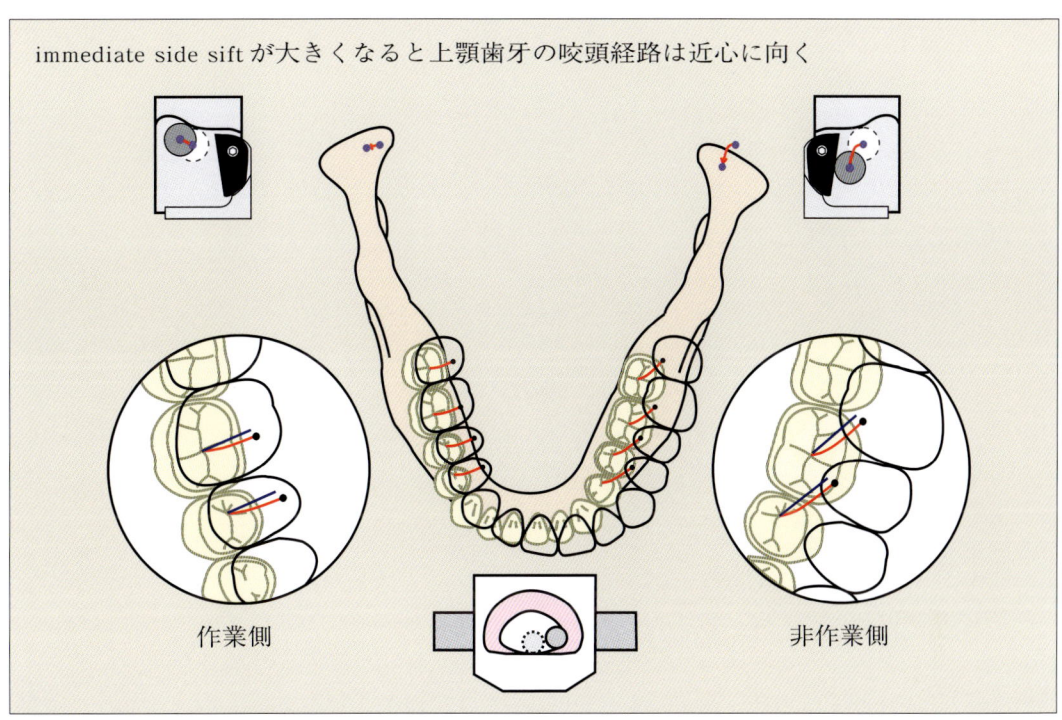

図 **8-3**　それぞれの調節機構が咬合面形態に与える影響(3).

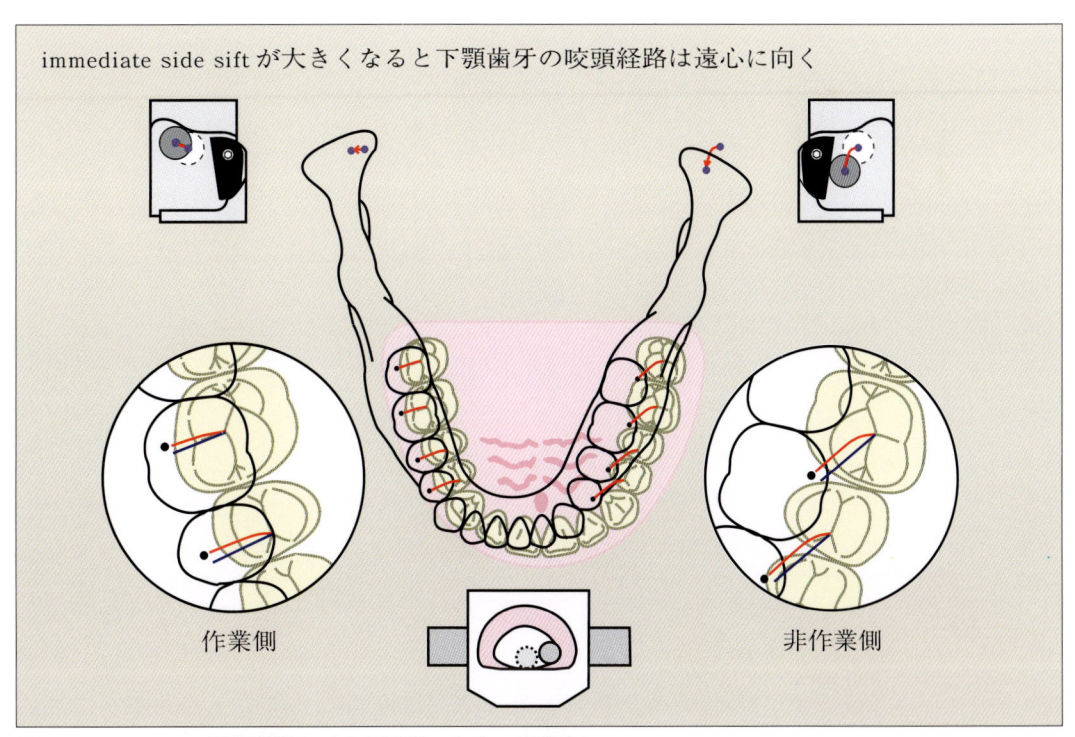

図 **8-4**　それぞれの調節機構が咬合面形態に与える影響(4).

281

このように咬合器の調節機構は咬合面形態に影響を与えるため，調節性の高い咬合器の使用が望まれてきた．バランスド・オクルージョンにおいては側方滑走運動時にすべての歯牙の接触が要求され，またグループ・ファンクションド・オクルージョン[5-7]においても作業側歯牙の均等な接触が求められるため，限界運動路の厳密な再現が必要である．1950年代ナソロジー学派の先駆者たちは，作業側の歯牙ならびに平衡側（非作業側）の歯牙の均等な接触を必要とするバランスド・オクルージョンを達成するために，そして口腔内で干渉を起こさない補綴物を作製するために，できるかぎり下顎運動を正確に再現する咬合器の作製を試みた．

> **なぜ全調節性咬合器を必要としたか**
> フルマウス・リコンストラクションにおいて
> バランスド・オクルージョンを達成するため

その後，有歯顎においてはミュチュアリー・プロテクティッド・オクルージョンが推奨されるようになった[8,9]が，パントグラフの開発とともに全調節性咬合器の開発はつづき，Denar Pantronic と D5A 咬合器(Denar)で全盛期を迎えた．しかし，パントグラフを用いた全調節性咬合器の調節も幅があり[10,11]，また，全調節性咬合器を使用しても限界内運動の詳細は術者の推測に任される．

ミュチュアリー・プロテクティッド・オクルージョンにおいては側方運動時に臼歯部の接触はなく，適切なディスクルージョンを与えることによって咬頭嵌合位付近の咬合干渉を避け，また臼歯に対する側方圧を避けるようにすることが求められている．そのため，限界運動と関係するのは切歯，犬歯の誘導面ないし角度のみであるが，これはインサイザル・テーブルで規制され，顆路により規制されるものではない．そうなると咬合器の後方調節機構はさほど厳密なものを必要としない．矢状顆路角でいえば患者の顆路角より緩い角度に調節した咬合器上でディスクルージョンを与えておけば，患者の口腔内では確実にディスクルージョンを起こすことになる．

咬合器の調節機構で重要といわれる側方顆路角は，イミディエイト・サイドシフトとプログレッシブ・サイドシフトにわけられ，半調節性咬合器ではプログレッシブ・サイドシフトは一

定にして，イミディエイト・サイドシフトのみを調節することが勧められている[12,13]．そしてこの調節は，一般にチェックバイト法が利用される．チェックバイト法はスプリットキャスト

咬合器の調節機構と咬合面形態の違いの実例（作業側）

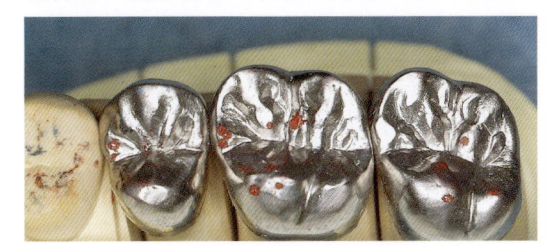

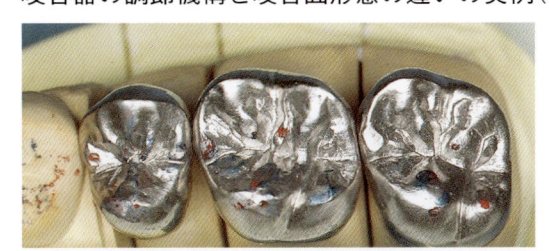

図 9-1a working side（上顎）の咬合面．
調節値：PPA 25°，PSS 6.5°，ISS 0mm

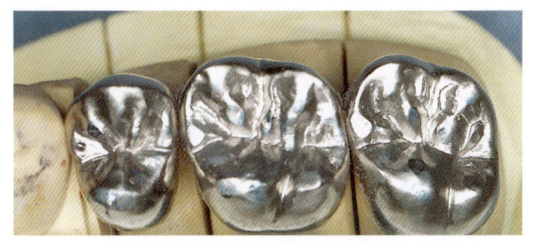

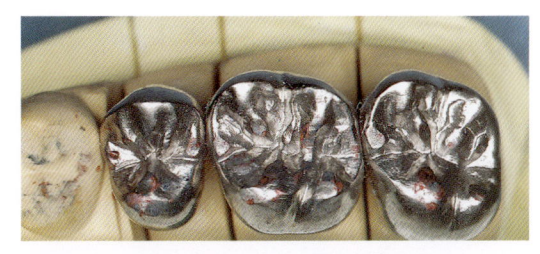

図 9-2a working side（上顎）の咬合面．
調節値：PPA 25°，PSS 6.5°，ISS 1.5mm

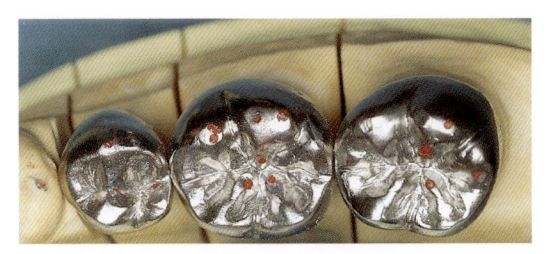

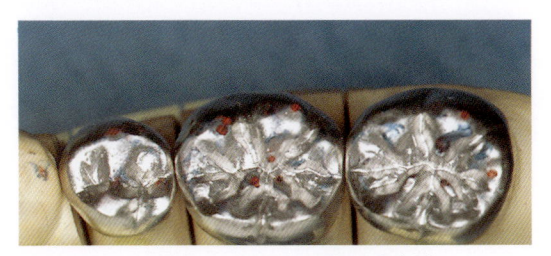

図 9-1b working side（下顎）の咬合面．
調節値：PPA 25°，PSS 6.5°，ISS 0mm

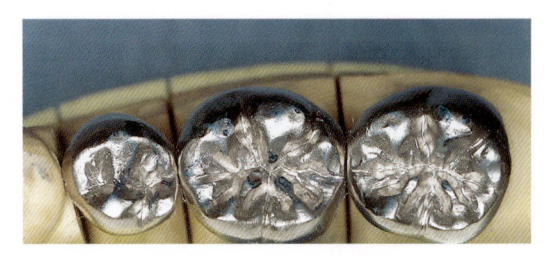

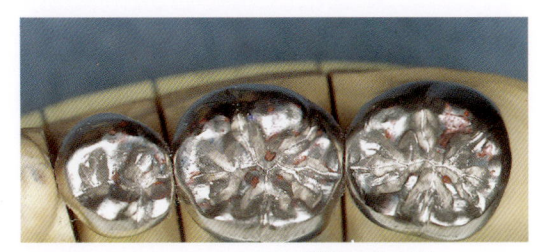

図 9-2b working side（下顎）の咬合面．
調節値：PPA 25°，PSS 6.5°，ISS 1.5mm

咬合器の調節機構と咬合面形態の違いの実例（非作業側）

図 9-3a non-working side（上顎）の咬合面．
調節値：PPA 25°，PSS 6.5°，ISS 0mm

図 9-4a non-working side（上顎）の咬合面．
調節値：PPA 25°，PSS 6.5°，ISS 1.5mm

図 9-3b non-working side（下顎）の咬合面．
調節値：PPA 25°，PSS 6.5°，ISS 0mm

図 9-4b non-working side（下顎）の咬合面．
調節値：PPA 25°，PSS 6.5°，ISS 1.5mm

法[14]が利用されるようになってかなり利用しやすくなったが，咬合器の調節精度はそれほど期待できるものではない．

　臨床的には，プロビジョナル・レストレーションで咬頭嵌合位を確立してから，その下顎位を咬合器に移して作業を進めていくが，プロビジョナル・レストレーションで顆頭安定位において咬頭嵌合位が確立され，咬頭と窩の接触点が正確に得られていれば，たとえイミディエイト・サイドシフトに0と1.5mmの違いがあっても，咬合面形態に目に見えた差がでてくるものではない（図9）．ただ，前歯誘導角あるいは矢状顆路角の違いによる咬頭の高さの差はかなり明確にでてくる．

　以上のような条件を考え，かつ日常臨床での時間的要素，技工上の使い勝手も考慮すれば，大半の補綴症例に対して，半調節性咬合器を適宜利用すれば十分対応できると思う．

なぜ半調節性咬合器でよいか

- 有歯顎に求められるのは，側方運動時，臼歯部が離開する咬合様式である
- 顆路と前歯誘導は相関がなく，前歯誘導で十分な臼歯部の離開が得られる場合には顆路角は平均値でもよい
- 全調節性といえども限界運動路の一部を再現するにすぎない
- 操作が簡便で短時間に行え，かつ満足できる臨床効果が得られる
- 咬合器操作が単純であり扱いやすい

　補綴物作製に際しては臼歯離開咬合を与えることによって臼歯部に加わる側方力を避けるように推奨されているが，同時に咀嚼効率を高めるような咬合面形態を付与する必要があるため，関節部，前歯部の誘導が許す範囲で臼歯の咬頭を急傾斜にする必要もある．そしてなおかつ，切歯，犬歯に何らかの問題が生じた場合に，一部の歯牙に早期接触が起こらないような咬合面形態を臼歯部に付与しておく必要があるため，生体の顎運動をある程度再現できる咬合器を使用するほうが有利であることに違いはない．

> **咬合器使用の条件**
>
> - フェイスボウ・トランスファーを行う
> - 人の頭蓋に近い大きさの咬合器を選択する
> - 操作性のよい咬合器を選択する
> - 堅牢な咬合器を選択する

　われわれは通常 Denar Mark II 咬合器(Denar)を使用しているが，使い慣れているものであれば咬合器の種類は問題ではないと思う．

> **Denar Mark II 咬合器の特徴**
>
> - アルコン型である
> - ラッチによりセントリックがしっかり保持できる
> - immediate side shift の調節機能を備えている
> - 調節が簡単である
> - 操作性がよい
> - フェイスボウ・トランスファーが簡単である

　ただし，Denar Mark II 咬合器は咬合器どうしの互換性に関して微妙なところで差があり，フィールド・ゲージといわれる装置で微調整をするようにメーカーでは指定しているが，それでも完全な互換性を求めることは難しい．われわれは同一患者の作業途中で咬合器を変えることはないが，作業の途中で模型をいったん外す必要性が生じた場合には咬合器番号を控え，常に同一の咬合器に戻すようにしている．

■咬合器の調節

　咬合器の調節方法は，咬合器の使用目的により変える必要がある．すなわち，全顎にわたる補綴物を作製する場合には，前歯を比較的自由に補綴でき，前述のようなミュチュアリー・プロテクティッド・オクルージョンを顆頭要素に頼ることなく与えることができる．そのため，プロビジョナル・レストレーションで確認された前歯誘導を咬合器のインサイザル・テーブルに個別に再現すれば，顆路の調節は平均値で対応できる．し

かし，咬合診断を行う場合，あるいは残存歯に合わせて咬合を作らなければならない少数歯の補綴の場合には，より正確な顆路要素の調節を必要とするため，チェックバイト法を利用して患者の顆路角を再現し，かつインサイザル・テーブルも個別に作製しなければならない．またイミディエイト・サイドシフトの咬合面に与える影響にしても，全顎にわたる補綴物を作製するのであれば，咬頭嵌合位を明確に与え，そこからカスピド・ガイダンスによってディスクルージョンを確実に起こすようにすれば，臼歯の咬合面にイミディエイト・サイドシフトによる直接的な影響はない．しかし，残存歯に合わせて補綴物を作製しなければならない場合で，グループ・ファンクションに近い咬合様式を有する患者であれば，咬合器のより精密な調節が必要である．

咬合器使用上の注意

> 咬合器の調節方法は，補綴物の咬合面形態により若干異なり，その補綴物の咬合面形態は，補綴する歯列の条件により異なる

■補綴物に求められる咬合面形態

[補綴する歯列の条件]
Ⅰ．全顎の補綴
 1．歯周補綴*
 2．オクルーザル・リコンストラクション**
(*，**：第2章参照)

Ⅱ．部分補綴
 1．前歯部の補綴
  1）残存歯でディスクルージョンが得られている場合
  2）補綴物でディスクルージョンを獲得しなければならない場合
   a．支台歯の骨植がしっかりしている場合
   b．支台歯の臨床歯根が短い場合，あるいは支台歯の数が少ない場合

2．臼歯部の補綴
　1）前歯，犬歯でディスクルージョンが得られている場合
　　　a．支台歯の骨植がしっかりしている場合
　　　b．支台歯の臨床歯根が短い場合，あるいは支台歯の数が少ない場合
　2）前歯，犬歯でディスクルージョンが得られていない場合
　　　a．前歯，犬歯を補綴ないし矯正する場合
　　　b．前歯，犬歯を補綴ないし矯正しない場合

表3

	歯列の条件	アンテリア・ガイダンス	ディスクルージョン	咬頭傾斜角	咬合面の広さ
全顎	Ⅰ-1	＊　緩	＋	緩	狭い
	Ⅰ-2	＊　患者許容内で急	＋	天然歯に準ず	天然歯に準ず
前歯部	Ⅱ-1-1)	残存歯	(＋)		
	Ⅱ-1-2)-a	＊　患者許容内で急	＋		
	-b	＊　緩	＋		
臼歯部	Ⅱ-2-1)-a	残存歯	(＋)	天然歯に準ず	天然歯に準ず
	-b	残存歯	(＋)	緩	狭い
	Ⅱ-2-2)-a	Ⅱ-2-1)-aに準じる			
	-b	―	―		残存歯に調和した咬合面形態

＊プロビジョナル・レストレーションで確認

フェイスボウ・トランスファー

　咬合器を使用するうえで，上顎歯列の上顎骨に対する位置をできるかぎり生体に近い状態で咬合器に移し，下顎骨の回転中心と咬合器の回転軸を近づけるために，フェイスボウ・トランスファーが必須である．
　フェイスボウを使用する際の基準点ならびに基準平面の取りかたには，いく通りかの方法がある．

代表的な基準点と基準平面

- Hinge axis—眼窩下点
- 平均的顆頭点—眼窩下点
- 外耳道—中切歯切端より約43mm上方の点

　われわれが常用しているDenar MarkⅡ咬合器のフェイスボウは，外耳道と中切歯切端より約43mm上方の点を基準平面とする簡易型のイヤボウで，バイトフォークを取り付けた支持桿を咬合器のインデックスに取り付けるだけで上顎模型のトランスファーができるため，非常に簡便である．この平面を基準面とする咬合器は，上顎歯列の咬合平面が比較的咬合器の上弓と平行に付き，上顎歯列が咬合器のおよそ中央に付く．また，矢状顆路傾斜角は，Hinge axisないし平均的顆頭点と眼窩下点を基準とする咬合器より緩くなる．

　ただし，咬合器の上弓と上顎前歯切端ラインが平行になっていても，上顎歯列が顔面のなかで審美的にバランスがとれているとは限らないため，切歯，犬歯を補綴する場合には，プロビジョナル・レストレーションで切歯，犬歯の切端ラインと瞳孔間線，口唇との関係をチェックする必要があり，全歯列を補綴する場合には，咬合平面の左右のバランスも口腔内でチェックしなければならない[15]．

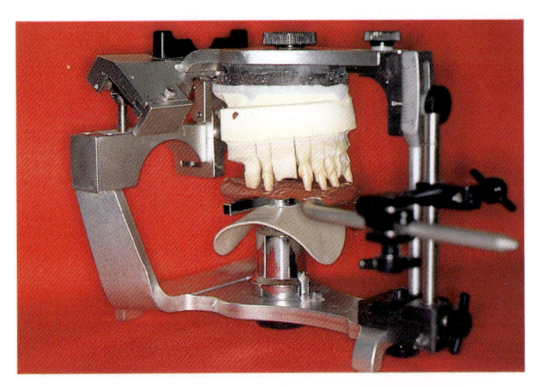

図10　Denar MarkⅡ咬合器への上顎歯列のトランスファー．

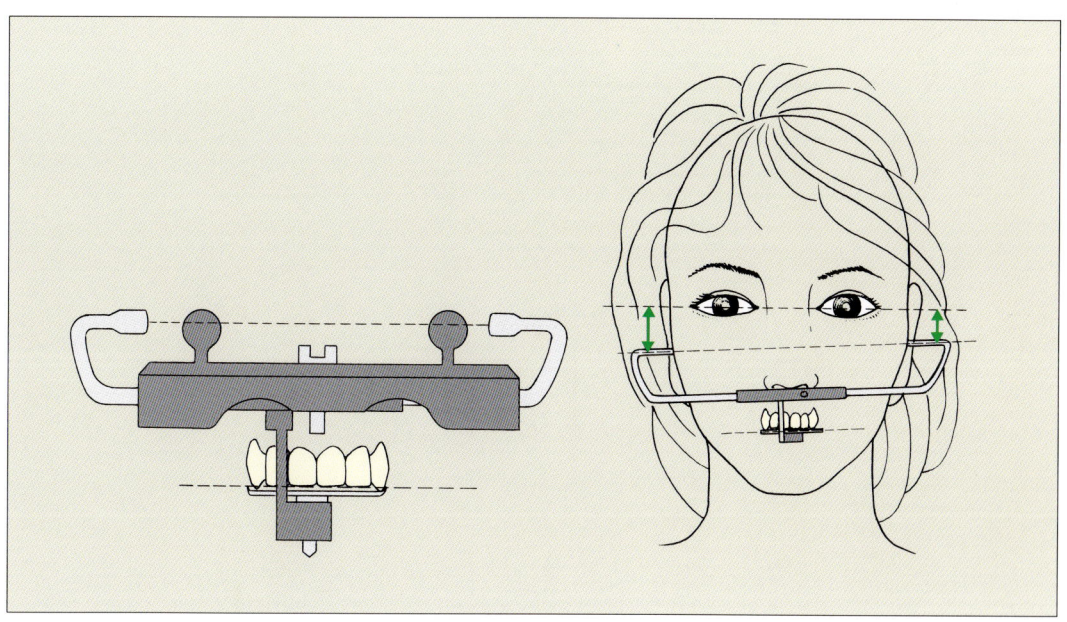

図11 上顎歯列，瞳孔間線，口唇線の関係（文献15より改変）．
　瞳孔間線と左右外耳道を結ぶラインが平行でない場合，咬合器の上弓と上顎歯列が平行になっていても，その上顎前歯切端ラインが患者の顔面のなかで審美的にバランスがとれるとはかぎらない．

おわりに

　機能的な補綴物という言葉がよく使われるが，補綴物が生体の機能に合っているか否かを客観的に測ることは難しい．患者の不満がない状態で使用されていたとしても，それが機能的に最も適した状態で使用されているかどうかはわからない．現時点においては患者にとって違和感がなく，臨床症状が発現しないことが判断の材料となっているが，より客観的な指標が求められることは当然である．咀嚼能率，筋電図，咀嚼運動パターンなどの研究は進められており，かなり臨床に応用できるようになりつつあるようであるが，まだ日常臨床で明確な決め手にするには難しい点もあるように思われる．インプラント支台の補綴物が多くなり，天然歯支台の補綴物以上に厳密な咬合関係が要求される今，真に臨床に役立つ研究結果とその適用が待たれるところである．

参考文献

1. Bennett NG：A contribution to the study of the movement of the mandible. J Prosthet Dent, 8：41, 1958.
2. Guichet NF：Procedures for occlusal treatment. A teaching atlas. Anaheim, Calif, Denar Corp, 1959.
3. McHorris WH：Occlusion with particular emphasis on the functional and parafunctional role of anterior teeth. Part 1, 2, J Clin Orthod, 13：606, 684, 1979.
4. Rosenstiel SF, Land MF, Fujimoto J：Contemporary fixed prosthodontics. 34, CV Mosby Co, St Louis, 1988.
5. Schuyler CH：The correction of occlusal disharmony of the natural dentition. NY Dent J, 13：445, 1947.
6. Beyron H：Optimal occlusion. Dent Clin North Am, 13：547, 1969.
7. Krogh-Poulsem WG, Olsson A：Management of the occlusion of the teeth. part I: Background, definitions, rationale. In, Schwartz L, Chayes CH, eds. Facial pain and mandibular dysfunctions. 236, WB Saunders Co, Philadelphia, 1969.
8. Stallard H, Stuart CE：Eliminating tooth guidance in natural dentitions. J Prosthet Dent, 11：474, 1961.
9. Guichet NF：Biologic laws governing functions of muscles that move the mandible. Part I: Occlusal programming. J Prosthet Dent, 37：648, 1977.
10. Coye RB：A study of the variability of setting a fully adjustable gnathologic articulator to a pantographic tracing. J Prosthet Dent, 37：460, 1977.
11. Winstanley RG：Observation on the use of the Denar pantograph articulator. J Prosthet Dent, 38：660, 1977.
12. Lundeen HG, Wirth GG：Condylar movement pattern engraved in plastic blocks. J Prosthet Dent, 30：866, 1973.
13. Lundeen HC, Shryock EF, Gibbs CH：An evaluation of mandibular border movement. Their character and significance. J Prosthet Dent, 40：442, 1978.
14. Lauritzen AG, Wolford LW：Occlusal relationships: the split-cast method for articulator techniques. J Prosthet Dent, 14：256, 1964.
15. Dawson PE：Evaluation, diagnosis, and treatment of occlusal problems. 240, CV Mosby Co, St Louis, 1989.

第12章

咬　合Ⅲ
外傷性咬合と咬合調整

[**はじめに**]

　咬頭嵌合位における安定した上下歯牙接触を与えるにあたって，補綴物を作製する場合には，プロビジョナル・レストレーションにおいて試行した結果を咬合器上で再現することが可能である．しかし，天然歯あるいは既存の補綴物においては，干渉部位が認められた場合，口腔内で調整しなければならない．しかも，咬合調整は不可逆的であり，いったん削合した部位を回復することはできない．
　適正下顎位に対する認識のしかたによって，干渉部位の診断法ならびに干渉を除去する術式は異なってくる．顎機能異常の発現や歯周組織に対する微細な外傷性咬合は，咬合器装着模型でわかるような大きな干渉でないことが多いため，口腔内で正確な診断ができなければならない．われわれは顆頭の安定位で最大咬頭嵌合位が得られていることが咬合の安定の基本であると考えており，その臨床的手法としてLGTPとCLPを一致させる方法を前章までに述べた．
　ここでは咬合と顎口腔系機能異常ならびに歯周組織の変化に関して，われわれが日常臨床で考慮している点について述べる．

咬合と顎機能異常

　顎機能異常，あるいは顎口腔系機能障害，顎関節症などとよばれている疾患の発症には種々の因子が関係していると考えられており，咬合が占める重要性に関しても種々の意見がある．それらを大きく分けると，咬合は顎機能異常を引き起こす主たる因子であるという意見[1-6]，咬合も関与するが精神的ストレスも同時に関与しているとする意見[7-9]，そして顎機能異常の発現は精神的ストレスが主たる要因であり，咬合は二次的因子ないし重要ではないという意見[10-15]に分かれる．もっとも，顎機能異常を一つの症候群として捉えてしまうとあまりにも範囲が広すぎ，咬合との関係も曖昧になってしまう．たとえば，リウマチ性関節炎のような炎症性の関節異常による顎関節痛であれば咬合は重要な要素ではなくなるし，また顎関節領域の疼痛は，頭痛とも関連した神経性，心因性のものも当然ありうると思う．

顎機能異常の発症機序における咬合の役割についての意見

- 咬合は顎機能異常を引き起こす直接的因子である
- 咬合も関与するが精神的ストレスも同時に関与する
- 精神的ストレスが主たる要因であり，咬合は重要な因子ではない

　咬合が直接関係しないとする意見は，患者のなかには咬合にまったく問題がないと思われる人がみられること，咬合異常が存在しても症状が発現しない患者がいること，実験的に咬合異常を付与しても症状が常に発現するとは限らないこと，などを一つの根拠としているようであり，感情的ストレス，あるいは非生理的習慣が病因として重要な役割を果たすとしている．確かに，顎機能異常患者の性格テストを行うと，咬合治療を行っても効果の現われにくい患者は精神不安の反応を示すことが多い[16]．そして，咬合は直接関係しないと思われる顎機能異常患者，あるいは咬合が安定していないような補綴物が装着されていても，顎機能異常の症状が発現していない患者が多いことも

事実であり，充填物，補綴物に与える咬合の調整不良が患者の許容性に助けられている場合も多々あると思われる．たとえ咬合異常が存在しても，たまたま患者の許容性が大きければ，顎機能異常の症状が発現するにはいたらず，許容性が小さければ，同じ咬合異常でも症状が発現する場合もあり得ると思う．そして，感受性が高く，許容性の小さい患者は咬合に過敏なだけでなく，他の刺激に対しても敏感に反応する可能性があり，他の人には何でもない刺激がその人にとっては強いストレスとなる可能性もある(図1)．ごくわずかな咬合干渉であれば，歯科医師が干渉を見逃し，精神的ストレスによって顎機能異常が発現したとみなされてしまうかもしれない．

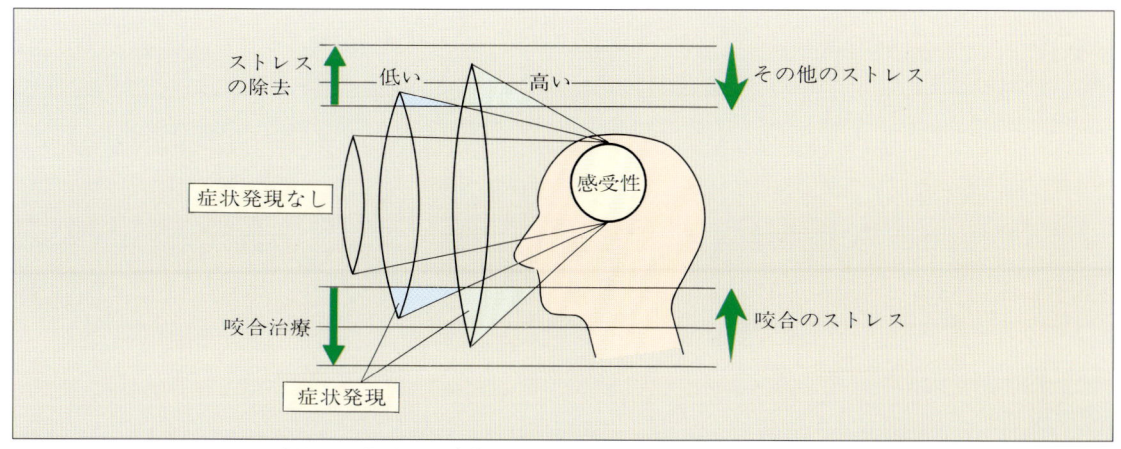

図1 ストレスに対する感受性と症状発現の有無．

　歯科治療，とくに補綴治療は，歯の咬み合わせに変化を与える作業を行う機会が多く，顎関節，筋にも影響を及ぼす可能性がある．補綴物を作製するに際して，咬合の付与，調整を誤ると顎関節，筋に症状が発現することを経験する．また顎関節に疼痛や雑音，開口障害を訴えて来院する患者の既往歴をみると，修復処置後の症状発現がかなり多く，咬合を改善すると症状が消失ないし緩和する症例に数多く遭遇する[17,18]．

> **臨床的所見**
>
> 咬合治療により顎機能異常の症状の多くは緩和される
> ⬇
> この臨床的見解を支持する科学的データはないが，顎機能異常の治療の主流は咬合の不調和の修正である[19]

　咬合が顎機能異常の唯一の原因ではないが，たとえ顎関節あるいは周囲の筋自体の問題であったにせよ，患者には顎関節，筋に無理な負担をかけない位置で安定した咬頭嵌合位を与えることに変わりはない．そのため，咬合の異常の有無を繊細に診査する目を養っておく必要がある．そして，少なくとも自分が装着した補綴物によって顎機能異常を発症ないし進行させないようにしたいものであり，不幸にも症状が発現したら，それに対処できる知識と技術をもっていなければならない．

> 咬合が顎機能異常の唯一の原因ではないが，咬合異常の有無を繊細に診査する目を養っておく必要がある

> 自分が装着した補綴物によって顎機能異常を発症させてはいけない
> ⬇
> 不幸にも症状が発現したら，それに対処できる知識と技術をもっていなければならない

顎機能異常の原因になるといわれている咬合異常

　古くより顎機能異常の原因となる咬合異常はいくつかあげられているが，主なものは，咬頭嵌合位における接触強さの不均衡[20]，中心位と咬頭嵌合位のずれ[21-23]，偏心位での作業側の干

渉[24,25]，非作業側接触[26-29]，臼歯部欠損などによる咬合高径の低下[30-32]などであろう．

ただし，中心位と咬頭嵌合位のずれに関しては，中心位の解釈の違いもあって，干渉の具体像あるいはどの程度のずれが有害なのかは，意見が統一されてはいない．また，咬合干渉の状態と症状の関係に関して，非作業側の干渉と症状がある程度対応していることを示す研究もあるが，顎機能異常の複雑な経過のなかで，まだまだ明確な相関性は示されていない．

顎機能異常の原因となるといわれている咬合異常
- 咬頭嵌合位における接触強さの不均衡
- 中心位と咬頭嵌合位のずれ
- 偏心位での作業側の干渉
- 非作業側接触
- 臼歯部欠損などによる咬合高径の低下

咬合と歯周病

咬合と歯周病の関係に関しても古くより多くの研究がなされており[33-41]，咬合性外傷という臨床概念ができあがっている．咬合性外傷は，過剰な咬合力による付着機構の損傷と定義されているが[19]，歯周炎の原因あるいは要因としての外傷性咬合の役割に対しては意見が統一されているとはいい難い．ただ臨床経験上，外傷性咬合がある場合，咬合調整を行うことによって歯の動揺が減少し，咬合の安定が得られるといわれている．

咬合性外傷
過剰な咬合力による付着機構の損傷

> **咬合性外傷**
>
> **一次性咬合性外傷**
> 歯周組織が正常である歯牙に過剰な咬合力が加わった結果，起こる外傷
> **二次性咬合性外傷**
> 健康な歯牙にとっては正常な咬合力であるが，付着器官が不足している状態の歯牙にその咬合力が加わった結果，起こる外傷

咬合干渉と歯周病に関して文献的にみると，咬合の不調和が存在しても歯周組織に有害な影響を与えないとする考え[33]や，非作業側接触のある歯牙とない歯牙とを比較して歯周炎の進行程度に差がなかったという報告[34]がある．一方，非作業側の干渉が歯周疾患を生じやすくするという意見[35]や，非作業側接触がある歯牙は，動揺度，骨吸収，ポケットの深さが有意に大きかったという報告[36]もあり，咬合の不調和あるいは早期接触が歯周組織に与える影響について相反する意見がある．そして，咬合干渉が歯肉溝滲出液の質に影響を与えることはなく[37]，咬合干渉の存在と咬合性外傷の臨床症状とは必ずしも関連しない[33]といわれている．咬合調整の効果に関しては，咬合調整により歯周炎は治らない[33]が，歯の動揺度は減少する[33,38,39]．そして，プラークと関係する歯周炎の病変は影響を受けない[41]が，外力を除くと歯の動揺と歯根膜腔の拡大は減少するというのが現在の一般的見解のようである．

> **咬合性外傷と歯周病**
>
> 咬合性外傷による歯周組織の傷害は，歯周炎，あるいは付着機構の喪失の誘因にはならない

> **咬合調整の限界**
>
> 咬合調整を行っても，プラークと関係する歯周炎の病変は影響を受けない

以上のように，歯周治療の効果に与える咬合の影響は明確にされていないが，咬合調整の目的の一つは，咬合性外傷により障害を受けた組織に対する外力を取り除くことであり，決して無効な術式ではない．

歯周治療の基本はプラーク・コントロールと力のコントロールである．そして，補綴物は清掃しやすい補綴物であることと，適切な咬合力の配分がなされた補綴物であることが必須である．咬合調整のみで歯周病が治るわけではないが，患者の口腔内では安定した咬頭嵌合位の付与がまず求められ，同時に歯牙に対する過剰な側方力の回避が求められる．

歯周病に関連した咬合調整の効果

- 歯の動揺を減少させる
- 食片圧入部位をなくす
- 咬合時の疼痛を減少させる
- 咬合力を多数歯に分散させる
- 咀嚼効率を高める

外傷性咬合の診査法

外傷性咬合の診査は診断の基準が不明確なため，かなり困難である．歯周組織に対して二次性咬合性外傷になるか否かは，歯牙によっても，個人によっても異なる．そして，どのような下顎位で咬頭嵌合位をとらせるかによっても異なってくる．動揺度の診査は各歯牙ごとに行えるが，それらの歯牙が咬合力によってどの程度の動揺を起こすかは診断が難しい．X線所見も重要な資料とはなるが，すべてがわかるわけではない．また，顎機能異常に関連した外傷性咬合の診査においては，下顎が咬頭嵌合位へ向かう過程で，下顎のごく微少な偏位を見逃さないようにしなければならないため，これを歯牙の動揺と同時に感知することはかなり困難なことである．もちろんこのような微細な外傷性咬合の診断は，咬合器装着模型では不可能である．

■われわれの診査法

上下歯牙の早期接触は，患者に強く咬ませてしまえばわから

なくなる．早期接触を知るには，下顎が偏位するか，歯牙が移動するか何らかの変化が起こる前の接触を調べなければならない．そこで患者を水平位でリラックスさせ，LGTPをとらせる（第10章参照）．そして，患者に"左右どちらが先に接触を感じるか"を尋ねる．ほとんどの患者はかなり正確に部位を指摘する．実際の接触歯牙はレジストレーション・ストリップス（ARTUS）の引き抜きで確定する．咬合紙を使用する場合は，小臼歯の幅に咬合紙をカットし，引き抜きと接触点のマークを兼ねて行う．また，術者の手指で歯牙の動揺を感知しながらLGTPをとらせることによって，早期接触部を知ることもできる．

その後，LGTPからCLPへのずれの方向を注意深く観察することによって，早期接触を起こしている歯牙の咬合斜面を予測する．咬合紙による印記によって咬合接触の真偽を判断するのはかなり困難であるが，咬合紙を使うまでに接触歯牙と接触斜面が予測できれば，咬合紙による印記部をかなり正確に判断することができる．咬合紙による印記は，歯面の性状や乾燥の程度，咬合の強さなどによって大きく左右され，正確さに欠ける．また，咬合紙を入れて咬ませると下顎位がずれたり，下顎が歪んだり，歯牙が移動したりする可能性があり，咬合紙による印記は，そのずれた結果，あるいは，歪んだ結果をみているにすぎないことになる．

咬合チェック時の注意(1)

咬合接触部を調べる際，すぐ咬合紙を入れて咬ませてはいけない

咬ませると下顎位がずれる可能性がある

咬合チェック時の注意(2)

咬合紙を咬ませてできた印記は
　下顎がずれたり歪んだり，あるいは歯牙が移動した後の結果をみているだけである

早期接触の診査法

1. LGTPをとらせ，"左右どちらが先に接触を感じるか"を尋ねる
2. 術者の手指で歯牙の動揺を感知しながらLGTPをとらせる
3. レジストレーション・ストリップスの引き抜きで接触歯牙を確定する
4. LGTPからCLPへのずれの方向を注意深く観察する
5. 早期接触を起こしている歯牙の咬合斜面を予測する
6. 咬合紙による印記を行う
7. 真の咬合接触部を判断する

補綴物を装着する際の咬合のチェックポイント

　補綴物を患者に装着する際の咬合の基本原則は，安定した咬頭嵌合位を確立することである．そしてこれは，顆頭安定位で安定した歯牙接触を確立するということを意味する．下顎位の項で述べたように（第10章参照），顆頭安定位を客観的に決める方法はないし，厳密な一点として決まるものでもないが，前述のごとく，われわれは臨床的にLGTPとして捉え，LGTPとCLPを一致させることを咬合安定の目標としている．

補綴物に与える咬合の目標

安定した下顎位で安定した歯牙接触を確立する

> LGTPとCLPを一致させる

　補綴物試適前にプロビジョナル・レストレーションを装着した状態で，LGTPにおいて左右の歯牙接触感が均等であることを確認する．ついで補綴物を試適し，同様にLGTPで左右の歯

牙接触感が均等であるか否かを患者に尋ねる．補綴物が広範囲にわたる場合は，プロビジョナル・レストレーションをすべて外してしまわず，患者固有の咬合位を確保しつつ補綴物の咬合をチェックする（第9章参照）．咬合のチェックに際しては，患者に"かちかち咬んで下さい"というのはよくない．患者には"軽く口を閉じて下さい"と指示する．補綴物を入れてすぐに咬合紙を咬ませるということをよく行いがちであるが，これでは正確な接触部位はわかりにくい．咬ませると下顎位はずれる，あるいは下顎は歪むと思っておいたほうがよい．

補綴物の咬合のチェックポイント

- LGTPでの早期接触点
- LGTP-CLP間のずれの有無と方向
- 側方運動時の非作業側接触点
- ディスクルージョンの程度とバランス

咬合調整はどうしても一種のあそびを作る結果となりやすい．そのため臼歯部の補綴物に顆頭安定位でしっかりとした咬頭嵌合を与えるには，患者の口腔内での調整を極力最少におさえるよう，補綴物作製，装着のステップで注意を払わなければならない．すなわち，プロビジョナル・レストレーションでの安定した咬頭嵌合位の確立，確実な咬合採得，そして模型上で作製した補綴物が正確に口腔内の支台歯におさまる適合を高める術式を施行しなければならない．

咬合調整法

咬合調整法に関しては，古くより多くの先人たちによって述べられているが[9,42-47]（表1），目的とするところはほぼ同じである．顎機能異常に対しては，筋スパスムや非機能的習慣，ならびに疼痛の減少，機能的咬合位の確立である．歯周組織に対する外傷性咬合に関しては，増大した歯牙動揺の減少である．そして具体的には，早期接触および咬合干渉を除去すること，咬合力を長軸方向に向けること，咬合の機能を有効に多方向に向けること，咀嚼効率を上げること，そして安定した咬合関係を打ち立てることである．

表1 過去の代表的な咬合調整

研究者	特徴
Schuyler[42]	中心位と咬頭嵌合位の間にロング・セントリックを設ける グループ・ファンクションを理想咬合とする 作業側の調整はBULLの法則にしたがう 非作業側の接触を有害とする
Lauritzen[43]	中心位と咬頭嵌合位が一致した状態を理想とする(THIOP) ミュチュアリー・プロテクティッド・オクルージョンを理想咬合とする 中心位に対する咬頭嵌合位のずれの方向をMIOPとLIOPに分け，MIOPはMUDLの法則にしたがい調整する
Jankelson[44]	咬頭嵌合位の早期接触を1級〜3級に分類 咬頭嵌合位以外の咬合調整は不要とする
Stuart[45]	①前方運動時の干渉の除去，②側方運動時の干渉の除去，③中心位の干渉の除去，の順で調整を行う．
Ramfjord[9]	中心位と咬頭嵌合位の間にロング・セントリックを設ける グループ・ファンクションを理想咬合とする
McHorris[46]	上下顎前歯の咬合が確立されていれば，まず偏心位の調整を行い，中心位の調整は最後に行う．前歯の咬合が確立されていなければ，中心位の調整を先に行い，前歯の咬合を確立した後，偏心位の調整を行う

■われわれの採用している咬合調整法

われわれは安定した咬頭嵌合位を確立することを第一の目的とし，顆頭安定位を意識したLGTPでCLPがとれるように調整を行っている．プロビジョナル・レストレーションで咬頭嵌合位を確立する際の咬合調整法の概要は第10章で述べたが，天然歯の咬合調整においても，補綴物の咬合調整においても，咬合調整の原則[47]，選択削合の基本[44]を忘れないことが肝心である．

咬合調整の原則

- 安定した咬頭嵌合位を確立する
- そのために centric holding cusp を確実に設ける
- いったん centric holding cusp を確保したら，いかなる場合にもそれを保持する
- 偏心運動時の調整においても必ず centric holding cusp の確保を確認しつつ行う
- occlusal table を広げない

> **咬合調整の基本（McHorris：1985）**
>
> - 隆起部でなく陥凹部を調整する
> - 機能咬頭でなく非機能咬頭を調整する
> - 機能咬頭どうしは均等に削除する
> - 下顎前歯の切縁はできるだけ削除せず，上顎前歯の舌面を調整する
> - 咬合面の形態を凸面に保ち，球面が集合した形態を作り，力学的に有効な咬合状態を持続させる

> **選択削合の基本**
>
> 1. 希望する接触点の方向に面積を狭める
> 2. grooving を行う
> 3. 接触点を確認し，なお高ければ接触部をわずかに削合する
> 4. 接触部を確認し，再度 grooving を行う
> 5. spheroiding を行う
> 6. pointing を行う
> 7. 十分に研磨する

(第10章参照)

■咬合調整に準備するもの

オクルーザル・レジストレーション・ストリップス
咬合紙（赤，青）
咬合紙ホルダー　2本
カーボランダム・ポイント
シリコーンラバー・ポイント
咬合器装着模型
X線写真
鏡　など

■咬合調整の手順

まず，前述した早期接触の診断法にしたがい，早期接触部を予測する．その後，次の手順で調整を行う．

第12章 咬合Ⅲ

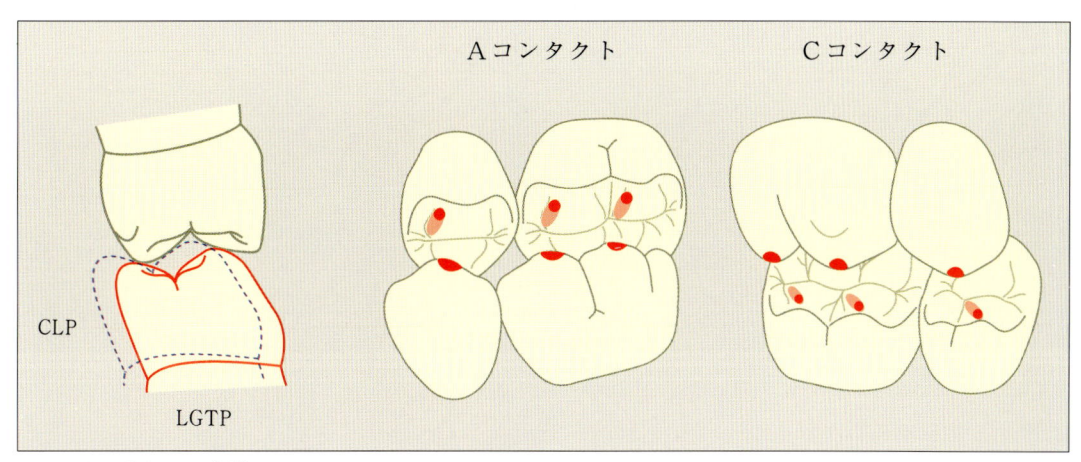

図2 非干渉側への偏位.

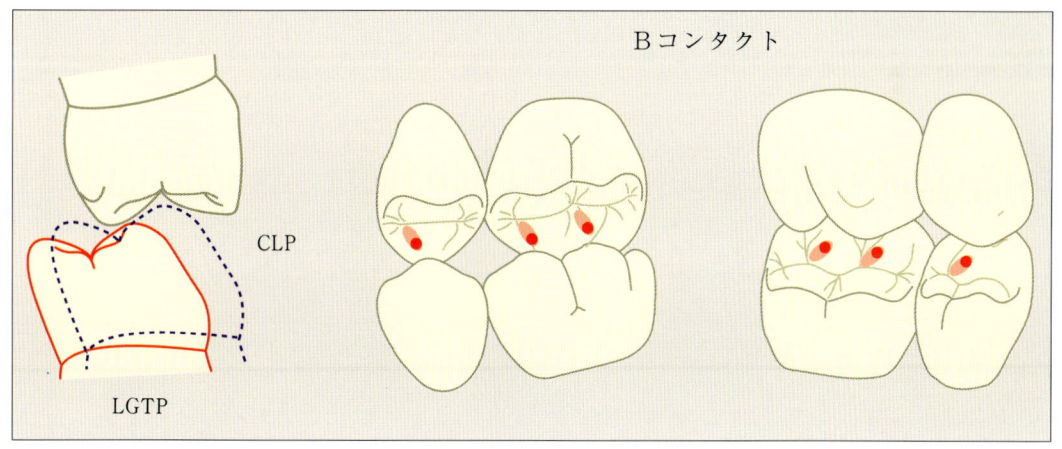

図3 干渉側への偏位.

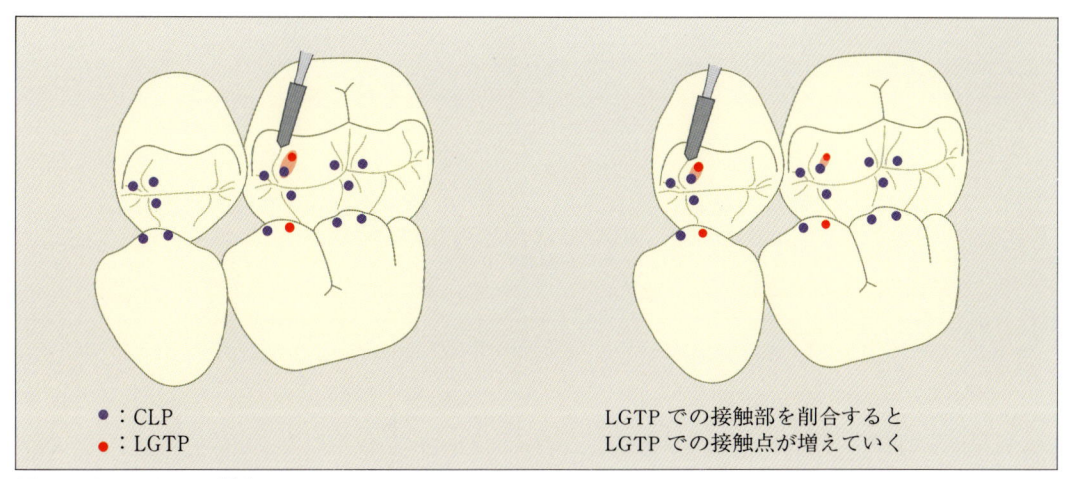

●：CLP
●：LGTP

LGTPでの接触部を削合すると
LGTPでの接触点が増えていく

図4 LGTP-CLPの削合.

・：CLP
・：LGTP

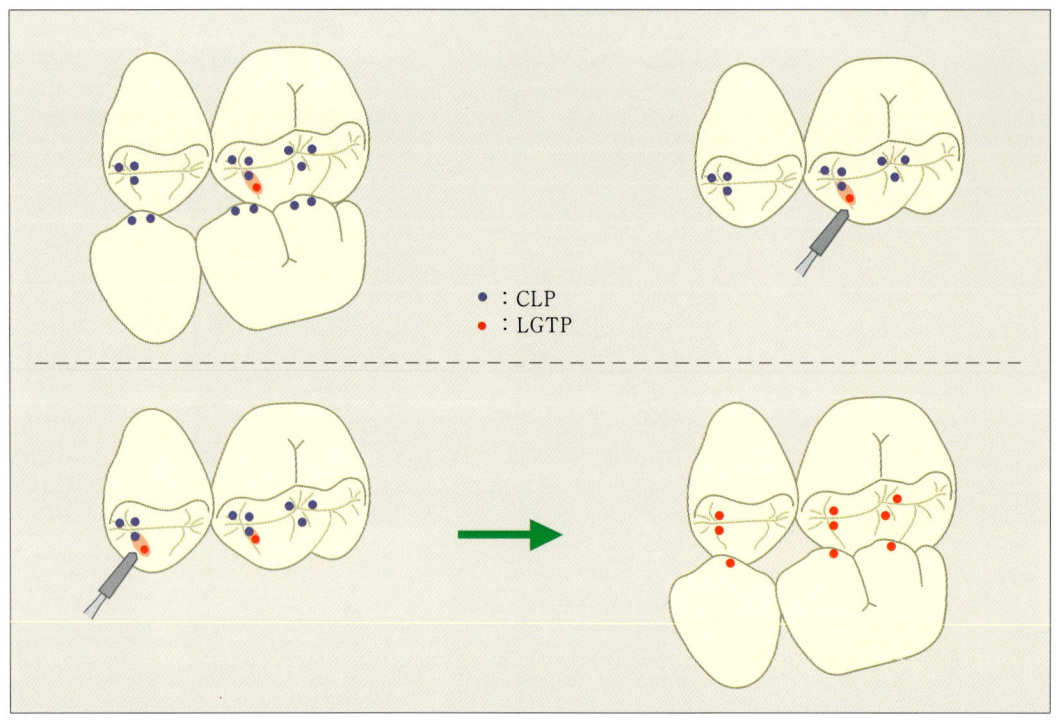

図5 上顎を削合する場合.

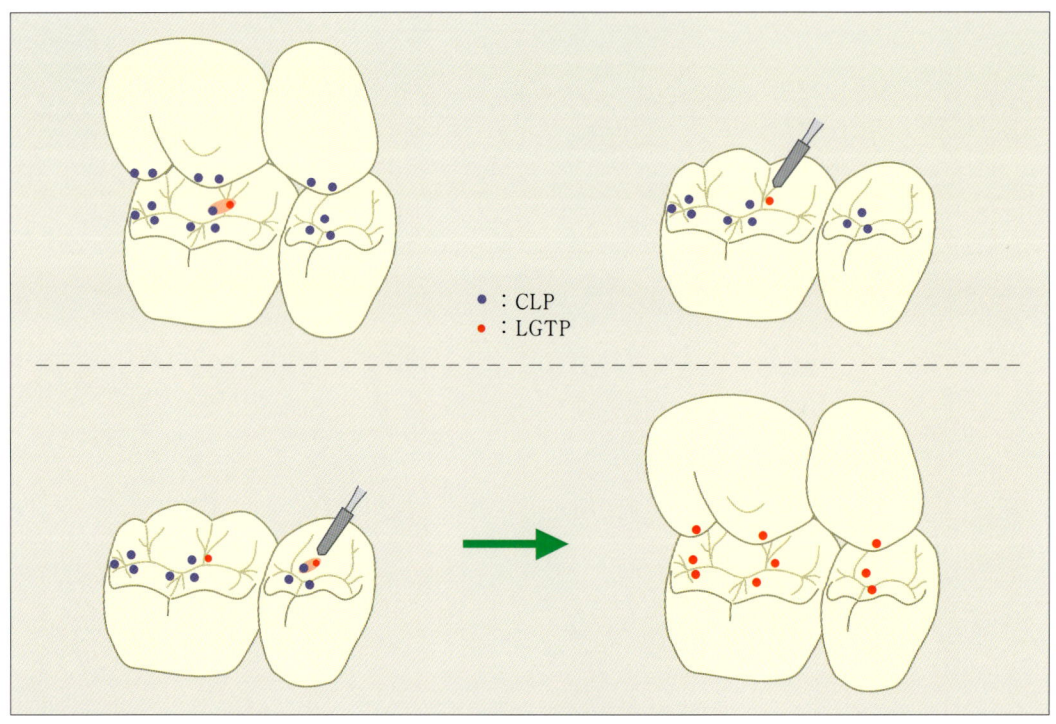

・：CLP
・：LGTP

図6 下顎を削合する場合.

1．LGTP-CLP間のずれの量と方向を観察する（咬合紙を使用せず）（図2，図3）
2．オクルーザル・レジストレーション・ストリップスを用いて引き抜きを行い，早期接触部を確認する
3．青の咬合紙でCLPを印記する
4．赤の咬合紙でLGTPを印記する
5．赤でマークされた部分を削合する―咬合調整の原則を守る（図4〜6）
6．LGTPの位置で咬みしめさせても滑走が生じなくなるまで2〜5の操作を繰り返す（図7）
　　注）あらたに咬合紙で印記する前に，必ず前回の印記をガーゼでふきとり，かつ引き抜きテストにより早期接触部を確認する
7．側方運動時の調整を行う
8．前方運動時の調整を行う
9．LGTP-CLPの接触関係を再度確認する
10．削合部を研磨する

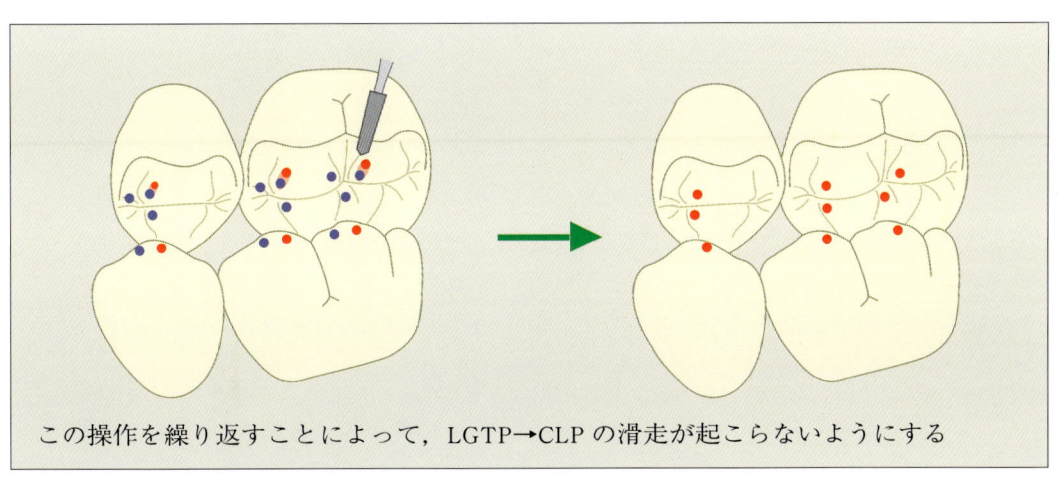

この操作を繰り返すことによって，LGTP→CLP の滑走が起こらないようにする

図7　LGTP→CLPで滑走が生じないようにする．

咬合調整を行っても症状がとれない場合，咬合調整の精度が問題となる場合がある．歯牙の斜面で起こる接触を選択削合し，多数歯に均等に接触点を与え，安定した咬頭嵌合位を確立するのはかなり難しい作業である．下顎位の誘導とともに，日頃から咬合接触点をみる目を養っておく必要がある．そして咬合調整は咬頭嵌合をあまくする傾向にあるため，補綴物作製に際しては，咬合調整に頼ることを極力減らし，よりしっかりした咬頭嵌合位を得るように努めなければならない．

バイト・プレート

　咬合異常が疑われる場合，咬合調整，あるいは既存の補綴物の再製は不可逆的処置であるため，削合ないし補綴物の作製を行う前に，現在の歯牙接触から解放し，顆頭の位置を安定させる必要がある．バイト・プレート(オクルーザル・スプリント)の目的は関節窩のなかで顆頭-関節円板を正しく位置づけることである[48]．また，歯周治療と関連して，夜間の無意識下の咬合圧から歯周組織を守るためにもバイト・プレート(ナイト・ガード)は有効であるといわれている[49]．

バイト・プレートの使用目的

- 顎口腔系機能異常の治療装置
- 歯周補綴あるいは広範囲なインプラント治療後のナイト・ガード
- 骨吸収が顕著な歯列の暫間的固定装置ないしナイト・ガード

　バイト・プレートのような咬合床タイプの装置は，バイト・プレーン，オクルーザル・スプリントなどいろいろよばれているが，一般に平坦な咬合平面をもち，咬合力を歯列全体に分散させるタイプが代表的な形態であろう．スプリントにはそのほか，前歯部型スプリント，臼歯部部分型スプリント，リポジショニング・アプライアンスなどがあり，それぞれ使用の目的が異なる．一般臨床で顎機能異常を扱ううえでは，スタビライゼーション型スプリントで対処できるものをまず第一の対象と

するのがよいのではないかと思う．

ここで述べるバイト・プレートは，平坦な咬合平面を有する全歯列型のプレートであり，上顎に使用する．また，歯周治療と関連したナイト・ガードとして使用する場合も同様のものである．

■バイト・プレートの作製

通常，バイト・プレートは，即時重合レジンを加圧重合して作製する．ビニール・シリコーンやポリエステルなどを真空吸引法で歯列模型に圧接して作製する方法もあり，適合もそれほど悪くはなく，できあがりも一見きれいであるが，厚さが制限され，また調整の範囲に限度があってすべての症例には適応しにくい．

・印象採得

バイト・プレートは咬合時にがたついたり，歪むようなものでは，プレートを咬むたびに咬合がずれる可能性があり，咬合時のごく微少なずれを修正できない．そのため，適合がよいということが基本条件である．適合のよいバイト・プレートを作製するためには，原型と模型が同じものであることが基本であることは一般の補綴物作製の場合と同様である．そのため，印象採得は慎重に行う必要がある．

印象時の注意

- 印象材はアルギン酸印象材でよいが，標準稠度で均一に練和する
- リムロック・トレーなどの堅固なトレーを使用する
- トレーに接着剤を確実に塗布する
- 下部鼓形空隙のブロックアウトを確実に行う
- 咬合面には印象材を十分圧接する

印象の不備をチェック後，問題がなければ硬石こうを注入し，模型を作製する．そして，ワックス・バイトを介して上下顎模型を咬合器に装着するが，咬合器は平均値でよい．

・バイト・プレートの形態

適合がよくてもバイト・プレート自体に強度がないと，咬合時に歯牙と一緒に歪む可能性がある．そのため，バイト・プレートは両端を挟んで押さえたとき，あるいは捻ったときに歪みが起きない強度が必要である．それと同時に患者が口腔内に

装着したときに違和感の強いものであってはならないため，厚さとともに形態的な考慮が必要である．また，歯牙の移動を防ぐために，前歯部の切端ならびに臼歯部の頬側咬頭は確実にカバーするものでなければならない(図 **8**).

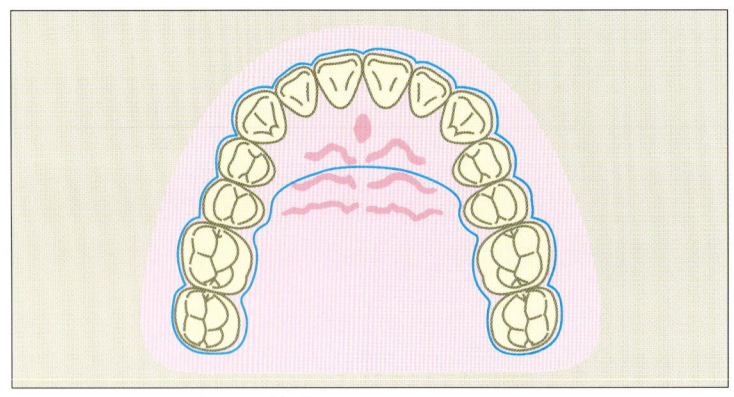

図 **8** バイト・プレートの外形.

- **即時重合レジンによる築盛**

　口蓋側のアンダーカットをブロックアウトした後，辺縁を築盛しやすいように，外形に沿ってパラフィン・ワックスを盛り，ボクシングを行う．模型表面にレジン分離剤を塗布し，透明レジンを盛り上げる．筆積み法ないし，振りかけ法で行うが，咬合面はやや多めに築盛し，硬化しないうちに咬合器を閉じて，下顎機能咬頭の印記を行う．咬合面の厚みに厳密な規定はないが，強度を考慮し，臼歯部で約 1 mm 程度とする．

- **研磨・完成**

　レジン硬化後，模型から外しトリミングを行う．咬合面は下顎の咬頭頂の印記がほとんど消える程度に全体をスムーズで平坦面な面に仕上げる．

　なお，エルコプレス(ERKODENT)など，シートを加熱し，歯列模型を圧接する方法も有効に利用すれば適合もよく，審美的なバイトプレートの作製が可能である．ただ，そのままでは咬合面が平坦にならないため，即時重合レジンを添加して調整する必要がある．

バイト・プレートの条件(1)

- 適合がよい
- 強度がある
- 装着時違和感が少ない
- 審美的にそれほど悪くない

■バイト・プレートの調整法

- 適合の確認

　歯列に対して試適し，一か所を押さえ，少し離れた部位を押さえてみて浮き上がりがないかをチェックする．指で押さえる程度では歪まなくても，咬ませると歪みが起きる場合もあるので，適合は慎重にチェックしなければならない．厳密な適合が得られていないと，顎関節，筋あるいは歯牙に予想できない負担がかかってしまうかもしれない．また，適合があまくても顎機能異常の症状は一時的に軽減するかもしれないが，症状の消失までには至らないことが多い．おさまりが悪いときには，前歯部，左右臼歯部の3ブロックに分割し，各ブロックごとに適合させ，口腔内で連結をする．そして，その後に咬合面の調整を行う．

- バイト・プレートの咬合調整

　適合を確認後，最初は患者に習慣的咬合位でタッピングをさせ，歯列全体にほぼ接触が得られるようにおおまかな調整を行う（図9-1）．この際，咬合平面を意識し，咬合面全体を可能なかぎり平坦にするように削合する．咬合紙で着色した部分のみを削ると凹みや斜面を作ってしまい，下顎の偏位や歯牙の傾斜を誘発する装置になってしまう．安定した咬合接触を与え，かつ，歯牙の挺出や移動を防ぐためにも臼歯の機能咬頭および犬歯，切歯が同時に，ほぼ垂直的に接触するように調整しなければならない．ただし，部分的に咬合平面から外れた歯牙が下顎歯列にある場合，その歯牙部は咬合接触させなくてもよい．

習慣的咬合位でほぼ均等な接触が得られてもLGTPをとらせると数か所しか接触していない場合が多いため(図9-2)，LGTPでほぼ均等な接触を得るように削合を行う(図9-3)．接触の有無，強弱は，咬合紙を1歯分の大きさにカットし，軽く閉口させた状態で引き抜くことにより確認する．

　LGTPでほぼ均等な接触が得られたら，患者にやや強く咬みしめをさせたときの下顎位(CLP)をとらせ，LGTPとCLPのずれの有無を調べる．まずCLPで接触点を印記し，つぎに咬合紙の色を変えてLGTPをとらせて印記し，LGTPでCLPがとれるように，LGTPでの接触部を選択的に削合する(図9-4)．このときも決して凹みを作ってはならない(図9-5)．前歯部の接触点は斜面での接触は避け，臼歯部咬合平面と同一平面上になるようにする(図9-6)．

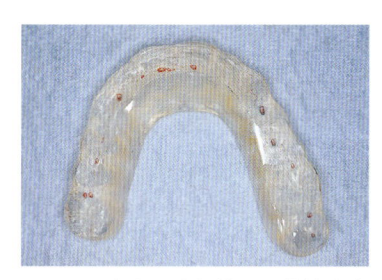

図9-1　適合を確認後，習慣性咬合位でタッピングをさせ，歯列全体にほぼ接触が得られるようにおおまかな調整を行う．

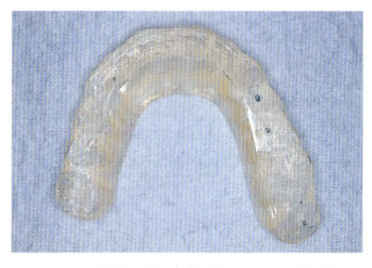

図9-2　習慣的咬合位でほぼ均等な接触が得られてもLGTPをとらせると数か所しか接触していない場合が多い．

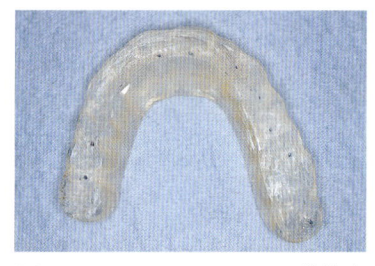

図9-3　そこでLGTPでほぼ均等な接触を得るように削合を行う．

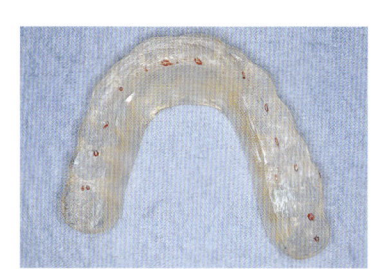

図9-4　その後，まずCLP，ついでLGTPの印記を行いLGTPでの接触部を選択的に削合する．

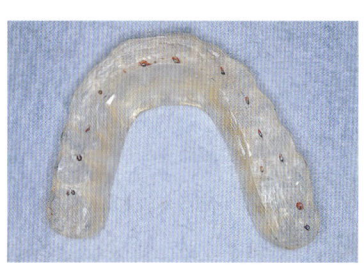

図9-5　前歯部から臼歯部にかけて同一平面上においてLGTPでCLPがとれるように仕上げる．

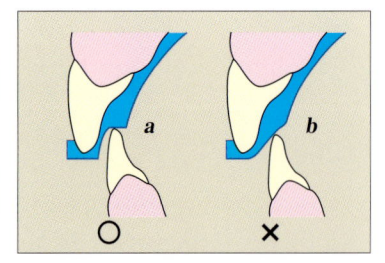

図9-6　a：前歯部は臼歯部の咬合平面と平行な面上で下顎前歯切端が接触するように調整する．
　b：斜面で当ててはいけない．

バイト・プレートは万能ではない

バイト・プレートを入れることによって症状が緩和される場合もあるが，だからといってバイト・プレートですべての顎機能異常が治るわけではないし，咬合が顎機能異常の第一原因とはいえない

バイト・プレートを入れても完全に症状が消失しないことがある

バイト・プレートが無効なのではなく，バイト・プレートの適合が悪かったり，咬合調整が不完全な場合がある

調整の目標

LGTP と CLP を一致させる

バイト・プレートの条件(2)

- できるだけ滑らかな咬合面を有する
- 均等な咬合接触を有する
- 斜面での接触は避ける

[症例] 27歳, 女性
主訴:開口時左側顎関節部の疼痛, 開口時顎の偏位

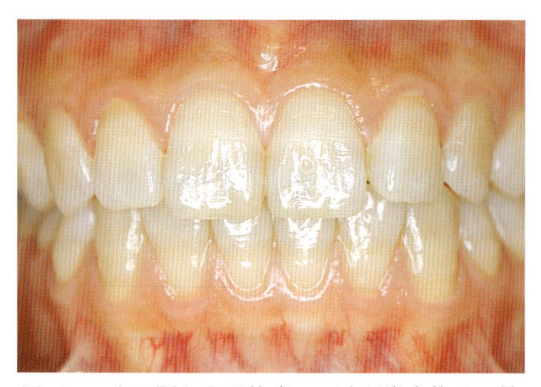

図10-1 上下顎とも天然歯で, 咬頭嵌合位は一見安定している.

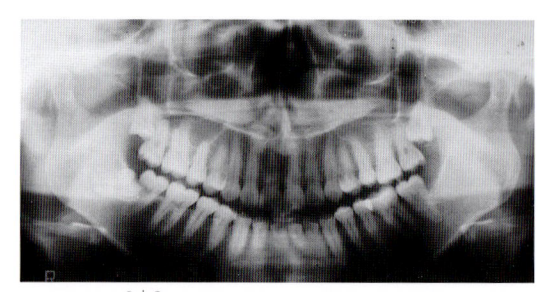

図10-2 $\frac{8|8}{8|}$ が埋伏歯で近心側への圧迫がみられる. $\overline{|8}$ を1年前に抜歯した後, TMJ の症状が悪化したとのこと. $\underline{|6}$, $\overline{6|}$ 部での咬合平面の乱れがうかがえる.

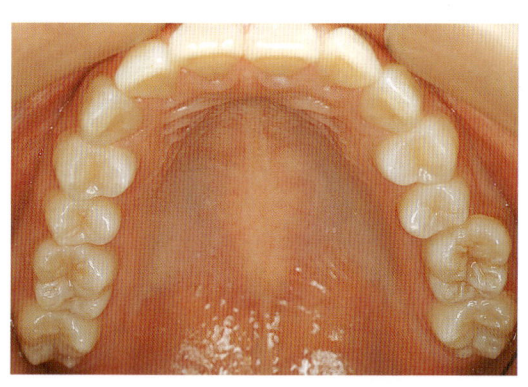

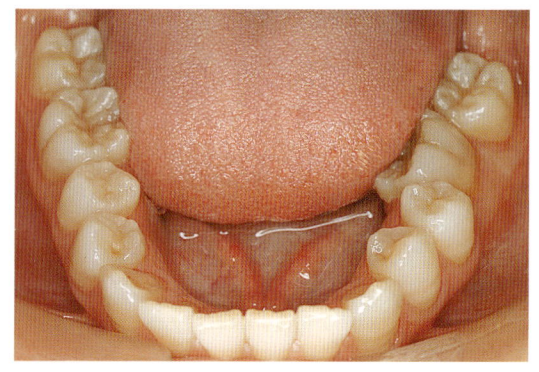

図10-3,4 上下顎歯牙とも咬合に影響を与えるような充塡物, 補綴物はないが, 左側臼歯部の歯列に乱れがある.

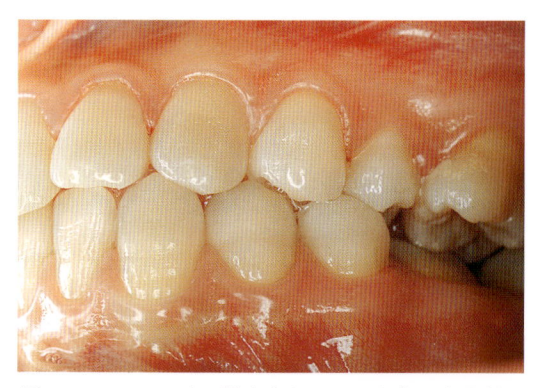

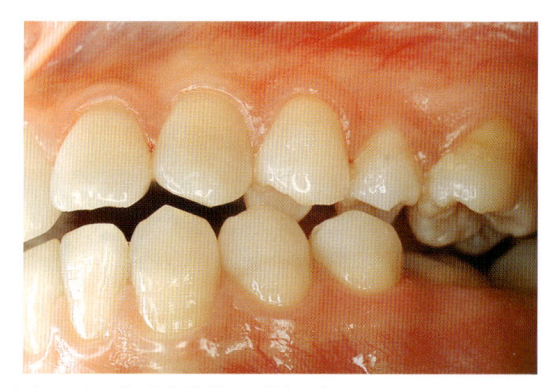

図10-5,6 CLP は一見安定しているようであるが, LGTP をとらせると小臼歯部で干渉が起こる.

第12章●咬　合Ⅲ

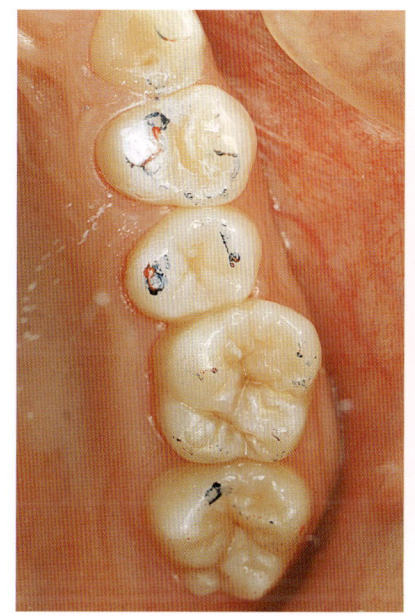

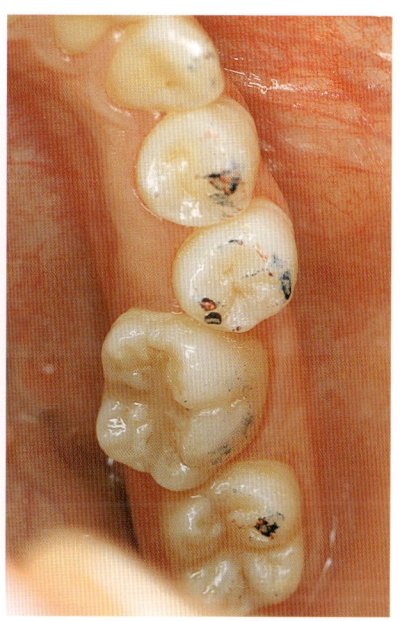

図 **10-7, 8**
青：CLP，赤：LGTP
とくに小臼歯部に LGTP→CLP のずれが認められる．第一大臼歯は LGTP，CLP ともに接触していない（下顎は反転表示している）．

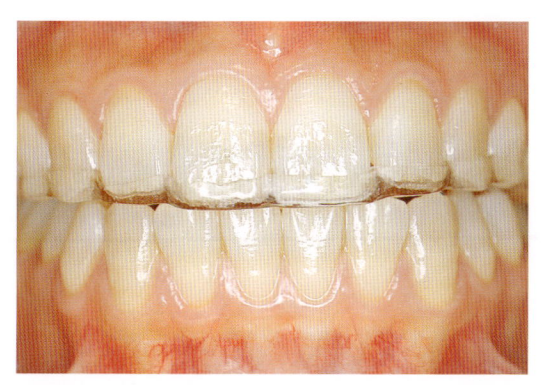

図 **10-9**　咬合調整を行う前にバイト・プレートを装着．バイト・プレートは適合がよく，かつ装着時違和感の少ないものでなければならない．

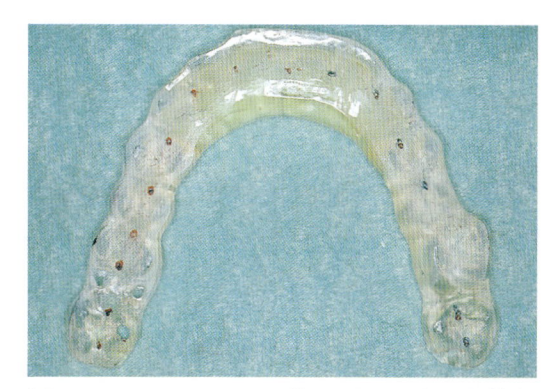

図 **10-10**　LGTP→CLP のずれがないように調整する．

　この症例ではバイト・プレートにより疼痛が消失したが，今後 $\frac{8|8}{8|8}$ の抜去，左側上下顎臼歯部の矯正治療，そして LGTP と CLP のずれが起こらないように咬合調整が必要である．
　顎機能異常に対してバイト・プレートを使用して症状が緩和ないし消失した場合，天然歯列であれば LGTP-CLP 間にずれが起きないように咬合調整を行う．補綴物が装着されていても再製を必要としないものであれば同様の調整を行う．再製を必要とする補綴物であれば，プロビジョナル・レストレーションを装着し，安定した咬頭嵌合位を与える．

顕著な咬耗がみられたり，欠損による咬合高径の変化が疑われるような場合以外は，バイト・プレート装着前の咬合高径を変える必要はない．

おわりに

外傷性咬合によって顎関節や筋に障害がでるか，歯牙・歯周組織に障害がでるかは，顎関節，筋あるいは歯周組織の状態により異なる．また，同じような外傷でも人により症状のでかたはずいぶん異なるため，診断が難しいところである．補綴治療は咬合面を修復する作業が多く，外傷性咬合を作ってしまう危険性が多々あり，より慎重な観察力，診断力が必要とされる．そして，既存の障害を見つけることも当然必要ではあるが，少なくとも自分が作製，装着した補綴物により傷害を引き起こさない咬合接触の付与，咬合調整ができなければならない．

3章にわたり咬合に関するわれわれの考えをまとめたが，下顎位のファジーなところは文章で表現しにくい面があり，十分に説明できなかったところもあると思われる．また，顎機能異常の扱いにしても，歯周組織と咬合の関係にしても，確定的なコンセンサスが得られていないところもあるため，われわれの臨床経験的なところも幾分含まれている．ただ補綴物の咬合を考えるときに注意したいことは，まず補綴物の適合であり，適合がどの程度得られているかをもっと厳密に考えないと，いくら難しい咬合論や細かい咬合調整を議論しても意味がない．より永く，より快適に使用されるためには，もっと基本的なところでの努力を必要とするように思う．

参考文献

1. Krough-Poulsen WG, Olsson A：Occlusal disharmonics and dysfunction of the stomatognathic system. Dent Clin North Am, 10：627, 1966.
2. Dawson PE ： Evaluation, diagnosis, and treatment of occlusal problems. CV Mosby Co, St Louis, 1974.
3. Mongini F：Condylar remodeling after occlusal therapy. J Prosthet Dent, 43：568, 1980.
4. Williamson EH：On occlusion and TMJ dysfunction. J Clin Orthod, 15(1)：333, 1981.
5. Solnit A, Curnutte DC：Occlusal Correction; Principles and Practice. Quintessence Publ Co, Chicago, 1988.
6. 中沢勝宏：入門顎関節症の臨床．医歯薬出版，東京，1992.
7. Graf H：Bruxism. Dent Clin North Am, 13：659, 1969.
8. Stallard RE ： Relation of occlusion to temporomandibular joint dysfunction: The periodontic viewpoint. J Am Dent Assoc, 79：142, 1969.
9. Ramfjord S, Ash M：Occlusion. 3rd ed, WB Saunders Co, Philadelphia, 1983.
10. Franks AST：Masticatory muscle hyperactivity and temporomandibular joit dysfunction. J Prosthet Dent, 15：1122, 1965.
11. Lupton DE：A preliminary investigation of the personality of female temporomandibular joint dysfunction patients. Psychoter Psychosom, 14：199, 1966.

12. Laskin DM : Etiology of the pain-dysfunction syndrome. J Am Dent Assoc, 79 : 147, 1969.
13. Green CS, Olson RE, Laskin DM : Psychological factors in the etiology, progression and treatment of MPD syndrom. J Am Dent Assoc, 105 : 443, 1982.
14. Draukas CB, Lindee C, Carlsson GE : Occlusion and mandibular dysfunction: a clinical study of patients referred for functional disturbances of the masticatory system. J Prosthet Dent, 53 : 402, 1985.
15. Yemm R : Neurophysiologic studies of temporomandibular joint dysfunction. In Zarb GA, Carlsonn E, eds. Temporomandibular joint. Function and dysfunction. Copenhagen: Munksgaard, 215, 1979.
16. 中村公雄ほか：顎関節症患者の精神身体的側面—性格特性と治療効果との関係—. 補綴誌, 22(3) : 26, 1978.
17. 中村公雄ほか：顎関節症患者の統計的観察. 補綴誌, 19(2) : 16, 1975.
18. 中村公雄ほか：顎関節症と咬合異常. 阪大歯学雑誌, 28(2) : 274, 1983.
19. Hoag PM : Occlusal Treatment, in Proceeding of the World Workshop in Clinical Periodontics. Ⅲ-1—Ⅲ-23, Sponsored by The American Academy of Periodontology, 1989.
20. Riise C, Ericsson SG : A clinical study of the distribution of occlusal tooth contacts in the intercuspal position at light and hard pressure in adults. J Oral Rehabil, 10 : 473, 1983.
21. Posselt U : Studies in the mobility of the human mandible. Acta Odontol Scand, 10(Supple 10) : 3, 1952.
22. Ingervall B, Mohlin B, Thilander B : Prevalence of symptoms of functional disturbances of the masticatory system in Swedish men. J Oral Rehabil, 7 : 185, 1980.
23. Solberg WK, Woo MW, Houston JB : Prevalence of mandibular dysfunction in young adults. J Am Dent Assoc, 98 : 25, 1979.
24. 藍 稔：顎機能異常の発症寄与因子としての咬合. 口腔病学会雑誌, 58 : 643, 1991.
25. Lederman KH, Clayton JA : Restored occlusion. Part Ⅱ : The relationship of clinical and subjective symptoms to varying degrees of TMJ dysfunction. J Prosthet Dent, 47 : 303, 1982.
26. Ramfjord SP : Dysfunctional temporomandibular joint and muscle pain. J Prosthet Dent, 11 : 353, 1961.
27. De Boever JA, Adriaens PA : Occlusal relationship in patients with pain-dysfunction in the temporomandibular joints. J Oral Rehabil, 10 : 1, 1983.
28. Solberg WK, Flint RT, Brantner JP : Temporomandibular joint pain and dysfunction: A clinical study of emotional and occlusal components. J Prosthet Dent, 28 : 412, 1972.
29. Molin C, Carlsson G, Friling B, Hedegaard B : Frequency of symptoms of mandibular dysfunction in young Swedish men. J Oral Rehabil, 3 : 9, 1976.
30. Costen JB : Syndrome of ear and sinus symptoms dependent upon disturbed function of temporomandibular joint. Ann Otol Rhin Laryngol, 43(March) : 1, 1934.
31. Kayser AF : Shortened dental arches and oral function. J Oral Rehabil, 8 : 457, 1981.
32. Barghi N, et al : Prevalence of types of temporomandibular joint clicking in subjects with missing posterior teeth. J Prosthet Dent, 57 : 617, 1987.
33. Shefter GL, McFall WT Jr : Occlusal relations and periodontal status in human adults. J Periodontol, 55 : 368, 1984.
34. Pihlstrom BL, Anderson KA, Aeppoli D, Schaffer EM : Association between signs of trauma from occlusion and periodontitis. J Periodontol, 57 : 1, 1986.
35. Schuyler CH : Factors contributing to traumatic occlusion. J Prosthet Dent, 11 : 708, 1961.
36. Yuodelis R, Mann WU Jr. : The prevalence and possible role of nonworking contacts in periodontal disease. Periodontics, 3 : 219, 1965.
37. Hakkarainen K : Relative influence of scaling and root planing and occlusal adjustment on sulcular fluid flow. J Periodontol, 57 : 681, 1986.
38. Vollmer WH, Rateitschak VH : Influence of occlusal adjustment by grinding on gingivitis and mobility of traumatized teeth. J Clin Periodontol, 2 : 113, 1975.
39. Muhlemmann HR, Herzog H, Rateitschak VH : Quantitative evaluation of the therapeutic effect of selective grinding. J Periodontol, 28 : 11, 1957.
40. Karlsen K : Traumatic occlusion as a factor in the propagation of periodontal disease. Int Dent J, 22 : 387, 1972.
41. Lindhe J, Ericsson I : Effect of elimination of jiggling forces on periodontally exposed teeth in the dog. J Periodontol, 53 : 562, 1982.
42. Schuyler CH : Functional principles in the correction of occlusal disharmony, natural and artificial. J Am Dent Assoc, 22 : 1193, 1935.
43. Lauritzen AG : Function, prime object of restorative dentistry; a definitive procedure to obtain it. J Am Dent Assoc, 42 : 523, 1951.
44. Jankelson B : A technique for obtaining optimum functional relationship for the natural dentition. Dent Clin North Am, 4 : 131, 1960.
45. Kornfeld M : Mouth rehabilitation 1. Clinical and laboratory procedures. CV Mosby Co, St Louis, 1974.
46. McHorris WH : Occlusal adjustment via selective cutting of natural teeth. Part Ⅱ. Int J Perio Rest Dent, 5(6) : 9, 1985.
47. Clark GT, Mohl ND, Riggs RR : Occlusal adjustment therapy. in Mohl ND, Zarb GA, Carlsson GE, Rugh JD (eds) : 285, A Textbook of Occlusion, Quintessence Publ Co, Chicago, 1988.
48. Dawson PE : Evaluation, diagnosis, and treatment of occlusal problems. 2nd ed, CV Mosby Co, St Louis, 1989.
49. Caffesse RG : Management of periodontal disease in patient with occulusal abnormalities. Dent Clin North Am, 24 : 215, 1980.

第13章

審美補綴
審美的な形態，色調とは

はじめに

　補綴物によって歯の形態や機能を人工的に回復しようとする場合，その目標とするものはあくまで健全な天然歯であり，それらが構成する美しい歯列であることはいうまでもない．

　そもそも天然歯，天然歯列のもつ形態や機能は合目的にできており，かつ審美性や清掃性をも兼備しているものである．したがって，本来の形態や機能および色調などをできるかぎり忠実に補綴物に再現していくことによって，自ずと清掃性や審美性が獲得され，それによって，より永続性をもった審美的な補綴が可能となる．すなわち，審美補綴とは「歯科治療において歯や口腔器官がもつ本来の自然美を形態的，機能的かつ色調的に再現するための修復処置を考え，確実に実行すること」であり，それらは健康な歯周組織の上にのみ成り立つものである．

　ポーセレンが歯科に応用されて以来，審美補綴はともすると補綴物の形態，色調を天然歯に似せる技工的技術，そして顔面と調和させる技術が重視され，清掃性や生物学的原則を軽視しがちであるが，審美補綴も補綴の基本原則の上に成り立つものであることを忘れてはならない．

審美とは

　審美は対象にするものや受け手の感受性によって客観的な側面が強くなったり，主観的なものとなったりする．たとえば，大聖堂や宮殿などの歴史的建築物には，完全な左右対称性や厳密な寸法精度など絶対的な規律に従った客観的な側面が数多く見受けられ，その様を美しいと感じるだろう．一方，芸術といわれるものは自由な作風のもと無秩序で不規則な作品が多く，一般にはその秀逸さを理解しがたいこともあるが，ときに得もいえぬほど美しく，表現力に富んでいる．われわれが相手にする生体にも完全な対称性や絶対的な規律はなく，そこに感じとることができるのは自然のもつ不完全さのなかの主観的な美しさだと思われる．審美修復を行う場合は，歯牙，歯肉，顔貌など患者の有する特徴を十分観察し，審美の客観的因子を参考にしながら，自然な個性美を表現することが大切である．

審美的なものの見かた

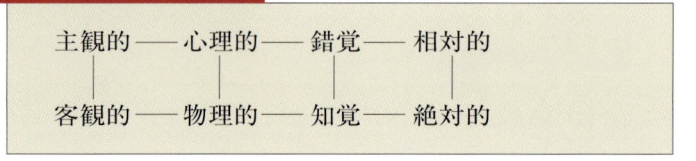

```
主観的 ── 心理的 ── 錯覚 ── 相対的
  │        │        │       │
客観的 ── 物理的 ── 知覚 ── 絶対的
```

審美性に関係する因子

　ひとりひとりの顔が違うように，歯牙，歯列，歯肉などの口腔内状態も千差万別であり，審美補綴の際には画一的な人工美ではなく，個性を生かした自然感を表現する必要がある．

　しかし，歯牙，歯列の形態的・解剖学的特徴には，一定の平均的な基準があり，芸術品のように自由勝手に補綴物を作っていいというわけではない．1歯～数歯修復の場合は反対側同名歯や隣接歯など参考にできる情報が多く，天然歯を模倣することが基本となるが，多数歯修復の場合は情報が少なく，試行錯誤しながら形態，色調を決定していく必要がある．審美性に関係する客観的因子を有効に利用して，患者に調和した審美性を達成することが重要である．

　それらの因子を列挙すると，

1．歯の形態と大きさ（顔面や歯列との関係）
2．歯の排列
3．歯の色調
4．歯の表面性状
5．歯肉の色調（炎症の有無，色素沈着など）
6．歯肉の形態（スキャロップの形態，歯間乳頭の形態など）
7．辺縁歯肉の位置と見えかた

などがある．そのため，審美補綴を行う場合には，何が問題になるのか診査・診断に際して総合的に検討しなければならない[1-3]．

そこで，治療計画を立てる段階においては1本の歯牙すなわち局所のみにとらわれることなく，隣在歯，対合歯，歯列との関係，口唇との関係など全体を見る目が必要である．また治療計画にのっとってより良い治療結果を得るためには，補綴治療のほかに矯正や歯周治療をもあわせて考えていかなければならない．

■歯の形態と大きさ（顔面や歯列との関係）

1．顔面と口腔のバランス

われわれは治療に際して，つい口腔内のみに目を向けがちである．昔から「明眸皓歯」といわれるように，澄んだ瞳と白い歯は美しい顔貌の象徴であると考えられてきたが，歯あるいは歯列を審美的に捉えようとする場合，顔面との関係においてそれらがいかに調和のとれたものであるか観察し，判断することが大切である．すなわち，顔面に対する歯あるいは歯列の形態的なバランスを見逃してはならない[4-7]．

具体的に，相互のバランスを決定するための目安となるものは，水平的な基準線と垂直的な基準線の設定である．顔面の水平的な基準線としては，瞳孔線や口唇線があり，それらに対して上顎前歯切端ラインや歯肉辺縁ラインなどの口腔内の要素を対比させながら調和を確認する．また，顔面の垂直的な基準線としては，鼻筋と人中を通る顔面正中があり，それに対して上下歯列の正中（左右中切歯間）や上唇小帯，下唇小帯がある[8]（図1）．

2．歯の形と顔の形

歯の形態（輪郭）は，円形，方形，尖形とおおまかに分けられる．さらに，近遠心隆線の形態や切端隅角の形態の違いによってもう少し細かく分けることもできる．

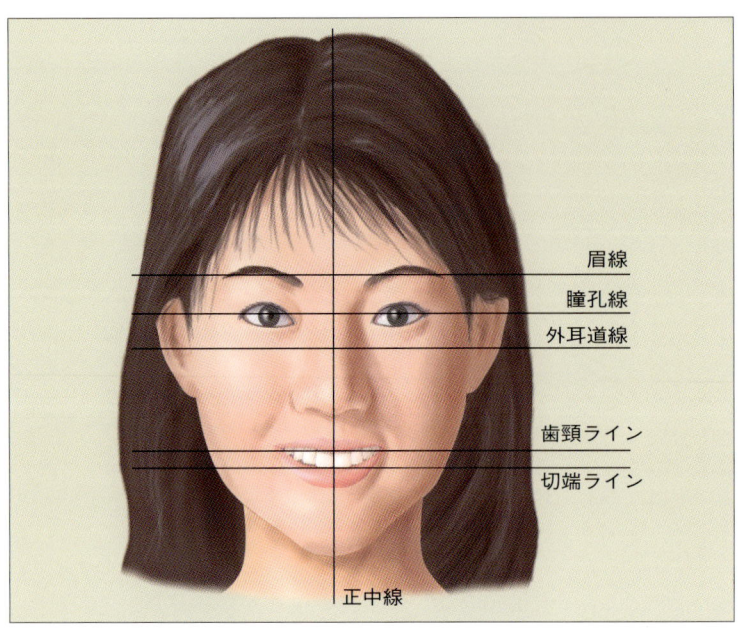

図1 顔面と口腔との関係(水平線と垂直線).

水平的基準線と歯列
瞳孔線
口唇線
上顎前歯切端ライン
歯肉辺縁ライン

垂直的基準線と歯列
顔面正中
人中
上下歯列の正中
上唇小帯・下唇小帯

このような形態がそれぞれの人の個性に関連するものなのか，あるいは顔面形態と相関するのかどうか，興味のあるところである（図2）．明らかに関係があるという意見[9]と，厳密には関係があるとはいえないという意見[10,11]がある．

生物測定学や規格写真による科学的な統計学的研究結果によれば，顔面形態と歯の形態との相関は否定されている[10,11]．しかしながら，歯には個人のもつ特徴が顕著に表現されていると思われることが多いのは否めない事実である．したがって，補綴の必要な場合は，残存歯，ことに反対側同名歯や隣在歯や対合歯が一部でも残っていれば，その形態を手がかりとして大いに利用すべきであろう．

> **歯と顔面の形態との関連**
>
> 科学的には相関はないが，
> 歯は個人の特徴を表わしている

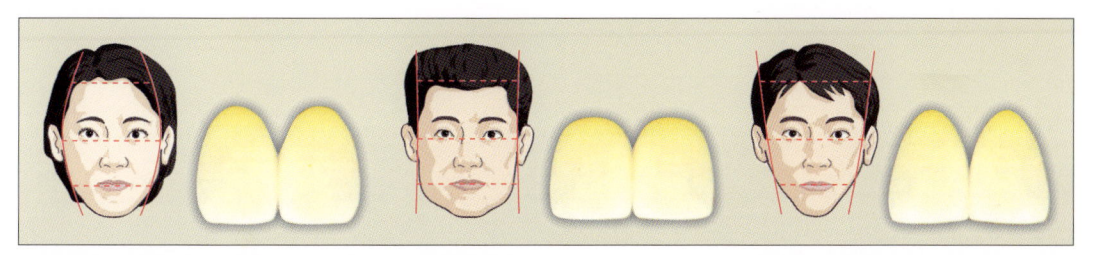

図2　顔の輪郭と歯の形とは相関しているのか．

3．歯の形と年齢，性別との関係

歯の形は個人の特徴を表現しているが，広義の特徴には年齢や性別も含まれる．FrushとFisherによるDentogenic理論の提唱[12]，すなわち歯の形態は先天的なものであるということから，本来個人に備わった歯牙は，形態的には性別や個性に関係し（図3），年齢による違いは，咬耗や摩耗による形態の変化として表現されていることが多い．

図 3-1〜4　歯の形はその人の個性を表現している．

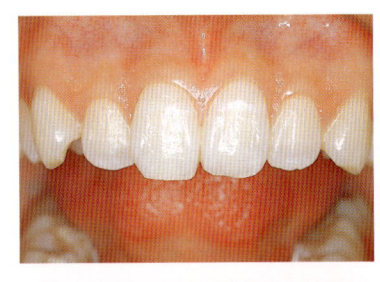

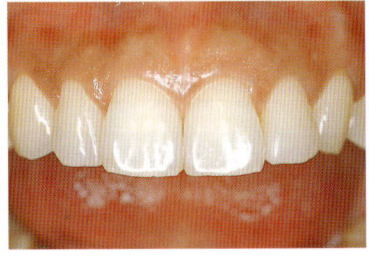

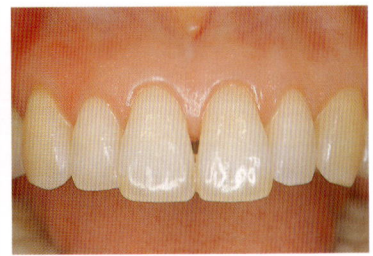

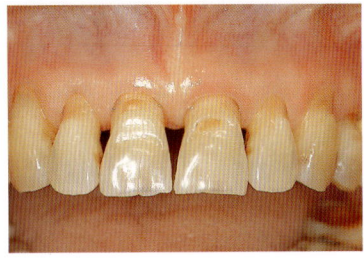

図 3-1	図 3-2	図 3-3
図 3-4		

図 3-1　丸型（若年者）．
図 3-2　四角型（若年者）．
図 3-3　三角形（若年者）．
図 3-4　咬耗が特徴の老年者．

Dentogenic 理論

- 歯の大きさや形は先天的なものであり，性別や個性を表わしている．
- 年齢による違いは摩耗や咬耗による後天的なものである．

4．歯の大きさとプロポーション

　日本人の上顎前歯の平均的寸法を表 1, 2 に示す．上顎中切歯は審美的に最も重要な存在であり，補綴治療が必要な場合には歯冠長および歯冠幅の寸法が重要である．そして中切歯の特徴をよりよく表現するためにはそれらの比率，すなわちプロポーションがさらに重要な因子となる．平均的な中切歯歯冠のプロポーションは，0.75〜0.8といわれており，中切歯の補綴を必要とする場合，このプロポーションが参考基準となる（図4）．

表 1　上顎前歯の平均的寸法（藤田）[13]　　単位：mm

	歯冠長	歯冠幅	歯冠厚	歯根長	全　長
中切歯	11.7	8.6	7.2	12.1	23.8
側切歯	9.6	6.9	6.1	12.2	21.8
犬　歯	10.9	7.9	8.3	14.5	25.4

表 2　下顎前歯の平均的寸法（藤田）[13]　　単位：mm

	歯冠長	歯冠幅	歯冠厚	歯根長	全　長
中切歯	9.1	5.4	5.7	10.8	19.9
側切歯	9.2	6.1	6.2	12.8	21.2
犬　歯	10.3	6.7	7.6	13.6	23.8

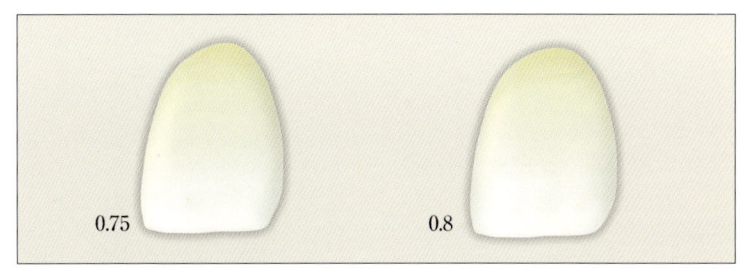

図4 上顎中切歯の平均的プロポーション：歯冠長と歯冠幅の比が0.75〜0.8が自然にみえる.

上顎中切歯は審美的に非常に重要

- 歯冠長や歯冠幅を知ること
- プロポーションを知ること

5．より審美的な歯の見えかたにするための対策・錯視の利用

対称性やバランスを考えて，個々の歯冠の長さや幅の綿密な修正をすることは重要であり，補綴を行う場合はプロビジョナル・クラウンを活用して形態を十分に検討し，各症例に応じて歯冠を長くしたり，短くしたり，幅を広くしたり，狭くしたりという調整が必要になる[14]．そしてその結果を最終補綴に移行しなければならない．その際，歯のみでなく，歯肉の対称性をも考えて対処すべきである．たとえば，歯冠を短くしたい場合，切端を短くするだけでバランスのとれる場合と，切端のみでなく，歯頸部に関しても隣在歯と揃えるために外科的あるいは矯正的な処置による長さの調整が必要な場合があるので，個々の症例の特徴を十分に吟味したうえで検討すべきである．

また，長さや幅の調整は必要であるが，実際の寸法を変化させることができない場合がある．たとえば，歯冠幅を広くしたいが十分なスペースがないとか，逆に歯冠幅を狭くしたいが実際に狭くすると歯間空隙を生じてしまうなどの場合は錯視を利用することになる．すなわち，実際の寸法よりも広くみえるあるいは狭くみえるための工夫をしなければならない．そのためには唇面の形態に細工を加える必要がある（図5）．

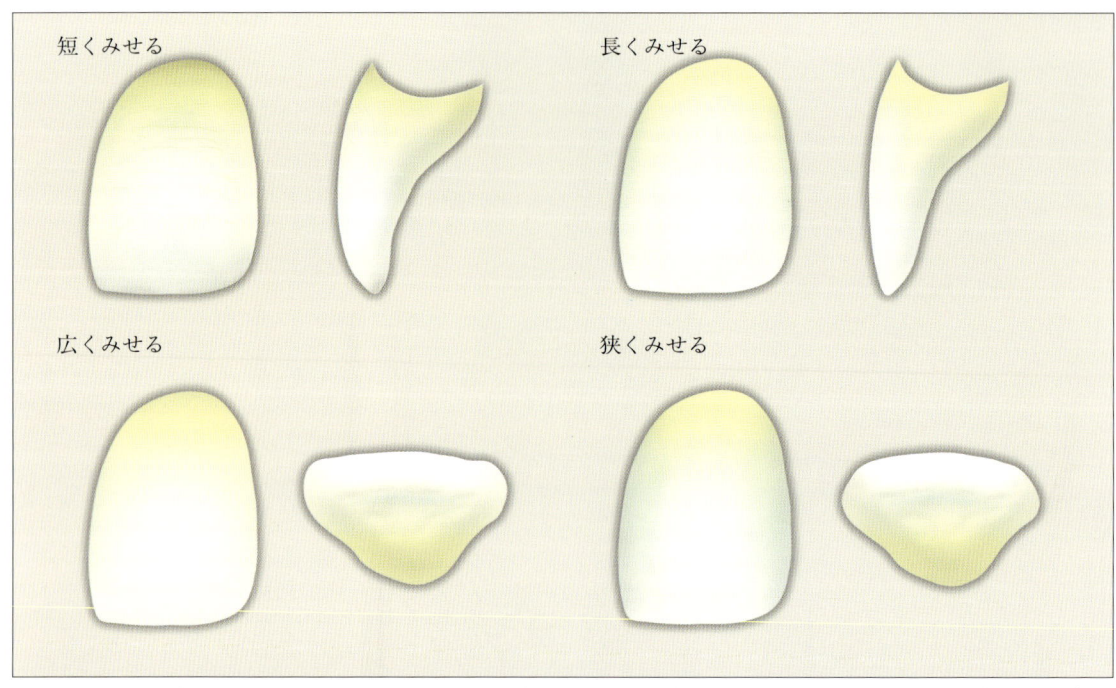

図5　眼の錯覚（錯視）を利用した歯の見えかたの違い．唇面の形態を工夫することによって，実際の寸法と違ってみえる．短くみせる，長くみせる，広くみせる，狭くみせる工夫を以下に示す．
短くみせる：唇側面を丸くし，最大豊隆部を歯冠中央に付与する．
長くみせる：唇側面を平坦にし，最大豊隆部を歯頚部寄りに付与する．
広くみせる：辺縁隆線を強調し，隅角の張り出しを大きくする．
狭くみせる：辺縁隆線を弱くし，隅角を丸くする．

6．歯種別の大きさの比率

中切歯から側切歯，犬歯へと順次後方へいくにしたがって，漸次的に視覚的な幅が狭小化するが，それらの変化によっても自然な口腔の美が醸しだされている（図6）．中切歯，側切歯，犬歯の各幅の実寸は，表1にあるように平均8.6mm，6.9mm，7.9mmであるが，口腔内では後方へいくにしたがって歯軸の遠心方向への回転を伴うため，正面からみた見かけ上の幅はさらに徐々に小さくなってみえる．一般に中切歯と側切歯，側切歯と犬歯というように隣どうしの歯の見かけ上の歯冠幅の比率は黄金分割比（1：0.618）が最も美しくみえるといわれている[15]（図7）．

歯の見かけの大きさの比率

黄金分割比（1.618：1：0.618）が最も美しくみえる

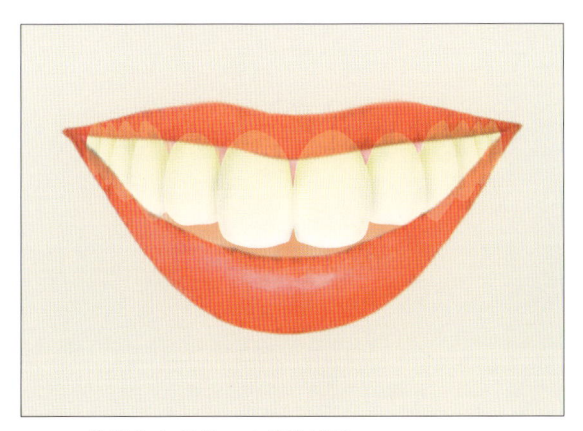

図6　前歯から臼歯への漸次変化.

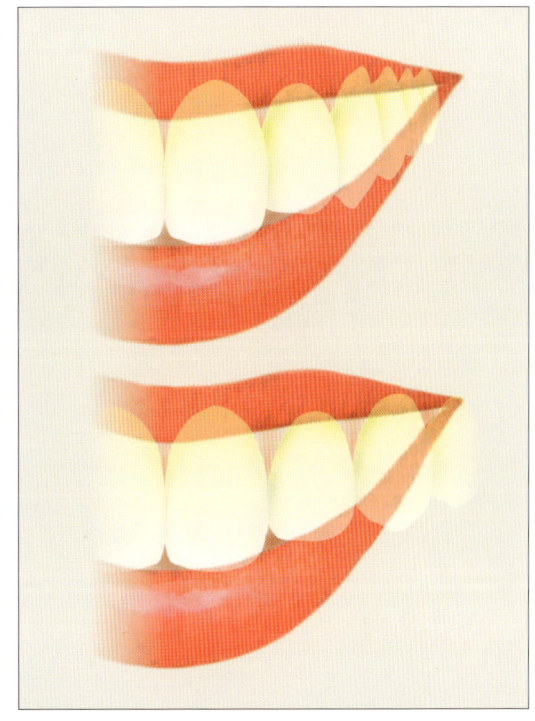

図7　見かけの歯冠幅の比が黄金分割比（上段）とそうでないもの（下段）.

■歯の排列

　個々の歯がそれぞれ美しくみえることは大切であるが，歯列全体としていかに美しくみえるかということもさらに重要となる．とくに上顎前歯においては，切端ラインの形（図8），口唇との位置関係，すなわちスマイルラインとの関係，あるいは口唇からの歯牙の露出度，対称性，歯軸傾斜の漸次変化（図9），コンタクトポイントの位置，形態などが審美性に大きく関係し，歯の位置，歯軸が重要な因子となる．

　切端ラインは，若年者では凸型とgull wing型が一般的である．すなわち中切歯の切端がもっとも下位にあり，側切歯，犬歯の順に徐々に後方にいくにつれて少しずつ切端位置が上方に上がっていく凸型と，中切歯に比べて側切歯の切端がかなり上方に位置するが，犬歯では中切歯とほぼ同等の高さに位置するgull wing型の2種類がある．このような型で構成される切端ラインの場合は，微笑時，スマイルラインに切端ラインが沿うため非常に審美的となる（図10）．

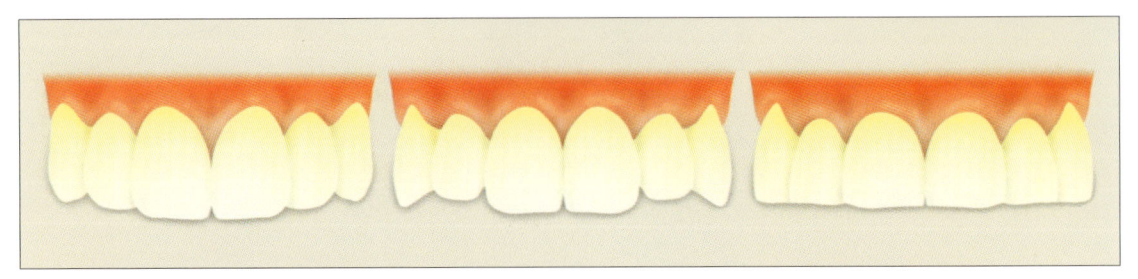

図8　切端ライン：左から，凸型，gull wing型，平坦型．

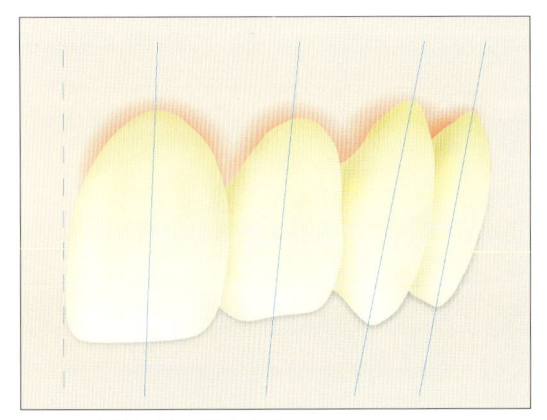

図9　歯軸傾斜の漸次変化．

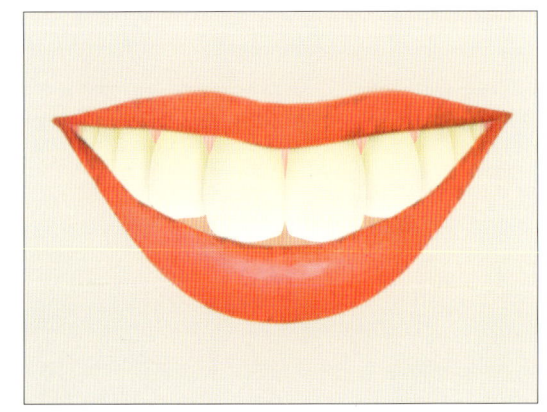

図10　下口唇のスマイルラインと切端ラインとの調和．

　一方，加齢にともなって生じる一般的傾向は，咬耗による切端ラインの平坦化つまり直線型である．この場合，切端ラインと口唇のスマイルラインが調和せず，とくに中切歯切端が口唇に完全に隠れることもあって，審美的でなくなる．しかし，そのような平坦な切端ラインを有する中年あるいは老年者の上顎前歯部の補綴が必要な場合，大方の患者は決して元の平坦な切端ラインの再現は望まず，少しでも凸型の若々しい切端ラインを希望するので，最終補綴にかかる前にはあらかじめプロビジョナル・レストレーションでそれらの点を患者とのコミュニケーションのなかで十分に検討し，形態調整しなければならない．

上顎前歯切端ライン

- 若年者は凸型かgull wing型が多い
- 中年，老年は直線型が多い
- 補綴する場合は中年，老年も凸型に

図 11-1〜3　上顎前歯切端の露出度.

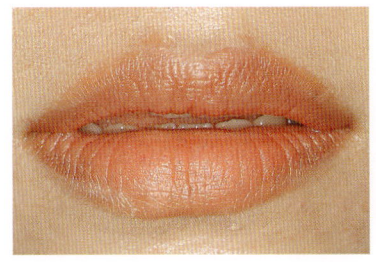

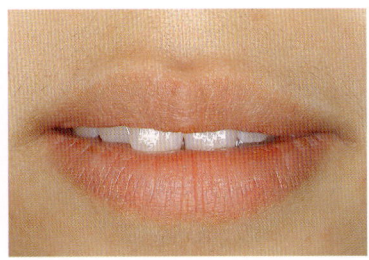

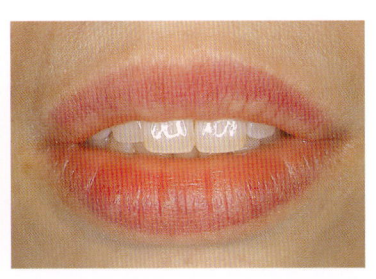

図 11-1　非常に少ない．下顎前歯切端が露出している．

図 11-2　中等度．

図 11-3　やや大きい．上口唇の形態にもよる．

　上口唇から上顎前歯切端部が露出する程度は個人によりさまざまであり（図 11），また同一個人でも安静時や微笑時など口唇の離開度の違いによっても異なる．審美的に歯牙の露出度を考える場合，一つの基準としては，統計的にみた露出度の平均値が参考になろう．

　Vig & Brundo[16]によると，成人男性の平均が1.91mm，女性の平均が3.40mmで男女差がみられるが，年齢別では，若年者の平均が3.37mmで，中年の平均（30〜50歳）が1.26mmである．

　左右対称性は前歯部における審美性の重要な因子の一つであり，補綴する場合に考えておくべき基本的事項である．上顎前歯部に関しては，側切歯や犬歯に比べて中切歯の対称性はとくに考慮すべきである．いいかえれば，側切歯や犬歯にまで対称性を求めすぎるとかえって人工的にみえるので，側切歯，犬歯ではむしろやや非対称にして多様性をもたせるほうが自然感を表現できる．しかし中切歯は可能なかぎり対称でなければならない（図 12）．

上顎前歯切端の露出度

男女別平均	年齢別平均
成人男性：1.91mm	若年者　　　　　　：3.37mm
成人女子：3.40mm	中年（30〜50歳）：1.26mm

（Vig & Brundo[16]）

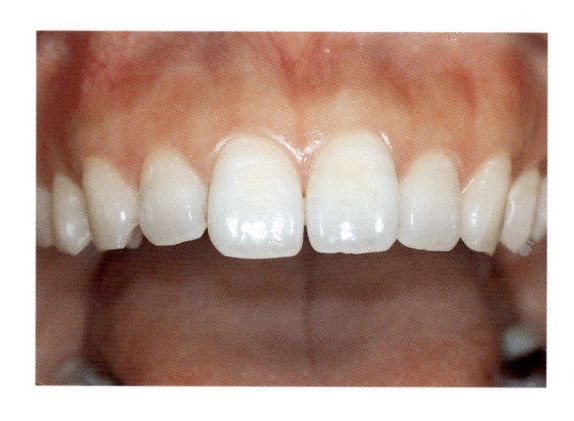

図12　上顎前歯の左右の対称性．中切歯の対称性がとくに重要．

> **上顎前歯の左右対称性**
>
> - 中切歯は厳密な左右対称性を有することが好ましい
> - 側切歯，犬歯はやや左右非対象にして多様性をもたせる

■歯の色調
・色調選択と色調表現

　歯の色調は形態とともに最も重要な審美的因子の一つであるが，個々の歯の色調を正確に把握し，それをそのまま作製し，表現することは至難の技といえる．それは色調そのものが複雑で，色相，彩度，明度の三要素から成り立っていること，そして1本の歯でも部位によって，たとえば切端部と歯頸部とでは微妙に色調が異なっていること，さらに歯種による色の違いがあることなどの理由によって詳細な色調の把握が困難になっているからである．

　色調を選択する方法としては，比色法と側色法があるが，現実にはシェードガイドと天然歯との色の対比で行う比色法を用いることが多い．その際は迷わずできるだけ短時間で決定することが重要である．シェードガイドには多くの種類があるが，比較的天然歯の色調に合わせやすいものの一つにビタのLumin Vacuumがあり，最も一般に普及している．しかしながら，明度，色相，彩度のすべての点で天然歯にうまく対応できるわけではないので，幅広い天然歯の色調に合わせるには，他のメーカーのシェードガイドとそれに対応するポーセレンを何種類か兼備しておく必要がある（図13）．また，表面性状を同条件にするため，表面を水で濡らした状態でみるほうがよいとされている．

図13-1〜4 各種のカラー・シェード・ガイド.

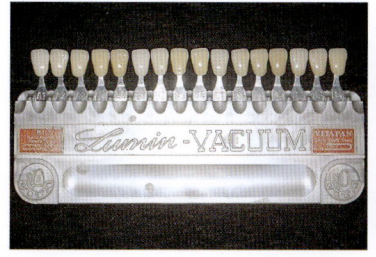

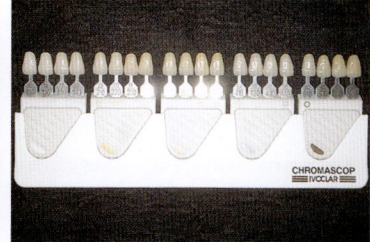

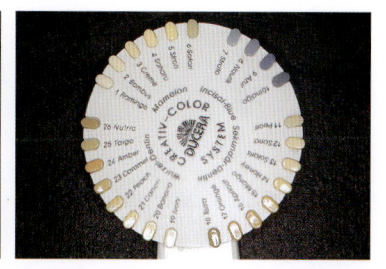

図13-1 ビタのLumin Vacuum.
図13-2 イボクラーのChromascop.
図13-3 デュッセラのCreative color.

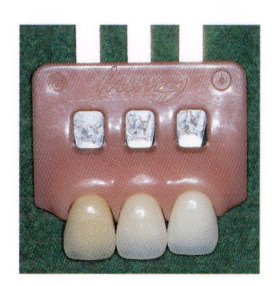

図13-4 自家製シェードガイド.

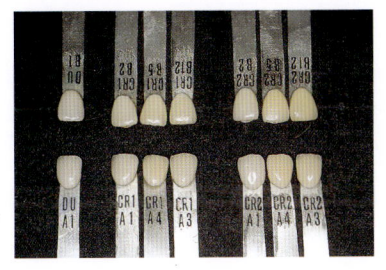

図13-5 歯肉色付きシェードガイド．口腔内と近い条件にして比較することが有効である．

　以上の点に留意し，仮に正確に色調が把握できたとしても，クラウンを作製する場合には，色の対比が難しいこと，光源の種類によって異なった色調にみえること（図14），光の透過性の有無やクラウンの厚みの制限があるため十分な色表現が困難であることなどの理由によって，求める色調を得ることはきわめて難しい[17]．そのうえ，色調選択する者と作製する者が異なる場合には，両者間における色情報の正確な伝達が必要になるが，絶対的なものはない．ただ，シェードガイドを含めて当該歯を撮影した口腔内写真を製作担当者に提供することは，色情報を送るためのもっとも有用と思われる伝達手段である（図15）．

図14｜図15

図14 色調選択の際は，自然光の下が好ましいが，困難な場合は，自然光に近い人工光源を使用する．
図15 シェードガイドとともに撮影した口腔内写真が有力な色情報となる．

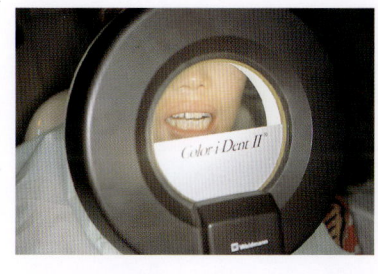

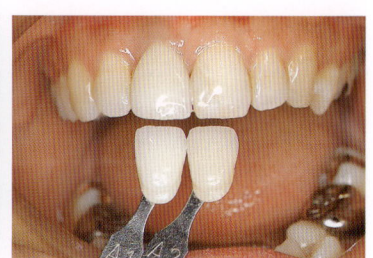

| 色調選択・色調表現の注意点 |

- 短時間で行う
- 歯の表面を濡らして行う
- 光源をいつも同一条件にする
- シェードガイドを添えた歯の写真を撮影する

　人の歯の色を上顎前歯唇面を対象として測色器を用いて測定した中川の研究結果によると[18]，歯種別では，明度，色相，彩度ともに中切歯と側切歯は非常に近似しているが，犬歯は明度が低く，色相は同様であっても彩度が高い傾向がみられる（図16）．また，歯の部位別では，切端に対して歯頸部寄りでは明度が高く，彩度も高い（図17）．さらに，年齢別での傾向は，中年，老年層では，明度が低くなり，彩度が高くなる（図18）．このようなことを天然歯に関する色調の基本的な傾向として把握しておいたうえで，患者の希望や術者の意見を加味すれば，よりよい色調表現が達成できるのではないだろうか．

図 *16*-1〜3　歯種別の色調の違い．

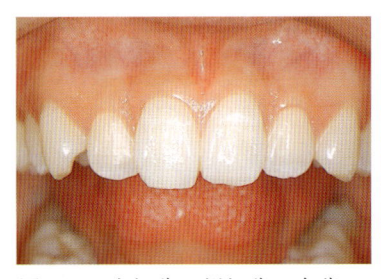

図 *16*-1　中切歯，側切歯，犬歯で色調の差が大きくないタイプ．

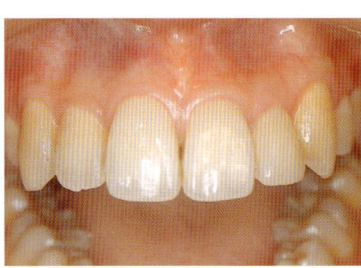

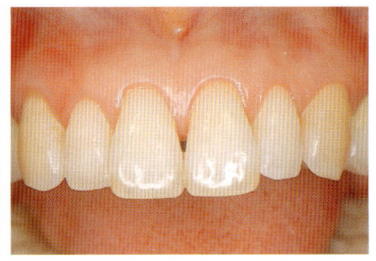

図 *16*-2　中切歯より側切歯，側切歯より犬歯と徐々に色調変化のあるタイプ．

図 *16*-3　犬歯のみ色調が異なるタイプ．

図 *17*-1〜3　部位別の色調の違い．

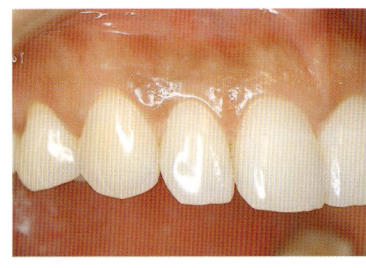

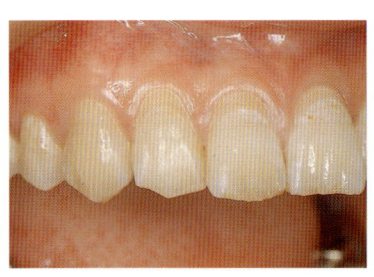

図 *17*-1　同一歯牙内では色調の違いのないタイプ．

図 *17*-2　同一歯牙内でも部位によって色調の違いが複雑なタイプ．

図 *17*-3　切端から歯頸部にかけての色調変化がみられるタイプ．

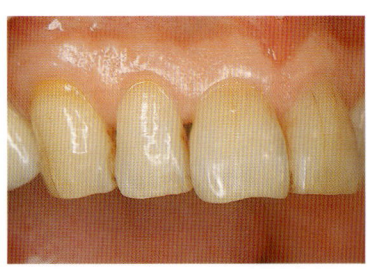

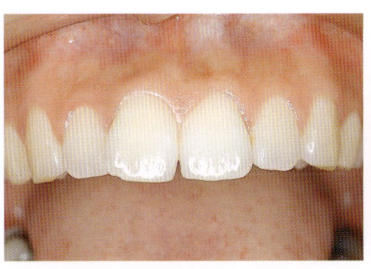

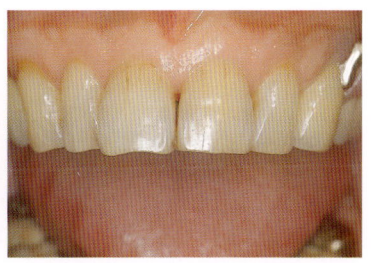

図 18-1,2　年齢別の色調の違い.
図 18-1　若年層の一例.
図 18-2　老年層の一例.

> **歯冠色の特徴**
>
> 歯種別
> 　　中切歯と側切歯は明度,色相,彩度ともに同等
> 　　犬歯は明度が低く,彩度が高い
> 部位別
> 　　歯頸部は切端よりも明度,彩度ともに高い
> 年齢別
> 　　高齢者のほうが明度が低く,彩度が高い

■**歯の表面性状**

　歯のエナメル質表面には,大小さまざまな豊隆や線が認められるが,鏡面に近い滑沢な表面をもつ歯牙もあれば,非常に細かい凹凸が顕著に認められるものまでさまざま存在するため,表面における光の反射や散乱の様子もそれぞれ異なる(図19).そのため輝度が異なり,色調にも微妙に影響する場合がある.したがって,天然歯が隣接するような場合には,色調とともに表面性状も調和させることが大切である.

> 歯の表面性状の違いをよく観察する

図 19-1～3　表面性状の違い.

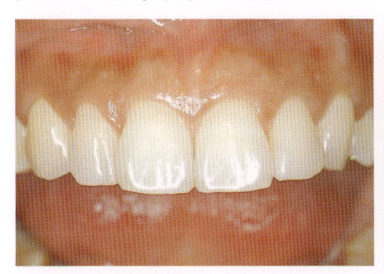

図 19-1　比較的なめらかな表面. 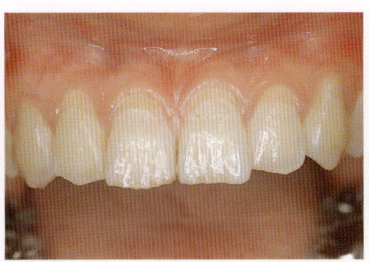　　図 19-2　細かい凹凸のある表面. 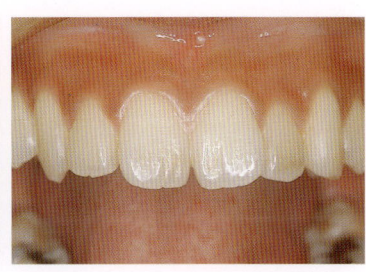　　図 19-3　大小の凹凸が混存する表面.

■歯肉の審美性

歯牙の形態や色調と同様に，歯肉の形態や色調も口腔内の審美性をつかさどる重要な要素である．たとえば歯肉の退縮にともなって生じる歯間空隙(下部鼓形空隙)は，その形態からブラックトライアングルともいわれ，患者に最も嫌われるものの一つである．補綴治療に際してはそれらに対する考慮として，歯牙のみでなく，歯肉に対しても十分な審美的対応が必要となる．

1．歯肉の色調

歯周組織に問題がなく歯牙周囲に角化歯肉が十分存在しているピンク色の歯肉は非常に審美的である(図20)．一方，炎症やメラニン色素の沈着，金属イオンの溶出などによる歯肉の変色(図21〜23)があれば，審美的な修復は困難になり，歯肉に対する適切な処理が必要になる．たとえばメラニン色素沈着に対してはフェノールによる歯肉漂白(図24)が効果的で，金属イオンによる黒変は結合組織移植術などの外科的対応が有効である．

また，歯牙の周囲に角化歯肉が少ない場合，歯肉の色調は歯槽粘膜部の赤味が強調され，ブラッシング時に痛みを伴ったり，歯肉退縮が生じることがある．また，補綴物のマージン部を歯肉縁下に設定する場合には，辺縁歯肉の色調が変化することがある．そのために適量の付着歯肉を獲得する目的で，遊離歯肉移植や結合組織移植などの歯周外科処置を行う場合がある[19,20]．この場合，遊離歯肉移植によって獲得された付着歯肉の色調は，供給側の口蓋部の色調に近似し，周囲の歯肉とのバランスがとれなくなることもある．したがって，とくに上顎前歯部で口唇が挙上しやすく，歯肉がよくみえる場合は色調を合わせやすい結合組織移植術を選択するなどの注意が必要である[21]．

歯肉の色調

健康で審美的な歯肉色
　　ピンク色でスティップリングを有する
非審美的な歯肉色
　　炎症による赤色(図21)➡炎症の改善
　　メラニン色素による茶褐色(図22)
　　　　➡フェノールによる歯肉漂白
　　金属による黒色(図23)
　　➡結合組織移植術等の外科処置による改善

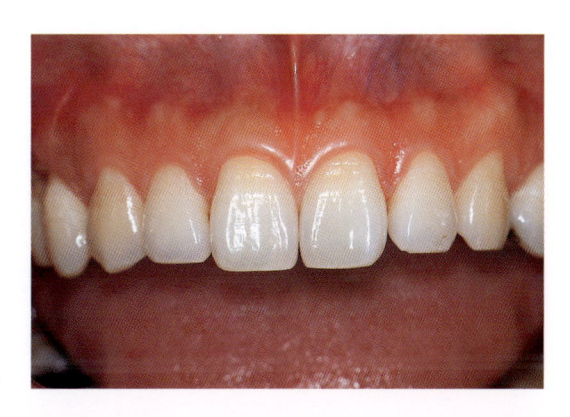

図20　角化歯肉が十分存在している健康な歯肉．

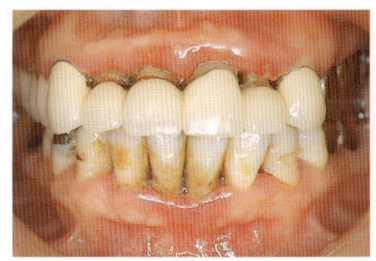

図21　炎症による歯肉の発赤．

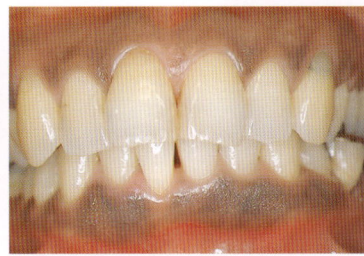

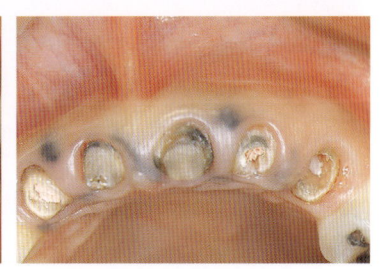

図22　メラニン色素による歯肉の茶褐色の変色．

図23　金属の取り込みによると思われる黒変．

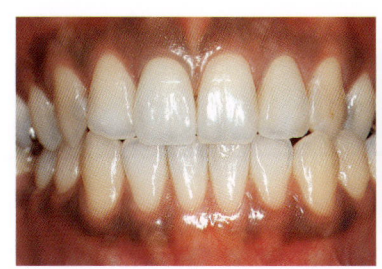

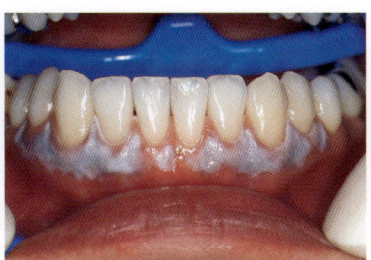

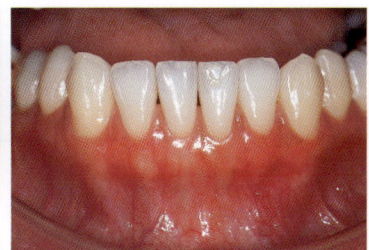

図24-1〜3　メラニン色素の沈着に対しては，フェノールによる歯肉漂白が有効である．術前，術中，術後．

2．歯肉の形態（スキャロップの形態，歯間乳頭の形態）

　天然歯歯頸部の辺縁歯肉は，健全な場合，スムーズなスキャロップ形態をしている．歯肉や骨が厚ければ，スキャロップ形態は平坦化し，ゆるやかなカーブを描き，薄い場合は強いカーブになる傾向がみられるが，基本的には，その形態は個々の歯の解剖学的歯頸線の形態にほぼ等しいと考えてよい．したがって，通常はスキャロップの頂点は中央よりもやや遠心寄りに位置している．

　若年者において，健全な天然歯間に存在する正常な歯間乳頭の形態は，隣接するスキャロップ形態間にできた空隙の形状に相当するため先端はシャープに尖っており，下部鼓形空隙を閉

鎖している．しかし，歯間部歯肉の炎症が軽減した場合や，歯周外科後または加齢に伴って，歯間乳頭部の歯肉が平坦化し，ブラックトライアングルとよばれる下部鼓形空隙が広くなり，とくに上顎前歯部では審美的に問題となることがある．これに対して，歯間乳頭を再建する様々な工夫が行われているが，まだその予知性は高いとはいえないのが現状である．ブラックトライアングルの閉鎖のためにマージンを歯肉縁下深くに設定し，オーバーカントゥアを付与した補綴物を装着して歯間乳頭を押し上げる手法をしばしば目にするが，この方法は清掃性の低下を招き，長期的予後に疑問が残る．そのため，歯間乳頭をできるだけ喪失しない配慮が必要となり，上顎前歯部の歯周外科処置を行う際には，症例によっては，ポケット除去を目的とした歯肉弁根尖側移動術ではなく，modified Widman flap法を採用することがある．しかし，この術式では，歯肉溝がやや深くなるので，マージンの位置設定やメインテナンスには十分な注意が必要である．

また最近では，審美性が問題となる部位では，歯間乳頭を保存する歯周外科術式を行うことが主流になりつつあり，歯周組織からみた審美性も考慮に入れて処置を行う必要がある．

Tarnowの報告[22]では，歯間乳頭の充塞の有無は歯槽骨頂から隣接歯のコンタクトポイントまでの距離に関連するとしている．ただし，この報告にはコンタクトポイントの有無や位置，歯間乳頭の充塞率に影響が大きいと思われる歯牙間の距離に関しては記載されていない．

辺縁歯肉の形態

歯頸線	スキャロップ形（扇状）で頂点はやや遠心寄り 解剖学的歯頸線に相似形
歯間乳頭	下部鼓形空隙の形態に相当 シャープで弾性に富む

歯槽骨頂からコンタクトポイントまでの距離と歯間乳頭の充塞率

5 mm以下	充塞率 100%
6 mm	充塞率 56%
7 mm以上	充塞率 27%

3．辺縁歯肉の位置と見えかた

上顎前歯部の辺縁歯肉の位置は，中切歯を基準として側切歯はやや歯冠側に位置し，犬歯では中切歯と同等の高さが一般的である．各歯牙の辺縁歯肉の位置の対称性も審美的に重要であるが，とくに中切歯の辺縁歯肉の位置および形態の左右対称性はきわめて重要となる（図12参照）．

また，微笑時に上口唇の下縁に沿ってほぼ辺縁歯肉のラインが並んでいれば審美的にみて好ましいと考えられる．一方，歯肉が大きく露出してみえたり，逆に口唇に隠れてまったくみえなかったりすれば審美的でなく，とくに，微笑時に歯肉が露出して3mm以上みえるような場合はgummy smileといわれ，好ましくないと考えられている．辺縁歯肉の形態や位置，歯間乳頭の形状などの歯肉の審美性は歯肉，骨の厚み，骨レベル，歯牙の位置，歯軸などの影響を大きく受けるため，審美性の獲得のためには歯牙の位置，傾斜の改善，骨・歯肉の形態修正など，矯正，歯周治療（歯周外科処置）を含めた総合的なアプローチが重要となる（図25）[23,24]．

辺縁歯肉の位置

- 中切歯と犬歯は同等の高さ
- 側切歯はやや低い
- 中切歯の辺縁歯肉の左右対称性はきわめて重要
- 口唇から歯肉が露出してもよいが，露出する場合は，微笑時に3mm以内が好ましい

4．欠損部顎堤の形態

上顎前歯の1歯あるいは2歯の欠損に対して，固定性ブリッジによって補綴を行う場合，欠損部歯槽骨の吸収のため顎堤の形態が唇舌的あるいは垂直的に不良になっていると，ポンティックの正常な形態回復が難しくなる．とくに，中切歯1歯欠損のとき，顎堤不良のままで補綴する場合は，審美的に重要な歯頸部の位置が非対称となり，審美性に問題を生じることが多い．このような場合，顎堤改善を目的とした歯周外科処置（歯槽堤増大術）を行うことで，形態の点で審美的かつ機能的な補綴処理が可能となり，清掃性も向上させることができる[25]（図26）．

上顎前歯部欠損顎堤の形態

- 中切歯片側欠損の場合とくに注意を要する
- 形態不良の場合はridge augmentationが必要となる

図25-1～3　歯冠長延長のため歯周外科を行った症例.

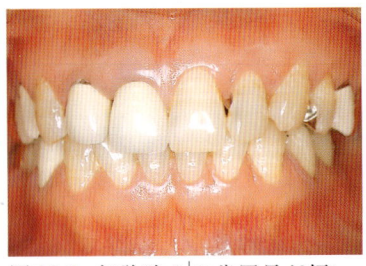

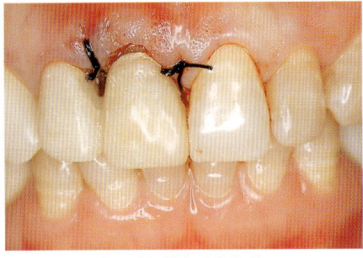

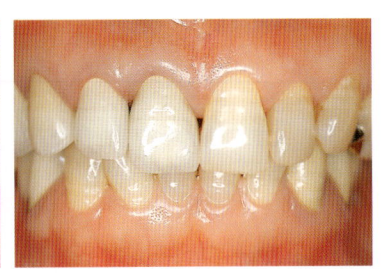

図25-1　初診時 1| の歯冠長が短い.　図25-2　歯周外科処置直後.　図25-3　補綴処置後.

図26-1～3　顎堤増大を目的に歯周外科を行った症例.

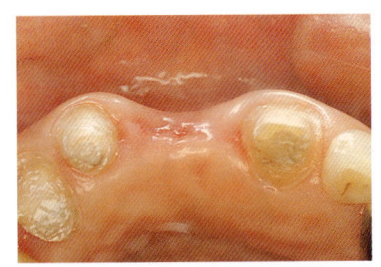

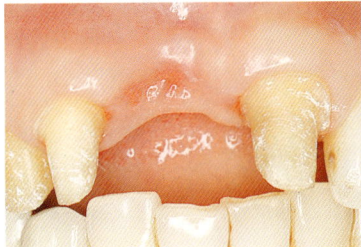

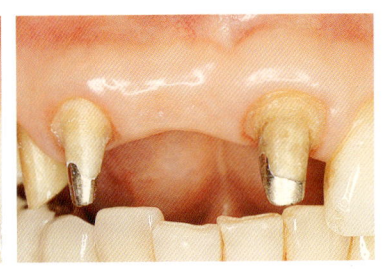

図26-1, 2　術前. 唇舌的に顎堤が不良である.　図26-3　術後4か月. 顎堤の形態が改善された.

審美修復のクライテリア

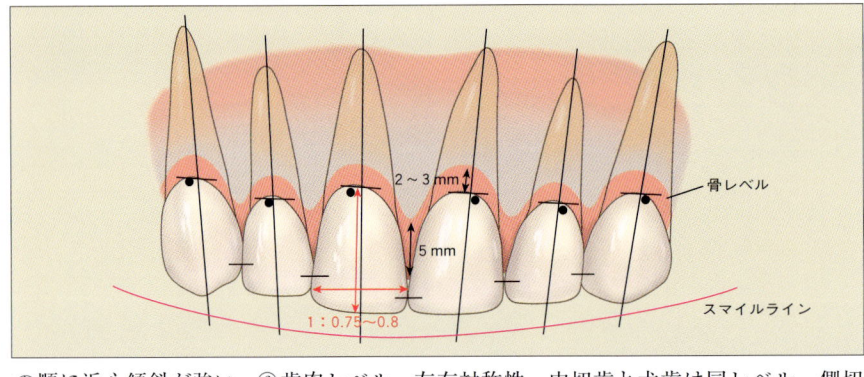

図27　歯・歯周組織の調和[29].
①歯の特徴的形態, 表面性状, 色調, キャラクター. ②同名歯の対称性(とくに中切歯は重要). ③歯冠幅／歯冠長比(W／L比)＝0.75～0.8. ④歯冠の最根尖部. やや遠心寄りに位置する. ⑤歯軸. 中切歯→側切歯→犬歯の順に近心傾斜が強い. ⑥歯肉レベル. 左右対称性. 中切歯と犬歯は同レベル. 側切歯は1～1.5mm歯冠側寄りに位置する. ⑦コンタクトポイントの位置. 中切歯→側切歯→犬歯の順に根尖側寄りに位置する. ⑧骨レベル. CEJから辺縁歯槽骨頂まで2～3mm. 歯間部は骨頂－コンタクトポイント間距離は5mm以内が望ましい. ⑨歯間部. 歯間乳頭の存在, ブラックトライアングルの閉鎖. ⑩切端ライン. 中切歯と犬歯は同レベル. 側切歯は1～1.5mm根尖側寄り. スマイルラインとの調和. ⑪前歯切端の露出度. 成人男子＝1.91mm, 成人女子＝3.40mm, 若年者3.37mm, 中年者(30～50歳)＝1.26mm.

審美補綴法とその選択

審美補綴法の種類としては，
　①前装鋳造冠
　　（金属焼付ポーセレン・クラウン，硬質レジン前後鋳造冠）
　②オールセラミック・クラウン
　③ラミネートベニア
　④ポーセレン・インレー
　⑤接着性ブリッジ
などがある．
　これらのなかから症例に応じた最適な方法を選択しなければならない[26-28]．

審美補綴法の選択基準（術者側の問題）

1．対象部位（上顎か下顎か，前歯部か臼歯部か）
2．歯冠長，歯冠幅，歯冠厚さ
3．生活歯か失活歯か
4．変色歯かどうか
5．欠損の有無とその範囲
6．歯周疾患の有無とその程度
7．咬合力の程度（咬合習癖の有無）
8．咬合関係（対合関係）
9．機能異常の有無　など

　これらの点を総合的に考えて最適な方法を選択すればよいと思われるが，症例によっては幅広い選択肢が可能な場合もあれば，種々の条件によってごく限られた補綴法のみの選択を余儀なくされることもある[30]．たとえば歯周補綴を行う場合，多数歯にわたる連結固定や欠損歯補綴の必要性から，選択肢としては金属焼付ポーセレン・クラウンのみとなる場合が圧倒的に多く，そのために支台歯相互の平行性を考えた支台歯形成が必要となる．しかし，色調の点ではオールセラミック・クラウンにみられるような十分な審美的満足が得られないこともありうる．

審美補綴法とその特徴

　審美歯科材料であるレジンとポーセレンでは，色調や強度の点でかなりの相違があるように，補綴材料や作製方法の違いによってそれぞれのもつ性質や特徴が異なるため，症例に応じた補綴法が必要になるのはいうまでもない．レジンはポーセレンに比較して色調的あるいは耐摩耗性に劣るが，一方では適度な弾性を有するため，歪みに対して破折しにくいという利点がある．そこで症例によってはポーセレンの代替材料として適用する場合もある．

審美補綴法を選択する場合の考慮すべき事項

1. クラウンの厚みの違い（支台歯形成量の違い）
2. 強度，硬度，弾性などの物性の違い
3. ブリッジ適用の可能性の有無
4. 支台歯形成の難易度
5. クラウンの辺縁適合性の違い
6. 歯周組織に対する生体親和性の違い
7. 光の透過性の違い（透明感の違い）
8. 審美性
9. 装着方法の違い

個々の補綴法における留意事項

■金属焼付ポーセレン・クラウン（メタルセラミックス・クラウン）

　金属焼付ポーセレン・クラウンは審美修復の代表的な方法として従来から応用されており，予知性，永続性の高さは立証済である．適合性・審美性に優れ，機械的強度も十分高く（図28，29），連結固定や多数歯ブリッジなど力に対する配慮が必要なケースにおいて第一選択となる（図30，31）．

第13章 ● 審美補綴

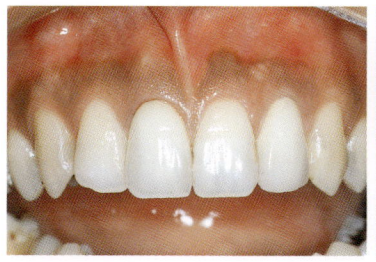

図 28-1〜5 金属焼付ポーセレン・クラウン（メタルセラミックス）による治療例．

図 28-1 1|2 にメタルセラミックスが装着されているが，歯肉に軽度の炎症が認められる．

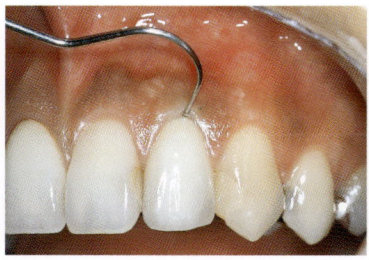

図 28-2 1|2 のメタルセラミックスの辺縁適合性は不良で，オーバーカントゥアになっている．

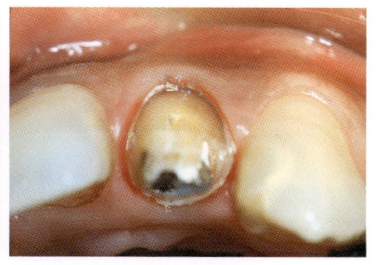

図 28-3 クラウンを除去したところ唇側マージン部の形成量が不足しており，オーバーカントゥアの原因になっている．

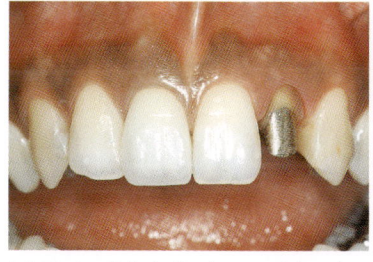

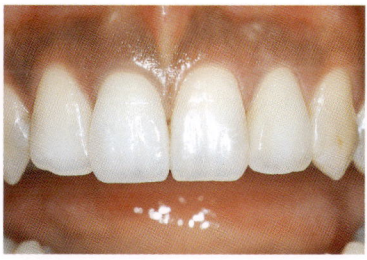

図 28-4 形成を修正し，再度 1|2 をメタルセラミックスで修復した．

図 28-5a, b 精確な適合精度と適切なクラウンカントゥアが付与され，歯周組織との調和も良好である．

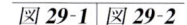

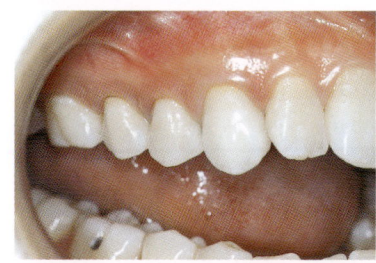

図 29-1, 2 543|3 メタルセラミックスによる修復．高い適合性と良好な色調表現が達成できている．

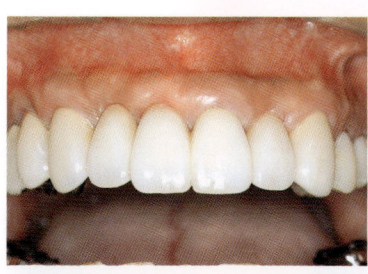

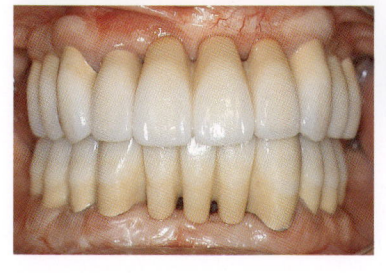

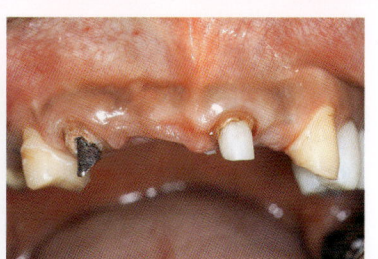

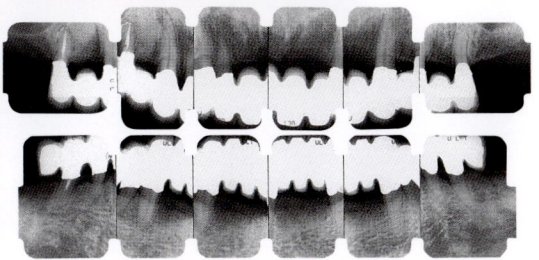

図 30, 31 支持骨が減少している場合や，多数歯欠損補綴の場合は，メタルセラミックスが第一選択となる．

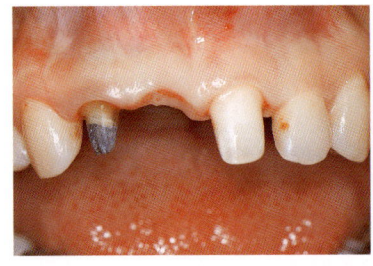

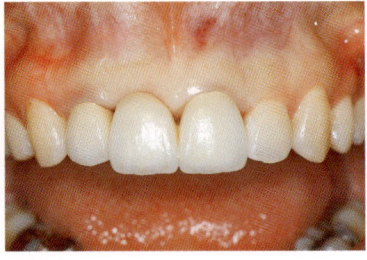

図32-1,2 メタルセラミックスによる修復．②1|① ブリッジ．歯肉が薄いため，変色した根面やメタルマージンが透過してシャドウが出現している．

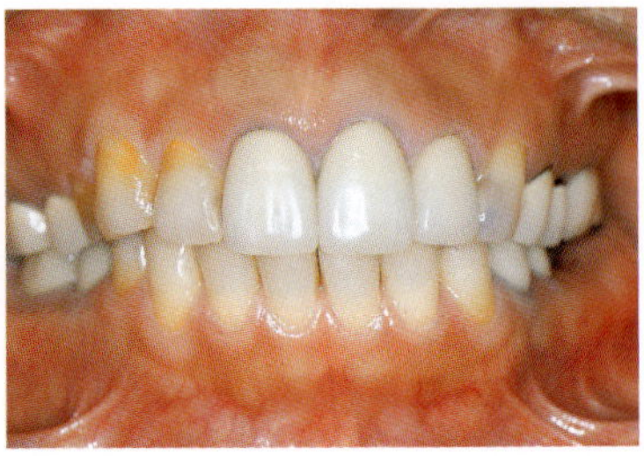

図33 メタルセラミックスによる修復．1|12．歯肉退縮によるメタルマージンの露出とシャドウにより，歯頸部にブラックラインが認められる．

図34-1〜3 金属焼付ポーセレン・クラウンのメタルカラーの影響を少なくするために，唇面に極力メタルをださないようにする製作方法（インビジブル・メタルカラー法）．

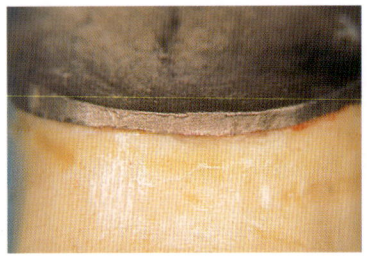

図34-1 ワックスアップから鋳造にかけてはマージン部には十分なメタル量を確保し，変形を防ぐ．

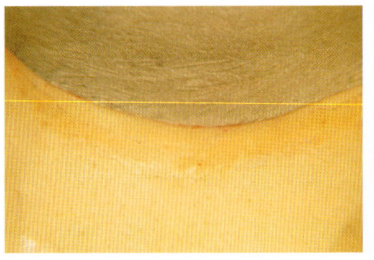

図34-2 鋳造後，メタルカラーの厚みをショルダー内側部から外側部にかけて徐々に薄く除去していき，最外側部はきわめて薄くなるように仕上げる．

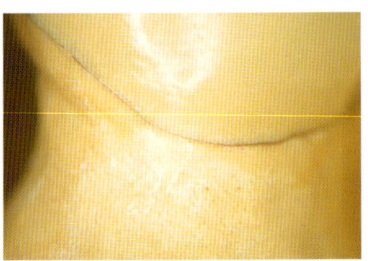

図34-3 ポーセレン焼成後もクラウン・マージンの適合は良好である．

しかし，光透過性が低く，色調表現が困難になる場合やメタルカラーによるシャドウなどが問題になることがあり，審美的に限界があることも事実である（図32,33）．シャドウによる審美的問題を極力抑えるために，インビジブル・メタルカラー法（図34）を応用することが有効である．

金属焼付ポーセレン・クラウンの利点

- 適合性が高い
- 機械的強度が大きい（連結固定，多数歯ブリッジでは第一選択）
- 審美的である（症例によっては限界がある）

> **金属焼付ポーセレン・クラウンに起こりうる問題点**
>
> マージン部の変色(ブラックライン)の原因
> 1. メタルカラーの歯肉縁上への露出
> 2. メタルカラーの歯肉からの透過
> 3. 歯根変色の歯肉からの透過
> 4. 金属イオンの遊出
> 5. メタルコーピングによる光の遮断による陰影

■**金属焼付ポーセレン・クラウンの支台歯形成**

　十分な強度と満足できる色調を兼備するためには，クラウンの唇面の厚みはメタル0.3mm，オペーク0.2mm，デンチン・エナメル0.8～1.1mmであり，ダイスペース0.1mmを合計すると唇面の削除量は1.4～1.7mm必要といわれている．しかし有髄歯の場合はこの値より少なくしなければならず，唇面削除量は1.0～1.2mm程度になる．前歯切端部や臼歯咬合面部での削除量はクラウン強度のためやや多くなり，2.0mm程度必要である．

　歯頸部の辺縁形態はラウンディッド・ショルダータイプが好ましく，ショルダー幅は，1.0mm以上が望ましい．舌面あるいは口蓋面の削除量は，メタルのみの場合はポーセレンを焼き付ける場合に比べて少なくてよく，0.5～0.7mm程度でよい．その場合の舌面の辺縁形態はシャンファータイプでもよい．

> **金属焼付ポーセレン・クラウンの支台歯形成の要点**
>
> ・削除量
> 　軸面：1.0～1.7mm
> 　　　　ただし舌面がメタルの場合は，0.5～0.7mm
> 　切端：1.5～2.0mm
> ・マージン形態
> 　唇面，隣接面：ラウンディッド・ショルダータイプ
> 　舌面：ラウンディッド・ショルダータイプ
> 　　　　あるいはシャンファータイプ

■**オールセラミック・クラウン**

　審美に対する要求が高まるにつれ，ロストワックス法，キャスタブルセラミック，CAD-CAM法など様々なオールセラミックシステムが開発・応用されてきている(表3)．オールセラミッ

ク・クラウンは金属焼付ポーセレン・クラウンに比べると，メタルを使用しないため，光透過性に優れ，透明感のある天然歯に類似した色調表現が行いやすい．生体親和性も高く，とくに歯冠，歯根に変色がない支台歯の場合は，歯肉との調和も良好で審美的な修復が期待できる（図35～38）．しかし，欠点として改善されてきてはいるものの，強度の不足による破折の危険性があり，臼歯部やブリッジ，連冠に用いる際には注意が必要である（図39）．とくに咬合力が強い場合やロングスパンのケースでは非適応となると考えられる．また，ブリッジや連冠に用いる場合には，原則的に3ユニットまでが適応範囲であるといわれているが，連結部の強度の確保のために前歯部で12mm^2，臼歯部では連結部に16mm^{2}以上の面積が必要となるため，自然な形態，分離感を付与することが困難な場合がある．

表3　臨床応用されているオールセラミックシステム各種

Procera	KaVo Everest®
GN-I	IPS Empress
CERCON smart cera mics	IPS Empress2
LAVA™オールセラミックシステム	In-Ceram　　など

オールセラミック・クラウンの利点

- 審美性が高い（光透過性に優れ，透明感のある天然歯に近い色調表現が可能）
- 生体親和性が高い
- 歯肉との調和がよい（シャドウが生じにくい）

図35～38　オールセラミック・クラウンによる修復治療．

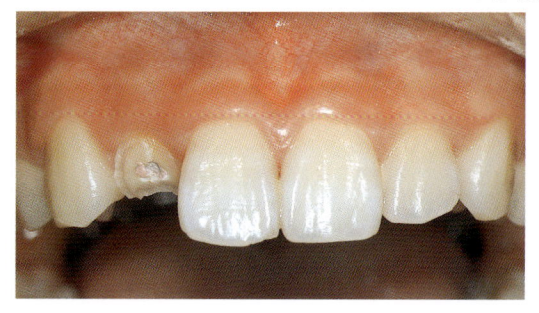

図35-1　打撲により 2| が破折し，来院した．

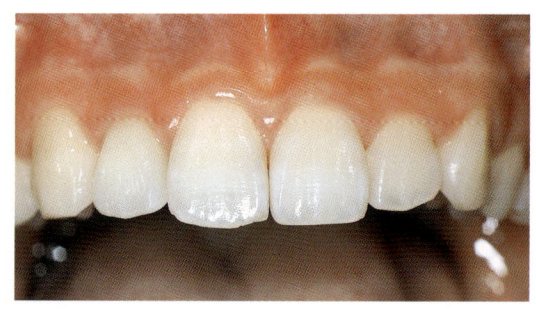

図35-2　根管治療後，ファイバーポストにより支台築造を行ったのち，Empress 2を用いて修復した．

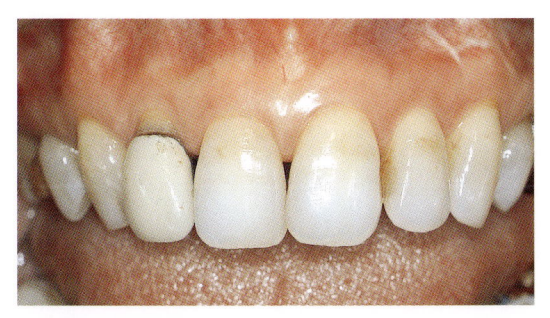

図36-1 2｜審美障害を主訴に来院.

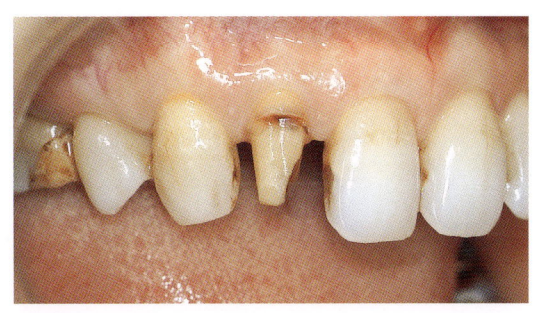

図36-2 2｜メタルセラミック・クラウンを除去. 形成量が不足している.

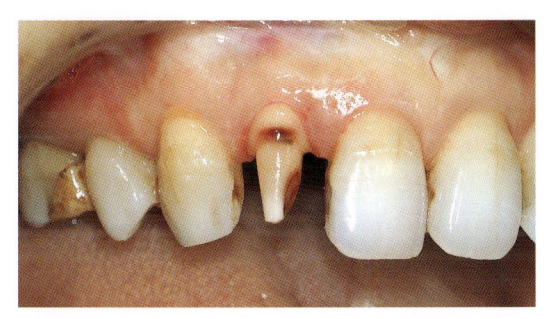

図36-3 オールセラミック・クラウンの失敗に多い破折を防止するために，歯髄に配慮しながら必要十分な削除を行う.

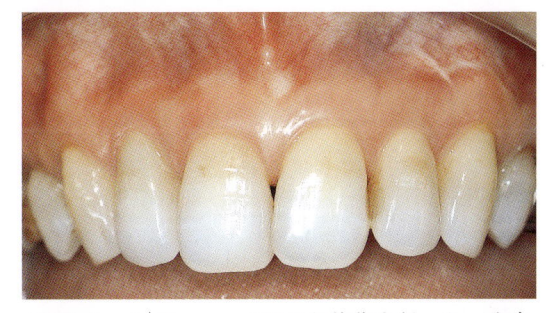

図36-4 2｜Empress2により修復を行った．歯肉は薄いが，シャドウは認められず，歯周組織との調和もよい．

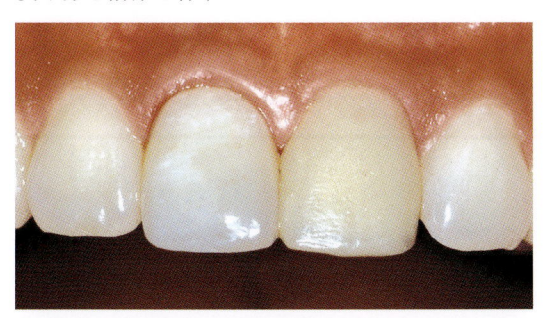

図37-1 1｜1歯肉に炎症が認められる．クラウンのオーバーカントゥアにより清掃が困難になっていることが予想される．

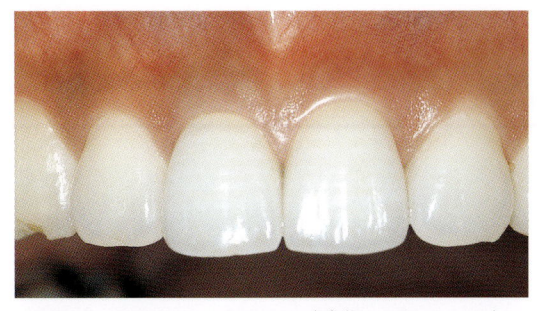

図37-2 プロセラ・クラウン（酸化アルミナコア）により1｜1を修復．適合性を向上させ，適切なカントゥアを付与することにより，健全な歯周組織が得られた．

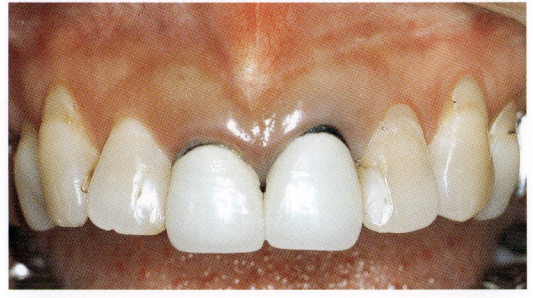

図38-1 1｜1歯肉縁部のブラックラインに対する審美障害を主訴に来院．

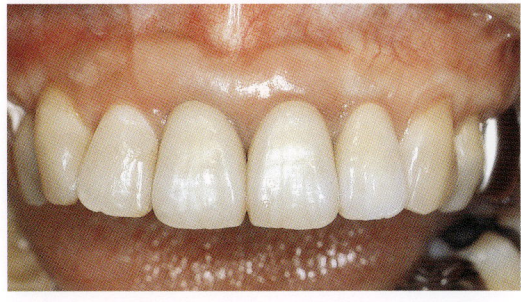

図38-2 歯周外科処置により歯肉ラインを整え，インセラム（酸化アルミナコア）により1｜12修復を行った．

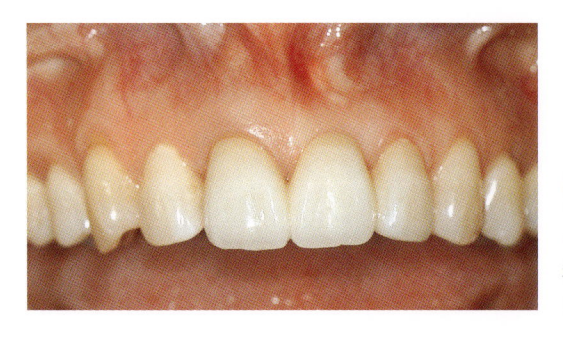

図39 ①|①②オールセラミック・ブリッジ．オールセラミック・クラウンは症例によっては，3ユニットのブリッジまで適応となるが，強度を考慮すると連結部の面積を大きくする必要があり，分離感を表現しにくい場合がある．

図40-1, 2 65歳，女性．左側上顎犬歯のオールセラミック・クラウンの破折例．

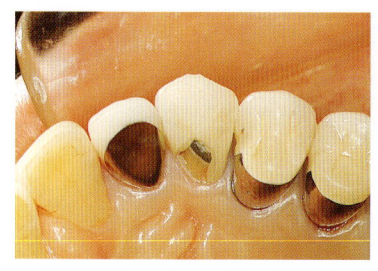

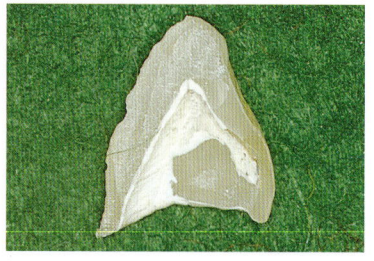

図40-1	図40-2

図40-1 口蓋側歯頸部付近に破折が認められ，支台歯が露出している．
図40-2 撤去したクラウンの矢状断面でみると，破折部のクラウンの厚みが非常に薄いことがわかる．いいかえれば支台歯形成量の不足ということである．

　支台歯形成においては，破折（*図40*）を防止するために十分な削除量をとること[31-33]，適合不良および応力集中の原因となる先鋭な部分を面取り研磨しておくことなどが重要である．

　色調に関して，失活歯の場合に注意すべきことは，メタルコアで光の透過を遮断してしまわないことである．すなわち支台歯歯冠部がすべてメタルの場合，メタルによる光遮断のため色調的に透明感が損なわれたり，金属色を遮蔽するために光不透過性のコーピングを用いることにより，オールセラミック・クラウンのもつ審美的長所が減少することが問題になる．したがってコアの必要な場合は，ファイバーポストを利用したレジンコアを用いて審美的な配慮をすることが好ましい（第6章参照）．

　さらに，オールセラミック・クラウンの装着には，接着性レジンセメントを用いることが色調や強度などの種々の点で有利であるが，歯肉縁下の余剰セメントのとり残しは歯周組織の問題を惹起する危険性があるため注意を要する．

オールセラミック・クラウンに起こりうる問題点

- クラウンの破折（形成不足による）
- メタルコアの場合，色調障害
- レジンセメントの残存

■オールセラミック・クラウンの支台歯形成

支台歯形成の形態は金属焼付ポーセレン・クラウンとほとんど変わらず，削除量は軸面が1.0～1.5mm，前歯切端部あるいは臼歯咬合面部が約2.0mm必要である．舌面あるいは口蓋面も唇面と同等の削除量にしなければならない．歯頸部辺縁形態は，全周をラウンディッド・ショルダータイプとする．また，支台歯表面には応力集中を防止するため，鋭利な部分のないように十分に面取りをしなければならない．

オールセラミック・クラウンの支台歯形成の要点

- 削除量
    - 軸面：1.0～1.5mm
    - 切端：約2.0mm
- マージン形態
    - 全周にラウンディッド・ショルダータイプ

■ラミネートベニア

審美補綴物のなかで，歯質削除が最も少ない点が最大の長所であるが(図41)，過不足なく，わずかな歯質削除量を正確にコントロールすることは難しい．必要十分な歯質削除を適切に行うためには，ガイドグルーブを有効に利用することが重要である．接着時に辺縁部にはみ出て残った残余レジンセメントを完全に除去し，マージンをスムーズに仕上げることも，良好な予後のためにはきわめて重要な操作である．

変色歯などの色調改善が最適応症であるが，重度の変色の症例では満足いく色調改善は困難であるので，患者に対して色調のことはあらかじめ十分に説明しておかなければならない(図42)．一方，もともと色調に問題のない支台歯の場合は，非常に良好な結果となる場合が多い(図43)．

また形態的には，軽度であれば捻転の改善など多少の形態修正も可能な場合もある．

図 41, 42　ポーセレンラミネートベニアによる修復.

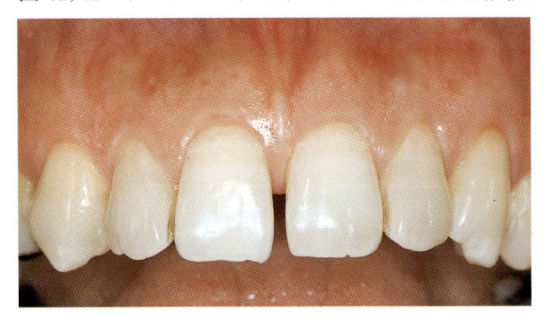

図 41-1　正中離開による審美障害を主訴に来院.

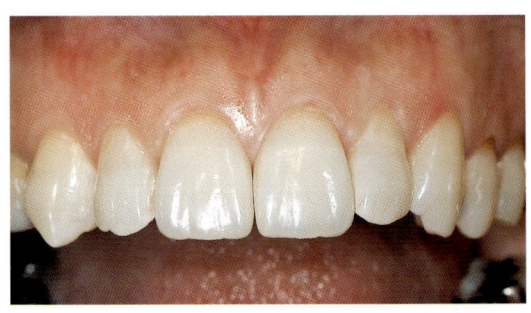

図 41-2　ラミネートベニアによる修復. 歯肉縁上にマージンラインを設定しているが, 視認できず, 歯周組織との調和も良好である.

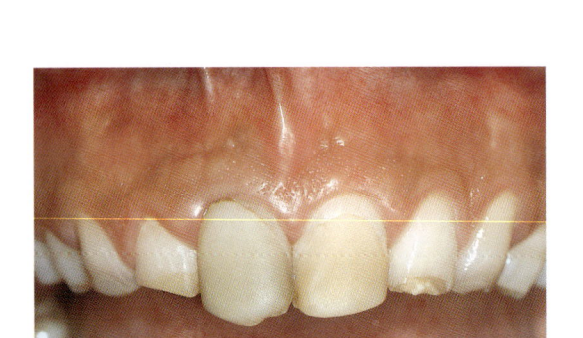

図 42-1　レジンラミネートベニアの変色による審美障害を主訴に来院.

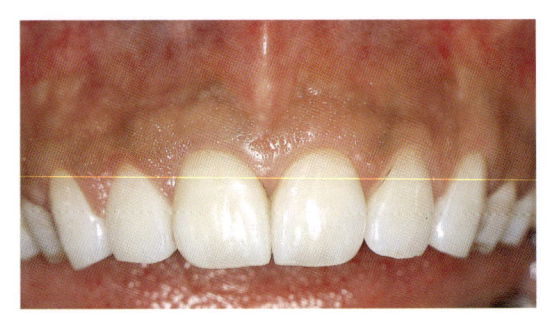

図 42-2　初期治療後, 32｜123をラミネートベニア, 1｜をオールセラミック・クラウン（Empress 2）で修復した.

ラミネートベニアの利点

- 審美的である
- 歯質削除量が最少限である
- 軽度であれば形態修正も可能である

ラミネートベニアに起こりうる問題点

- ベニア接着後の余剰セメントのとり残し
- 重度の変色に対する色調改善不良

■ラミネートベニアの支台歯形成

　おもに唇面のみの形成であり, しかもエナメル質のみの削除であるので削除量は0.4〜0.8mm程度である. すなわち, 象牙質を露出させないようにエナメル質を薄く一層支台歯唇面に残

図43-1〜5 変色が重度で，ラミネートベニアでは色調改善が困難なケース．

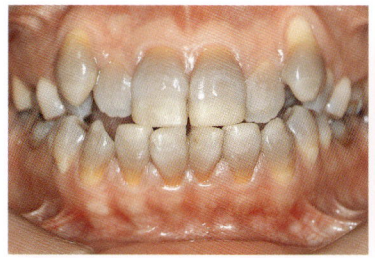

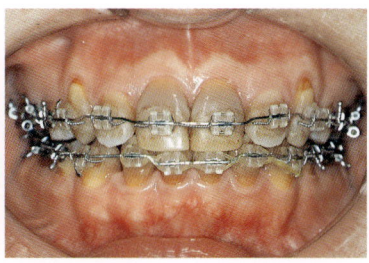

図43-1 歯牙の変色（テトラサイクリンによる）を主訴に来院．

図43-2 矯正治療により歯列不正を改善した．

図43-3 3+3をラミネートベニアで修復する目的で支台歯形成を行った．

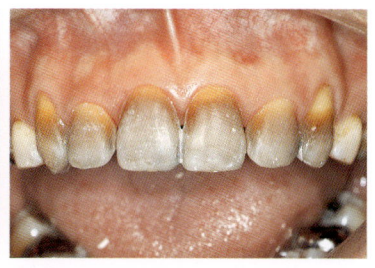

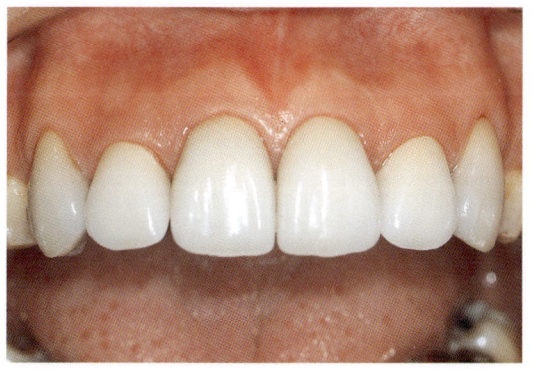

図43-4 強い歯牙変色を遮蔽しようとしすぎたために明度が高くなった．

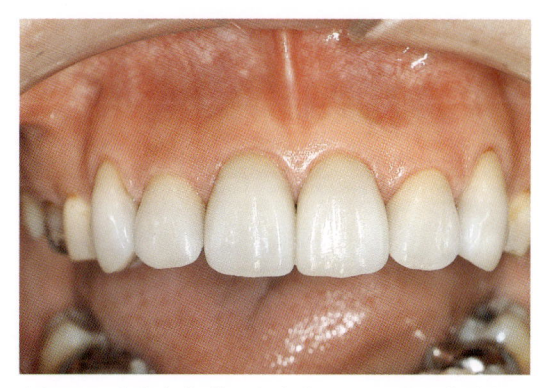

図43-5 患者と相談したうえで，周囲の歯牙と調和するよう自然感を表現した．

した形成をしなければならないので，唇面各部のエナメル質の厚みを知ったうえで，微妙な削除量のコントロールが要求される（第5章参照）．

　歯頸部，隣接面部辺縁はいずれもシャンファー形態にする．ラミネートベニアの装着は唇面正面方向から行うので，正面からみて形成面にアンダーカットのないように注意しなければならない．また，ラミネートベニアと歯質との境界面がみえないように，辺縁部はできるかぎり舌面寄りに設定する．具体的には，隣接面はコンタクトポイントのごく手前まで形成する．

ラミネートベニアの支台歯形成の要点

- 削除量：0.4〜0.8mm
- 象牙質を露出させない
- 辺縁はシャンファータイプにする
- 唇面からみてアンダーカットのないようにする

■ポーセレン・ハイブリッドレジン・インレー

　臼歯部のメタル・インレーやアマルガム充填のかわりに審美的な修復として用いる．窩洞の頬舌幅が咬合面の頬舌幅の1/3～1/2程度であること，機能咬頭を含まないことなどが適応症の条件となり，とくに注意すべき事項は適合性と破折防止である．いずれも歯質の削除量や形成形態など窩洞形成に関係するので，適切な形成が求められる（図45）．

> **ポーセレン・ハイブリッドレジン・インレーに起こりうる問題点**
>
> - インレー体の破折（形成不足による）
> - 適合不良

図45-1～7　ポーセレン・インレーによる修復．

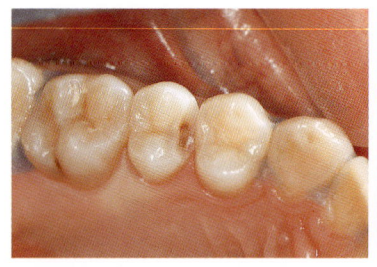

図45-1　5｜近心にカリエスが認められる．

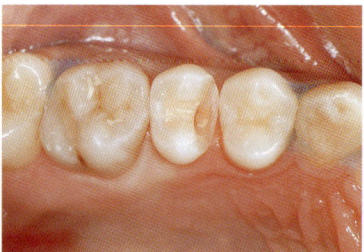

図45-2　カリエスを除去し，窩洞形成を行う．

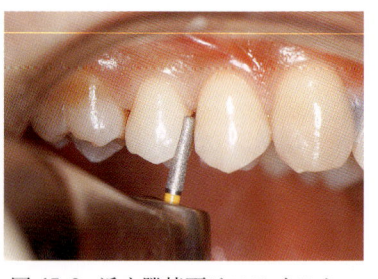

図45-3　近心隣接面はスライスカットを行わず，バーが1本抜けるように形成する．

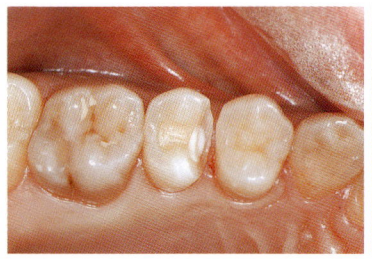

図45-4　形成終了時．窩洞の頬舌幅が咬合面の1/3程度で機能咬頭は保存されている．

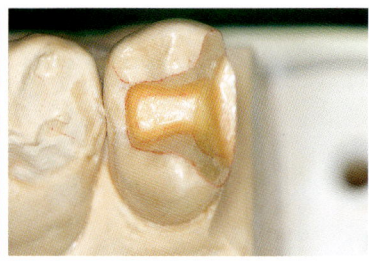

図45-5　作業用マスター模型．十分な削除量を確保し，応力集中を避けるため窩底部は鋭利な部分を除去し，丸みのある形態に整えた．また，レジンセメントによる接着を予定しているので，維持のための鳩尾形を付与せず，やや外開きの窩洞形成にする．

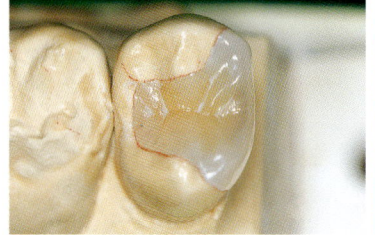

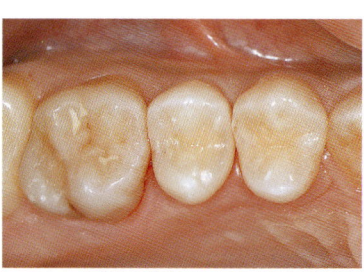

図45-6｜図45-7

図45-6　ポーセレン・インレー完成時．インレーの辺縁部と歯質の厚みが確保できている．

図45-7　5｜ポーセレン・インレー装着時．レジンセメントの残存に注意する．

■ポーセレン・インレーの支台歯形成

ポーセレンは，メタルと物性の違いがあること，作製法が異なることなどから，その特徴に応じた窩洞形成を行う必要がある．すなわち，適合性の確保と破折の防止のための窩洞形態を考慮する必要がある．

適合性に関しての考慮点は，窩洞内面にラインアングルや角ばったところなどの鋭利な部分を作らず，すべて丸みのある曲面にすること，また，装着には接着性レジンセメントを用いるため，形成に際して窩洞側壁は十分なテーパーを付与する．窩洞外形は，より単純な形態とすることが必要である．

破折防止に関しての考慮点は，インレー体辺縁が薄くならないように窩洞辺縁の形成に気をつけることである．すなわち，咬合面ベベルの付与や隣接面スライスカットはしてはならない．咬合力のかかる部位は，インレー体の厚みは少なくとも1.5mmは必要であるので，歯質削除は1.5mm以上必要である．形成が隣接面に及ぶ場合，咬合面窩底と隣接面窩洞との移行部は最も破折の原因となりやすいところであるから，とくにシャープにならないように注意しなければならない．

ポーセレン・インレーの形成の要点

- 削除量：1.5mm以上
- スライスカットやベベルの付与は禁物
- 内面は丸みのある曲面にする

[症例]

以下に，以上の各種審美補綴法を用いて修復を行った4症例を呈示する．

◀ **Case1** ▶ 上顎前歯部を金属焼付ポーセレン・クラウンで修復したケース

患者：46歳，女性，主婦　　主訴：クラウンの脱離

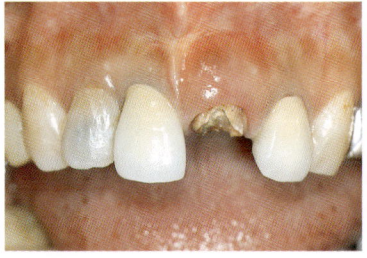

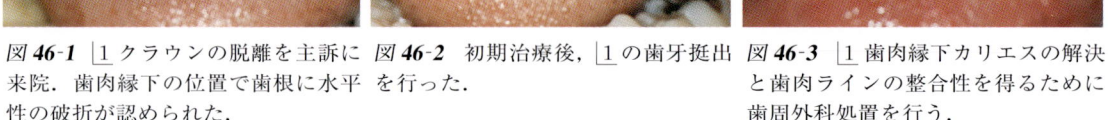

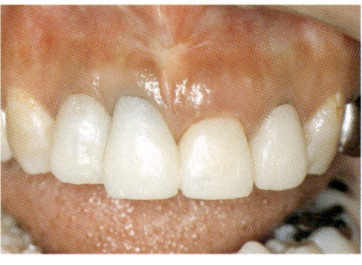

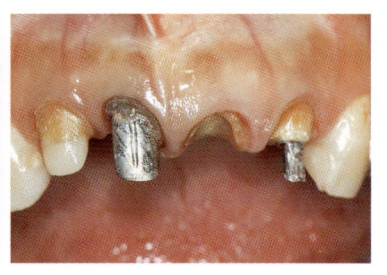

図46-1 1|クラウンの脱離を主訴に来院．歯肉縁下の位置で歯根に水平性の破折が認められた．

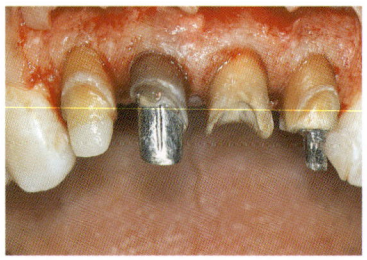

図46-2 初期治療後，1|の歯牙挺出を行った．

図46-3 1|歯肉縁下カリエスの解決と歯肉ラインの整合性を得るために歯周外科処置を行う．

図46-4 フラップ剥離時．21|の歯軸が唇側に傾斜しているのが確認できる．術前に矯正治療を行って歯軸を是正しておく必要があったと考えられる．

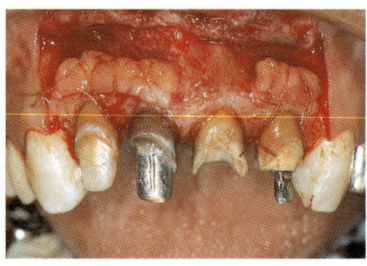

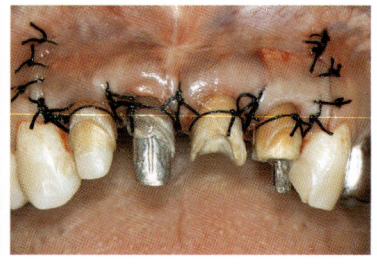

図46-5 治癒後に歯肉ラインが低くなると予想される 21|2 に選択的に結合組織移植を行い，付着歯肉の厚みを増大させた．

図46-6 歯周外科処置終了時．biologic width の確立を期待して，部分層弁による apically positioned flap を行った．

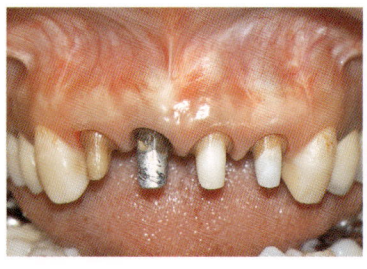

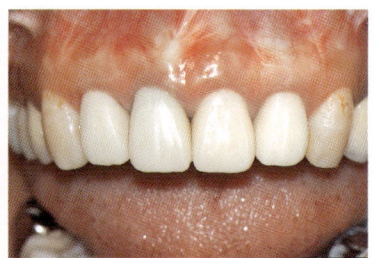

図46-7｜図46-8

図46-7 支台歯形成．マージンラインはサルカス内の浅い位置に設定する．

図46-8 プロビジョナル・レストレーションによる形態修正．もう少し中切歯の優位性を強調することとした．

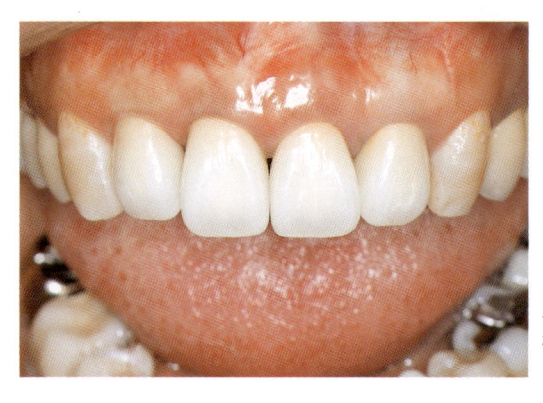

図46-9 最終補綴物装着．歯根の変色が著しいためオールセラミック・クラウンの利点を発揮できないと考え，金属焼付ポーセレン・クラウンによる修復とした．歯根の歯槽骨からの立ち上がりの角度や歯根の太さ，形態が歯肉ラインの位置，形態に大きく影響すると考えられる．

第13章 ● 審美補綴

◀ Case2 ▶ 上顎前歯部をオールセラミック・クラウンで修復したケース

患者：42歳，女性，主婦　　主訴：上顎前歯部の審美障害

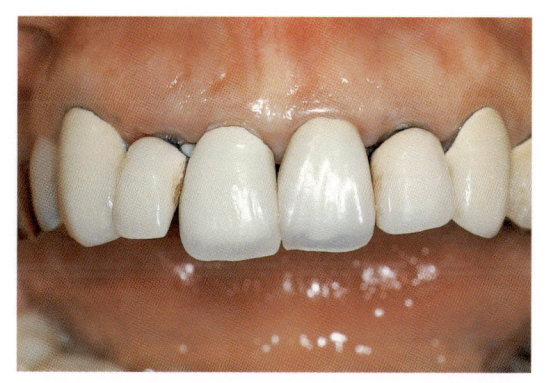

図47-1　上顎前歯部の審美障害を主訴に来院．歯肉退縮によるマージン露出，補綴物不適合による二次カリエスなどが認められる．

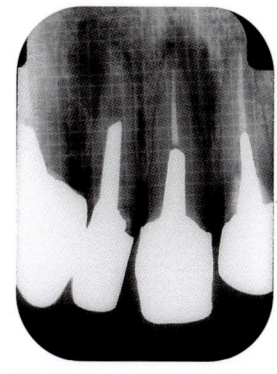

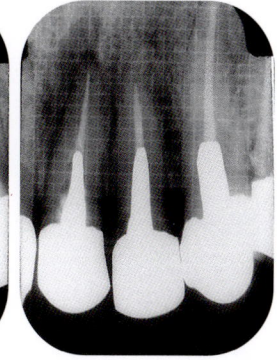

図47-2a, b　初診時デンタルX線．二次カリエスが多数認められる．特に 3 2| は歯肉縁下カリエスが重度に進行している．

図47-3a 図47-3b

図47-3a, b　不適合補綴物を除去した．深い歯肉縁下カリエスがみられ，歯肉の炎症が著明である．|3 歯牙の挺出を行い，歯周外科処置時の骨切除を最小限にする．

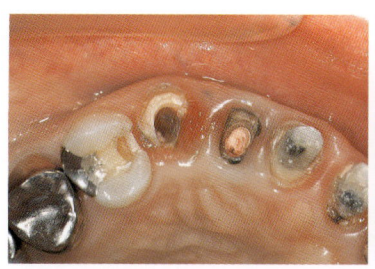

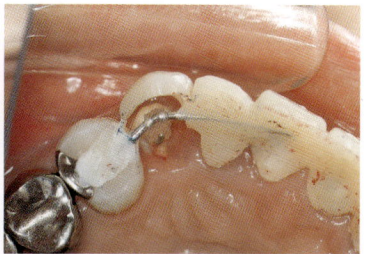

図47-4 図47-5

図47-4　|3 抜歯終了時．縁下カリエス処置，術前の状態．
図47-5　術後．歯肉縁下カリエスを改善し，biologic widthを確立するために歯周外科処置を行った（ 2|は抜歯し，歯槽堤保存術を行っている）．

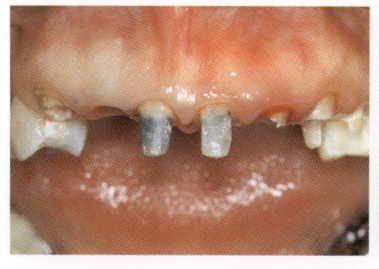

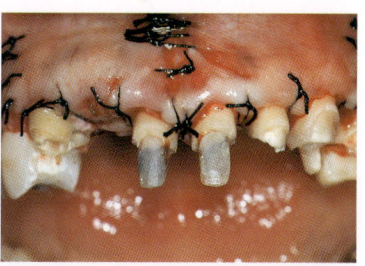

図47-6 図47-7

図47-6　プロビジョナル・レストレーション装着時．清掃性，機能性，審美性を確認する．
図47-7　印象採得時．歯肉は健康で，炎症はみられない．歯根の変色も軽度で審美性を考慮してファイバーポストを利用した．

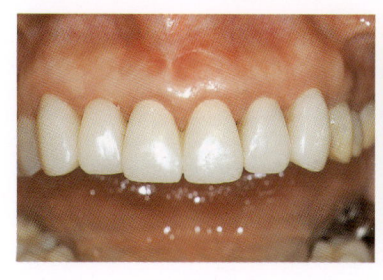

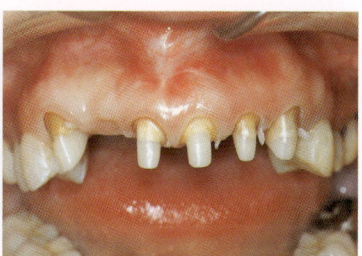

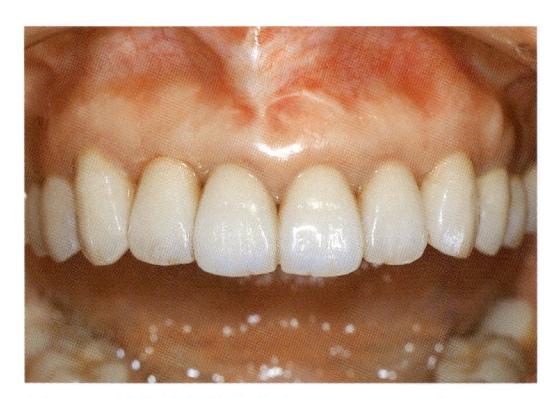

図**47-8** 最終補綴物装着時．インセラム（アルミナコア）により修復している．歯周組織と調和した修復がなされ，審美性と清掃性の両立が得られている．

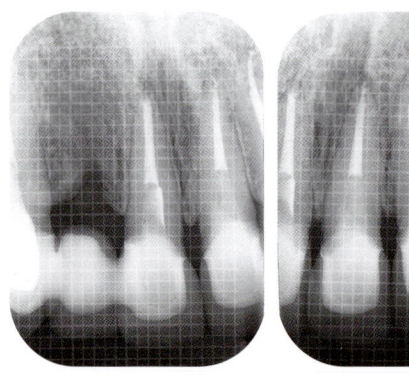

図**47-9a,b** 治療終了時デンタルX線写真．

◀Case3▶ 上顎前歯部をラミネートベニアとオールセラミック・クラウンで修復したケース

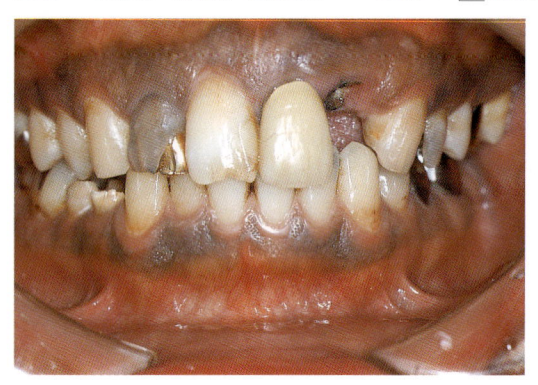

患者：45歳，男性，会社員　　主訴：|2 補綴物脱離．歯肉の異和感

図**48-1** |2 補綴物脱離により来院．|2 はカリエスが歯肉縁下に深く進行しており，保存は困難である．

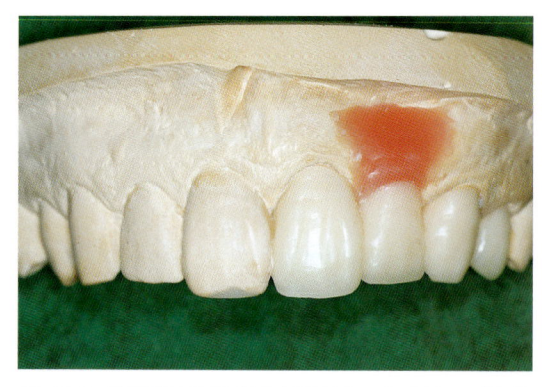

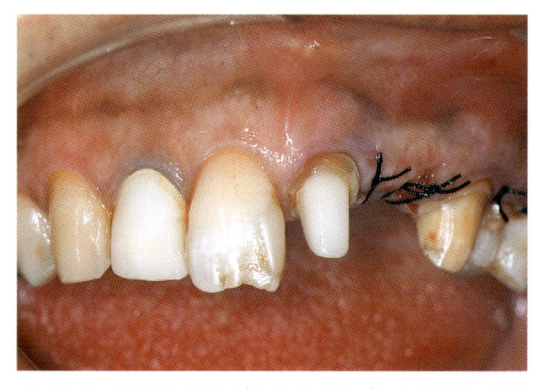

図**48-2** 診断用（治療ガイド用）ワックスアップを作製し，治療の目標を見定める．本ケースでは 1| をラミネートベニア，2|4 をオールセラミック・クラウン，①2③ をオールセラミック・ブリッジで修復することとした．

図**48-3** 初期治療後（|2 は抜歯），|2 欠損部に歯槽堤の増大術を行った．

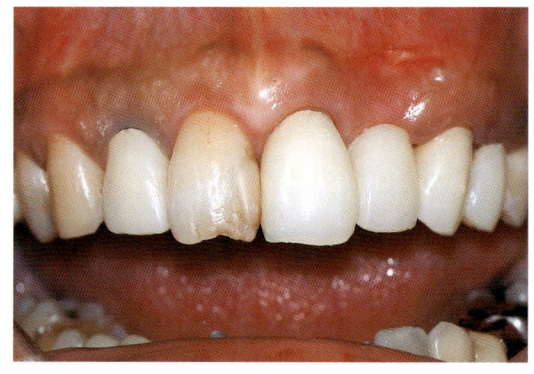

図**48-4** プロビジョナル・レストレーションを装着し，治癒を待つ．

352

第13章●審美補綴

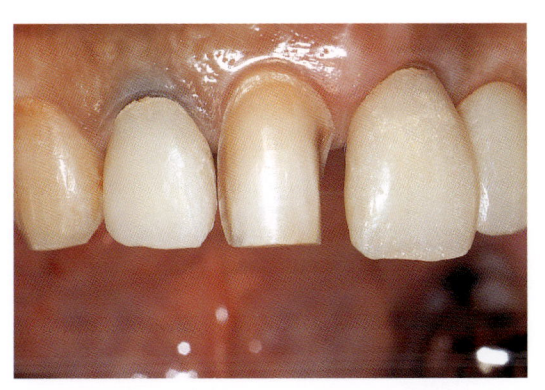

図48-5 まず，1|のラミネートベニア修復を行った．支台歯形成終了時．マージンラインは歯肉縁上に設定し，削除量は極力エナメル質の範囲内に抑える．

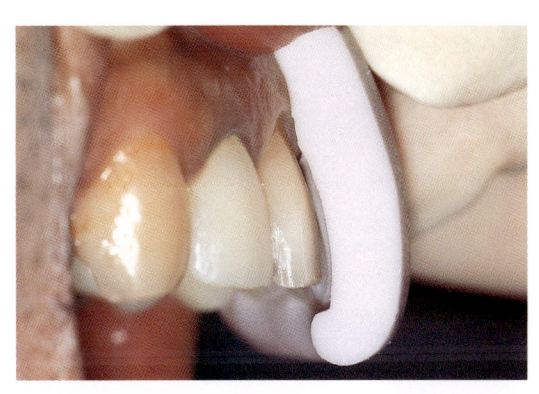

図48-6 形成用インデックスを用いて削除量を確認する．

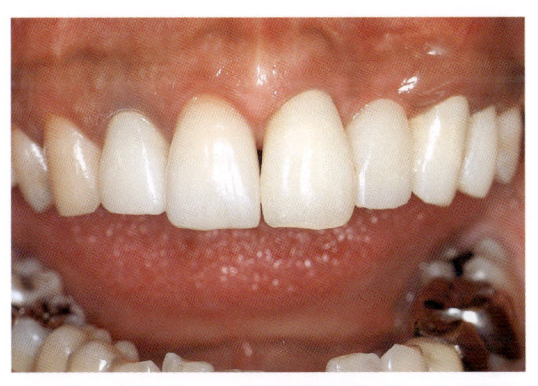

図48-7 1|ラミネートベニア装着時．隣接歯に対して最終形成を行い，プロビジョナル・レストレーションを歯周組織と調和するよう精密に調整する．

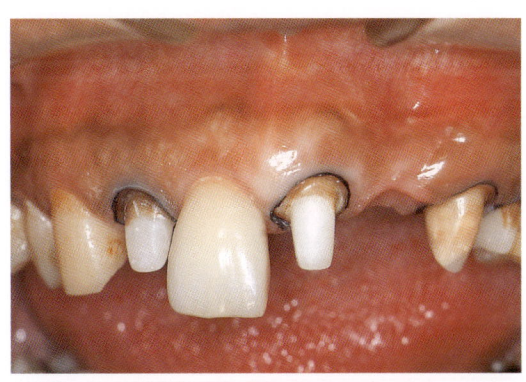

図48-8 印象採得時．歯肉に炎症はみられず，健康な歯周環境が確立されている．

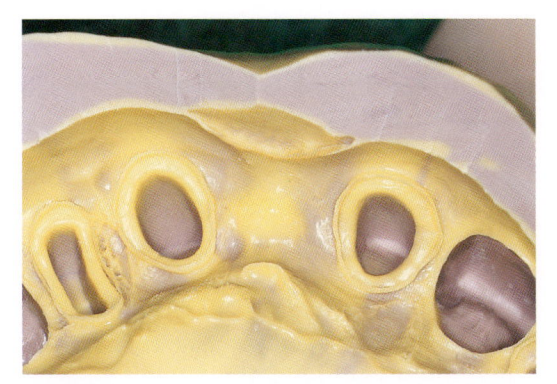

図48-9 スムーズで連続性のあるマージンラインとともにマージン直下の根面の印象が得られていることが重要である．

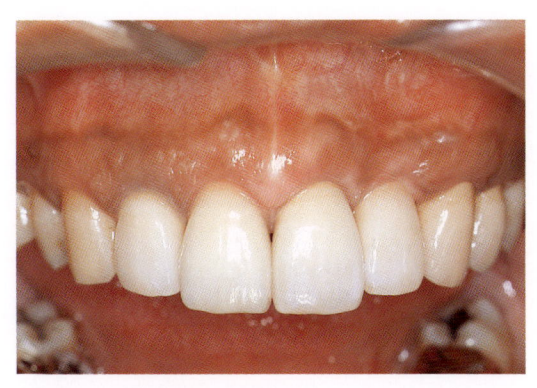

図48-10 最終補綴物装着時．インセラム（アルミナコア）により修復している．オールセラミック・クラウンを用いても重度の歯根変色による歯肉のシャドウは抑えられない結果となっている．

353

◀ Case4 ▶ 下顎臼歯部をポーセレン・インレーで修復したケース

患者：55歳，男性，自営業　　主訴：下顎左側臼歯部の冷水痛

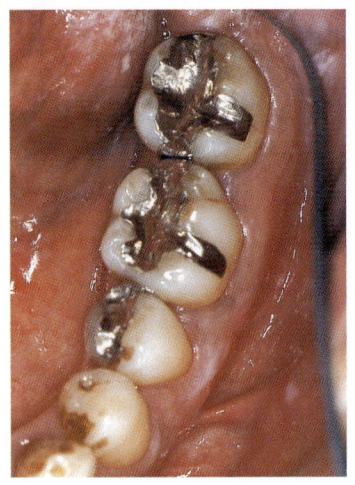

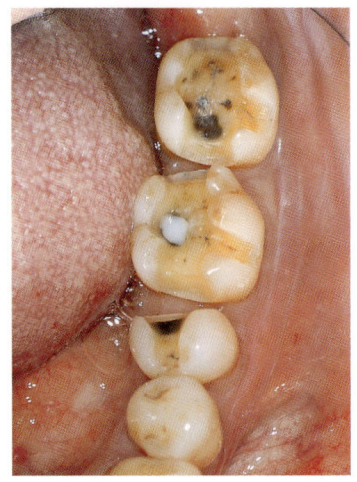

図 **49**-1｜図 **49**-2

図 **49**-1　左側臼歯部にメタルインレーが装着されているが，辺縁不適合による二次カリエスが認められる．
図 **49**-2　メタルインレー，カリエスを除去し，窩洞形成を行う．

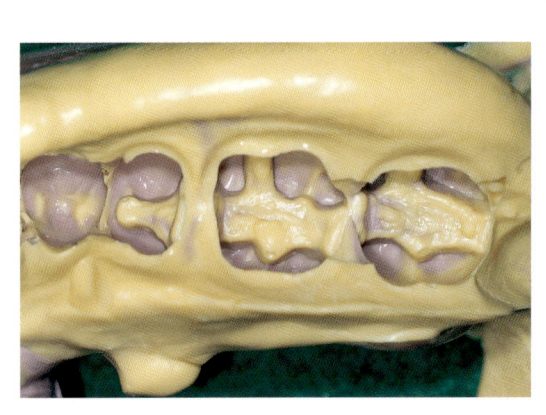

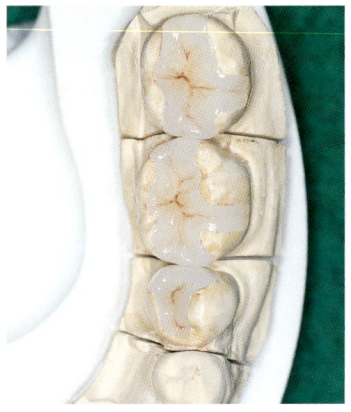

図 **49**-3｜図 **49**-4

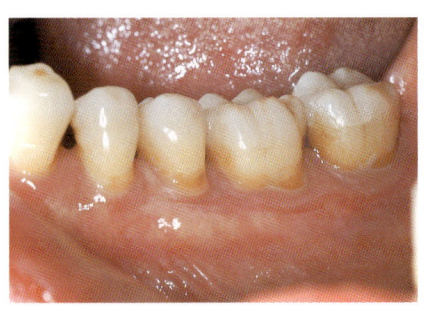

図 **49**-3　印象採得．
図 **49**-4　ポーセレン・インレーを作製．

図 **49**-5a, b　ポーセレン・インレー装着時．インレーの適合は良く，審美的な結果が得られている．

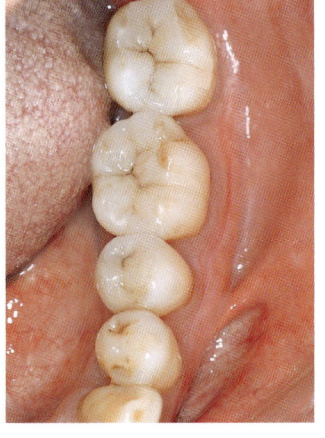

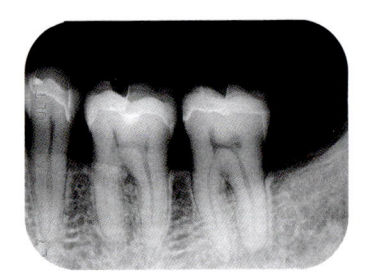

図 **49**-5c　デンタルX線写真．隣接面の適合状態も非常に良好である．

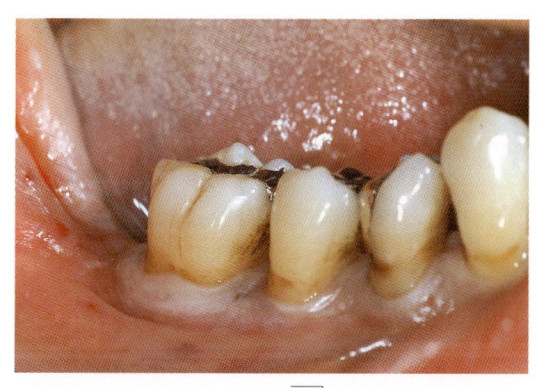

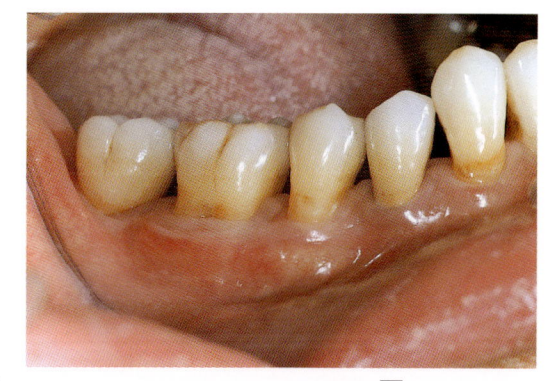

図 **49**-6, 7　右側に対しては 6 5| に同様の処置に加え，|4 金属焼付ポーセレン・クラウン修復と |7 インプラント補綴を行った．

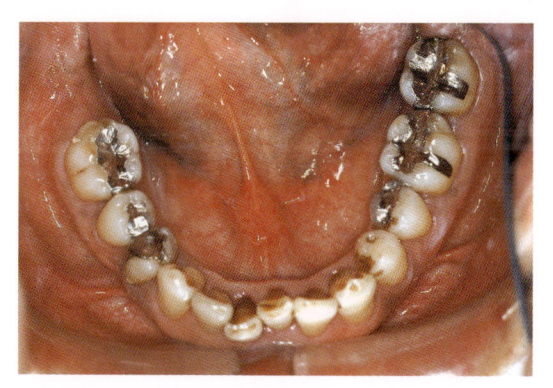

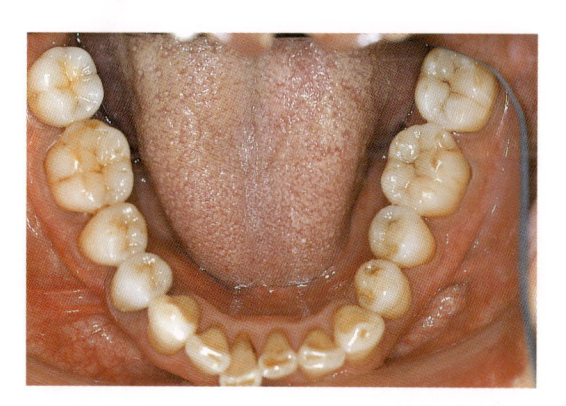

図 **49**-8, 9　術前と術後の状態．

[おわりに]

　審美補綴法について主としてそれぞれの特徴に基づいた選択と支台歯形成法について述べたが，患者の希望を十分に理解し，それに合った補綴法の長所を最大限に発揮するためには，患者との信頼関係，技工士，衛生士とのチームワークが大切である．さらには，術者の審美に対する感覚と知識，正確な臨床操作が必須である．そして，歯周環境の整備が重要であることはいうまでもない．健康的な個性美こそが求める歯科審美であろう．

　審美補綴といえどもことさら特別な補綴法ということではない．それは，本来の天然歯，天然歯列あるいは歯周組織がもつ美しい自然美すなわち形態，機能，色調をいかに補綴物に忠実に表現できるか考え，実現していくかということである．その

ためには，天然歯をよく観察し，形態，機能および色調の詳細を理解することが重要である．そして，それらすべてをできるかぎり補綴物に反映していくことによって，より天然歯に近づけることができ，結果的に清掃性の良い永続性をもった審美補綴が可能となるのではないだろうか．

　審美補綴症例をいくつか呈示させていただいたが，そのなかでご紹介したそれぞれの方法が唯一最良のものとは決して思っていない．診断の結果，いくつかの選択肢についてその特徴を長所，短所ともに十分に患者に呈示，説明し，最終的には患者に決定していただいた．

　ただ，治療を計画・実行するうえで，審美の考えかたの原則にはできるかぎり従ったつもりであるし，そのためには最善を尽くしたつもりである．単なる表面上の美しさのみでなく，歯肉の健康，補綴物の清掃性，快適な機能の充足した真の審美補綴を常に目指したいものである．

参考文献

1. Rufenacht CR：Fundamentals esthetics. Quintessence Pub, Chicago, 1990.
2. Chiche GP, Pinault A：Esthetics of anterior fixed prosthodontics. Quintessence Pub, Chicago, 1994.
3. Goldestein RE：Change your smile. Quintessence Pub, Chicago, 1984.
4. 中村公雄ほか：予知性の高い補綴治療のための歯周外科の考え方と実際．クインテッセンス出版，東京，1995．
5. 中村公雄ほか：審美補綴の考え方—補綴物の形態—．歯界展望，85：845，1995．
6. 宮内修平ほか：審美補綴の考え方—補綴物の色調—．歯界展望，85：1339，1995．
7. Mauro Fradeani：Esthetic rehabilitation in fixed prosthodontics, vol. 1 esthetic analysis. Quintessence Pub, Chicago, 2004.
8. Miller EL, Bodden WR Jr., Jamison HC：A study of the relationship of the dental midline to the facial median line. J Prosthet Dent, 41：657-660, 1979.
9. Clapp GW：How the science of esthetic tooth-form selection was made easy. J Prosthet Dent, 5：596, 1955.
10. Brodbelt RH, Walker GF, Nelson D, Seluk LW：A comparison of face shape with tooth form. J Prosthet Dent, 52：588-591, 1984.
11. Seluk LW, Brodbelt RH, Walker GF：A biometric comparison of face shape with denture tooth form. J Oral Rehabil, 14：139-145, 1987.
12. Frush JP, Fisher RD：Dentogenics; Its practical applications. J Prosthet Dent, 9：915, 1959.
13. 藤田恒太郎：歯牙解剖学．金原出版，京都，1967．
14. Pound E：Let/S/be your guide. J Prosthet Dent, 38：482-489, 1977.
15. Levin EI：Dental esthetics and the golden proportion. J Prosthet Dent, 40：244, 1978.
16. Vig RG, Brundo GC：The kinetics of anterior tooth display. J Prosthet Dent, 39：502, 1978.
17. 山本 眞：ザ・メタルセラミックス．クインテッセンス出版，東京，1982．
18. 中川喜晴：歯冠色分析に関する研究．補綴誌，19：109，1975．
19. Maynard JG, Wilson RD：Physiologic dimensions of the periodontium significant to the restorative dentist. J Periodontol, 50(4)：170-174, 1979.
20. Nevins M：Attached gingiva-mucogingival therapy and res-torative therapy. Int J Periodont Rest Dent, 6(4)：9-27, 1986.
21. Langer B, Calagna L：The subepithelial connective tissue graft-A new approach to anterior cosmetics. J Periodont Rest, 2：23, 1982.
22. Tarnow DP, Magner AW, Fletcher P：The effect of the distance form the contact point to the crest of bone on the presence or absence of the interproximal dental papilla. J Periodontol, 63：995-996, 1992.
23. Garbre DA, Salama MA：The Aesthetic smile; Diagnosis and treatment. Periodontology 2000, 11：18, 1996.
24. Spear FM, Kokich VG, Mathews DP：Interdisciplinary management of anterior dental esthetics. J Am Dent Assoc, 137：160-169, 2006.
25. McGuire MK：Soft tissue augmentation on previously restored root surfaces. Int J Periodont Rest Dent, 16：571, 1996.
26. 宮内修平ほか：審美補綴法とその選択．歯界展望，86(2)：379，1995．

27. Goldstein RE：diagnostic dilemma：to Bond, laminate, or crown? Int J Periodont Rest Dent, 7：8-29, 1987.
28. Castellani D：Differential treatment planning for the single anterior crown. Int J Periodont Rest Dent, 10：230, 1990.
29. 中村公雄, 佐々木猛：審美修復治療を再考する～永続性の高い個性美を求めて～. ザ・クインテッセンス, 23(4)：39-52, 2004.
30. 宮内修平：審美修復のためのDecision Making—審美修復法の選択のためのDecision Tree. the Quintessence, 15(12)：48, 1996.
31. Adair PJ, Grossman DG：The castable ceramic crown. Int J Periodont Rest Dent, 4：32, 1984.
32. Campell SD, Sozio RB：Evaluation of the fit and strength of an all ceramic fixed partial denture. J Prosthet Dent, 59：301, 1988.
33. Scharer P, Sato T, Wohlwend A：Marginal fit in the Cera-Platin Crown System. Quintessence Dent Technol, 11：11, 1987.

第14章

インプラント補綴

はじめに

　オッセオインテグレイションの概念がかなり明確になり，長期にわたり臨床応用された治療結果が示されるにつれ，安心してインプラントが利用できるようになってきた．しかし，そこには厳密に守るべき原則がいくつかあり，それを侵したり無視したりすると，みじめな結果になることは周知のところであろう．インプラントが危険視される背景には，原則を守らずに行われた治療の結果がとり上げられていることがほとんどではなかろうか．

　いかに天然歯の保存に努め，歯周治療を徹底させても，すべての天然歯を一生保存することはまだまだ理想に近い．喪失した歯牙は人工物で補塡しなければならないのが現実であり，可撤式の補綴物はもちろんのこと，残存歯を利用したブリッジでは得られないメリットがインプラントにはある．しかしインプラント治療に際しては，患者の時間的，経済的また肉体的負担が一般の歯科治療以上に大きいことが多い．その負担に見合う以上の満足を患者に得てもらうためにも，より基本に忠実に，そして判断基準を高く置いて治療をすすめなければならない．

インプラント治療を成功させるために

　インプラント埋入には軟組織および骨を扱う知識と技術が必要であり，さらに不動のインプラント体に対して適合のよい上

部構造を作製するには精密な補綴作業が必要である．かといって特殊な方法が要求されるわけではない．天然歯を保存する歯周治療の基本，補綴治療の基本に関する知識，技術があれば，インプラント治療に際しての骨，粘膜の扱いならびに上部構造作製にも対応できるようになる．

インプラント治療を成功させるために

> 天然歯を保存する歯周治療，補綴治療の基本に関する知識，技術を高める

無歯顎患者[1-6]はもちろん部分欠損症例[7-10]に対してもインプラントの予後の確実性が高まるにつれて，予後に疑問の残る歯は戦略的に抜歯し，今まで歯周補綴として扱ってきたような症例をインプラントにも支持を求めた補綴物で処理しようとする傾向が強くなりつつある[11]．しかし，インプラントと天然歯の連結は問題が生じやすく，連結できる症例は限られる[10]．かといって，補綴物の設計を容易にするだけのために抜歯を優先すべきではなく，天然歯を残すことで将来的に骨喪失が進んだり，インプラントを危険にする可能性がある場合以外は，あくまで天然歯を保存することを主体に考えるべきであろう．この際，歯周疾患罹患歯に対して，従来の処置法の予後とインプラントの予後がしばしば比較の対象となるところであるが，たとえば根分岐部病変の処置としてのヘミセクションは，適応症を選択し，適切な処置を行えば，予後はインプラントと同程度といわれている[13]．その後の補綴治療も含めて簡単な処置ではないが，経済的負担はインプラントより有利である．

いずれにせよ，歯列のなかでの状態を十分考慮し，同じ程度の骨吸収であっても，症例に応じた対応が必要である[14]ことはいうまでもないが，天然歯を守れる者がインプラント治療も成功に導けると思う．

> １本の天然歯を守れてこそ，インプラント治療を成功に導ける

第14章 ● インプラント補綴

図1-1～15　40歳，女性．主訴：下顎右側臼歯部歯肉からの出血，下顎左側補綴物の動揺ならびに審美障害，上顎義歯不適合による咀嚼障害．

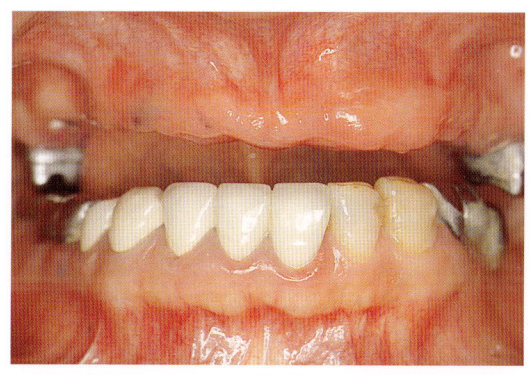

図1-1　7̄6̄5̄|に金属冠，4̄3̄2̄1̄|1̄に陶材冠が装着されているが，クラウン辺縁歯肉には発赤が顕著である．

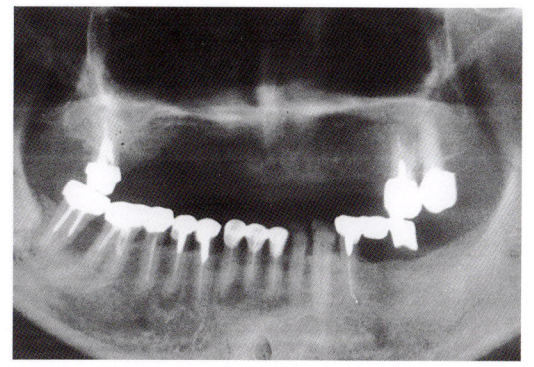

図1-2　初診時パノラマ写真．|5̄6̄7̄欠損に対して|4̄金属冠|5̄6̄延長ポンティックの形になっている．クラウンの形態からみて，|④5⑥ブリッジの支台歯であった|6̄近心根がカリエスで溶解したものと思われる．|2̄3̄は天然歯であるが，隣接面から歯頸部へかけてのカリエスが存在する．上下顎とも補綴物の歯頸部はいずれも不適合な状態で，歯頸部カリエスが存在する．|7̄は根尖部にまで骨吸収が及んでいる．

図1-3　|6̄7̄クラウンを撤去した状態．歯肉縁下にカリエスが及び，この状態では適切な補綴物の作製は不可能である．
図1-4　歯冠長延長術を行い，補綴物を作製できる歯周環境に整えた．

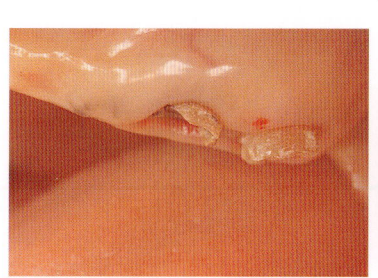

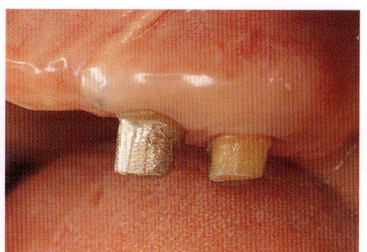

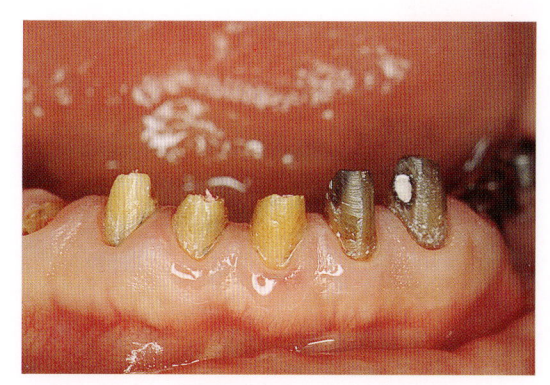

図1-5　既存の補綴物を除去し，プロビジョナル・レストレーションを装着後，歯周初期治療を行った．角化歯肉は比較的存在しているが，前歯部はポケットが4～5mmであり，臼歯部には縁下カリエスが存在しており，この状態では最終補綴治療にかかれない．

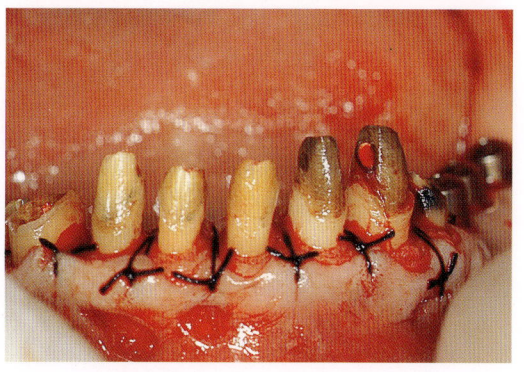

図1-6　前歯部はapically positioned flap法によりポケット除去を行った．

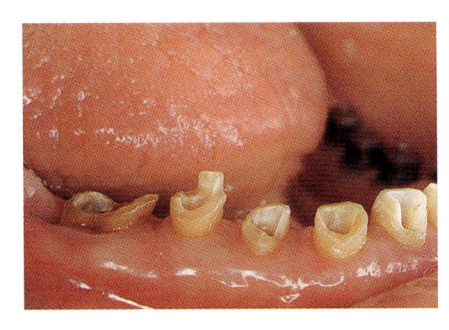

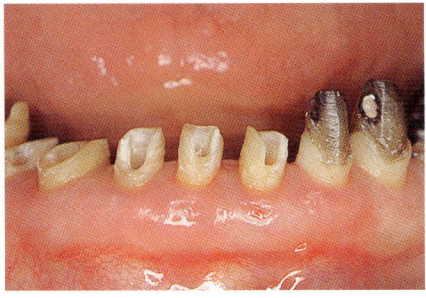

図 1-7 下顎右側縁下カリエス処置後3週:クラウン・マージンを健全歯質に設定可能な状態になっている.

図 1-8 下顎前歯部歯周外科処置後3週:歯肉はbiologic widthの原則にしたがって治癒し,サルカス内にクラウン・マージンが設定可能な状態になっている.

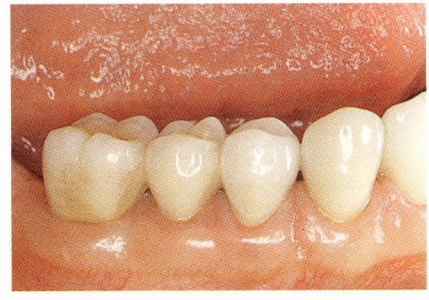

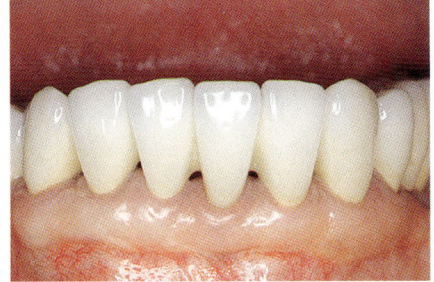

図 1-9 下顎右側最終補綴物装着後:クラウン周囲が清掃しやすい歯周環境となり,その上に清掃しやすい補綴物を装着することによって,補綴物の永続性がより確実なものとなる.

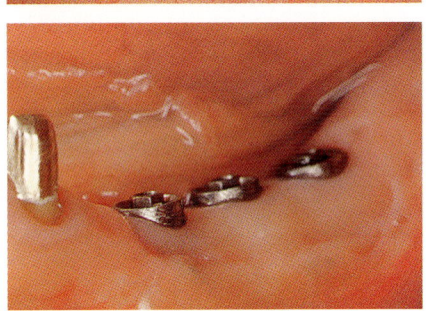

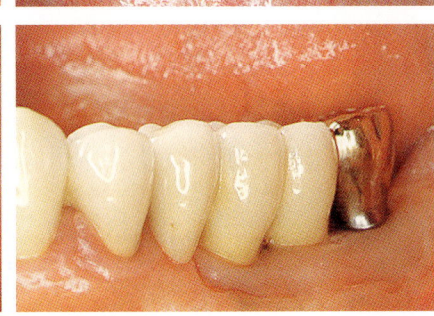

図 1-10 同前歯部.

図 1-11 残存歯の処理と同時にインプラント周囲にも十分な角化歯肉が獲得されており,清掃しやすい状態になっている.

図 1-12 インプラント治療においても審美的な上部構造が要求されるが,原則は天然歯の処理と変わるものではない.

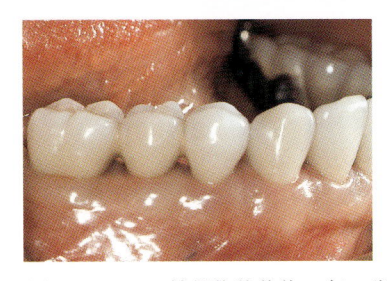

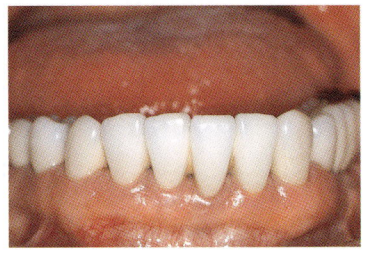

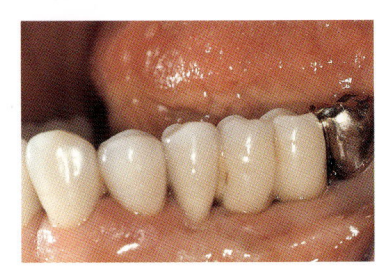

図 1-13〜15 補綴物装着後12年:歯肉,補綴物にわずかに変化はみられるが,ほぼ良好に経過している.

　同時に,口腔内細菌のコントロールがインプラントの予後に影響する可能性があるため,インプラント治療に先だって,残存歯の適切な診断と処理が大切となる[15](図1).患者が欠損部のインプラント治療を希望するからといって,残存歯列を無視

して安易にインプラント治療に走るべきではない．

インプラント治療に先だって，残存天然歯牙の適切な処置を行うという基本のうえに立って，さらにインプラント治療を成功させるために必要な条件としては，以下の事項があげられる．

インプラント治療を成功させるための条件

- インプラント埋入部位の解剖学的形態の正確な把握
- 適切な埋入位置，角度および深さの確保
- 隣在歯との適切な歯間空隙の確保
- 対合歯列との適切な空隙確保
- 臨床歯冠・歯根比（インプラント・上部構造比）の確保
- 適切な埋入術式の実行
- 適合，清掃性，咬合，審美性等を考慮した上部構造の作製
- メインテナンスの励行
- 宿主側の抵抗力を弱める因子の排除　など

そして，とくにオッセオインテグレイションを獲得するために必要な条件をあげると以下のようなものがある．

オッセオインテグレイションを獲得するための条件

- 適切なインプラント材料の選択
- 術中の可及的な無菌的術野の確保
- 術中の骨に対する過熱防止
- インプラント周囲への十分な血液供給
- 治癒期間中のインプラントへの負荷防止
- 口腔清掃の励行　など

これらの基本的事項を守り，術者の技術ならびに判断基準を高めることによって，予後はより確実なものとなるであろうが，インプラント治療においてとくに重要な事項として，症例およ

び適応症の適切な選択がある．外科的技術，補綴的手法がいかに優れていても，インプラント治療に適した患者を選択しなければ，患者，術者ともに満足は得られず，たとえインプラント体が患者の口腔内に生着しても，治療は失敗に終わるであろう．

インプラント治療を成功させるために

症例および適応症の適切な選択を行う

インプラント治療に不適切な患者

- 重度の全身疾患を有する
  （コントロールされていない糖尿病，外科手術のできない心疾患など）
- 精神的問題がある
- 清掃できない，あるいは清掃しない
- ヘビースモーカー
- 治療方針に従わない
- インプラントに対する期待が強すぎる

インプラント・システムの選択

現在，非常にたくさんのインプラント・システムが市場にでており，どのシステムを選択すべきか迷うところであろう．各システムにはそれぞれ利点と欠点があるが，どのシステムでも適切に使用すれば臨床上大きな問題が生じることはないとは思う[16]．そしてどの製品もそれぞれの工夫がなされているため，どのシステムを選択するかは術者の好みや判断基準のウエイトの置きかた，あるいは判断基準レベルの差によるところが大きくなると思う．

生体親和性の高いインプラント材料であるということに関しては，最近使用されているチタン性でオッセオインテグレイションを起こすインプラントは，臨床的にほぼ問題がないのではないかと思われる．また，インプラント治療にはインプラント埋入から上部構造作製まで多くのコンポーネントならびに器具を使うため，システム化されている必要があるが，この点に

関しても，現在臨床応用されているインプラント・システムはどれもかなりシステム化されているようである．ただ，真に術者サイドにたった工夫が行われているかという点になると，十分吟味すべきであると思う．たとえばインプラント治療が部分欠損症例に応用されるようになって，種々の点で残存歯牙によって作業上制約を受ける場合もあるが，そのような場合に臨機応変に対応できるシステムでなければならない．さらに，インプラント・システムは臨床上の要求に応じて改良され工夫が加えられていく必要があるが，改良されるたびに以前のシステムが使えなくなるようでは臨床的に対応し難くなるため，そういう面での工夫が行われていることも大切である．

　また，インプラント上部構造を作製するうえで非常に重要なことであるが，適合精度がよいインプラント・システムを選択する必要がある．インプラント体と上部構造との連結に関しては，何らかの形でネジ止め方式が採用されていることが多い．機械加工されている上部構造作製用コンポーネントの加工精度が悪いと製品間にばらつきが起こり，適合性に信頼をおけなくなる．これは，上部構造をセメント合着する場合でも同じである．さらに，補綴治療上プロビジョナル・レストレーションは欠かせないものであり，インプラント治療においても重要なウエイトを占める．そのため適合がよく堅固で，かつ清掃性と審美性をも満足するプロビジョナル・レストレーションを作製できるコンポーネントが揃っていることが望ましい．

　もう一つインプラント・システムを選択するうえで考慮しなければならない点は，審美的に対応でき，その結果が永続するかどうかということである．最近とくに，インプラント治療においても審美性が求められるということで，インプラント体を深く埋入し，一見審美的な上部構造を作る傾向にあるような気がする．場合によっては可撤性上部構造の接合部を歯肉縁下の非常に深い位置に設定していることがある．上部構造の接合部は，一般の補綴物と同様，清掃できる位置に設定することが望ましい（図2-1）．上部構造を装着するインプラント周囲の歯肉の形態は患者によって，あるいは個々のインプラントによってさまざまである．また，天然歯の唇側歯肉はスキャロップ状の形態を有し，必然的に唇側中央部と歯間乳頭部とでは歯肉辺縁に高低差が生じるため，既製のアバットメントでは一部金属が露出したり，一部深い部位での接合を余儀なくさせられることがある（図2-2）．したがって，上部構造の辺縁を歯肉縁下の深い

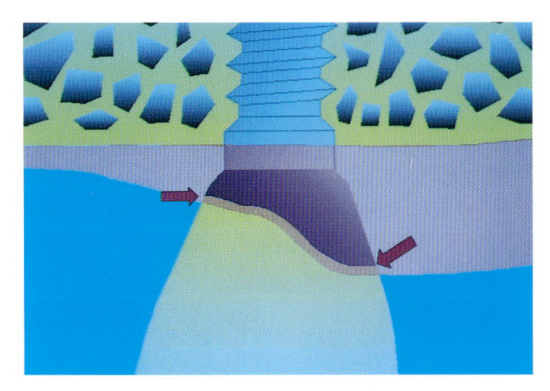

図 2-1　上部構造の接合部は，歯肉縁下約 1 mm 程度の位置に設定できることが望ましい．

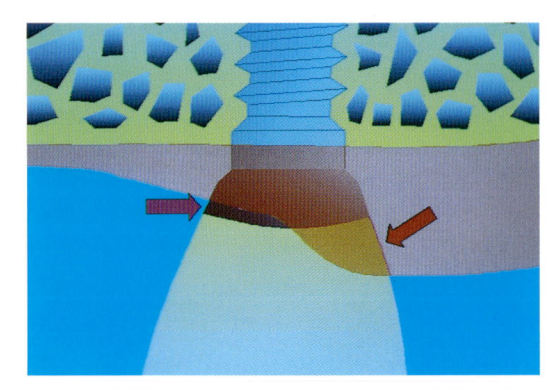

図 2-2　既製のアバットメントでは一部金属が露出し，一部深い部位での接合を余儀なくさせられる場合がある．

部位に設定しないようにするため，歯肉の形態に対応できるアバットメントを選択できるシステムであることが望まれる．

インプラント・システム選択に際しての考慮事項
・生体親和性の高いインプラント材料である ・システム化されている ・術者サイドにたった工夫がなされている ・プロビジョナル・レストレーション用のコンポーネントが揃っている ・適合精度がよい ・加工精度がよく製品間にばらつきがない ・清掃性のよい上部構造が作製できる ・歯肉の形態に応じ審美的に対応できる ・経済性　など

　われわれは過去にサファイア・インプラント，ITI インプラント，ブローネマルク・インプラントを使用してきたが，現在，インプラント体はもとより外科用コンポーネントにも種々の工夫がなされており，とくに上部構造作製用コンポーネントに関して，臨床的な配慮がなされている 3i インプラント・システムを利用するに至っている．

> **3iインプラントのアバットメントならびに上部構造作製用コンポーネントの特徴**
>
> - 種類が豊富であらゆる症例に対応できる
> - プロビジョナル・レストレーションに対する部品が揃っており，精度のよいプロビジョナル・レストレーションが作製できる
> - 各アバットメントに対して回転防止付きの機構を備えたパーツがあり，多数歯の場合でも単独歯の場合にでも対応できる
> - 加工精度，適合精度がきわめて優れている
> - 歯肉の厚さ，形態に応じて対応できるアバットメントにより，すぐれた審美性を回復できる
> - すべてのパーツが臨床使用上の工夫がなされており，扱いやすい

アバットメント

　上部構造を成功に導くためには，インプラント体が上部構造を十分検討したうえで埋入されていることが基本である．そして，粘膜を適切な厚み・形態に調整し，十分な角化歯肉を確保すること，さらにこの条件が満たされたうえで，適切なアバットメントを選択し，清掃しやすい形態の上部構造を作製すること，それに加えて審美性を満足させるためにはアバットメントを歯肉の形態に応じて選択あるいは修正できるインプラント・システムを利用することであろう．

　症例をインプラントに合わせるのではなく，インプラントを症例に合わせるという考えは上部構造作製においても同じであり，各症例のそれぞれの状態に応じて清掃性，審美性，機能性を考慮して上部構造を作製すべく，アバットメントを使用する必要がある．3iインプラント・システムにおいては数多くのアバットメントが用意されているが，その中でも主として次のアバットメントを使用する．

> **よく使用するアバットメント**
>
> ①プレップタイト・ポスト（ジンジヒュー・ポスト）
> ②Gold UCLAアバットメント
> ③コニカル・アバットメント
> ④スタンダード・アバットメント

①プレップタイト・ポスト，ジンジヒュー・ポスト（図3）

歯頸部のカラー部の高さが2mm，4mmから選択でき，ポストの形態を自由に修正できる．さらにEPシステム（5mm，6mm，7.5mm）により，自然な形態の補綴が可能となる．

また，プレップタイト・ポストと同じ形態を持つジンジヒュー・ポストはチッ化処理により表面が金色を呈しており，歯頸部付近の色合いが自然で，審美性を向上させることができる．

15°の角度付は12方向に位置設定が可能である．

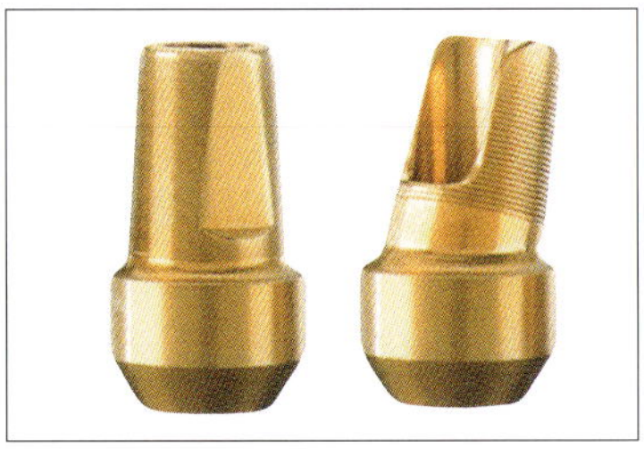

図3　ジンジヒュー・ポスト．

②Gold UCLAアバットメント（図4）

通常はアバットメントに鋳接して上部構造を作製し，インプラント体に直接ネジ止めするのによく用いられる．技工室での加工が自由で，内冠の核として利用することも多い．インプラント体上1mm以内の位置までポーセレンを焼成することができる．単独歯用の回転防止付きと，回転防止機構のない多数歯修復用がある．

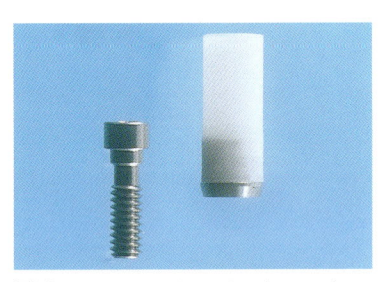

図4　Gold UCLAアバットメント．

③コニカル・アバットメント（図5）

機械加工されたゴールドシリンダーを用いることによって，適合のよい上部構造が作製でき，かつ良好なエマージェンス・プロファイルとカントゥアを付与することができる．ゴールドシリンダーは，回転防止機構を有するものと有さないものとがあり，単独歯修復にも多数歯修復にも利用できる．ノーベルバイオケアのエスティコーンに類似しているが，互換性はない．

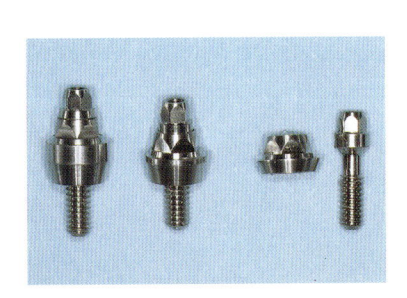

図5　コニカル・アバットメント．

④スタンダード・アバットメント（図6）

多数歯修復専用の最も一般的なアバットメントで，単純な円柱状をなす．粘膜の厚みおよび対合歯とのクリアランスに対応できるよう，シリンダーの高さが2mm，3mm，4mm，5.5mm，7mmのものがある．

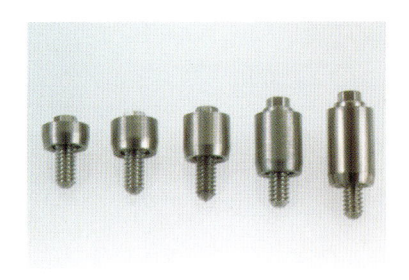

図6　スタンダード・アバットメント．

■アバットメントの選択

　以上は標準タイプのインプラント体に対するアバットメントであるが，広口径インプラントに対してもほぼ同種のアバットメントが用意されている．

　コニカル・アバットメント，スタンダード・アバットメントはネジ止めタイプであり，咬合面ないしその付近にアクセスホールが開孔するため，クラウン・ブリッジタイプの上部構造に対しては好ましくない場合が多く，主としてボーンアンカータイプの上部構造作製時に使用する．ただし，ネジ止めタイプで適合精度が高く，かつ術者可撤式として有利な面もあり，使用症例を選べば満足な結果が得られる．

　現在，クラウン・ブリッジタイプの上部構造に対してはセメント合着タイプが主流となっており，プレップタイト・ポストないしGold UCLAアバットメントを使用する症例が多い．そして最近では，GBRの応用や上部構造を考慮したサージカル・ステントを利用することによって，上部構造にとって望ましい位置，方向にインプラント体を埋入できるようになってきている．その結果，ほとんどの症例においてはプレップタイト・ポストを加工することにより対処できる．しかし，すべての症例で理想的な埋入ができるわけではなく，骨の状態に応じて埋入方向が限定される症例もあるし，埋入過程でインプラント体の方向がずれる場合もなくはない．そのような症例において，既存の15度プレップタイト・ポストでは対応できないときには，UCLAアバットメントで対処する．

　また，歯肉の厚みや形態はすべての症例で均一ということはなく，審美性を重視すれば症例に応じた対応が要求される．歯肉の厚みに対しては，各アバットメントには歯肉貫通部の高さが数種類用意されているので，かなり対応ができるが，複雑な歯肉の形態に対応するには，症例に応じアバットメントを選択ないし形態修正する必要がある．

　インプラント埋入部位の条件にあったアバットメントを選択するためには，2次手術後ヒーリング・アバットメントを使用して，歯肉の治癒を十分待ってから最終的なアバットメントを選択するのがよい．

> **アバットメント選択にかかわる要素**
>
> - インプラント体の埋入深さ，角度
> - 歯肉の厚み，形態
> - 歯頸部の見える程度，審美的要求度
> - 残存歯（とくに隣在歯）の位置，大きさ
> - 上下歯槽堤間の間隙，対合歯との距離
> - アバットメント，ゴールド・シリンダーのサイズ
>   など

サージカル・ステントの重要性

　初期のインプラント治療においては，サージカル・ステントで上部構造の位置，方向を考慮してインプラント埋入を行うようには努める[17,18]ものの，骨の形態によって最終的埋入位置，方向が規制されてきた（図7-1）．しかし，現在のインプラント治療においては，骨造成を行うことにより，より理想的な位置，方向にインプラント体を埋入することが可能となってきており（図7-2），咬合，審美を考慮した上部構造の作製を現実的なものとするために，インプラント埋入前に適切な上部構造を想定

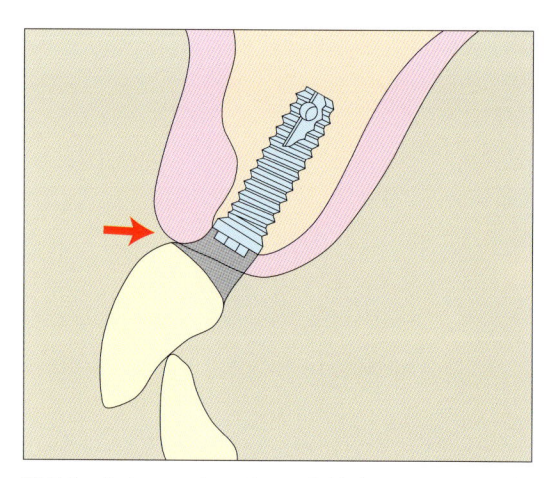

図7-1　今までのインプラント治療においては，骨の形態によって最終的埋入位置，方向が規制された．審美性を重視すると清掃しにくい形態にせざるを得ない場合もあった．

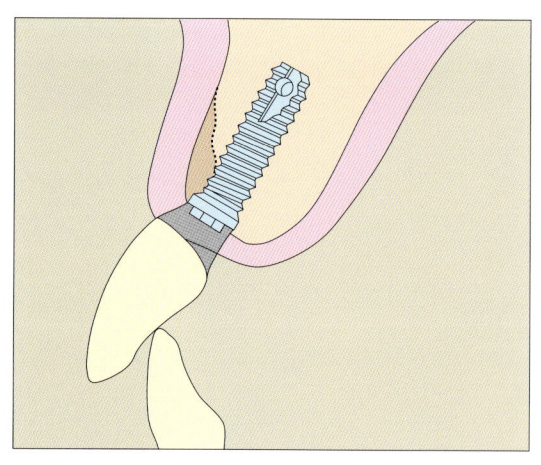

図7-2　現在のインプラント治療においては，骨造成を行うことにより理想的な位置，方向にインプラント体を埋入することができ，清掃性，審美性ともに満足できる上部構造の作製が可能になってきている．

し，その情報を盛り込んだサージカル・ステントに従った正確な埋入を行うことがますます重要になってきている（図8）．そして骨の診断に際しては，従来のX線写真に加えて，頭部X線CT装置で撮影されたデータを画像処理ソフトでコンピュータにより3D画像処理し，骨の立体像並びにインプラント埋入のシミュレーションを行う方法が一般化してきており[19-22]，インプラント治療における診断並びに埋入計画はかなり正確にできるようになってきた．ただ，臨床上すべての症例でCTなどの検査をすることは現実的でなく，臨床的工夫も必要であろう[23]．

図*8*-1, 2　X線診査や咬合器装着模型上のワックスアップを行って，インプラントの埋入位置を決定し，その情報を付与したサージカル・ステントに従った正確な埋入を行う．

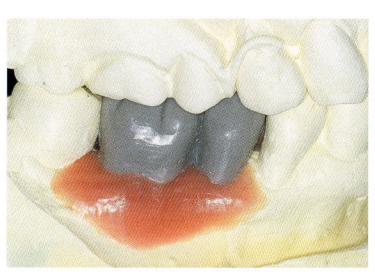

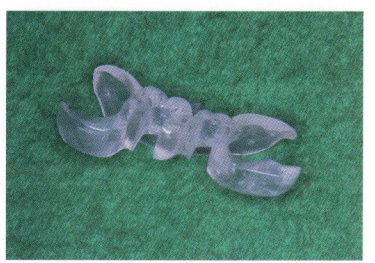

> インプラント埋入位置，方向の設計は，望ましい上部構造の想定から

一次手術から二次手術までの流れ

■一次手術

X線診査や診断用ワックスアップなどから，インプラントの埋入位置，角度，深度などを確認し，硬・軟組織の増大の必要性を評価する．一次手術では通常，角化歯肉の範囲内に歯槽頂切開を加え，全層弁により歯肉弁を剥離する．下顎管，オトガイ孔，上顎洞や顎骨の形態などの解剖学的制約に注意し，診断用ワックスアップをもとに作製したサージカルステントを用いて，位置，角度，深度などをコントロールしながらインプラントを埋入する（図*9*-1～3）．

フルマウスのような多数歯埋入の場合は，コンピュータを利用したCTシミュレーションソフトのデータから作製した骨支持型サージカル・ステントを用いることも有効である．2回法である3iインプラントシステムは，一次手術では基本的にインプラントを歯肉縁下に完全に埋入して，オッセオインテグレイ

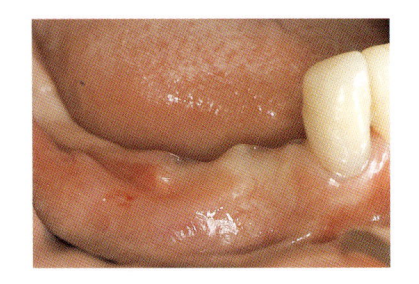

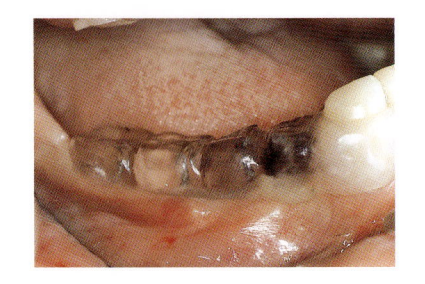

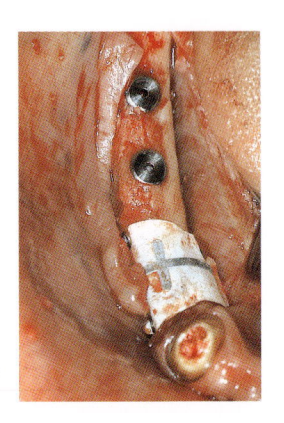

図9-1～3 診断用ワックスアップをもとに作製したサージカル・ステントを用いて，位置，角度，深度などをコントロールしながらインプラントを埋入する．

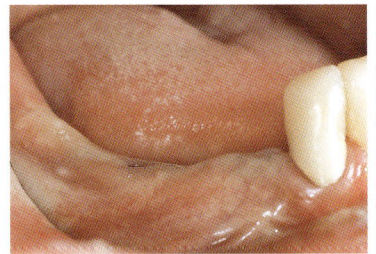

図9-4 歯肉縁下に完全に埋入した状態でオッセオインテグレイションの確立を待つ．

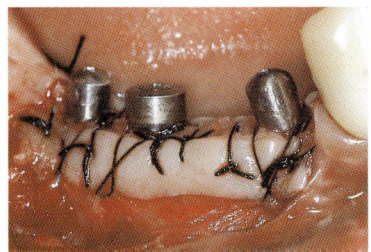

図9-5 二次手術：テンポラリー・ヒーリング・アバットメントなどを装着．インプラント周囲に角化歯肉が不足している場合はfree gingival graftを行う．

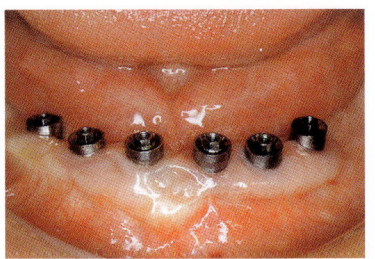

図10 ボーン・アンカード・タイプの補綴物の場合は，治癒後の歯肉の厚みを予想し，その厚み分プラス1～1.5mmの高さのスタンダード・アバットメントを選択する．

ションの確立を待つ（図9-4）．よって，二次手術までの暫間補綴物としては，接着性のテンポラリークラウンや暫間義歯を利用することになるが，暫間義歯は上皮化が完了する1か月程度までは装着させず，治癒後に軟性裏装材によりリベースを行って咀嚼機能の回復を図る．

■二次手術

　一定の治癒期間（通常，上顎：約3～4か月，下顎：約2～3か月）をおいた後，二次手術を行い，テンポラリー・ヒーリング・アバットメントなどを連結する．また，インプラント周囲の角化歯肉が不足している場合は，二次手術の際にfree gingival graftを行って角化歯肉を獲得し，インプラント周囲の清掃性を向上させる（図9-5）．

　なお，義歯タイプの場合，あるいは審美性を重視しない部位において，歯肉縁上に接合部がきても問題がない場合には，二次手術時に治癒後の歯肉の厚みを予想し，その厚み分に1～

第14章 ●インプラント補綴

1.5mmを付加した高さのスタンダード・アバットメントないしコニカル・アバットメントを選択し，装着する場合もある（図10）．

■プロビジョナル・レストレーションの装着

アバットメントの適合を確認後，フラップを戻し縫合する．通常テンポラリー・ヒーリング・アバットメントを装着し，その上からプロビジョナル・レストレーションをセメントで仮着する．インプラント支持のプロビジョナル・レストレーションは，二次手術直後に作製する場合と，術後2～3週間待って，創傷治癒が進んだ時期に装着する場合があり，症例に応じて使い分けている．

二次手術当日のプロビジョナル・レストレーションは，咬合を確保することよりも大まかな形態回復を行い，角化歯肉の獲得のためにfree gingival graftを行った場合などは，パックの保持源として利用する．そして歯肉が治癒するにつれて咬合の回復と清掃性の確認を行いながら形態の修正を行う（図11）．

3iインプラント・システムでは，プロビジョナル・レストレーション用のコンポーネントが充実しており，適合精度のよいテンポラリー・コンポーネントが用意されている．テンポラリー・スクリューあるいはヒーリング・アバットメントでは維持が弱いと思われる場合は，ネジ止めにより固定するテンポラリー・シリンダーを用いることによって，さらに確実な維持と適合ならびに望ましい形態の回復ができる（図12）．

図 11-1 | 図 11-2

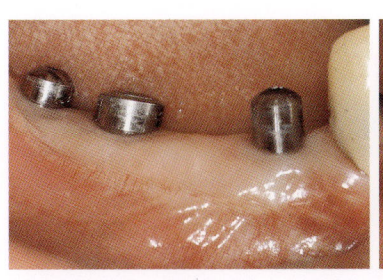

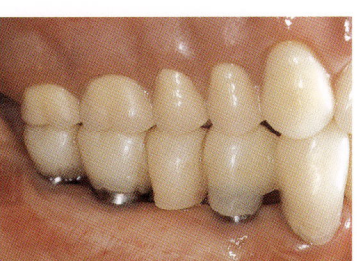

図 11-1, 2　歯肉が治癒するにつれ，咬合の回復と清掃性の確認を行いながら形態修正を行う．

図 12-1 | 図 12-2

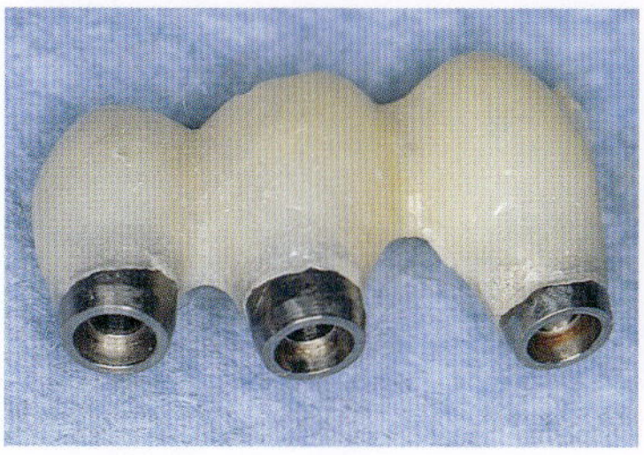

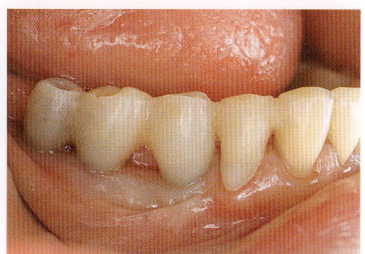

図 12-1　テンポラリー・シリンダーを用いて作製したプロビジョナル・レストレーション．
図 12-2　テンポラリー・シリンダーは既製のシリンダーをネジ止めするため，適合，固定とも確実である．

プロビジョナル・レストレーションの役割

- 清掃性を確認する
- 審美性を確認し，患者の納得を得る
- 安定した咬頭嵌合位を確立する
- 最終補綴物のための情報を技工士に伝える

上部構造作製前の診査

　一般の補綴治療において最終補綴治療にかかる前には，補綴治療にかかれる支台歯の状態か否か，とくに歯周組織の状態の厳密な診査が必要であることは幾度となく述べてきた．インプラント上部構造を作製するに際しても同じことがいえる．インプラント周囲組織が，上部構造作製にかかれる状態か否かを厳密に診査する必要がある．

上部構造作製前の診査

- オッセオインテグレイションの再確認
- 垂直性骨欠損の有無
- 角化歯肉の量
- インプラントヘッドの位置と歯肉の形態・歯肉の厚みの関係
- インプラントの方向
- インプラント相互の位置関係
- 隣接歯との関係
- 対合歯列との関係

　ただ，オッセオインテグレイションがどの程度起こっているかを客観的に評価する方法はない．そのためプロビジョナル・レストレーションにおいて咬合を回復した後，通常の咀嚼を行ってもらって，X線所見でインプラント周囲の骨吸収がみられず，20N程度のトルクをかけても動揺や違和感がなければ，臨床的に問題のない程度にオッセオインテグレイションが起こっていると判断しているのが現状である．ペリオテスト（グルデン社）やオステルなどを用いた数値的方法も紹介されているが[30]，まだまだ信頼に足る方法とはいい難い．

上部構造の構成

　通常，2回法インプラント・システムの上部構造は，骨内に埋入したインプラント体に対して，粘膜を貫通するアバットメントとよばれるパーツをネジ止めし，そのアバットメントに対して上部構造を作製する．この際，インプラント体とアバットメント，そしてその上部構造の関係から，上部構造の構成は大きく2種類に分けられる．

上部構造の構成

- インダイレクト構造
    - ①ネジ止めタイプ
    - ②セメント合着（仮着）タイプ
- ダイレクト構造

■インダイレクト構造

　インプラントに対してアバットメントを介して上部構造を装着するタイプ．

①ネジ止めタイプ

　インプラント体に対しアバットメントをアバットメント・スクリューでネジ止めする．上部構造作製にはゴールド・シリンダーと呼ばれるパーツを用い，ゴールド・クラウンの場合は直接鋳接する．また金属焼付ポーセレン・クラウンの場合は金属焼付ポーセレン用の金属を鋳接し，その上にポーセレンを焼き付けてクラウンを作製する．そして，このようにして作製されたクラウンをゴールド・スクリューでアバットメントにネジ止めする（図 13）．

　これは2回法インプラント上部構造の基本形であり，2本のネジによって力が分散され，直接的にインプラント体に過剰な力がかかることが防げるが，アクセスホールとよばれるゴールド・スクリューをねじ込むための孔が必要なため，審美性，咬合に不利な場合がある．

②セメント合着（仮着）タイプ

　アバットメントをインプラント体にネジ止めし，上部構造はアバットメントに対してセメント合着するタイプである（図 14）．

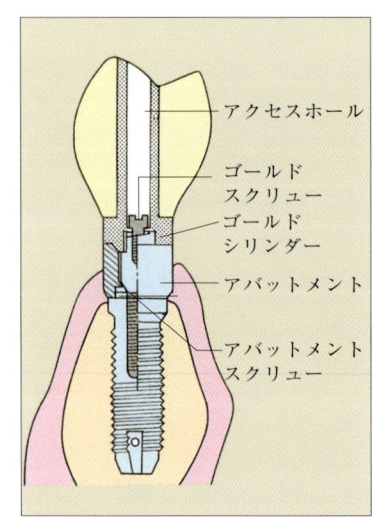

図 13 ネジ止めタイプ．

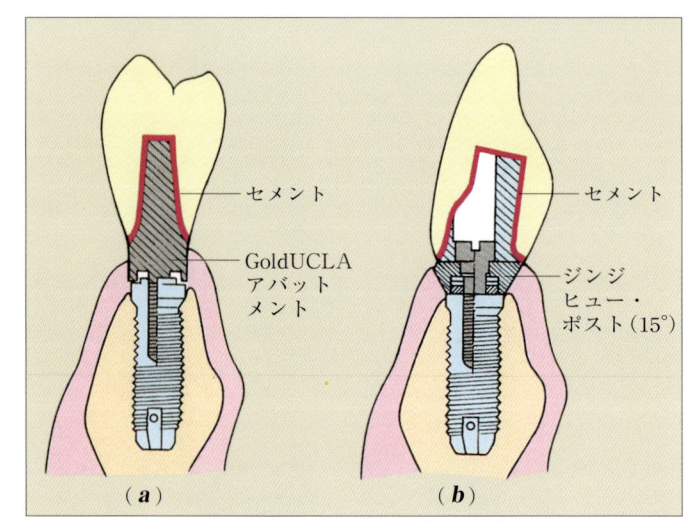

図 14 セメント合着タイプ．

図 15 セメント合着＋横ネジタイプ．

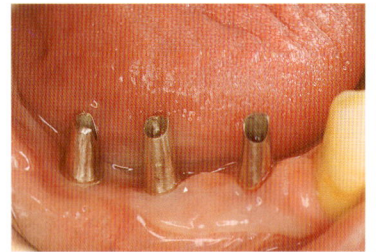

図 15-1 内冠装着頬側面観：上部補綴物のマージンは歯肉縁下約0.5mmに設定されている．

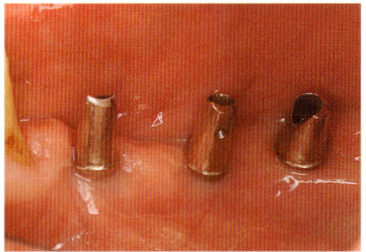

図 15-2 内冠装着舌側面観：中央の内冠に横ネジ用の孔が設定されている．

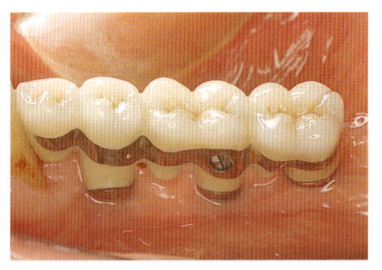

図 15-3 上部構造装着下側面観．

　アバットメントには，既製アバットメントを削合して使用するタイプ（プレップタイト・ポスト［ジンジヒュー・ポスト］）と既製のアバットメントに鋳接して内冠を作製するタイプ（Gold UCLA アバットメント）がある．インプラントヘッドを印象することによって作製した模型上でアバットメントを扱えるため，口腔内での作業が比較的簡素化される．またアクセスホールを必要としないため，形態的，審美的には有利である．一般にセメントは仮着用セメントを使用するため，必要なときに外すことができる．

　なお，セメント合着のみでは維持が弱い場合，横ネジを利用するとよい．横ネジにより固定を確実にでき，セメント合着により内冠と外冠との間隙をセメントで埋めることによってプラークの侵入や沈着を防ぎ，かつ，アクセスホールをなくすことができる．連結冠の場合，セメント合着に1本の横ネジを加えることによって（図15），不慮の脱落を防ぐことができる．

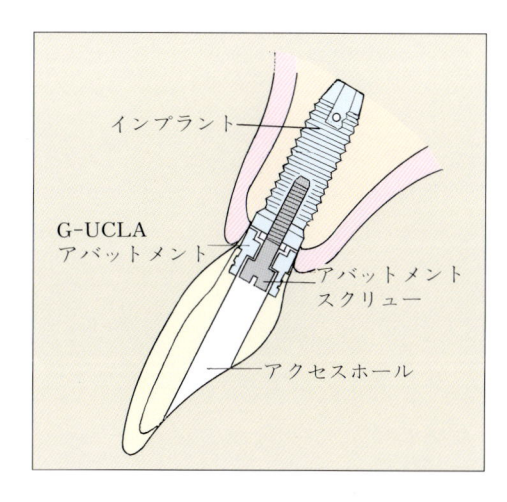

図16 ダイレクト構造.

■ **ダイレクト構造**（図16）

　アバットメントに対して直接上部構造を作製し，インプラント体にネジ止めするタイプである．すなわち，金属冠の場合はアバットメントに金属を鋳接して上部構造を作製し，金属焼付ポーセレン・クラウンの場合は金属焼付ポーセレン用金属をアバットメントに鋳接し，その上にポーセレンを焼きつけてクラウンを作製する．このようにして作製されたクラウンをアバットメント・スクリューでインプラント体にネジ止めする．

　インプラント体から上部構造が直接立ち上がるので，粘膜貫通部の形態が比較的自由に作製でき，粘膜貫通部の形態的審美性の追求には適している．アクセスホールが必要であるため使用できる症例は限られるが，インプラントの方向，位置が上部構造とうまく合えばシンプルな上部構造作製が可能である．ただし，ネジが1本であるため力は直接インプラント体にかかる．

インプラント上部構造作製の一般的な流れ

　インプラント治療の流れは1回法と2回法で多少異なるが，最近のシステムにおいては，上部構造作製に関してはどちらもほとんど同じであろう．ただ，インプラント埋入時にインプラント体を粘膜内に埋入するのか，またはインプラント，ないしヒーリング・キャップあるいはアバットメントで粘膜を貫通させておくのかの違いだけになっているようである．そしてダイレクト法は，UCLAアバットメントを用いたインプラント体への直接ネジ止めのみであるので，ここでは2回法における一般的なインダイレクト法による上部構造作製の流れを図17に示す．

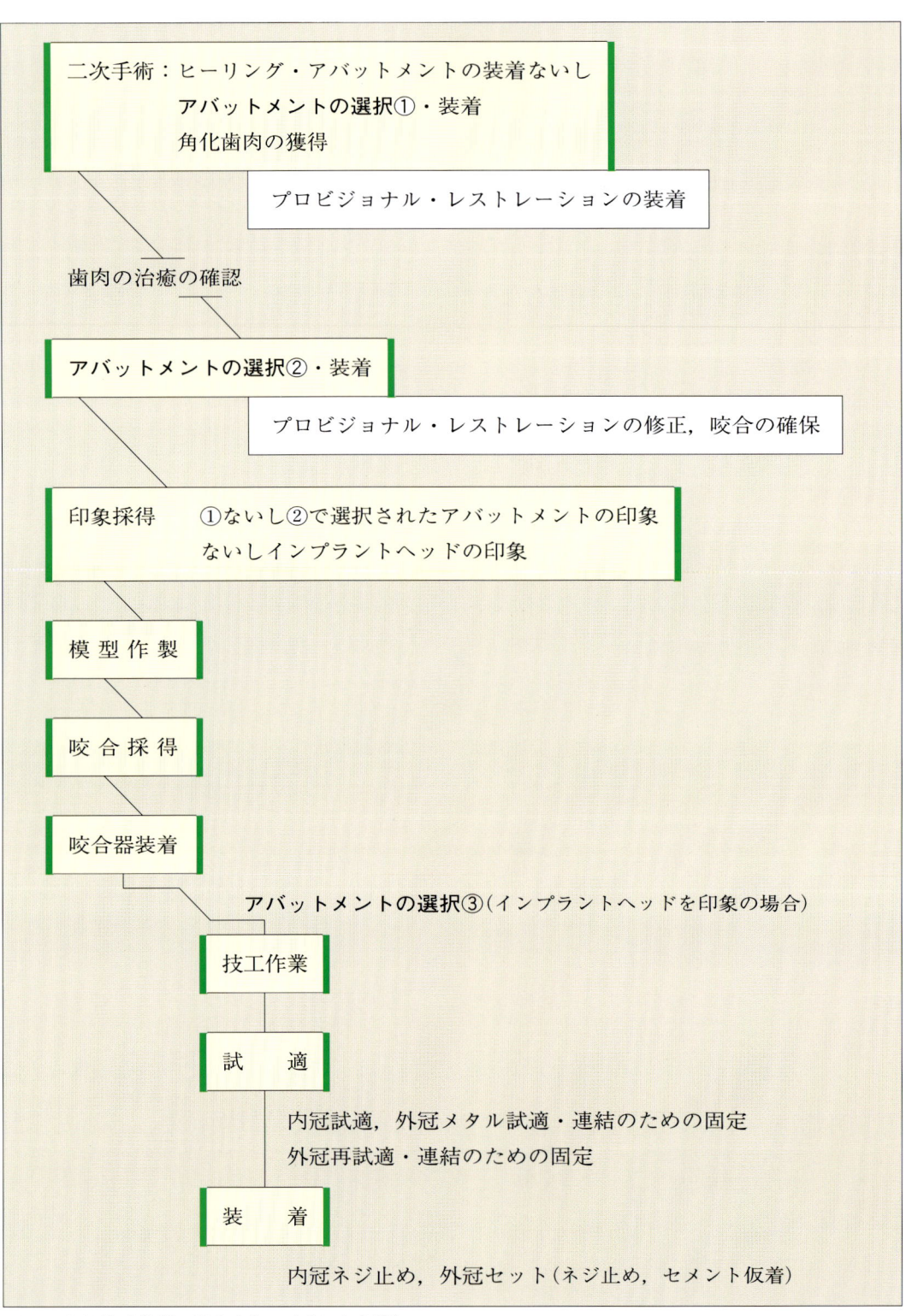

```
二次手術：ヒーリング・アバットメントの装着ないし
    アバットメントの選択①・装着
    角化歯肉の獲得
                    プロビジョナル・レストレーションの装着

歯肉の治癒の確認

アバットメントの選択②・装着
                    プロビジョナル・レストレーションの修正，咬合の確保

印象採得    ①ないし②で選択されたアバットメントの印象
            ないしインプラントヘッドの印象

模 型 作 製

咬 合 採 得

咬合器装着
            アバットメントの選択③（インプラントヘッドを印象の場合）

         技工作業

         試   適
            内冠試適，外冠メタル試適・連結のための固定
            外冠再試適・連結のための固定

         装   着
            内冠ネジ止め，外冠セット（ネジ止め，セメント仮着）
```

図17 上部構造作製の流れ（インダイレクト法）．

第14章 ● インプラント補綴

■ **印象採得**

歯肉組織の治癒を確認後（図 *18-1, 2*），印象採得を行う．印象採得にはインプレッション・コーピングを用いるが，これにはトランスファータイプとピックアップタイプとがある．通常，ピックアップタイプを用いる．歯肉縁下に接合部がくる場合には，X線写真で適合を確認した後，各コーピング間をフロスで繋ぎ，それを核としてパターンレジンでお互いを連結する（図 *18-3, 4*）．インプラント部を穴あけし，その部位をパラフィン・ワックスで封鎖した個人トレーを用意し（図 *18-5*），インプレッション・コーピングを装着後にトレーを口腔内に試適し，ガイドピンがパラフィン・ワックス部からトレー外に確実に突き出ることを確認する（図 *18-6*）．

印象材は精密印象材であれば何を用いても大差はないと思うが，現在，われわれは，シリコーンラバー印象材（インプリン

図 18-1 ｜ *図 18-2*

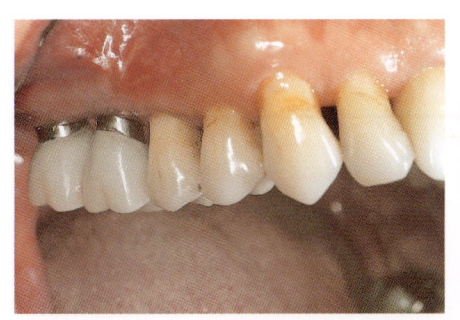

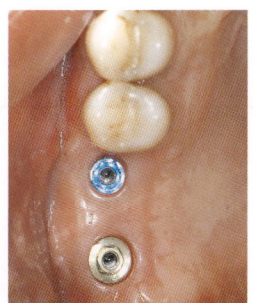

図 18-1, 2 歯肉組織の治癒を確認後，印象採得を行う．

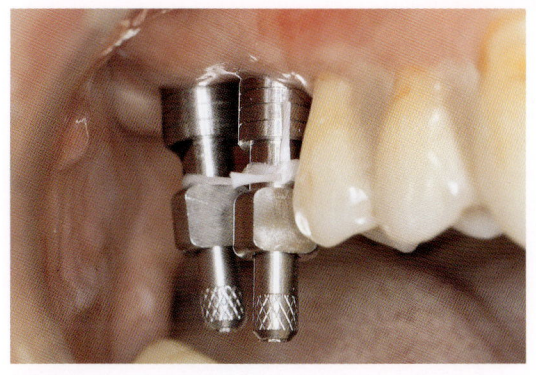

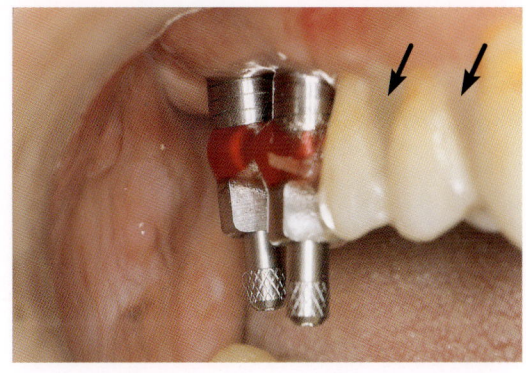

図 18-3, 4 ピックアップタイプのインプレッション・コーピングを用い，各コーピング間をフロスで繋ぎ，パターンレジンで連結する．

379

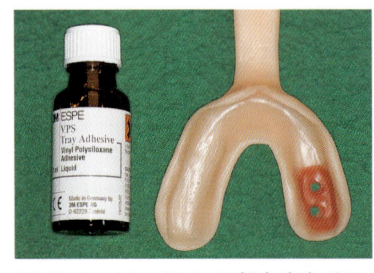

図18-5 インプラント部を穴あけし，パラフィンワックスで封鎖した個人トレー．

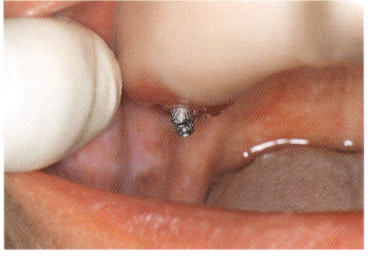

図18-6 個人トレーを試適し，ガイドピンがパラフィンワックス部からトレー外に出ることを確認する．

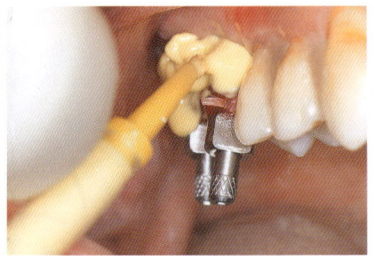

図18-7 一般の補綴物の場合と同じくシリコーンラバー印象材を用いる．

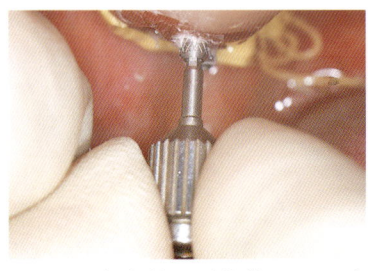

図18-8 印象材が硬化後ガイドピンを緩める．

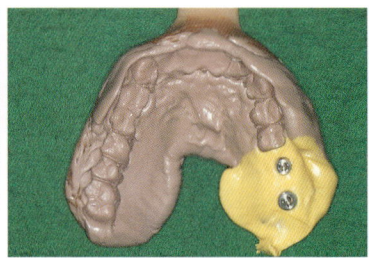

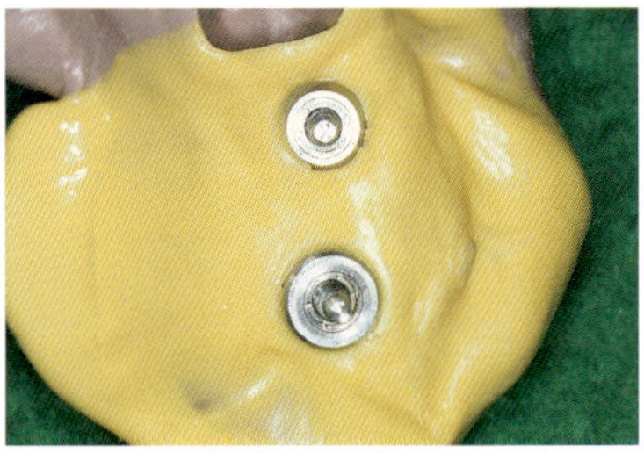

図18-9, 10 トレーを口腔外に取り出し，インプレッション・コーピングが印象材の中に確実に保持されていることを確認する．

トⅡ：3M），を用いている（図18-7）．残存歯がある場合には，歯間鼓形空隙の封鎖を忘れてはならない（図18-4，矢印）．印象材が硬化後，ガイドピンを緩め（図18-8），トレーを口腔外に取りだし，インプレッション・コーピングが印象材の中に確実に保持されていることを確認する（図18-9, 10）．

■咬合採得

咬合採得の方法は一般の補綴物の場合とほぼ同じであり，プロビジョナル・レストレーションにおいて安定した咬頭嵌合位を確立したうえで，部分的にプロビジョナル・レストレーションをはずし，下顎が静止した状態で光重合レジンを用いて咬合採得を行う（第10章参照）．ただ，インプラントの場合は，天然歯の支台歯のようにレジン・キャップが作れないため，咬合採得用レジンを保持するための装置を作る必要がある．この装置のベースとしては，インプレッション・コーピングを利用することが多い（図19）．インプラントの本数が多く，咬合を確保する天然歯が少ない場合，この方法はとくに有効である（図20）．

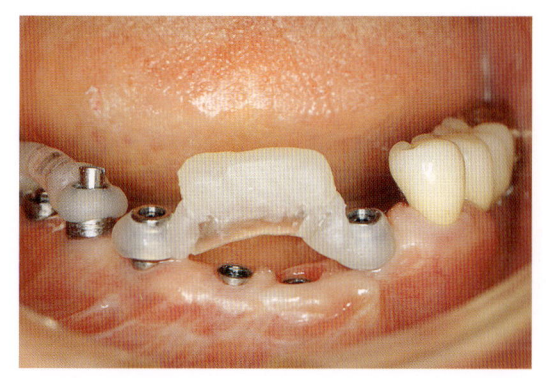

図19 咬合採得用レジンを保持するための装置．インプレッション・コーピングを適当な長さに切断し，利用するとよい．

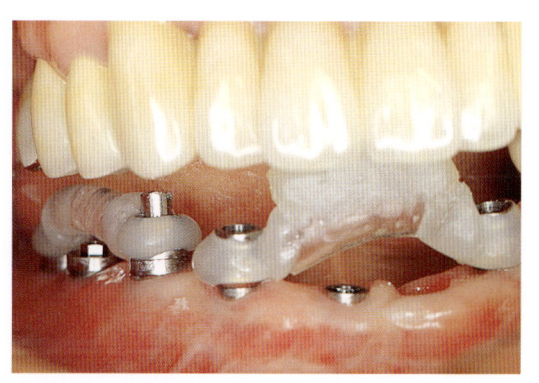

図20 咬合採得例．

■技工作業

インプラントヘッドを印象した場合には，必ずガムマスク付きの模型を作製し，その模型上でアバットメントの選択を行う．そして，決定したアバットメントの使用にしたがって内冠と外冠を作製し，口腔内で内冠試適，外冠メタル試適，連結のための固定，外冠再試適，連結のための固定，内冠ネジ止め，外冠セット（ネジ止め，セメント仮着）の順で上部構造装着作業を進める（図21）．

以上のステップを基本どおり確実に行い，良否の判断基準を高くもつことによって，インプラント補綴は成功に導かれると思う．

> **インプラント治療を成功させるために**
> 作業の各ステップの注意点を厳密に守り，確実に行う

図21-1 | 図21-2

図21-1,2 印象をチェックし，ラボアナログを装着後，通法どおりボクシングする．

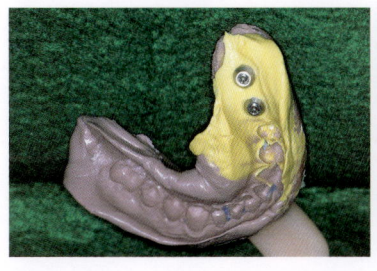

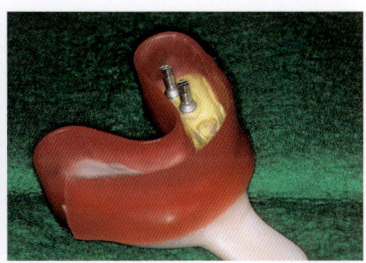

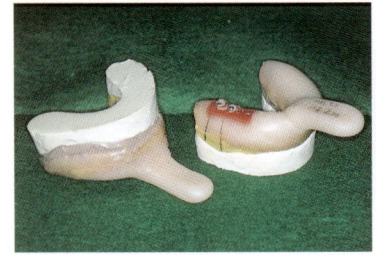

図21-3 通常の作業模型同様，超硬石膏，硬石膏を注入し，硬化後，スクリューを外す．

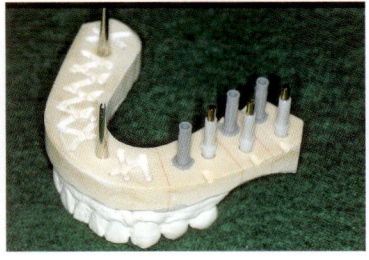

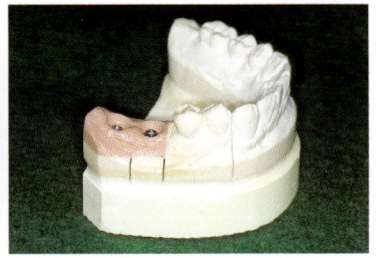

図21-4,5 通法どおりガムマスク模型を作製する．

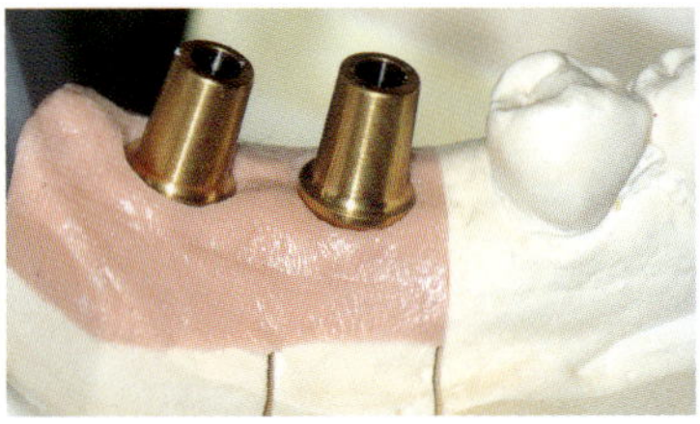

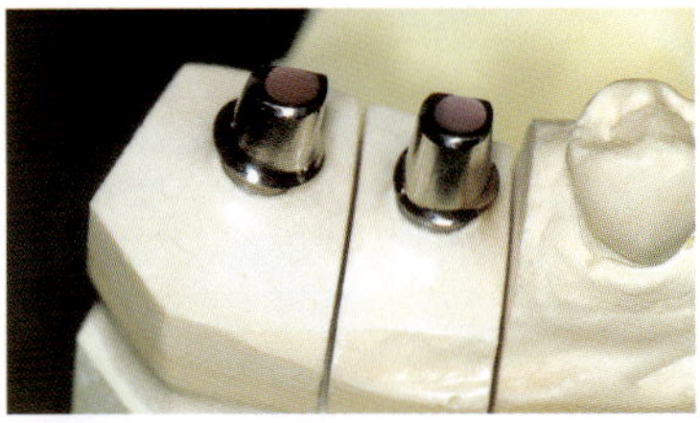

図21-6,7 プレップタイト・スクリューを装着し，対合歯とのクリアランスをみて高さを調整する．そして，ガム・マスクを参考にしてマージン位置を設定する．また，連結冠の場合，内冠どうしの平行性を確保するように軸面を調整する．

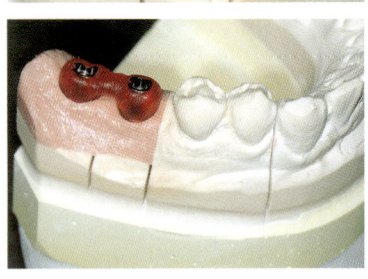

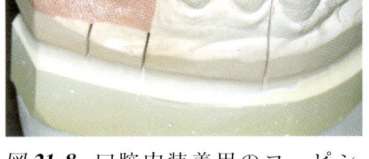

図21-8 口腔内装着用のコーピングをパターンレジンで作製する．

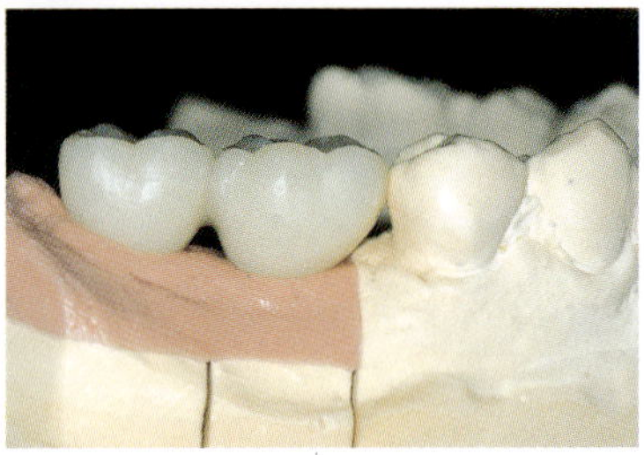

図21-9 形態，咬合，マージンの位置などをチェックするためのレジンクラウンを準備する．

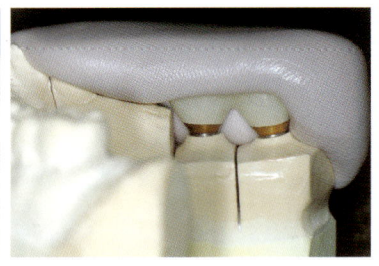

図21-10 形態修正，咬合調整後，シリコーン・インデックスをとる．

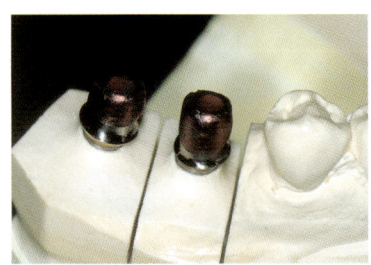

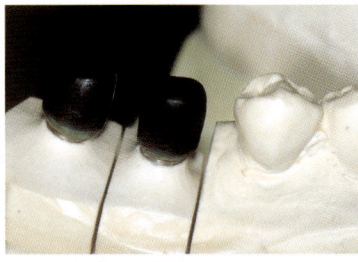

図21-11 図21-12

図21-11,12 パターンレジンを一層盛りつけた後，通法どおりワックスアップしていく．

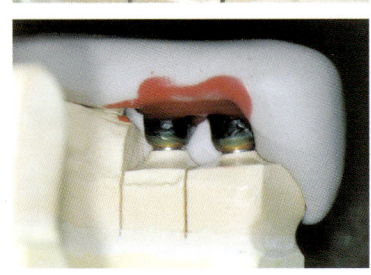

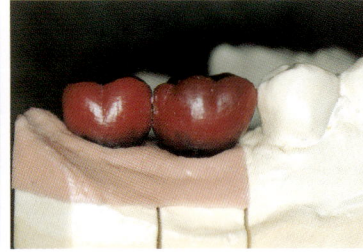

図21-13,14 咬合面，頬側形態はあらかじめ取っておいたシリコーン・インデックスを利用してワックスアップする．

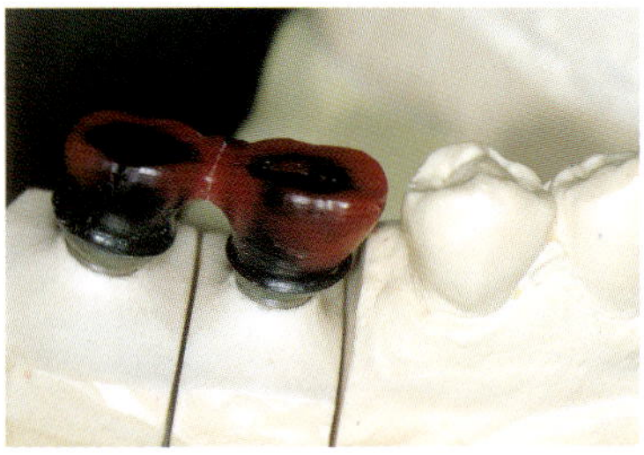

図21-15 ワックスアップ完了後，ポーセレン部を開窓する．

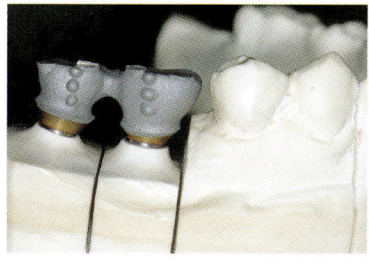

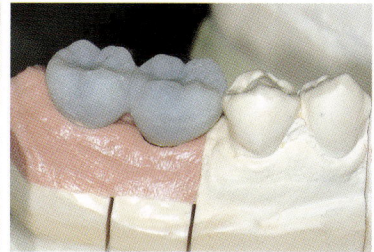

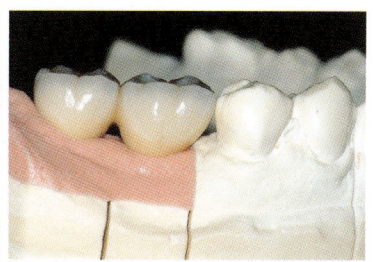

図 21-16, 17 鋳造後再度レジンで形態を回復し，口腔内で試適して適合，形態，咬合をチェックする．　*図 21-18* 完成した上部構造．

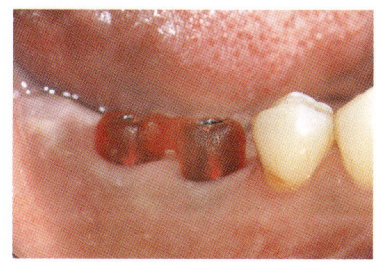

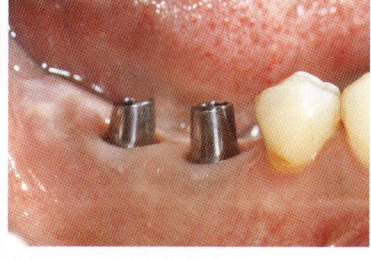

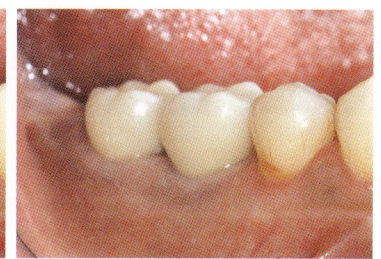

図 21-19, 20 レジン・コーピングを利用して内冠を装着する．　*図 21-21* 外冠装着状態．

図 22-1 | *図 22-2*

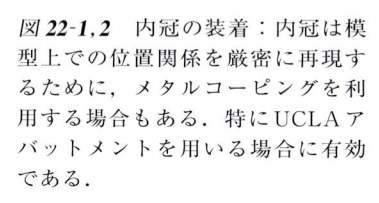

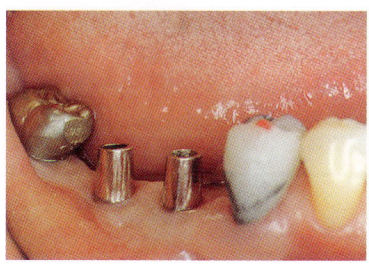

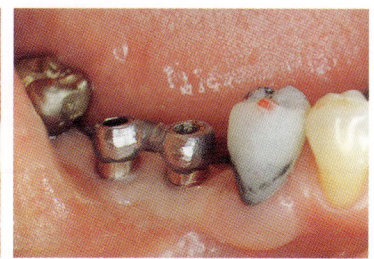

図 22-1, 2 内冠の装着：内冠は模型上での位置関係を厳密に再現するために，メタルコーピングを利用する場合もある．特にUCLAアバットメントを用いる場合に有効である．

■確認作業

　外側性インプラントとアバットメント，ないし上部構造を歯肉縁下で接合する場合，接合部を直視できないため，適合を確認するためにX線写真撮影が必要である．ただし，この場合，X線撮影方向をインプラント軸に直角にしないと，正確な適合は判定できない（図 23〜25）．

　さらに，インプラント上部構造は天然歯の歯根とは形態の異なるインプラント体から立ち上がるため，清掃性，自然観を口腔内でチェックし，さらに咬合面形態なども確認しておくとよい（図 26）．

図23-1〜3 インプレッション・コーピングの適合の確認.

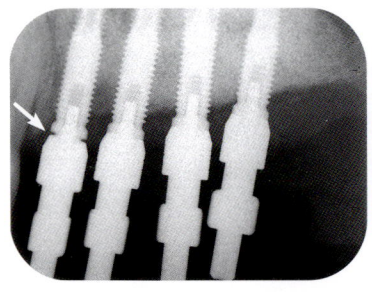

図23-1 不適合の場合（矢印部）. 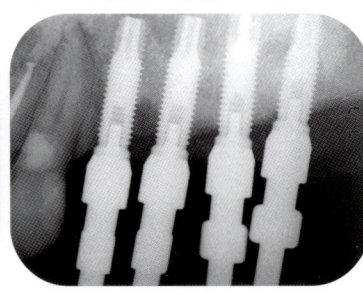 　図23-2 再度適合を確認する. 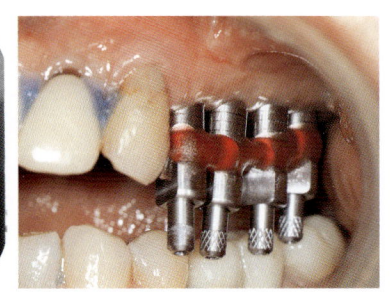 　図23-3 適合性を確認した後，印象の準備をする.

図24-1〜5 内冠の適合の確認.

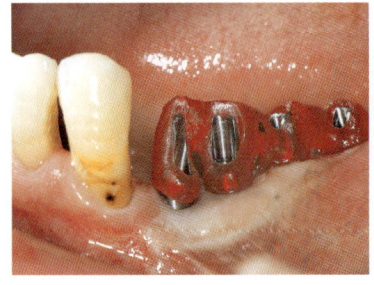

図24-1 レジンコーピングを用いて内冠を装着する. 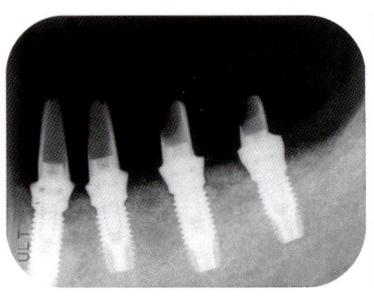 　図24-2 デンタルX線により内冠の適合を確認する. 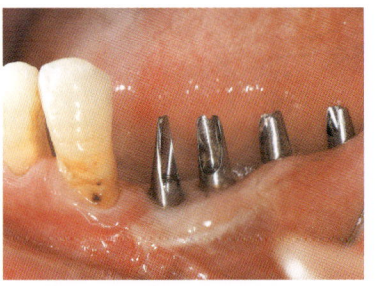 　図24-3 内冠を装着した状態. マージンと歯肉縁の位置関係を確認する.

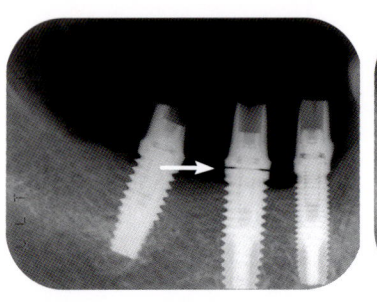

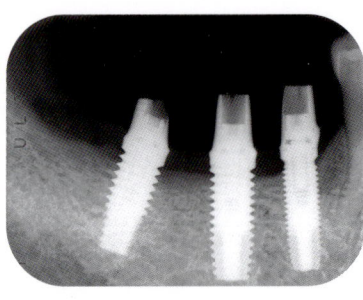

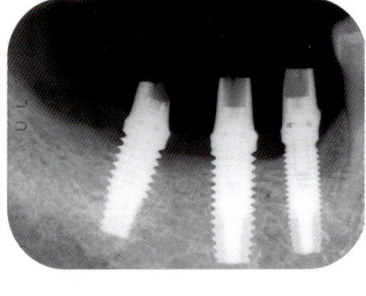

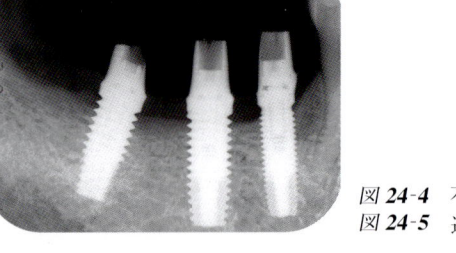

図24-4｜図24-5

図24-4 不適合の場合（矢印部）.
図24-5 適合している場合.

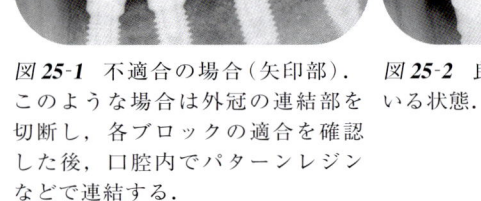

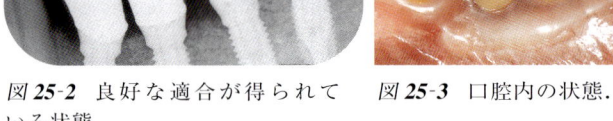

図25-1〜3 外冠の適合の確認.

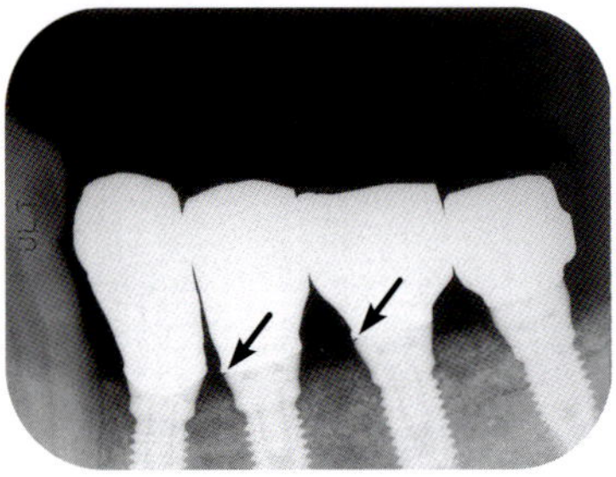

図25-1 不適合の場合（矢印部）. このような場合は外冠の連結部を切断し，各ブロックの適合を確認した後，口腔内でパターンレジンなどで連結する. 　図25-2 良好な適合が得られている状態. 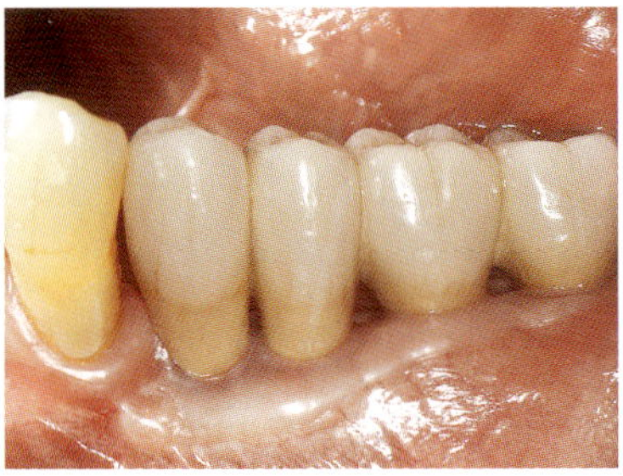 　図25-3 口腔内の状態.

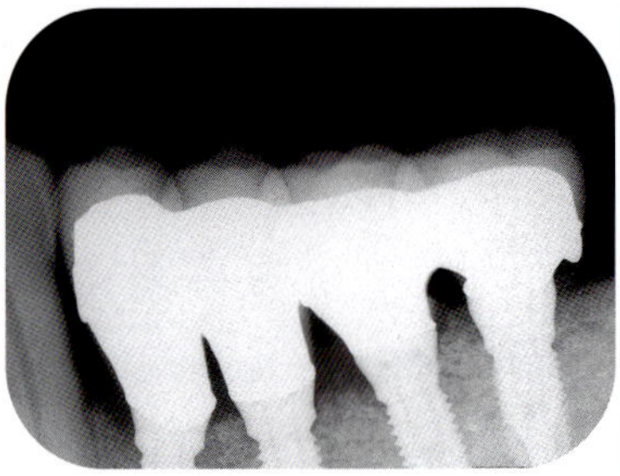

第14章 ●インプラント補綴

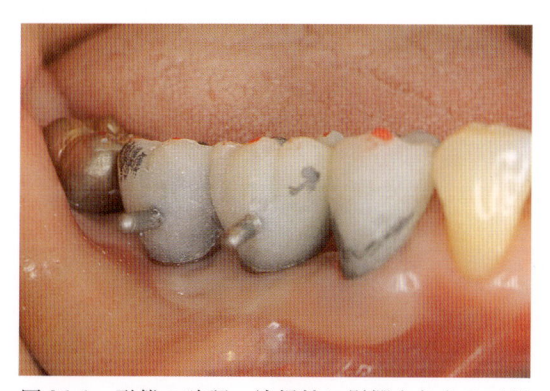

図 26-1　形態の確認．清掃性に影響を与える下部鼓形空隙の大きさ，形態に配慮する．

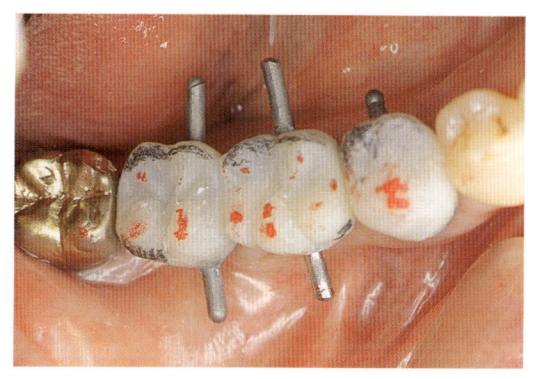

図 26-2　咬合面形態の確認．

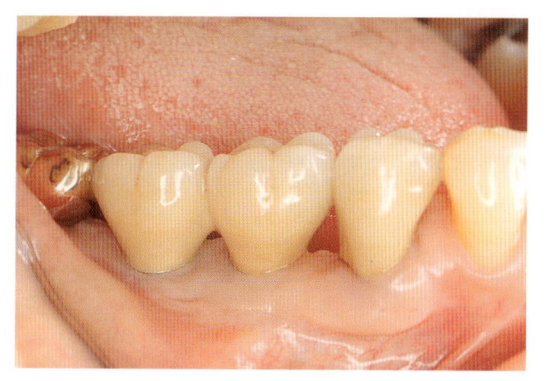

図 26-3　インプラント上部構造の装着．

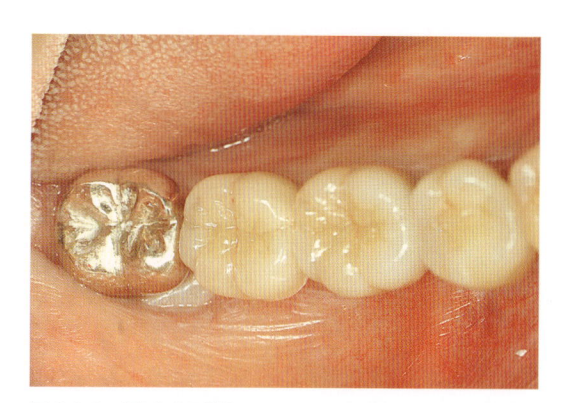

図 26-4　同咬合面観．

上部構造に望まれる条件

　インプラント上部構造に望まれる条件は，一般の補綴に望まれる条件と変わるものではない（第1章参照）．

補綴物に望まれる条件

- 破折・脱落しない
- 清掃しやすい
    - 適合がよい
    - カントゥアが適切である
    - 設計がシンプルである
- 機能的である
- 審美的である

385

上部構造に望まれる条件を満足しているか否かの判断基準は各人で異なるとは思うが，ここでもできるだけ高い判断基準をもつように努めたいものである．とくに適合，清掃性，咬合に関しては厳密なチェックが必要である．

　適合，清掃性，審美性，咬合など，上部構造に望まれる条件をすべて完全に満たすことは困難かもしれないし，症例によって重視する点が違う場合もあり得る．

　補綴物の審美性と清掃性は相反する面もあるが，シンプルで清掃性のよい補綴物は審美的にも優れている（図27～34）．インプラント上部構造作製に際し，審美性を追求するうえで最も困難なところは，天然歯の形態に近いエマージェンス・プロファイルの再現にある．

■清掃しやすいインプラント上部構造

適合がよい上部構造

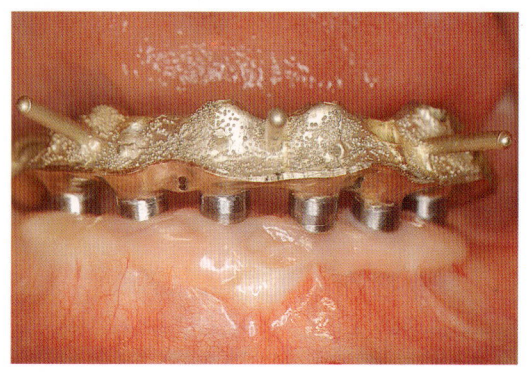

図27　ボーンアンカード・ブリッジ・タイプのメタルフレームのパッシブフィット．

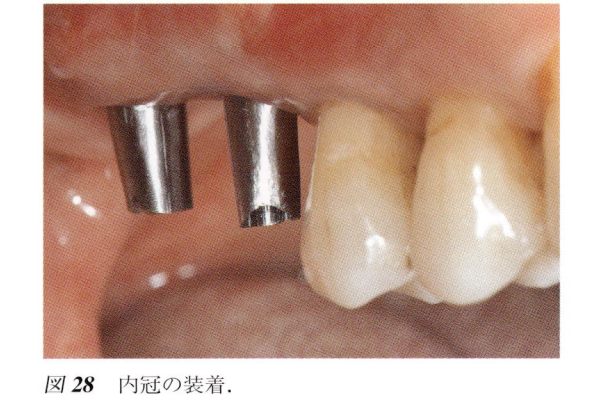

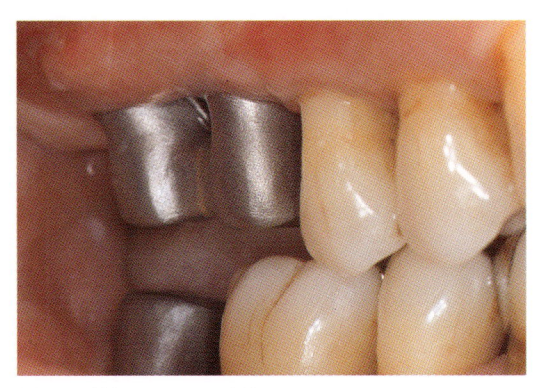

図28　内冠の装着．

図29　外冠メタルの試適．

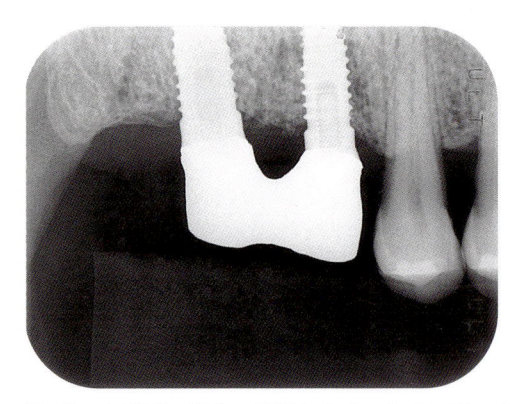

図30　内外冠の適合．清掃しやすいためには，内外冠の適合が良いことが基本である．

清掃しやすい形態

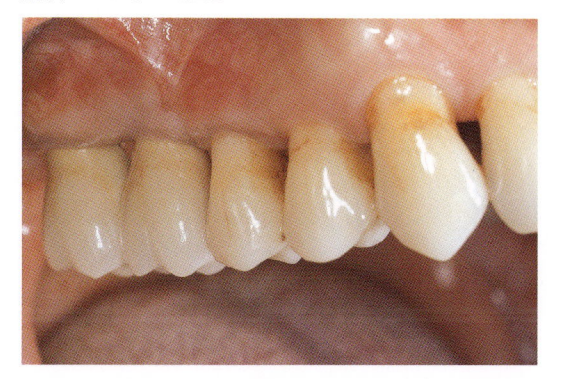

図31 天然歯に近い形態をとることにより清掃しやすくする．

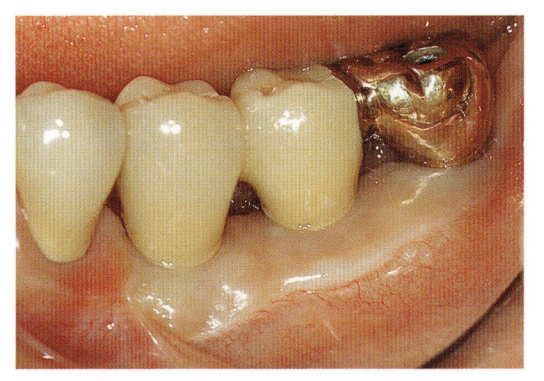

図32 審美的な形態は清掃しやすい形態である．

審美的な上部構造

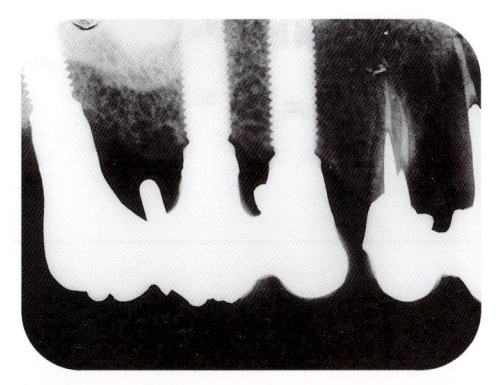

図33-1 上顎臼歯部に埋入したインプラント．

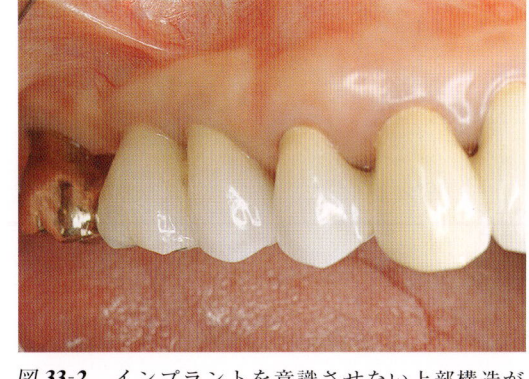

図33-2 インプラントを意識させない上部構造が望まれる．

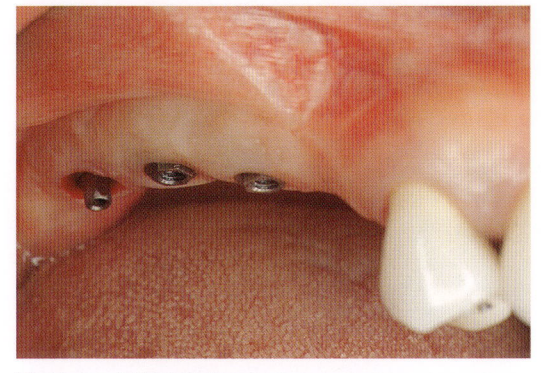

図34-1 上顎臼歯部に埋入されたインプラントにアバットメントを装着：歯肉は清掃しやすい状態に維持されている．

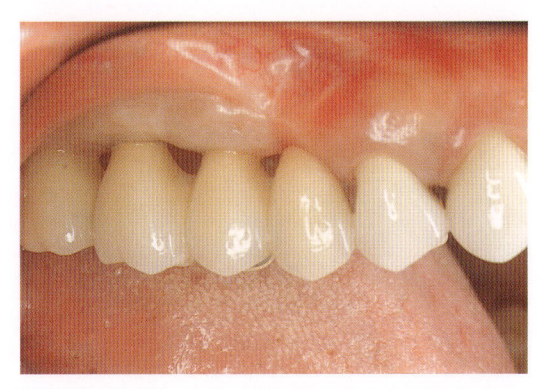

図34-2 清掃しやすい形態は審美的な形態である．

一般にインプラント体あるいはアバットメントの歯肉貫通部は，径が4～5mm程度の円柱であり，通常の処理では天然歯の形態と異なるため，審美性を阻害する結果になりやすい．また，アバットメントないし上部構造が貫通する部分の歯肉の形態は，平坦な形であることは稀であるので，審美性を満足し，かつ清掃性をも満足させる上部構造の形態を与えようとすると，限られた形のアバットメントでは対処しきれない場合が多い．

　上部構造作製上，1回法インプラントで不都合なところは，粘膜の厚みないし形態のコントロールが理想的にはいかない場合の審美的対処が困難なところにある．そしてこのような場合に審美性を追求しようとするとインプラントを深く埋入しすぎる結果となり，見た目だけの永続性のない美しさに終わってしまう危険性がある．

■プレップタイト・ポストを使用した例

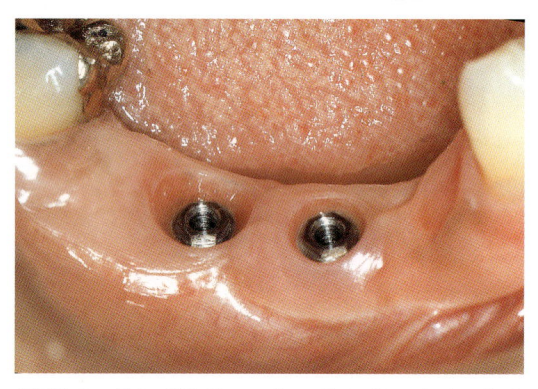

図35-1　テンポラリー・ヒーリング・アバットメントを外した状態．

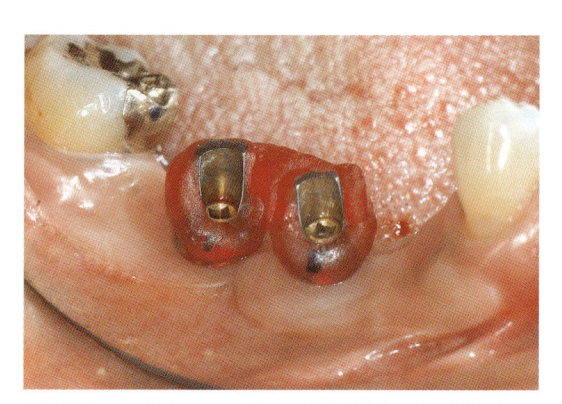

図35-2　レジン・コーピングを利用して内冠をセットする．

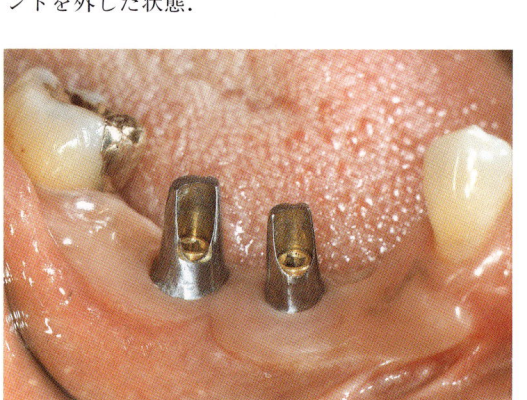

図35-3　内冠（プレップタイト・ポスト）装着状態．

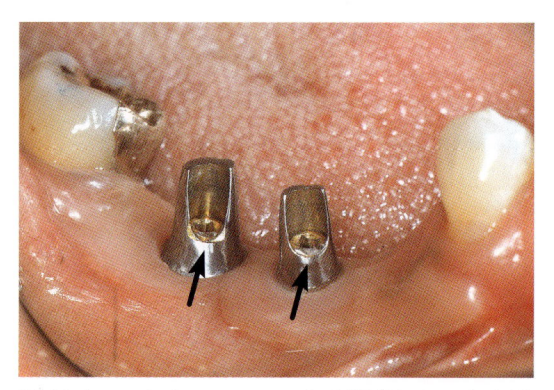

図35-4　スクリュー・ヘッドを調整しないと上部構造不適合の原因になる場合があるので注意を要する（矢印）．

第14章●インプラント補綴

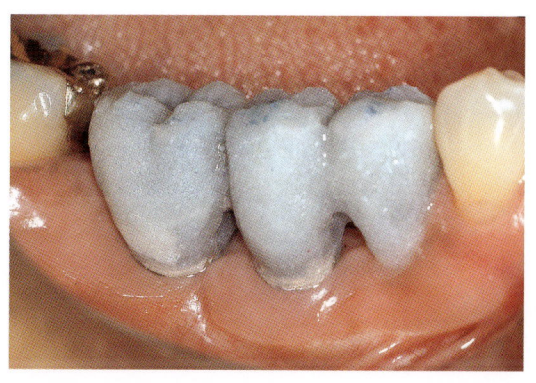

図35-5　外冠を試適し，適合，形態，咬合をチェックする．

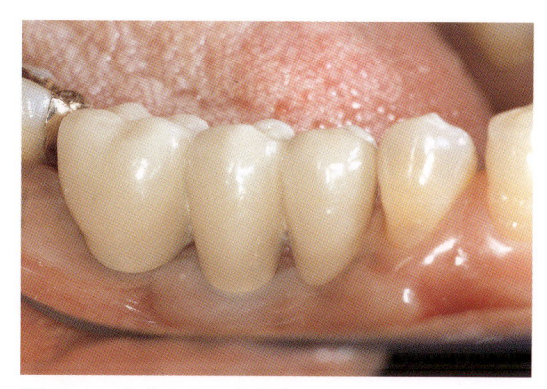

図35-6　完成した上部構造．

■UCLAアバットメントを内冠として使用した例

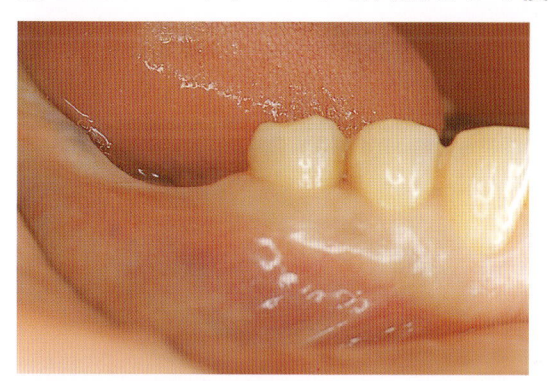

図36-1　下顎臼歯部欠損に対し固定性の補綴処置を希望され来院．

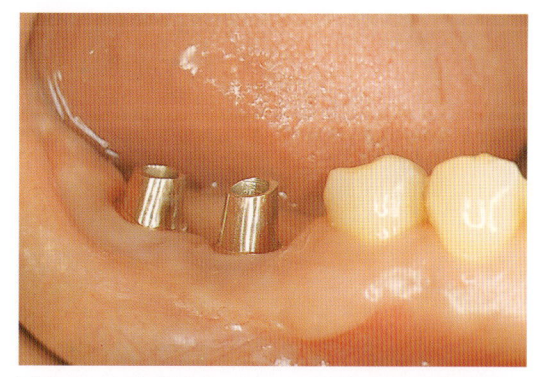

図36-2　同欠損部に2本のインプラントを埋入，UCLAアバットメントを利用して内冠を作製した．

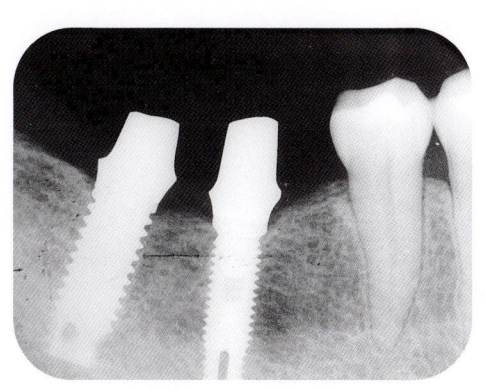

図36-3　同時期のX線写真．内冠の適合を確認する．

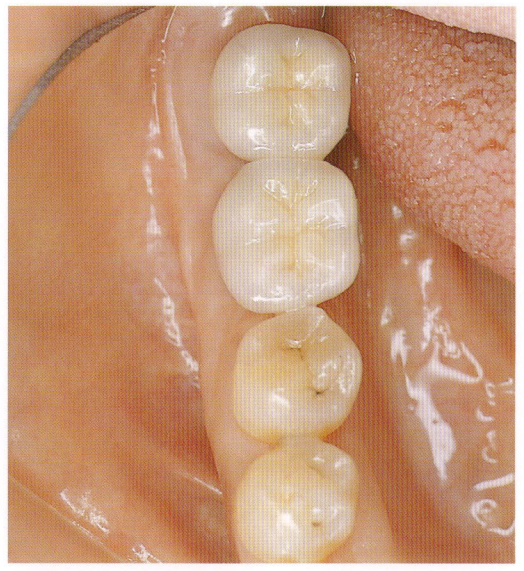

図36-4　上部構造装着時：内冠を作製し，セメント合着タイプにすると咬合面形態を天然歯に近づけることができる．

389

ネジ止めタイプとセメント合着タイプ

　もともとインプラントのネジ止め方式は，上部コンポーネントを機械加工して精密に連結することを目的として開発されてきた．しかし，臨床のなかで審美性が重視されるようになり，既製パーツでは限界がでてきた．またネジ止めにも，連結する範囲が広くなれば適合を求めるのにかなりの技術が要求されるため，より簡便さを求める傾向から，一般の補綴物同様セメント合着が利用されるようになってきている．

　ところでネジ止め方式の利点は，内部のネジ締めの確認ができること，上部構造の破折に対応でき上部構造の修理が可能であること，審美的な要求に応じて後にアバットメントの変更が可能なこと，上部構造を外して清掃ができることなど，上部構造を随時外せることによって種々の作業が可能になることなどによるものである．一方，ネジ止め方式の最大の欠点といわれているのがネジの緩みの問題であり，長期的な展望に立った考察が必要とされている点である．また，上部構造体と内部構造体とが密着して完全に一体化していないことが力学的に弱点となることもある．

　ネジが緩む可能性があることに関して，Worthingtonら[37]は，ゴールド・スクリューはそれほど緩んだり，破折したりすることはないが，システムの他のコンポーネントの問題点に比べるとその頻度は高いと述べており，これはわれわれの調査結果[23]でも同様であった．またJemtら[38]は，上下無歯顎症例の固定性上部構造について，締め直しをしたネジのうち，装着後1年で94%に緩みはなかったと報告している．しかし一方Jemt[39]は，局部欠損の上部構造において，上顎の13.6%に継続して緩みが生じたと報告しており，また，単独植立例について，装着後1年間に締め直しを必要としたネジは26%を占めたと報告しているように，ネジの緩みはかなり頻繁にみられる問題のような感が強い．

　さらにネジ止めの欠点として，アクセスホールの存在があり，審美的，形態的に不利な場合がある．また咬合接触を与えるうえでも，このアクセスホールの存在がマイナスとなることがある．

- セメント合着の利点

　セメント合着の利点は，ネジ止め方式で必要な複雑なコン

ポーネントが不要で，術式が単純化されることにあり，一般補綴とほぼ同様のステップで上部構造を作製し装着することができるところにあるといわれている．しかし術式に関しては，口腔内に装着されたアバットメントを，一般補綴の支台歯同様直接形成，印象するようなステップは避けるべきであり，作業的にはさほど簡略化されない．ただ，セメント層を介しての合着であるため，ある程度の不適合を吸収してくれる可能性がある．また，咬合面にアクセスホールが出ないため，審美的に優れており，かつ咬合接触点を正しく与えることができる．

- セメント合着の欠点

インプラント体とアバットメントがネジ止めの場合，上部構造をセメント合着すると，内部でネジが緩めば上部構造を壊さないとネジを締め直すことはできない．そのため，仮着が勧められているが，セメント材の厚みがやや大きくなり，不適合部が存在する結果となりやすい．もし口腔内に装着された数本のメタルの内冠を天然歯支台のブリッジと同じ感覚で印象，模型作製し，その模型上で補綴物を作製して装着すると，精密な適合は期待し難い．その不適合はセメント層が吸収してくれるが，不用意にそれに頼ると，思わぬ時に外れ，トラブルの原因となる可能性がある．また，その不適合は咬合にも当然影響する．さらに，審美性を求めるために接合部を歯肉縁下に設定した場合，不適合部を歯肉縁下に作り，清掃しにくい状態を残すことになり，セメントの取り残しがあればインプラント周囲炎の原因にもなる．

セメント合着タイプの適合性を高めるために

アバットメントを直接技工室で使用し，ワックスアップから適合・試適までを行うことによって，口腔内で印象して石こう模型を作製し，その石こうのダイに対してワックスアップして上部構造を作製することによる誤差を少なくすることができる．

さらに連結部の適合を高めるために，模型上の内冠の位置関係を口腔内と近似させるため，メタルやレジンのコーピングで内冠どうしの位置づけを正確に行う．また口腔内での試適を厳密に行い，不適合を疑う箇所は迷わずカットして再ろう付を行う．連結を必要とする症例では，技工技術，臨床ステップの正確さが問われ，ワンピースで作製するにせよ，ろう付を応用

するにせよ，かなり高度な技術が要求される．インプラント上部構造のろう付作業は，通常の補綴物のろう付作業と変わるものではなく，その精密さは日頃の技工作業過程の精密さによる．ここでも補綴物の適合を高める努力を絶えず行っていることによって，インプラント上部構造に特有な適合にも対応することができるようになる．

操作の安易さ，技術的な逃げとしてセメント合着を求める向きもあるが，インプラント治療にはあくまでパッシブフィットの重要性[33]を基本に，そのなかで，より良く，より簡便な術式を選択すべきであろう．

セメント合着タイプの適合性を高めるために

- アバットメントを直接技工室で使用する
- 模型上の内冠の位置関係を口腔内と近似させるために，メタルやレジンのコーピングで内冠どうしの位置づけを正確に行う
- 口腔内での試適を厳密に行う
- 補綴物の適合を高める努力を絶えず行う

ネジの緩みに対する臨床的対応

セメント合着を利用する場合においても，内冠はネジ止めになることが多い．いくらセメントが仮着であるといっても，ネジが緩まないような工夫が必要である．

ネジが緩む要因のなかで，スクリューの材質・デザイン・加工精度，単体としての各コンポーネントの適合精度などは，製造過程で解決すべき要因であり，インプラント・システムを選択する際に考慮すべき事項であろうが，臨床上解決できる要因，あるいはある程度不確実で経験上解決しなければならない要因には，ネジの締めつけ不足，コンポーネント相互間の適合不良，過剰な負荷，ネジの伸び，コンポーネントおよびネジのおさまり現象などがある．これらネジの緩みの要因に対しては臨床的に対応が可能である．

セメント合着タイプといえどもインプラント体とアバットメントはネジ止めである．ネジの緩みに対しては十分な対策が必要であろう．

> **ネジが緩む要因**
>
> - ネジの締めつけ不足
> - コンポーネント相互間の適合不良
> - 過剰な負荷
> - ネジの伸び
> - コンポーネントおよびネジのおさまり現象

　上部構造を外して清掃ができることは確かに利点であるが，毎回外さなければならないとすれば，逆に負担となる．また，毎回外さなければ清掃できないとすれば，メインテナンスの間隔があけば清掃できない結果になる．補綴物は単純なほうがよく，清掃しやすいということが原則である．外せるからといって，複雑で清掃しにくい上部構造は当然避けるべきであり，外さなくても患者自身で清掃できる上部構造を作製するように努力する必要がある．

　上部構造が外せる利点は，何らかのトラブルに対する逃げの手段といえなくもなく，インプラント治療の永続性が保証されれば不要になるシステムかもしれない．しかし，一般の補綴物においても完全なものはなく，できればリトリーバブルにしたいというのが本音である．

　いずれにせよ，清掃しやすく審美的な上部構造の作製が，長く快適にインプラントを使用してもらうために必須のことであることに変わりはなく，そのための工夫，努力を絶えず心がけなければならない．

インプラントにおける審美性追求時の注意点

　最近はインプラント治療においても，機能面の回復だけでなく，審美性が求められている．とくに上顎前歯部においては審美性の獲得は非常に重要で，インプラント治療による審美的な結果を得るために様々な配慮が要求される．

　審美領域におけるインプラント治療で最も重要な因子の一つに，インプラント体ヘッドの唇側上端の位置が挙げられる．R. London は修復予定の上部構造の CEJ 相当部または歯肉縁から 3 mm 根尖側寄り，かつ 1 mm 口蓋側寄りの位置にヘッドの唇側上端を位置づけることを提唱しており（Down 3 In 1 の原則；

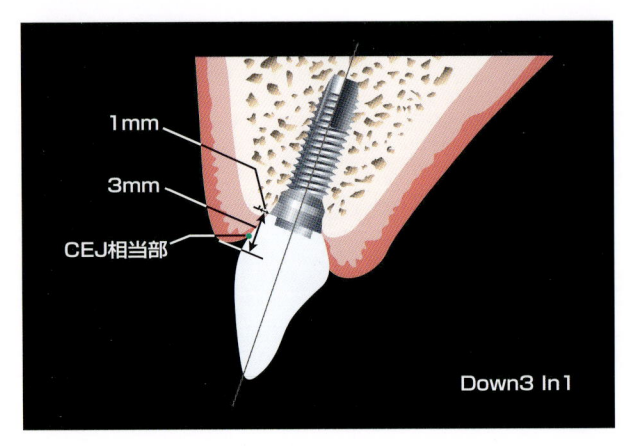

図37 Dr. R. Londonが提唱している「Down 3 In 1」の原則．最終補綴物のCEJ相当部または歯肉縁より3mm根尖側，1mm内方にプラットフォームを位置づけると理想的な埋入ができる（文献41より引用改変）．

図37），歯槽骨のレベル，骨形態に左右されない，トップダウントリートメントプランニング（top down treatment planning）[41]に基づいた厳密な埋入位置，深度が求められる．

　ヘッドが唇側に寄り過ぎると，上部構造の構造的制約から審美的な解決を図ることが困難になるだけでなく，唇側骨の吸収を招き，歯肉退縮を引き起こす危険性がある．逆に，審美的結果を優先するあまり深く埋入しすぎると，清掃が困難になり，漏孔形成，排膿をみることがあるため注意を要する．

　また，インプラント体の位置，深さが適切であっても，埋入方向に問題があればアバットメントや上部構造に適切な形態を付与できないため，審美性や清掃性または機能性の問題を引き起こす可能性がある．さらに，審美的に安定した長期予後を得るためには，硬・軟組織の状態に配慮する必要があり[42]，多くの基礎的，臨床的研究から得られた一定の原則を遵守することが重要である．

　インプラント周囲には，天然歯同様にbiologic widthが存在するといわれており[43-47]，インプラント埋入後，生体はインプラント周囲組織によるbiologic widthを確保するために骨のリモデリングを生じ，垂直的に約1.5～2mm，水平的に約1.3～1.4mmの骨吸収が起こる[48-50]．よって，リモデリングによる骨吸収により唇側の骨壁が喪失し，重大な歯肉退縮が生じないように，唇側には2mm以上の骨幅を確保することが推奨されている[51]．また，骨のリモデリングにより，歯間乳頭の高さに影響を与える隣接天然歯の支持骨やインプラント間の骨を喪失しないために[52,53]，隣接歯とは1.5mm以上，連続した2本のインプラント間は最低3mmの間隔を確保することが歯間乳頭の

維持，再建につながる[54]．歯間乳頭の高さについては数多くの研究が報告されている[48,49,55]．Garberら[54]は，天然歯−インプラント，インプラント−インプラント間に適切な距離が確保された場合，歯間乳頭の再生限界は，それぞれ約4.5mm，約3.5mmであると報告しており，適応症選択の指標の一つとなっている．プラットフォームスイッチングの応用[56]やスキャロップインプラントの開発[57]など，骨組織の維持のために様々な工夫がなされているが，今後の研究成果が待たれるところである．

その他，インプラント周囲の軟組織における重要な要素として，周囲組織のバイオタイプが挙げられる．歯肉が厚く，平坦なスキャロップをもつタイプと，歯肉が薄く，スキャロップの強いタイプでは，治療の難易度が大きく異なる．スキャロップの強いタイプは上部構造装着後に歯肉退縮を起こしやすい傾向があり，注意が必要である[58]．Grunderは軟組織増大術などの軟組織に対するティッシュマネージメントを行い，安定した周囲組織を十分に獲得しておくことが重要であると報告している[51]．

このように，インプラント治療の審美的結果を得るためのクライテリアが確立されてきているが，それと同時に限界も明確になってきている．インプラントよりもブリッジの方が好結果をもたらすこともあり，「インプラントが応用できるのか，それともブリッジの適応なのか」，「インプラントを行う場合，本数，配置をどうするのか」など，審美性，機能性，清掃性を考慮した診査・診断，治療計画が重要であることはいうまでもない（図38）．

図38-1～12 上顎前歯部インプラント．

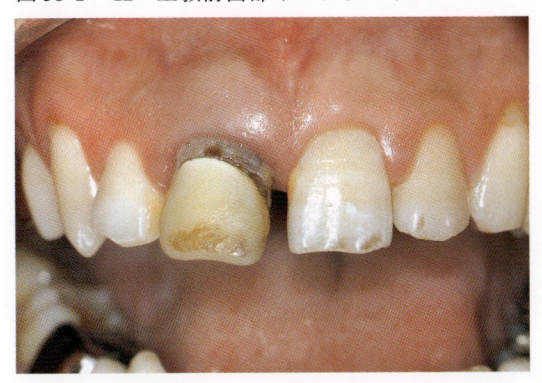

図38-1 28歳，男性．|1 審美障害を主訴に来院．補綴物の脱離が認められる．

図38-2 術前Ｘ線写真．カリエスが深く進行しており保存は困難である．隣接歯の骨レベルがやや低く，歯間乳頭部の完全な再建は難しい．

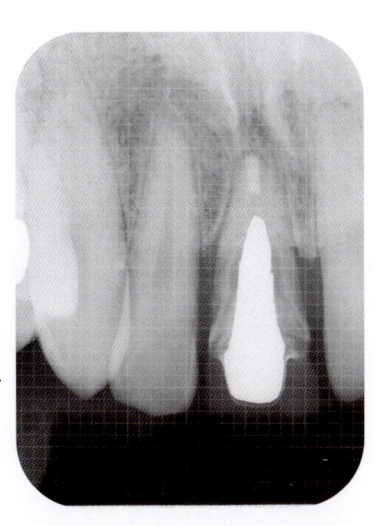

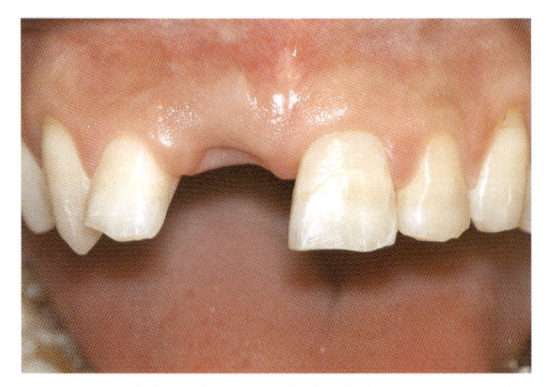

図38-3 　1|を挺出させ，軟組織を増大させた後，抜歯を行った．

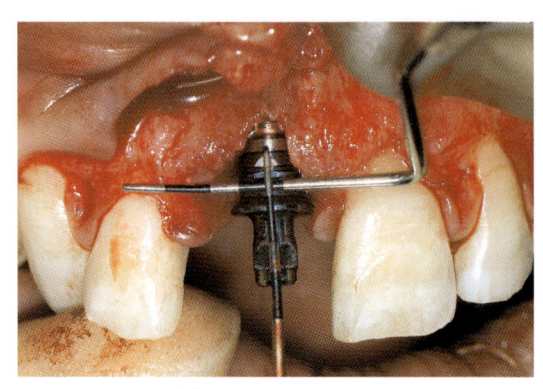

図38-4 　一次手術：トップダウントリートメントプランニングに基づいて作製したステントを用いて適切な埋入を行う．最終補綴物のCEJ予定部から3mm根尖側にインプラント体を位置づける．

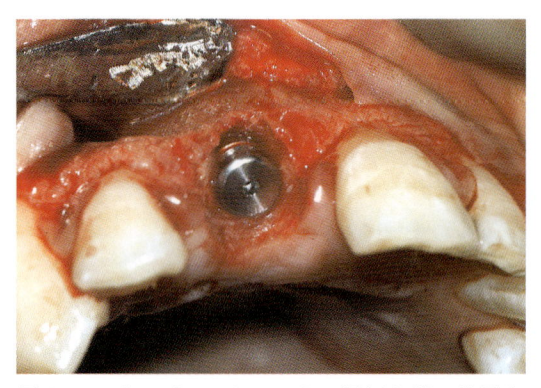

図38-5 　インプラントヘッドの唇側上端の位置をCEJ予定部から1.5mm口蓋側に位置づける．
裂開部には骨移植を行い，吸収性膜を設置後，connective tissue graftを行った．

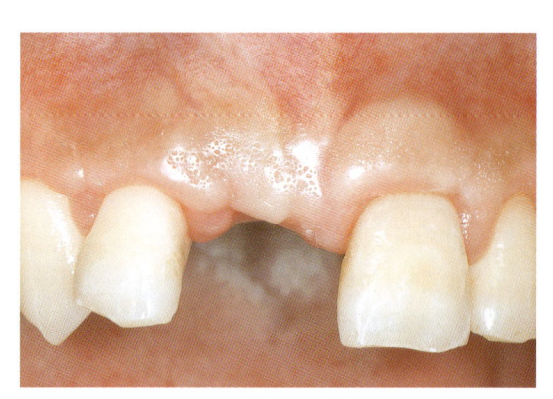

図38-6 　二次手術：十分な量の軟組織が維持できている．

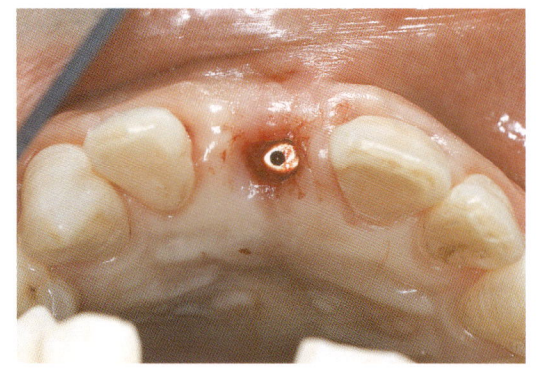

図38-7 　パンチングにより歯間乳頭部などの組織の保存を図る．

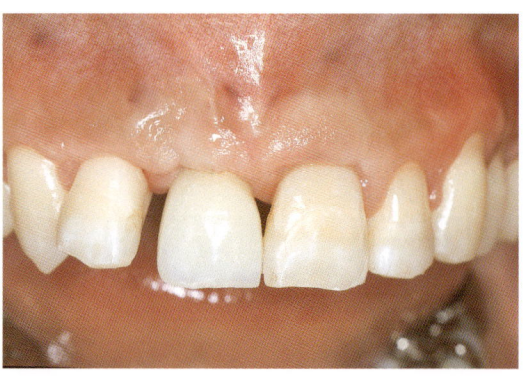

図38-8 　インプラントテンポラリーシリンダーにレジンを築盛して作製したプロビジョナル・レストレーションを装着し，歯肉形態を整える．

第14章 ● インプラント補綴

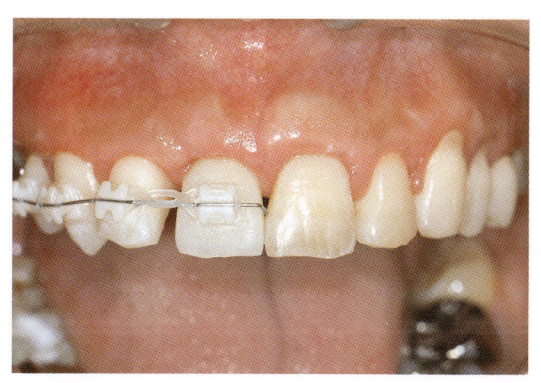

図 *38*-*9* 1|インプラントを固定源として 2|の近心移動および捻転改善を行った．

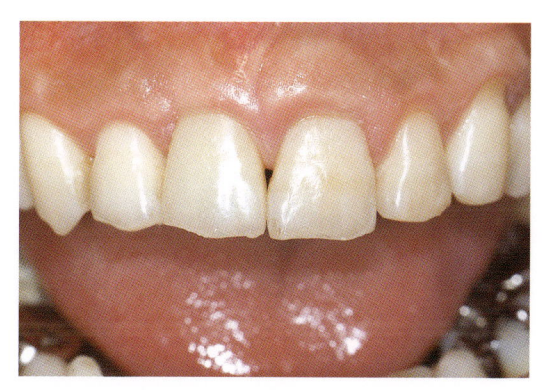

図 *38*-*10* 矯正治療終了時．

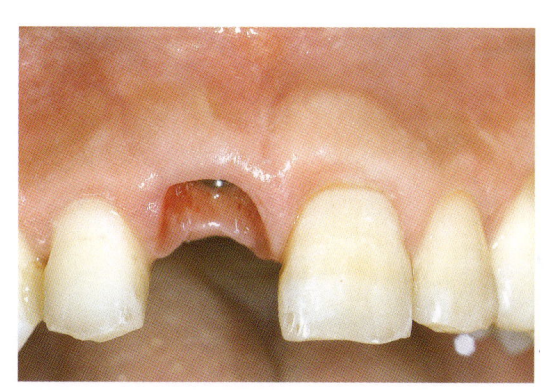

図 *38*-*11* プロビジョナル・レストレーションのカントゥアを調整し，適切な歯肉形態を付与する．

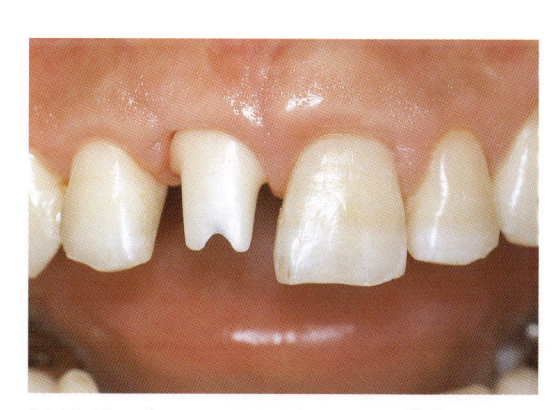

図 *38*-*12* プロセラアバットメントの装着．

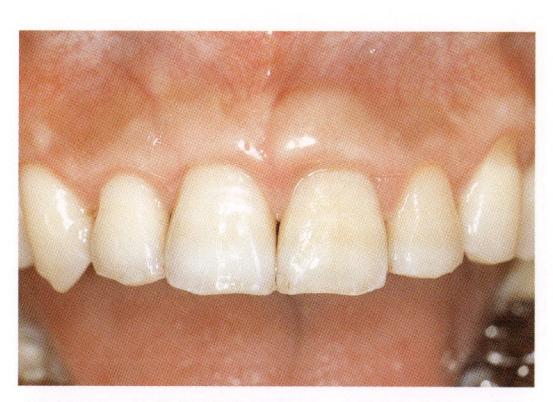

図 *38*-*13* 最終補綴物装着時．周囲組織との調和が得られ，審美的な結果となっている．

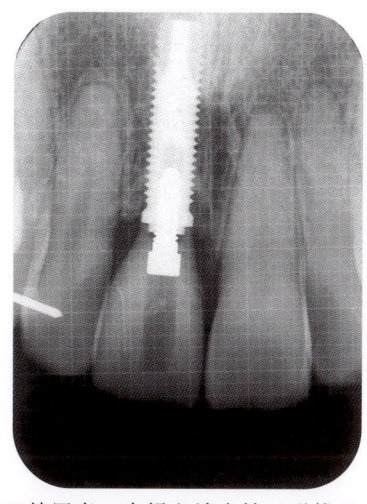

図 *38*-*14* 術後Ｘ線写真．良好な適合性，形態が得られている．

397

インプラントにおける咬合

　インプラントにおける咬合接触の与え方は，天然歯における咬合接触の与え方（第10章参照）と大きく変わるものではないが，歯根膜を有する天然歯と骨に直接結合するインプラントとでは力の感受性が異なるため，天然歯とインプラントが混在する場合，インプラントと天然歯の数や部位によって，また天然歯の骨植状況に応じて多少の調整が必要である．その調整量はbite registration stripsを用いて，LGTP並びにCLPでの引き抜き時の抵抗強さにより判断する．

咬頭嵌合位における接触：CLPにおいては，インプラント部，天然歯部とも registration strips がほぼ均等に引き抜けないようにするが，前歯部のインプラントに対してはCLP時の引き抜き抵抗をやや弱める．LGTPではインプラントと天然歯の数や部位によって，また天然歯の骨植状況に応じて多少異なるが，概ね次の原則に従って調整する．
１）残存歯の数が多くほとんど天然歯で咬合支持が得られる場合：
　　インプラント部の引き抜き抵抗をやや弱くする．
２）インプラントの数が多く，ほとんどインプラントで咬合支持が得られる場合：
　　天然歯部の引き抜き抵抗をやや弱くする．
３）インプラントと天然歯の数がほぼ同じである場合：
　　天然歯の骨植が十分であれば，ほぼ均等な引き抜き抵抗にするが，一般的には天然歯部の引き抜き抵抗をやや弱くする．

側方・前方運動時の接触：これも天然歯と変わるものではなく，症例に応じてcuspid guidanceないしgroup functioned occlusionを付与する．いずれにせよナイトガードが必須である．

おわりに

　オッセオインテグレイションを得るには最低限，守らなければならない原則があるが，現在市販されているインプラントは，よほど乱暴な扱いをしなければ一時的にせよオッセオインテグレイションは起こる．しかし上部構造を装着し咬合力を加える

と，真に原則を守らずに埋入されたインプラントはオッセオインテグレイションが破壊される可能性が高くなる．またたとえ正しく埋入され，オッセオインテグレイションが得られていても，上部構造作製過程で守らなければならない原則を無視すると，結果は同じである．インプラント治療を成功に導くためには，インプラント埋入から上部構造作製まで，基本に則り，慎重に行わなければならない．

可撤式補綴物を余儀なくさせられた部位に，インプラントを埋入することによって固定式補綴物が装着されたときの患者の喜びはこの上ないものであろう．しかし，それが短期間に破壊されたときの患者の失望は想像以上に大きいと思う．患者の期待を裏切らないために，より確実な治療結果を得る努力をすべきことは当然のことであろうが，そのとき何に注意すべきか，何を目指すべきかを見極める目が必要であろう．

参考文献

1. Adell R, Lekholm U, Rocker B, Brånemark PI：A 15-year study of osseointegrated implants in the treatment of the edentulous jaw. Int J Oral Surg, 10：387, 1981.
2. Brånemark P-I, Zarb GA, Albreksson T(eds). Tissue-Integrated Prostheses: Osseointegration in clinical dentistry. Quintessence Pub., Chicago, 1985.
3. Zarb GA, Schmitt A, Baker G：Tissue integrated protheses: Osseointegration reseach in Toronto. Int J Periodont Rest Dent, 7：9, 1987.
4. Albrektsson T, Dahl E, Enbom L, et al：Osseointegrated oral implants. Swedish multicenter study or 8139 consecutively inserted Nobeloharma implants. Periodontol, 57：287, 1988.
5. Adell R, Eriksson B, Lekholm U, Brånemark P-I, Jemt T：A long-term follow-up study of osseointegrated implants in the treatment of the totally edentulous jaw. Int J Oral Maxillofac Implants, 5：347, 1990.
6. Davarpanah M, Martinez H, Etienne D, Zabalegui I, Mattout P, Chiche F, Michel JF: A prospective multicenter evaluation of 1583 3i implants: 1-to 5-year data. Int J oral Maxillofac Implants, 17(6)：820-828, 2002.
7. Lundqvist S, Calsson GE：Maxillary fixed prosthesis on osseointegrated dental implants. J Prosthet Dent, 50：262, 1983.
8. Jemt T, Lekholm U：Oral implant treatment in posterior partially edentulous jaws. A 5-year follw-up report. Int J Oral Maxillofac Implants. 8：635, 1993.
9. Baelum V, Ellegaard B: Implant survival in periodontally compromised patients. J Periodontol, 75(10)：1404-1412, 2004.
10. Naert J, Quirynen. M, van Steenberghe D, Darius P：A six-year prosthetic study or 509 consecutively inserted implants for the treatment of partial edentulism. J Prosthet Dent, 67：236, 1992.
11. Lager B, Sullivan DY：Osseointegration：Its impact on the interrelationship of periodontics and restorative dentistry. part Ⅲ. Periodontal prosthesis redefined. Int J Periodont Rest Dent, 9：241, 1989.
12. Langer B, Rangert BO：Biomechanical interaction between implants and teeth. in Implant Therapy, Nevins M, Mellonig JT(eds), 47-51. Quintessence Pub., Chicago, 1998.
13. Buhler H：Survival rates of hemisected teeth：An attempt to compare them with survival rates of alloplastic implants, Int J Periodont Rest Dent, 14：537, 1994.
14. Lewis S：Treatment planning：teeth versus implants. Int J Periodont Rest Dent, 16：367, 1996.
15. Nevins M：A changed paradigm of treatment：the natural tooth or a dental implant, in Implant Therapy, Nevins M, Mellonig JT(eds), 1-21, Quintessence Pub., Chicago, 1998.
16. Eckert SE, Choi YG, Sanchez AR, Koka S: Comparison of dental implant systems: quality of clinicale and prediction of 5-year survival. Int J Oral Maxillofac Implants, 20(3)：406-415, 2005.
17. Langer B, Sullivan DY：Osseointegration：Its impact on the interrelationship of periodontics and restorative dentistry. part Ⅰ. Periodontal prosthesis redefined. Int J Periodont Rest Dent, 9：85, 1989.
18. Chiche CJ, Block MS, Pinault A：Implant surgical template for partially edentulous patients. Int J Oral Maxillofac Implants, 4：289, 1989.
19. Cucchiara R, Lamma E, Sansoni T: An image analysis approach for automatically re-orienteering CT images for dental implants. Comput Med Imaging Graph, 28(4)：185-201, 2004.
20. Schwazt MS, Rothman SLG, Chaften N, Rhodes ML: Computerized tomography. partⅠ. Preoperative assessment of the mandible for endosseous implant surgery. Int J Oral Maxillofac Implans, 2：137-141, 1987.

21. Schwazt M, Rothman S, Chaften N, Rhodes M: Computerized tomography. Part Ⅱ. Preoperative assessment of the maxilla for endosseous implant surgery. Int J Oral Maxillofac Implans, 2：143-148, 1987.

22. Rosenfeld AL, Mecall RA: Using computerized tomography to develop realistic treatment objectives for the implant team. in Implant Therapy: Nevins M, Mellonig JT (eds), 37-42, Quintessence Pub., Chicago, 1998.

23. 中村公雄：リトリーバブルシステムの利点・欠点を再考する―臨床的見地から. Quintessence Dental Implantology, 3 (1)：39, 1996.

24. Schwarz MS, Rothman SLG, Rhodes ML, et al：Computed tomography. part Ⅰ. Preoperative assessment of the mandible for endosseous implant surgery. Int J Oral Maxillofac Implants, 2：137, 1987.

25. Schwarz MS, Rothman SLG, Rhodes ML, et al：Computed tomography. part Ⅱ. Preoperative assessment of the maxilla for endosseous implant sugery. Int J Oral Maxillofac Implants, 2：143, 1987.

26. Wishan MS, Bahat O, Krane M：Computed tomography as an adjunct in dental implant surgery. Int J Periodont Rest Dent, 8：31, 1988.

27. Rosenfeld AL, Mecall RA：Using computerized tomography to develop realistic treatment objectives for the implant team, in Implant Therapy, edited by Nevins M and Mellonig JT, 29. Quintessence Publ Co, Chicago, 1998.

28. 浦野 智, 松井徳雄, 小野善弘：上顎臼歯部に対するインプラント治療時の骨診査法―根管治療用のリーマーを用いて―. Quintessence Dental Implantology, 5 (3)：41, 1998.

29. Nevins M, Stein JM：The placement or maxillary anterior implant, in Implant Therapy, edited by Nevins M and Mellonig JT, 111, Quintessence Publ Co, Chicago, 1998.

30. Aparicio C：The use of the periotest value as the initial success criteria of an implant: 8-year report. Int J Periodont Rest Dent, 17(2)：151, 1997.

31. Ono Y, Nevins M, Cappetta EG：The need for keratinized tissue for implants, in Implant Therapy, Nevins M, Mellonig JT (eds), 227, Quintessence Pub., Chicago, 1998.

32. 中村公雄, 小野善弘, 宮内修平：インプラント上部構造作製に際しての考慮点―粘膜貫通部の環境・適合性・咬合について―その1. Quintessence Dental Implantology, 1 (1)：103, 1994.

33. Van Steenberghe D：Periodontal aspects of osseointegrated oral implants modum Brånemark. Dent Clin North Am, 32：355, 370, 1988.

34. Rapley JW, Swan RH, Hallmon WW, Mills MP：The surface characteristics produced by various oral hygiene instruments and materials on titanium implant abutments. Int J Oral Maxillofac Implants, 5：47, 1990.

35. Lewis SG, Lfamas D, Avera S：The UCLA abutment: A four-year review. J Prosthet Dent, 67：509, 1992.

36. Mitchell D, Synnott S, Van Dercreek J：Tissue reaction involving an intraoral skin graft and CP titanium abutments: a clinical report. Int J Oral Maxillofac Implants, 1：79, 1990.

37. Worthington P, Bolender CL, Taylor TD：The Swedish System of Osseointegrated Implants: problems and complications encountered during a 4-year trial period. Int J Oral & maxillofac Implants, 2：77, 1987.

38. Jemt T, Linden B, Lekholm U：Failures and complications in 127 consecutively placed fixed partial prostheses supported by Brånemark implants: from prothetic treatment to first annual checkup, Int J Oral Maxillofac Implants, 7：40, 1992.

39. Jemt T：Failures and complications in 391 consecutively inserted fixed prostheses supported by Brånemark implants in edentulous jaws: Int J Oral Maxillofac Implants, 6：270, 1991.

40. White GE：Osseointegrated Dental Technology. ホワイトのインプラント上部構造：前田芳信訳, クインテッセンス出版, 東京, 1995.

41. London RM：The esthetic effects of implant platform selection. Compend Contin Educ Dent, 22(8)：675-682, 2001.

42. Buser D, Martin W, Belser UC：Optimizing esthetics for implant restorations in the anterior maxilla： anatomic and surgical considerations. Int J Oral Maxillofac Implants, ：19：62-72, 2004.

43. Bertglundh T, Lindhe J, Ericsson I, Marinello C, Lijenberg B, Thomsen P：The soft tissue barrier at implants and teeth. Clin Oral Implants Res, 2：81-90, 1991.

44. Abrahamsson I, berglundh T, Wennstrom J, Lindhe J：The peri-impalant hard and soft tissues at different implant systems. Clin Oral Implants Res, 7：212-219, 1996.

45. Cochan DL, Hermann JS, Schenk RK, higginbottom FL, Buser D, Biologic width around titanium implants. A histometric analysis of the implant-gingival junction around unloaded and loaded nonsubmerged implants in the canine mandible. J periodontal, 68：186-198, 1997.

46. Abrahamsson I, Berglundh T, Glantz PO, Lindhe J：The mucosal attachment at different abutments. An experimental study in dogs. J Clin Periodontol, 25：721-727, 1998.

47. Hermann JS, Buser D, schenk RK, Higginbottom FL, Cochran DL. Biologic width around titanium implants. A physiologically formed and stable dimension over time Clin Oral Implants Res, 11：1-11, 2000.

48. Adell R, Lelholm U, Rockler B, Brånemark PI. A 15-year study of osseointegrated implants in the treatment of the edentulous jaw. Int J Oral surg, 10：387-416, 1981.

49. Tarnow DP, Cho SC, Wallance SS：The effect of inter-implant distance on the height of inter implant bone crest. J periodontol, 71：546-549, 2000.

50. Hermann JS, Cochran DL, Nummikioski PV, Buser D：Crestal bone changes around titanium implants. A radiographic evaluation of unloaded nonsubmerged and submerged implants in the canine mandible. J Periodontol, 68(11)：1117-1130, 1997.

51. Grunder U, Gracis S, Capelli M：Influence of the 3-D bone-to-implant relationship on esthetics. Int J periodontics Restorative Dent, 25：113-119, 2005.

52. Grunder U：Stability of the mucosal topography around single tooth implants and adjacent teeth：1-year results. Int J periodontics Restorative Dentdent, 20：11-17, 2000.

53. Salama H, Salama MA, Garber D, Adar P : The interproximal height of bone : A guidepost to predicatable aesthetic strategies and soft tissue contours in anterior tooth replacement. Pract Periodontics Aesthet dent, 10 : 1131-1141, 1998.
54. Garber DA, Salama MA, Salama H : Immediate total tooth replacement. Compend contin Educ dent, 22(3) : 210-216, 2001.
55. Kan JYK, Rungcharassaeng K, Umezu K Kois J : Dimensions of peri-implant mucosa : An evaluation of maxillary anterior single implants in humans. J periodontal, 74 : 557-562, 2003.
56. Lazzara RJ, Porter SS. Platform switching : A new concept in implant dentistry for controlling postrestorative crestal bone levels. Int J Periodontics Restorative Dent, 26 : 9-17, 2006.
57. Wohrle PS : Nobel Perfect esthetic scalloped implant : Rationale for a new design. Clin Implant Dent Relat Res, 5(suppl 1) : 64-73, 2003.
58. Olsson M, Lindhe J : Periodontal characteristics in individuals with varying form of the upper central incisors. J Clin Periodontol, 18(1) : 78-82, 1991.

索　引

あ

apically positioned flap 法 …………… 91
アバットメント……………………… 367
　　──の選択………………………… 369
圧排の要領………………………… 152
安静位……………………………… 252

い

immediate side sift
（イミディエイト・サイドシフト）…… 279, 282
inter-condylar distance ……………… 279
インサイザル・テーブル…………… 285
インダイレクト構造………………… 375
インプラント……………………… 359
　　──一次手術…………………… 371
　　──二次手術…………………… 372
　　──の印象採得………………… 379
　　──の技工作業………………… 381
　　──の咬合……………………… 398
　　──の適合……………… 383, 386
インプラント・システムの選択…… 364
インプラント治療に不適切な患者… 364
インプラント治療の成功…………… 359
印象材……………………………… 154
印象採得…………………………… 145
　　──時の歯肉圧排……………… 150
　　──時の注意…………………… 160
　　──チェック…………… 159, 170
　　対合歯の──………………… 165
印象法……………………………… 156

え

A，B，Cコンタクト ……………… 232, 274
A，Bコンタクト ………………… 233
LGTP（Light Guide Tapping Position）… 226

お

オーバー・マージン……………… 189
オールセラミック・クラウン…… 342
　　──の支台歯形成……………… 345

か

外傷性咬合………………………… 291
　　──の診査法…………………… 297
下顎位…………………… 216, 217, 218
下顎運動と咬合面形態…………… 272
可撤式模型法……………………… 174
　　改良型──…………………… 178
仮着………………………………… 209
顆頭安定位………………………… 224
顆路角……………………………… 262
顎関節……………………………… 223

き

キー・アンド・キーウェイ……… 45
金属焼付ポーセレン・クラウン… 338
　　──の支台歯形成……………… 341
既製ポスト………………… 126, 137
機械化学的圧排…………………… 146
機械的圧排………………………… 146
機械的適合………………………… 199

機械的適合
　　──のチェック ……………………… 199
機能的適合 ……………………………… 199

く

クラウン・カントゥア ………………… 202
クラウン・ブリッジ ……………………… 38
クラウン・マージンの位置 ……………… 87
　　──設定 ……………………… 89, 97
　　──設定の基準 ………………………… 99
クラウン・マージンの露出 ……………… 94
クラウン・マージン部歯肉の発赤 ……… 96
クラウン・マージン部の歯肉退縮 ……… 91
クラウン・マージン部の適合の診査 … 200
クラウンの形成 ………………………… 107
　　──時の注意 …………… 115, 116, 117
　　──の原則 ………… 108, 110, 111, 112
　　──の手順 …………………………… 113
グラスファイバーポストの形成法 …… 139
グループ・ファンクション …………… 272
グループ・ファンクションド・
　　オクルージョン …………………… 282
クレンチング・ポジション(CLP) …… 223

け

欠損部顎堤の形態 ……………………… 335
犬歯のガイド …………………………… 273
外科的圧排 ……………………………… 146
形態のチェック ………………………… 202
研磨しろ ………………………………… 189

こ

コンタクトの調整 ……………………… 199
口腔内試適 ……………………………… 190
咬合異常 ………………………………… 294

咬合器 …………………………………… 278
　　──使用の条件 ……………………… 285
　　──の選択 …………………………… 278
　　──の調節 …………………………… 285
　　全調節性── ………………………… 279
　　半調節性── …………………… 279, 284
　　平均値── …………………………… 279
咬合高径 ………………………………… 250
　　──の決定要素 ……………………… 251
咬合再構成 ……………………………… 38
咬合採得 ………………………………… 240
　　──材 …………………………… 242, 243
　　──用コーピング …………………… 243
　　光重合レジンによる── …………… 243
咬合性外傷 ………………………… 295, 296
　　二次性── …………………………… 42
咬合調整 ………………………………… 291
　　──の基本 …………………………… 302
　　──の限界 …………………………… 296
　　──の原則 …………………… 236, 301
　　──法 ………………………………… 300
咬合治療の目標 ………………………… 217
咬合と顎機能異常 ……………………… 292
咬合と歯周病 …………………………… 295
咬合のチェック ………………………… 203
　　──時の注意点 ……………… 204, 298
　　──時の注意点(補綴物の) … 204, 300
咬合平面 …………………………… 259, 262
　　──の修正 …………………………… 264
　　──の乱れ …………………………… 260
咬合湾曲 ………………………………… 262
咬頭嵌合位 ………………………… 216, 218
　　──付近での自由度 ………………… 239
　　生理学的── ………………………… 229
根管の形成 ……………………………… 131

さ

silent period	225
サージカル・ステント	370
再印象	164
作業用模型	173

し

シャンファー	111, 112
ショルダー	111
上顎前歯切端の露出度	327
上顎前歯切端ライン	327
上顎前歯の左右対象性	328
上部構造作製の流れ	377
上部構造作製前の診査	374
上部構造に望まれる条件	385
上部構造の構成	375
支台歯形成	107
オールセラミック・クラウンの──	345
ポーセレン・インレーの──	349
金属焼付ポーセレン・クラウンの──	341
──用バー	113
支台築造法の分類	126
色調表現	330
初診時の診査	26
習慣性タッピング・ポイント	225
歯冠色の特徴	331
歯間乳頭の形態	333
歯冠部の形成	133
歯周補綴	38, 50
──設計の原則	46
歯肉圧排	145
印象時の──	150
形成時の──	147
──時の注意	151
──の要領	152
──法	146
歯肉縁下マージンの欠点	89
歯肉縁上マージン	88
──の問題点	89
──の利点	88
歯肉退縮	90, 91
クラウン・マージン部の──	91
歯肉の形態	333
歯肉の色調	332
歯肉の慢性炎症の要因	96, 97
試適	197, 198
口腔内──	190
──時のチェックポイント	198
──の時期	198
審美	318
審美性	387, 393
──に関係する因子	318
審美的形態的適合	199
審美補綴法	336

す

spheroiding	237
スキャロップ形態	333
スプリットキャスト法	283
水平的基準線	320
垂直的基準線	320

せ

セメント合着	197, 210, 390
セメントによる浮き上がり防止策	211
セメント流出孔	211
セラミックポストコア	126
切歯路	262
成形材料を築盛する方法	126
──（間接法）	140
──（直接法）	140
前歯切端の位置決め	257

前歯誘導	255
清掃性	386
接着システム	142
接着性レジン	142
精密印象	154
選択削合の基本	237, 302

そ

早期接触の診査法	299

た

terminal hinge axis	220
ダイレクト構造	377
ダブル・キーウェイ	45
対合歯の印象	165
対合歯列模型の歪みのチェック	166

ち

中心位	219
——の定義	220
治療計画	22
——を立てるまでの過程	32
治療範囲，補綴物の決定	29
治療方針	30
鋳造ポストコア	126
——の印象法	135
——の合着	137
——の欠点	137
——の試適・装着	135
——の撤去法	143
鋳造冠内面の調整	187

て

Dentogenic 理論	322

天然歯	77
——の上下顎対向関係	231

と

トランスファー・コーピング法	176

な

ナイフエッジ	111
ナソロジー学派	220

に

二重圧排	151

ね

ネジ付ジョイント	45
ネジ止めタイプ	375, 390
ネジの緩み	392

は

biologic width	93, 148, 394
——の原則	91
バイト・プレート	306
——の作製	307
——の使用目的	306
——の調整法	309
バイラテラール法	222
歯のプロポーション	322
歯の大きさ	322
歯の形（形態）	319, 321
歯の色調	328
歯の排列	325
歯の表面性状	331

ひ

光重合レジンによる咬合採得法……………243

ふ

free gingival graft ………………………… 91
progressive side sift
　（プログレッシブ・サイドシフト）……279, 282
protrusive path ………………………… 279
ファイバーポスト…………………………138
フェイスボウ・トランスファー………278, 287
　――の代表的な基準点と基準平面………288
フェザーエッジ……………………………111
プロビジョナル・レストレーション
　………………………………55, 230, 373
　最終補綴前の――……………………… 74
　　　――装着時の注意点……………… 78
　　　――の役割……………………75, 78
　歯周組織の治癒過程における――…… 67
　　　――のための形成の原則………… 68
　　　――のマージンの位置………70, 72
　初期治療時の――……………………… 57
　　　――のための形成の原則………… 64
　　　――のための形成の注意点……… 65
　　　――のマージン部修正のポイント……… 82
　　　――の材質に要求される条件…… 80
　　　――の目的………………………… 56
　　　――の連結………………………… 73
分割コア……………………………………133
副歯型式模型法……………………………174
筆……………………………………………83
筆積み法……………………………………83

へ

ベベルドショルダー………………………111
辺縁歯肉の位置……………………………335

辺縁歯肉の形態……………………………334
偏心運動時の咬合様式……………………266

ほ

ポーセレン・インレーの支台歯形成………349
ポーセレン・ハイブリッドレジン・
　インレー…………………………………348
ポストコア形成の要点………… 128, 129, 131
ポスト部の形成法…………………………131
ポンティックの形態………………………202
保存修復…………………………………… 38
補綴処置の分類…………………………… 37
補綴治療の基本……………………… 19, 108
補綴治療のプランニング………………… 25
補綴治療を始める前の心構え………19, 21
補綴的診査………………………………… 27
補綴物作製時の基本事項………………… 78
補綴物に与える咬合の目標………205, 299
補綴物に起こり得る問題………………… 17
補綴物の咬合のチェックポイント……204, 300
補綴物の条件（長持ちする）…………… 12
補綴物の条件（メインテナンスしやすい）… 15
補綴物の予後不良の原因………………… 17

ま

マージン印記と表面処理…………………181
マージンライン……………………………181
マイクロ歯科技工……………………169, 183
マイクロスコープ………………159, 183, 201

み

ミュチュアリー・プロテクティッド・
　オクルージョン…………………………282

む

無圧接法……………………………… 184

も

モチベーション…………………… 21, 22
模型修正…………………………… 171
模型の再装着……………………… 205

ら

Light Guide Tapping Position ……… 226
ラウンディッド・ショルダー……… 111, 112
ラミネートベニア………………… 345
　——に起こりうる問題…………… 346
　——の支台歯形成………………… 346
　——の利点………………………… 346

り

リムーバブル・ノブ……………… 209
臨床歯冠…………………………… 47
臨床歯根…………………………… 47

れ

連結…………………………… 41, 197, 207
　口腔内での——…………………… 207
　プロビジョナル・レストレーションの——… 73
　——の禁忌症……………………… 43
　——の欠点………………………… 43
　——の種類………………………… 45
　——の適応症……………………… 43
　——の利点………………………… 43
　——範囲の決定…………………… 44

ろ

ロング・セントリック……………… 221
ろう付……………………………… 192

わ

ワックスアップ…………………… 184
ワンピースキャスト……………… 185

クインテッセンス出版の書籍・雑誌は,歯学書専用通販サイト『歯学書.COM』にてご購入いただけます.

PCからのアクセスは…
歯学書 検索

携帯電話からのアクセスは…
QRコードからモバイルサイトへ

QUINTESSENCE PUBLISHING
日本

[新版]現代の臨床補綴　歯周治療をふまえた補綴・インプラント治療

1998年11月10日	第1版第1刷発行
2006年9月10日	第2版第1刷発行
2019年11月30日	第2版第2刷発行

著　　者　中村公雄 / 多田純夫 / 藤井康伯 / 森田和子
　　　　　宮前守寛 / 佐々木　猛 / 重村　宏

発 行 人　北峯康充

発 行 所　クインテッセンス出版株式会社
　　　　　東京都文京区本郷3丁目2番6号　〒113-0033
　　　　　クイントハウスビル　電話(03)5842-2270(代表)
　　　　　　　　　　　　　　　　　(03)5842-2272(営業部)
　　　　　　　　　　　　　　　　　(03)5842-2279(編集部)
　　　　　web page address　https://www.quint-j.co.jp/

印刷・製本　サン美術印刷株式会社

©2006　クインテッセンス出版株式会社　　　　　禁無断転載・複写
Printed in Japan　　　　　　　　　　　　　　　落丁本・乱丁本はお取り替えします
ISBN978-4-87417-923-9　C3047　　　　　　　　定価はカバー,ケースに表示してあります